I0043725

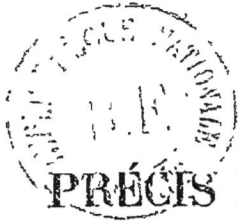

PRÉCIS DE PHARMACIE CHIMIQUE

B.N.

DANS LA MÊME COLLECTION

Précis de chimie analytique par le Dr DENIGÈS, professeur
agrégé à la Faculté de médecine de Bordeaux.

Précis de chimie organique, par le Dr HELD, professeur agregé
à la Faculté de médecine de Nancy.

Précis de physique pharmaceutique, par le Dr SÉGALAS, professeur agrégé à la Faculté de médecine de Bordeaux.

Précis de technique bactérioscopique, par le Dr G. ROUX, professeur à la Faculté de médecine de Lyon, directeur du
bureau d'hygiène.

BIBLIOTHÈQUE DE L'ÉTUDIANT EN PHARMACIE
Publiée sous la direction du Dr HUGOUNENQ
Professeur à la Faculté de Médecine et de Pharmacie de Lyon

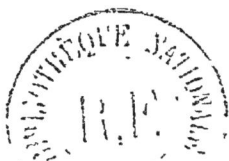

PRÉCIS

DE

PHARMACIE CHIMIQUE

PAR LES DOCTEURS

F. CROLAS et B. MOREAU

Professeur Professeur agrégé

à la Faculté de Médecine et de Pharmacie de Lyon

DEUXIÈME ÉDITION

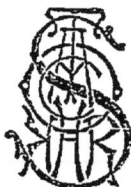

A. STORCK & Cie, IMPRIMEURS-ÉDITEURS
—⚜· LYON ·⚜—
PARIS, 16, Rue de Condé, près l'Odéon

1902

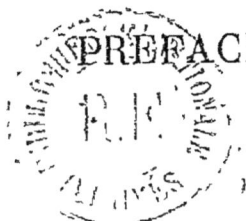

PRÉFACE DE LA PREMIÈRE ÉDITION

En écrivant ce précis destiné aux étudiants et aussi aux pharmaciens praticiens, nous nous sommes efforcés de présenter avec méthode, et en les condensant autant que possible, tous les renseignements pratiques indispensables aux uns et aux autres, pour la préparation des médicaments chimiques.

Nous inspirant de la situation nouvelle faite aux pharmaciens, depuis quelques années déjà, par la grande industrie qui, grâce à son puissant outillage, absorbe de plus en plus la préparation des produits chimiques employés en thérapeutique, nous nous sommes appliqués plus spécialement à indiquer, pour chaque corps, les caractères physiques et chimiques permettant de les identifier et à donner en détail les procédés les plus pratiques pour déceler les impuretés qu'ils peuvent contenir, soit par suite d'une mauvaise préparation, soit qu'ils aient été sophistiqués, ou encore, se soient altérés, faute de soins apportés à leur conservation.

Estimant que, dans la plupart des cas, le dosage des médicaments est le seul moyen de constater leur pureté, nous avons fait choix, après les avoir contrôlés, des procédés de dosage les plus simples à appliquer, et nous les avons exposés en détail, en donnant toujours un exemple permettant de bien faire comprendre les calculs à effectuer pour arriver au résultat.

Les procédés volumétriques, si pratiques et si rapides, ont toujours eu notre préférence, et dans un certain nombre de cas, nous avons cru devoir modifier les méthodes classiques, pour rendre leur application plus facile.

Enfin, nous avons insisté sur la posologie de chaque corps et indiqué les formes pharmaceutiques s'adaptant le mieux à chaque médicament.

PRÉFACE

En écrivant ce précis destiné aux étudiants et aussi aux pharmaciens praticiens, nous nous sommes efforcés de présenter avec méthode, et en les condensant autant que possible, tous les renseignements pratiques indispensables aux uns et aux autres, pour la préparation des médicaments chimiques.

Nous inspirant de la situation nouvelle faite aux pharmaciens, depuis quelques années déjà, par la grande industrie qui, grâce à son puissant outillage, absorbe de plus en plus la préparation des produits chimiques employés en thérapeutique, nous nous sommes appliqués plus spécialement à indiquer pour chaque corps les caractères physiques et chimiques permettant de les identifier et à donner en détail les procédés les plus pratiques pour déceler les impuretés qu'ils peuvent contenir, soit par suite d'une mauvaise préparation, soit qu'ils aient été sophistiqués, ou encore, se soient altérés, faute de soins apportés à leur conservation.

Estimant que, dans la plupart des cas, le dosage des médicaments est le seul moyen de constater leur pureté, nous avons fait choix, après les avoir contrôlés, des procédés de dosage les plus simples à appliquer, et nous les avons exposés en détails, en donnant toujours un exemple permettant de bien faire comprendre les calculs à effectuer pour arriver au résultat.

Les procédés volumétriques, si pratiques et si rapides, ont toujours eu notre préférence, et dans un certain nombre de cas, nous avons cru devoir modifier les méthodes classiques, pour rendre leur application plus facile.

Enfin, nous avons insisté sur la posologie de chaque corps et indiqué les formes pharmaceutiques s'adaptant le mieux à chaque médicament.

Nous espérons que ce précis pourra rendre quelques services à ceux pour lesquels nous l'avons écrit.

Lyon, le 20 mars 1898.

CROLAS — MOREAU.

ERRATA

Pagee 4? Fig. 1, *il manque sur le ballon.le tube F, pour l'introduction de l'acide.*

— 21, ligne 2, au lieu de : ClOK, lire ; ClO³K.

— 21. — 14, au lieu de : *ce dernier corps*, lire : *le bioxyde.*

— 23, — 24, au lieu de : *Delray*, lire : *Debray.*

— 123. — 10, lire : *à la dose de 1 à 6 milligrammes.*

— 135. — 3, lire : $CO^xK^2 + CaO + H^2O = CO^3Ca + 2KOH$.

— 135. — 4, au lieu de : *chlorate de potasse*, lire : *carbonate de potasse.*

— 145, — 17, *au lieu de carbonate*, lire : *bicarbonate.*

— 164. — 18, au lieu de AsO³HNaO², lire AsO³HNa².

— 173. — 13, au lieu de G°, lire *60°.*

— 429, — 3, lire : $CH - CH^3 (C^2H^5O)^2$.

CHAPITRE PREMIER

Généralités

La pharmacie chimique a pour objet l'étude des médicaments chimiques, c'est-à-dire des corps simples et de leurs combinaisons définies employées en thérapeutique.

On a proposé pour leur étude un grand nombre de classifications; celle que nous avons adoptée dans ce précis a pour base la classification chimique rationnelle.

Les médicaments y sont divisés en deux classes :

1° **Les médicaments minéraux.**

2° **Les médicaments organiques.**

Les médicaments minéraux comprennent :

a) *Les métalloïdes et leurs dérivés;*

b) *Les métaux et leurs sels minéraux et organiques;*

Les métalloïdes et les métaux sont divisés en monoatomiques, diatomiques, etc. ; après chaque métal, nous avons étudié la série de ses sels groupés sous trois chefs :

a) *Sels minéraux non oxygénés* (bromures, iodures, etc.);

b) *Sels minéraux oxygénés* (carbonates-chlorates, etc.) ;

c) *Sels organiques* (benzoates, salicylates, etc.).

Dans chaque classe, les sels sont rangés par ordre alphabétique, pour faciliter les recherches.

Les médicaments organiques comprennent cinq classes :

a) Les *médicaments non cycliques*, ou de la *série grasse;*

b) Les *médicaments cycliques*, ou de la *série aromatique;*

c) Les *alcaloïdes* et *leurs sels ;*

d) Les *corps non sériés* (quassine, thyroïodine, etc.);

e) Les *ferments solubles.*

Les médicaments cycliques et non cycliques ont été divisés, d'après leur fonction chimique, en *hydrocarbures, alcools, éthers,* etc., et les médicaments nouveaux ont été étudiés après les corps dont ils dérivent. (Ex. le salol après l'acide phénique, le bétol après le naphtol, etc.)

Pour chaque corps, nous avons étudié successivement : la *préparation*, de laboratoire et industrielle; la *purification*, les *propriétés, les impuretés,* les *modes d'essai,* le *dosage*, la *pharmacologie,* les *doses et modes d'administration*, les *incompatibilités.*

CHAPITRE II

Métalloïdes monoatomiques
et leurs dérivés

Nous étudierons dans ce groupe : le *chlore*, le *brôme* et l'*iode*, ainsi que leurs dérivés, qui sont utilisés en thérapeutique, négligeant le *fluor*, corps d'un grand intérêt scientifique, mais qui n'a reçu aucune application en médecine.

CHLORE Cl = 35,5

Découvert par SCHEELE, pharmacien suédois, qui l'isola, en 1774.

Préparation. — PROCÉDÉS DE LABORATOIRE. — 1° On obtient le chlore en décomposant l'acide chlorhydrique par le bioxyde de manganèse.

On prend :

Bioxyde de manganèse pulvérisé. . . . 100 gr.
Acide chlorhydrique du commerce. . . 400 gr.

On introduit le bioxyde dans un ballon A (fig. 1), muni d'un tube à dégagement, communiquant avec des flacons de Woolf dont le premier B, contenant peu d'eau, sert de laveur, les deux autres C et D sont remplis aux trois quarts d'eau distillée, maintenue vers + 8°, et l'éprouvette E contenant un lait de chaux ou une lessive de soude.

On verse dans le ballon, par le tube F, un tiers de l'acide environ. La réaction commence à froid, mais on l'active en chauffant et quand elle s'arrête, on ajoute de nouveau de l'acide jusqu'à emploi des 400 grammes. Le chlore produit traverse le flacon laveur B où il se dépouille de l'acide chlorhydrique entraîné et va se dissoudre dans les vases C et D. On obtient ainsi *l'eau chlorée des laboratoires*. L'excès de chlore est absorbé par la solution alcaline placée en E.

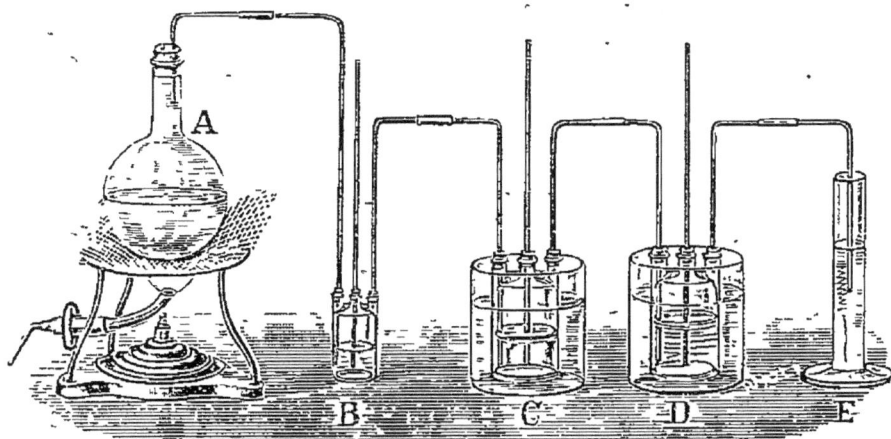

Fig. 1. — Préparation de l'eau chlorée.

Lorsqu'on veut obtenir le chlore gazeux, on remplace les deux derniers flacons de Woolf par une éprouvette à pied contenant du chlorure de calcium pour dessécher le gaz et on le reçoit dans un flacon bien sec : on peut aussi le recevoir sur l'eau salée, mais jamais sur le mercure qui serait attaqué.

Le rendement pour les quantités indiquées est de 24 litres de chlore environ.

La formation du chlore est représentée par l'équation suivante :

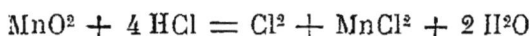

$$MnO^2 + 4\,HCl = Cl^2 + MnCl^2 + 2\,H^2O$$

2° Ce procédé, bien que le plus employé, ne dégage que la moitié du chlore de l'acide chlorhydrique. Berthollet conseille d'employer un mélange de chlorure de sodium, d'acide sulfurique et de bioxyde de maganèse. Il se fait de l'acide chlorhydrique qui, réagissant sur le bioxyde de manganèse, donne du chlore et du chlorure de manganèse, lequel, décomposé par l'acide sulfurique, fournit de nouveau du chlore et du sulfate de manganèse.

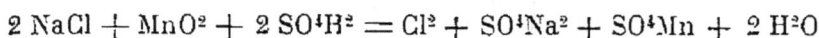

$$2\,NaCl + MnO^2 + 2\,SO^4H^2 = Cl^2 + SO^4Na^2 + SO^4Mn + 2\,H^2O$$

Procédé industriel. — Le chlore se prépare couramment dans l'industrie par les procédés de Scheele, de Weldon, de Deacon, de Solvay et Schlœsing. La méthode électrolytique qui consiste dans l'électrolyse vers 500° du sel marin fondu, prend une importance de plus en plus grande et est utilisée dans la préparation des chlorures et des chlorates.

Propriétés. — Le chlore est un gaz jaune verdâtre d'odeur irritante. Sa densité à 0° est 2,453 ; 1 litre pèse 3 gr. 175. Il se liquéfie facilement à la température ordinaire sous une pression de 6 atmosphères et forme alors un liquide jaune foncé que l'industrie livre aujourd'hui couramment dans des récipients en acier.

Un litre d'eau à 8° dissout 3 litres 07 de chlore. La solubilité diminue au-dessus comme au-dessous de cette température.

Le chlore se combine avec énergie, et souvent avec dégagement de lumière, à la plupart des métalloïdes et des métaux. Sa propriété principale est sa grande affinité pour l'hydrogène dont il s'empare partout où il le rencontre, surtout en présence de la lumière. Aussi sa solution dans l'eau, ou eau chlorée, doit-elle être conservée dans l'obscurité; sans quoi, il se forme de l'acide chlorhydrique avec dégagement d'oxygène.

La solution d'azotate d'argent donne avec le chlore un précipité blanc de chlorure d'argent, devenant violacé à l'air, soluble dans l'ammoniaque et l'hyposulfite de soude, insoluble dans l'acide azotique même bouillant.

Pharmacologie. — Le chlore est un puissant agent de décoloration et de désinfection et un antiseptique énergique. Sa puissance de décoloration est due à son action sur l'eau, action qui met en liberté de l'oxygène. Quant à son rôle antiseptique, on peut l'expliquer, peut-être, par son affinité très grande pour l'hydrogène; car les agents nuisibles contre lesquels le chlore est employé sont de nature organique et sont attaqués par ce gaz qui enlève de l'hydrogène et souvent se substitue à lui dans leur molécule, les modifiant ainsi profondément. On peut d'ailleurs invoquer aussi ses propriétés oxydantes.

Il agit très énergiquement sur les voies respiratoires en produisant une irritation violente; il est toxique; on l'a cependant conseillé contre l'empoisonnement par l'hydrogène sulfuré, le sulfure ammonique, l'acide cyanhydrique, parce qu'il fixe l'hydrogène de ces corps.

L'eau chlorée jouit de propriétés antiseptiques et

antiparasitaires, mais on lui préfère les solutions d'hypochlorites dont l'action est moins vive.

Le chlore gazeux est quelquefois utilisé pour la désinfection des appartements. Pour l'obtenir, on place de l'hypochlorite de chaux dans un nouet que l'on immerge dans une solution à 25 °/₀ d'acide chlorhydrique.

ACIDE CHLORHYDRIQUE HCl = 36,5

Synonymes : Acide muriatique — Acide hydrochlorique Esprit de sel.

Préparation. — Procédé de laboratoire. — On obtient l'acide chlorhydrique en faisant agir l'acide sulfurique sur le chlorure de sodium ; il se fait, en plus, du sulfate acide de sodium :

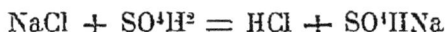

$$NaCl + SO^4H^2 = HCl + SO^4HNa$$

Procédé industriel. — Dans l'industrie, l'acide chlorhydrique s'obtient comme produit complémentaire de la fabrication du sulfate de soude (voir ce corps).

Purification. — L'acide commercial peut contenir de l'acide sulfurique, du perchlorure de fer formé aux dépens de la fonte des appareils et qui le colore en jaune, de l'acide sulfureux par réduction de l'acide sulfurique, de l'arsenic et du sélénium provenant de l'acide sulfurique, des matières organiques, des sels provenant de l'eau.

On enlève *l'acide sulfurique* et *l'acide sulfureux* en ajoutant un peu de bioxyde de manganèse : il se dégage du chlore, corps oxydant, qui transforme l'acide sulfureux en acide sulfurique. On ajoute ensuite du chlorure de baryum qui précipite l'acide sulfurique. L'addition d'un peu de chlorure stanneux enlève le *sélénium*. On décante et on distille avec soin, ce qui débarrasse l'acide, du *fer* des *sels* et des *produits organiques*.

Pour éliminer l'*arsenic* on a indiqué un grand nombre de moyens.

On peut ajouter quelques millièmes de sulfure de baryum qui donne du sulfure d'arsenic; mais il faut, avant, ramener l'acide à une densité maximum de 1,12 en ajoutant de l'eau.

DUFLOS, puis JÆGER conseillent de faire digérer pendant vingt-quatre heures des lames de cuivre bien décapées dans l'acide étendu d'eau pour l'amener à une densité de 1,13. On renouvelle au besoin cette opération. Le cuivre fixe l'arsenic.

ENGEL indique d'ajouter par litre d'acide 4 à 5 grammes d'hypophosphite de soude, de laisser déposer, l'arsenic se précipite, de décanter après quarante-huit heures et de distiller.

Souvent on purifie l'acide chlorhydrique commercial en y versant très lentement de l'acide sulfurique concentré. Le gaz chlorhydrique se dégage et on le reçoit dans de l'eau distillée en employant l'appareil de la figure 1. Dans cette préparation il est inutile de chauffer.

Propriétés. — *Le gaz chlorhydrique* est incolore et d'une odeur piquante ; sa densité est de 1,27, le poids du litre de 1 gr. 641.

Il se liquéfie à — 80° et se solidifie à — 115° sous pression normale.

Il fume à l'air, parce qu'il absorbe l'humidité atmosphérique en donnant un hydrate qui se condense, sa tension de vapeur étant moins considérable que celle de l'eau.

A + 20°, un litre d'eau dissout 460 litres de gaz chlorhydrique et cette solution contient un mélange d'hydrates de composition assez variable. Le gaz chlorhydrique est un acide puissant que presque tous les métaux attaquent en donnant des chlorures et en dégageant de l'hydrogène.

La *solution de gaz chlorhydrique* se présente sous deux états :

1° L'*acide chlorhydrique du commerce* qui est coloré en jaune par du perchlorure de fer, fume à l'air et est toujours très impur; il doit avoir une densité de 1,18 (22° B) et servir exclusivement pour les usages externes. Il contient souvent de notables quantités d'acide sulfurique.

2° L'*acide chlorhydrique pur* ou *officinal* qui doit être incolore, complètement volatil, de densité de 1,18 (22° B) et qui contient pour 100 grammes 35,7 d'acide chlorhydrique gazeux.

Impuretés. — Comme nous l'avons signalé plus haut, l'acide chlorhydrique industriel peut contenir des matières organiques, des sels, du fer, de l'acide sulfurique ou sulfureux, du chlore libre, de l'arsenic et du sélénium.

Essai. — Les *matières organiques* et les *sels* resteront comme résidu par l'évaporation.

Le *fer* sera décelé par le ferrocyanure de potassium qui donnera un précipité bleu.

L'*acide sulfurique* par le chlorure de baryum qui donnera un précipité blanc de sulfate de baryum. (On doit étendre d'eau distillée l'acide à examiner.)

L'*acide sulfureux* par une solution de permanganate de potasse ou l'iodure bleu d'amidon qui seront décolorés.

Le *chlore libre* par le sulfate d'indigo qui sera décoloré
ou l'iodure de potassium amidonné qui deviendra bleu
à froid, par mise en liberté d'iode et formation d'iodure
d'amidon. (La présence du chlore exclut celle de l'acide
sulfureux.)

L'*arsenic* sera décelé en diluant le liquide et faisant
passer un courant d'hydrogène sulfuré qui donnera un
précipité jaune de sulfure d'arsenic soluble dans
l'ammoniaque, ou à l'aide de l'appareil de Marsh, ou
encore, en ajoutant à l'acide suspect un peu d'hypophosphite de potassium qui donnera un précipité jaune.

Le *sélénium* par le chlorure stanneux (précipité brun).

Dosage. — 10 grammes d'acide chlorhydrique pur
doivent saturer exactement 5 gr. 18 de carbonate de
soude pur et sec, soit 97 c. c. 8 de solution normale
de carbonate de soude.

10 c. c. d'acide doivent saturer 115 c. c. 4 de solution
normale de carbonate de soude.

Pharmacologie. — L'acide chlorhydrique est utilisé en médecine comme astringent au même titre que
les autres acides, mais surtout comme eupeptique. Son
rôle dans la digestion normale est multiple ; il est probable qu'il n'agit pas seulement en favorisant l'action
de la pepsine, mais qu'il agit aussi chimiquement sur les
matières albuminoïdes en les hydratant, les transformant et réduisant ainsi au minimum le travail de la
pepsine, dans l'acte de la peptonisation. Outre son action
digestive, il peut agir aussi à la façon d'un agent antiseptique pour arrêter les fermentations anormales.

Doses et modes d'administration. — On le
donne à l'*intérieur* à la dose de 1 à 2 grammes en solu-

tion, limonade (2 °/₀₀), potion ; à l'*extérieur* en gargarismes, pédiluves (2 °/₀), lotions.

On le prescrit surtout dans les troubles digestifs avec
insuffisance d'acidité; mais certains cliniciens l'emploient
aussi pour combattre les dyspepsies acides.

Incompatibilités. — On ne doit pas l'associer aux
carbonates et aux sels de plomb, d'argent ou de mercure.

ACIDE BROMHYDRIQUE HBr = 81

Préparation. — L'acide bromhydrique ne s'emploie
en pharmacie qu'à l'état de dissolution portant le nom
d'acide bromhydrique officinal (acide bromhydrique
dissous).

Le Codex prescrit :

> Bromure de baryum cristallisé. . . . . 50 gr.
> Eau distillée . . . . 100 gr.
> Acide sulfurique officinal . . . . 15 gr.

Après avoir dissous le bromure de baryum dans l'eau,
on ajoute l'acide sulfurique étendu de deux parties d'eau
et refroidi. On agite, on laisse six heures en repos, après
quoi, on distille dans une cornue au bain de sable
jusqu'à siccité. La solution distillée est amenée à la
densité de 1,077 et doit être conservée à l'abri de la
lumière qui la colore en mettant du brome en liberté.

Propriétés. — L'*acide gazeux* est incolore, fumant
à l'air, soluble dans l'eau.

Sa densité à 0° est 2,79 (poids du litre 3 gr. 63).

La solution saturée à 0° contient environ 600 volumes
de gaz bromhydrique.

La solution officinale est incolore, inodore, limpide. De densité 1,077 à + 15°, elle contient en poids 10 % d'acide gazeux.

Impuretés. — L'acide bromhydrique officinal peut contenir de l'acide sulfurique, du bromure de baryum, du brome libre.

Essai. — La solution officinale doit être incolore, ne pas précipiter par le chlorure de baryum, ni par l'acide sulfurique.

Pharmacologie. — Sert surtout à la préparation de quelques bromhydrates d'alcaloïdes. On l'a conseillé dans un certain nombre de cas, comme pouvant remplacer les bromures.

IODE I = 127
Découvert dans les varechs par COURTOIS, en 1811.

Préparation. — PROCÉDÉS DE LABORATOIRE. — 1° On peut obtenir l'iode par un procédé analogue à celui qui donne le chlore et le brome, c'est-à-dire en décomposant un iodure alcalin par l'acide sulfurique en présence du bioxyde de manganèse. Il se fait de l'iode, du sulfate de potasse, du sulfate de manganèse et de l'eau. On emploie un appareil distillatoire identique à celui qui fournit le brome.

La réaction est celle-ci :

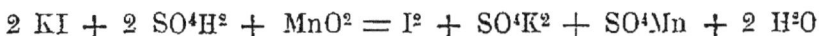

$$2 \ KI + 2 \ SO^4H^2 + MnO^2 = I^2 + SO^4K^2 + SO^4Mn + 2 \ H^2O$$

2° Un autre procédé consiste à décomposer un iodure alcalin par un mélange d'acide sulfurique et de bichromate de potasse.

On dissout 25 grammes d'iodure de potassium dans
50 grammes d'eau, on y ajoute peu à peu 25 grammes
d'acide sulfurique pur, puis 7 grammes de bichromate de
potasse pulvérisé. On agite fortement et l'iode se précipite. On le recueille, lave et sèche.

3° On extrait encore l'iode d'un iodure alcalin en faisant bouillir sa solution avec du perchlorure de fer
liquide. De l'iode est mis en liberté et on peut l'isoler
soit par distillation soit à l'aide d'un dissolvant, par
exemple le sulfure de carbone. Il se fait en même temps
du chlorure ferreux et du chlorure de potassium.

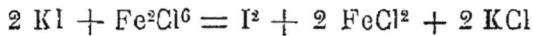

$$2 \, KI + Fe^2Cl^6 = I^2 + 2 \, FeCl^2 + 2 \, KCl$$

Pour réaliser cette préparation, il suffit de placer
l'iodure avec un peu d'eau et de perchlorure de fer dans
un ballon muni d'un tube à dégagement communiquant
avec un récipient refroidi. On chauffe avec précaution
et l'iode volatilisé vient se condenser dans le récipient.

Procédé industriel. — L'industrie extrait l'iode du
nitrate de sodium naturel du Chili, ou des cendres de
varechs.

1° Le nitrate de soude du Chili renferme de l'iodure
et de l'iodate de sodium. Pour mettre l'iode en liberté
on fait passer dans la solution de nitrate de soude,
d'abord un courant d'acide sulfureux, qui transforme
l'iodate en iodure, puis un courant de chlore qui précipite l'iode que l'on recueille et purifie par sublimation.
2° Quand on emploie les cendres de varechs, on les
épuise méthodiquement par l'eau. Cette eau, amenée à
cristallisation, laisse déposer du chlorure de potassium,
du chlorure de sodium, du sulfate de potassium et du
sulfate de sodium, et il reste une eau-mère incristal-
lisable, riche en iodure de sodium. On y fait passer un

courant lent de chlore que l'on arrête dès que la précipitation de l'iode est complète, car un excès de gaz redissoudrait le précipité sous forme de chlorure. L'iode se dépose, on le lave, on l'égoutte et on le sublime. Cette sublimation se fait en plaçant l'iode dans des cornues en grès, chauffées au bain de sable et communiquant avec de grands réservoirs de forme ellipsoïdale où l'iode se condense.

Purification. — On purifie l'iode du commerce par sublimation ou encore en le saturant par de la potasse. Il se fait de l'iodure de potassium. On traite ensuite la solution aqueuse par un excès de chlore jusqu'à redissolution de l'iode précipité, il se fait du trichlorure d'iode soluble ; puis on ajoute un poids d'iodure de potassium trois fois plus fort que celui qui a été employé au début, l'iode se précipite ; on le lave, on le dessèche, on le sublime.

Les deux équations suivantes rendent compte de cette opération :

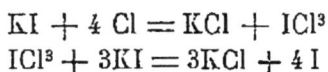

$$KI + 4\ Cl = KCl + ICl^3$$
$$ICl^3 + 3KI = 3KCl + 4\ I$$

Propriétés. — L'iode cristallise en octaèdres orthorhombiques d'un gris d'acier foncé, à odeur caractéristique. Celui du commerce se trouve le plus souvent en lames amincies, douées de l'éclat métallique. Sa densité est de 4,498. Il fond à $+ 113°$ et bout vers 200° en donnant des vapeurs violettes.

Il est très peu soluble dans l'eau (1/7000 environ) qu'il colore en jaune brunâtre, très soluble dans l'alcool, l'éther, les solutions d'iodures alcalins et d'acide iodhydrique, qu'il colore en jaune brun, très soluble encore dans le chloroforme, la benzine, le sulfure de carbone qui se colorent en violet.

L'iode possède un ensemble de réactions analogues à celles du chlore et du brome. Toutefois son affinité pour l'hydrogène est plus faible et pour l'oxygène plus forte.

Il agit aussi comme oxydant et désinfectant.

Le charbon le précipite de ses dissolutions et le retient avec énergie ; il n'y a que les alcalis qui puissent le lui enlever.

Son réactif le plus sensible est l'empois d'amidon qu'il colore en bleu foncé ; avec l'azotate d'argent, précipité blanc jaunâtre d'iodure d'argent, insoluble dans l'ammoniaque.

Falsifications. — On a signalé, comme falsifications de l'iode, l'eau qui en est la principale et qu'on peut introduire dans la proportion de 20 %, le bioxyde de manganèse, l'ardoise, la houille, la plombagine, la galène et même des sels, tels que, chlorure de calcium, chlorure de magnésium.

Essai. — Pour démontrer la présence de l'*eau* on combine environ 2 grammes d'iode avec 16 grammes de mercure, on sèche à l'étuve l'iodure formé et on le pèse. La pesée doit représenter exactement la somme des composants et s'il y a une différence elle indique la quantité d'eau pour le poids d'iode employé.

Les matières minérales et organiques seront facilement décelées puisqu'elles resteront comme résidu en soumettant l'échantillon soit à l'action de la chaleur, soit à l'action d'un dissolvant, l'alcool par exemple, l'iode pur devant être complètement volatil et soluble dans l'alcool.

Dosage. — Le dosage est encore le moyen le plus exact de vérifier la pureté de l'iode.

Diverses méthodes sont indiquées : la méthode de Mohr au moyen de l'arsénite de sodium, la méthode de Bunsen avec l'anhydride sulfureux.

Le procédé le plus simple et le plus couramment employé est celui de Fordos et Gélis qui utilise l'action de l'hyposulfite de soude sur l'iode : il se fait un iodure et du tétrathionate de sodium.

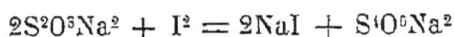

$$2S^2O^3Na^2 + I^2 = 2NaI + S^4O^6Na^2$$

On dissout 0 gr. 51 d'iode à essayer dans 40 c.c. d'eau alcoolisée (de préférence à une solution d'iodure de potassium, qui est toujours alcaline et absorbe de l'iode); on obtient ainsi une solution décinormale d'iode. On en prélève 10 c.c. dans lesquels on ajoute 2 gouttes d'empois d'amidon qui donne une coloration bleue ; puis on fait tomber goutte à goutte dans cette liqueur, à l'aide d'une burette graduée, une solution décinormale d'hyposulfite de soude jusqu'à décoloration. Le nombre de dixièmes de centimètres cubes employés donne immédiatement la richesse pour cent.

Ex. : Il a fallu 8 c.c. 6 de solution décinormale d'hyposulfite pour obtenir la décoloration de 10 c.c. de solution d'iode. Donc, richesse en iode : 86 %.

On vérifie le résultat en opérant de nouveau sur 10 autres c. c.

Pharmacologie. — L'iode introduit dans la thérapeutique par Coindet de Genève, en 1819, est un médicament très employé soit libre, soit en combinaison.

Il est antiseptique, propriété qu'il doit sans doute à la facilité avec laquelle il se combine aux matières organiques pour donner des produits d'addition ou de substitution ; c'est un irritant cutané et un caustique parce que, doué d'une grande diffusibilité et d'une grande affinité pour le protoplasma vivant, il pénètre profondément les tissus en se combinant intimement avec eux. On le trouve alors dans le sang à l'état d'iodure de sodium.

L'iode existe normalement dans l'organisme (BAUMANN).

Doses et modes d'administration. — Les *doses* maxima, à l'*intérieur*, sont 0 gr. 05 en une seule fois. 0 gr. 20 en 24 heures.

Les FORMES PHARMACEUTIQUES sous lesquelles on l'utilise soit à l'intérieur soit à l'extérieur sont nombreuses : teinture d'iode, sirop iodotannique, sirop de raifort iodé, coton iodé, huile iodée, pommade iodo-iodurée.

La TEINTURE D'IODE se prépare facilement et rapidement en plaçant 10 grammes d'iode dans un linge dont on fait un nouet que l'on maintient en suspension dans 120 grammes d'alcool à 90°. Au bout de quelques heures la dissolution est complète. Cette teinture agit comme révulsif en applications externes. L'adjonction de la glycérine la rend plus active en empêchant l'évaporation de l'iode. Elle s'altère à la longue, en donnant de l'acide iodhydrique et de l'iodure d'éthyle. Pour combattre cette altération, CASTHELAZ a proposé l'emploi d'une faible quantité d'iodate de potasse (1/130). Il y a une grande importance à employer pour la préparation de la teinture d'iode de l'alcool éthylique et à ne pas lui substituer l'alcool méthylique, car dans ce cas, il se fait très rapidement de l'acide iodhydrique et de l'iodure de méthyle et le médicament, ainsi préparé, est très caustique, produit de véritables brûlures, et possède une odeur piquante très intense, très désagréable, produisant le larmoiement.

Les taches jaunes ou brunes produites sur la peau ou

le linge par la teinture d'iode s'enlèvent facilement à
l'aide de l'ammoniaque ou d'une solution d'iodure de
potassium, ou mieux avec une solution d'hyposulfite de
soude à 15 ou 20 %.

La teinture d'iode est la forme la plus commode sous
laquelle on puisse administrer l'iode à l'intérieur à la
dose de 10 à 30 gouttes, de préférence avec du lait, du
café, du vin ou dans de l'eau albumineuse.

Incompatibilités. — Il est incompatible avec
les préparations d'opium, l'amidon, les fécules, les
gommes, les alcalis caustiques, les alcaloïdes, les
métaux et les sels métalliques, les huiles essentielles.
L'ammoniaque peut former avec lui de l'iodure d'azote,
corps très explosible.

CHAPITRE III

Métalloïdes diatomiques
et leurs dérivés

Parmi les métalloïdes diatomiques : oxygène, soufre, sélénium et tellure, nous étudierons les deux premiers et trois de leurs dérivés, l'eau, l'anhydride sulfureux et l'acide sulfurique; quant au sélénium et au tellure; ils n'ont encore reçu aucune application thérapeutique.

OXYGÈNE $O = 16$

Découvert en 1774, par PRIESTLEY en Angleterre et SCHEELE en Suède, il fut étudié, deux ans après, par LAVOISIER qui en indiqua les principales propriétés.

Préparation. — PROCÉDÉS DE LABORATOIRE. — On peut obtenir l'oxygène par de nombreux procédés; celui qui sert le plus couramment repose sur la décomposition du chlorate de potasse par la chaleur.

1° On chauffe le chlorate de potasse dans une cornue en verre vert. Le sel fond d'abord, puis se décompose et l'oxygène mis en liberté se combine avec l'excès de chlorate de potasse pour le transformer en une masse solide de perchlorate qui ne se décompose qu'à une température plus élevée. On obtient finalement de l'oxygène et du chlorure de potassium.

L'équation suivante rend compte de ces transformations.

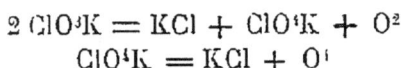

$$2 \, ClO^3K = KCl + ClO^4K + O^2$$
$$ClO^4K = KCl + O^4$$

Cette opération mérite d'être bien surveillée, sans quoi elle peut devenir dangereuse par suite de l'explosion de la cornue, aussi remplace-t-on ce procédé par le suivant qui est le plus employé.

2° Comme on a remarqué que l'addition au chlorate de potasse de certains oxydes capables de suroxydation, tels que les oxydes de fer, cuivre, manganèse, facilitait la décomposition de ce sel, on prend :

Chlorate de potasse sec et pulvérisé. . 100 gr.
Bioxyde de manganèse . . . . 100 gr.

On mélange exactement ces deux substances; on les introduit dans une cornue en verre, d'un demi-litre environ, à laquelle on adapte un tube à dégagement qui conduit le gaz dans un premier flacon laveur contenant une solution alcaline qui retient le chlore, l'acide carbonique et les composés oxygénés de l'azote, puis dans un deuxième flacon renfermant une solution de permanganate de potassium alcalin qui oxyde et retient le reste du chlore et des composés oxygénés de l'azote. On chauffe graduellement la cornue à feu nu en modérant le feu si le dégagement devient trop rapide. L'opération est poussée jusqu'à ce que le gaz cesse de se produire. Il se produit ainsi un courant régulier d'oxygène pur qu'on reçoit dans un gazomètre ou sur une éprouvette à eau.

Le rendement est de 27 litres d'oxygène pour 100 gr. de chlorate de potasse.

. la réaction s'exprime ainsi :

$$ClOK = KCl + O^3$$

En réalité, la réaction est plus complexe ; l'oxygène dégagé ne forme plus ici du perchlorate de potasse, mais se porte sur le bioxyde de manganèse et le trans-

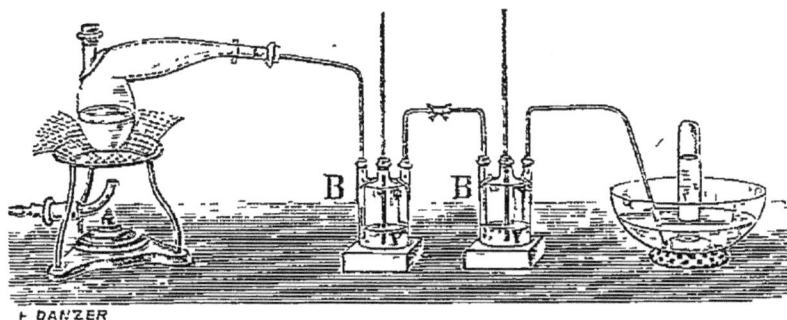

Fig. 2. — Préparation de l'oxygène pur.

forme en acide permanganique. Cet acide très instable se décompose à une température relativement peu élevée, en donnant de l'oxygène et régénérant le bioxyde de manganèse qui pourra de nouveau entrer en réaction.

Le résidu de la préparation de l'oxygène est formé par du chlorure de potassium et du bioxyde de manganèse. Par un simple lavage qui enlève le sel de potassium, on peut isoler ce dernier corps qui servira pour une nouvelle préparation.

PRÉCAUTIONS A PRENDRE. — Dans la préparation de l'oxygène, il faut éviter avec soin la présence de matières combustibles qui peuvent se trouver dans le bioxyde de manganèse et provoquer de violentes explosions. Aussi est-il de toute nécessité de prendre les précautions suivantes :

a). Calciner le bioxyde de manganèse avant de l'employer ;

b) Mélanger exactement le chlorate de potasse et le bioxyde ;

c) Chauffer doucement le mélange ;

d) S'assurer qu'on n'a pas substitué ou mélangé au bioxyde du sulfure d'antimoine ou du graphite.

On peut operer en toute certitude en effectuant, avant la préparation, l'essai suivant : quand le mélange de chlorate de potasse et de bioxyde est prêt à mettre dans la cornue on en prend 2 ou 3 grammes, que l'on place dans un tube à essai et l'on chauffe ; s'il ne se produit pas de détonation, le mélange peut être utilisé.

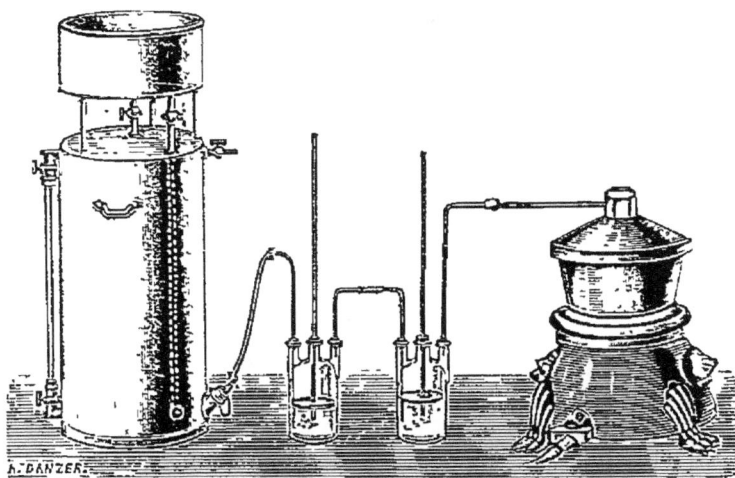

Fig. 3. — Préparation de l'oxygène pharmaceutique.

3° Quand on veut préparer de grandes quantités d'oxygène par ce procédé, on se sert d'une cornue en fonte formée de deux pièces (fig. 3). L'une est une sorte de marmite pourvue à sa partie supérieure d'une rigole, dans laquelle vient s'adapter l'autre pièce, formant chapiteau et munie d'un large tube à dégagement. Un lut, fait avec du plâtre, réunit les deux parties et clôt l'appareil.

4° On peut encore obtenir de l'oxygène par le procédé indiqué par FLEITMANN qui consiste à chauffer vers 70° une solution d'hypochlorite de chaux ou tout simplement de l'eau de javelle, additionnée d'un peu d'oxyde ou de chlorure de cobalt.

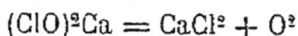

$$(ClO)^2Ca = CaCl^2 + O^2$$

5° BARDET obtient à froid de l'oxygène en plaçant dans un récipient quelconque, une carafe par exemple, 60 grammes de permanganate de potasse et 50 grammes de bioxyde de baryum avec un peu d'eau. On doit obtenir 15 litres d'oxygène, mais le rendement est bien plus faible et le dégagement très lent.

6° DELAMOTTE emploie le peroxyde de sodium seul ou mélangé de sable sur lequel il fait tomber peu à peu de l'eau. 200 grammes de peroxyde de sodium donnent 30 litres d'oxygène.

PROCÉDÉS INDUSTRIELS. — Dans l'industrie, on extrait l'oxygène de l'air :

1° Par le procédé DEVILLE et DELRAY, par action de la chaleur sur l'acide sulfurique.

2° Par le procédé TESSIÉ du MOTAY et MARÉCHAL. Ces auteurs font passer de la vapeur d'eau sur du bioxyde de manganèse imprégné de soude et chauffé au rouge.

3° Par le procédé de BOUSSINGAULT modifié par BRIN, le seul employé aujourd'hui ; il consiste à chauffer au rouge sombre de la baryte caustique pure, provenant de la calcination de l'azotate, baryte sur laquelle on fait passer un courant d'air humide mais privé d'acide carbonique ; il se fait du bioxyde de baryum. On chauffe ensuite vers 750°, la baryte caustique est régénérée et on favorise le départ de l'oxygène formé, par l'action du vide. On obtient dans ces conditions des quantités illimitées d'oxygène sensiblement pur.

Propriétés. — L'oxygène est incolore, inodore, sans saveur. Sa densité à 0° est 1,1056 ; 1 litre pèse 1 gr. 429. Il est peu soluble dans l'eau (environ le vingtième du volume), plus soluble dans l'alcool (1/3). Il est liquéfiable et solidifiable.

Sous l'influence de l'électricité, l'oxygène se condense et se transforme en ozone en acquérant des propriétés nouvelles. Les huiles fixes, les essences, en particulier l'essence de térébenthine, ozonisent l'oxygène en l'absorbant.

Impuretés. — L'oxygène est souvent souillé par du chlore, provenant du chlorate de potasse, par de l'acide carbonique et des composés oxygénés de l'azote provenant du bioxyde de manganèse ou de l'air pour le produit industriel. C'est pourquoi il est utile de le faire passer dans des flacons laveurs, contenant une solution alcaline de permanganate de potasse, comme il a été indiqué à propos de sa préparation par le 2e procédé.

Essai. — On essaie l'oxygène en le faisant passer d'abord dans une solution alcaline, puis dans de la potasse additionnée d'acide pyrogallique qui retient l'oxygène. Si l'oxygène contient de l'azote, il restera un résidu gazeux non absorbé par le deuxième flacon. On recherchera dans la solution alcaline du premier flacon la présence de l'acide carbonique, du chlore, des composés oxygénés de l'azote par les procédés ordinaires.

Pharmacologie. — L'oxygène a un rôle de premier ordre en chimie biologique, puisqu'il est l'élément essentiel de l'hématose; il est le médicament rationnel de l'insuffisance respiratoire. Il favorise les oxydations élémentaires, améliore la nutrition, détruit par oxydation les déchets organiques et les produits morbides, aussi est-il conseillé dans un grand nombre de cas. C'est un remède précieux dans les cas d'asphyxie due au chloroforme ou à l'éther, aux gaz des fosses d'aisance, à l'oxyde de carbone.

Doses. — L'oxygène pur n'est pas toxique, du moins à la pression normale — on peut sans danger en respirer 30 litres par jour et pendant plusieurs jours sans qu'il survienne d'accidents.

Modes d'administration. — On administre l'oxygène aux malades à l'aide d'un appareil simple (fig.4) qui se compose d'un flacon laveur A dont la grande branche communique avec le réservoir à oxygène B (ballon en caoutchouc) et la petite, munie d'un tube en caoutchouc,

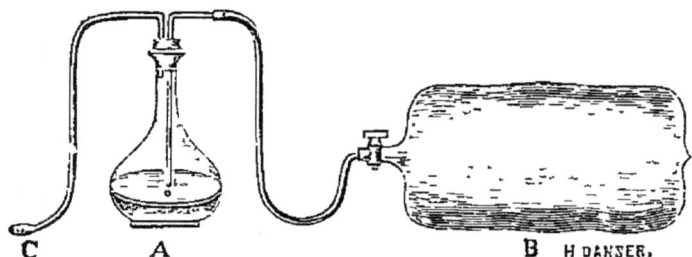

Fig. 4. — Appareil pour inhalations d'oxygène

porte une canule buccale C en verre ou en porcelaine. Le malade n'a qu'à aspirer après avoir ouvert légèrement le robinet du ballon.

L'industrie fournit aujourd'hui de l'oxygène comprimé (60 à 120 atmosphères) contenu dans des réservoirs métalliques en fer ou en acier. Un robinet à vis de pression permet d'en retirer la quantité que l'on désire. On a proposé aussi l'emploi de siphons analogues à ceux des eaux gazeuses et contenant de l'oxygène dissous sous pression. Cette eau, appelée à tort *eau oxygénée*, reste peu employée.

EAU $H^2O = 18$

La question de l'eau envisagée au point de vue pharmacologique ne comporte pas à notre avis l'étude de l'eau potable, ni celle des eaux minérales naturelles qui sont du domaine de l'hydrologie ; aussi nous ne nous occuperons ici que de l'eau distillée.

Préparation. — Pour préparer l'eau distillée, on se sert d'un appareil distillatoire quelconque, soit une cornue de verre munie d'un réfrigérant de Liebig pour les petites quantités, soit d'un alambic en métal pour les quantités plus grandes. On y introduit de l'eau ordinaire et on porte à l'ébullition. La vapeur d'eau vient se condenser dans un récipient refroidi.

L'eau ordinaire contient en dissolution des gaz et des sels, parmi lesquels du chlorure de magnésium décomposable par la chaleur en acide chlorhydrique et en oxyde de magnésium, quelquefois des sels ammoniacaux, du bicarbonate de calcium qui peut donner de l'acide carbonique, etc.

Pour obtenir une eau distillée très pure, il faut rejeter les premières parties condensées qui contiennent les gaz dissous, tels que : acide carbonique, oxygène, azote, ammoniaque, et arrêter l'opération lorsqu'il reste encore dans la cornue le quart de la quantité d'eau employée. En poussant plus loin, on risquerait de décomposer les matières organiques et les sels fixes.

On doit ajouter à l'eau ordinaire, avant de la distiller, un lait de chaux pour faire dégager dès le début la totalité de l'ammoniaque, transformer le chlorure de magnésium facilement décomposable en chlorure de calcium beaucoup plus fixe et absorber l'acide carbonique des bicarbonates. On peut aussi ajouter du phosphate acide de calcium dans les eaux contenant des produits azotés, pour absorber l'ammoniaque.

Si l'on veut obtenir de l'eau absolument pure il faut employer le procédé de Stas, qui consiste à distiller l'eau sur du permanganate de potassium très alcalin et à redistiller le produit sur du sulfate d'alumine.

La neige récente, fondue et filtrée, donne de l'eau ne précipitant par aucun réactif et pouvant, dans la plupart des cas, remplacer l'eau distillée.

Propriétés. — L'eau pure est un liquide incolore, inodore, se solidifiant à 0° et bouillant à 100°. Elle présente son maximum de densité à $+ 4°$. Elle se dissocie à 1200°. Sa vapeur a une densité de 0,622, rapportée à celle de l'air ; elle occupe à 100° un volume 1,700 fois plus grand que celui de l'eau liquide. L'eau est le dissolvant par excellence pouvant s'emparer des gaz comme des solides et des liquides. Elle est neutre aux réactifs.

Essai. — L'eau distillée ne doit donner ni précipité, ni coloration par les réactifs suivants :

1° Eau de chaux (acide carbonique).

2° Azotate d'argent (acide chlorhydrique et chlorures).

3° Chlorure de baryum (sulfates).

4° Oxalate d'ammoniaque (sels de chaux).

5° Hydrogène sulfuré ou sulfure d'ammonium (métaux divers).

6° Chlorure mercurique ou réactif de Nessler (ammoniaque).

Elle ne doit pas décolorer le permanganate de potasse en présence de l'acide sulfurique et à l'ébullition (matières organiques, azotites) ni laisser de résidu par évaporation.

EAU OXYGÉNÉE $H^2O^2 = 34$

Syn. : Bioxyde d'hydrogène. — Peroxyde d'hydrogène.

Préparation. — On fait un mélange de 200 grammes d'eau et 60 grammes d'acide chlorhydrique et on y fait tomber peu à peu en remuant 30 grammes de bioxyde de baryum réduit en bouillie avec de l'eau. La réaction suivante se produit :

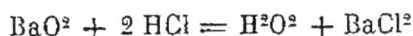

$$BaO^2 + 2\,HCl = H^2O^2 + BaCl^2$$

De temps en temps, on verse dans le mélange de l'acide sulfurique qui, agissant sur le chlorure de baryum formé, régénère l'acide chlorhydrique et donne un précipité blanc de sulfate de baryum. A la fin de l'opération on ajoute de l'eau de baryte pour précipiter les oxydes étrangers (oxydes de fer et de manganèse), on enlève l'excès de baryte et d'acide chlorhydrique par une solution de sulfate d'argent et on décante ou on filtre.

L'addition d'un peu d'acide minéral libre, sulfurique ou phosphorique, donne de la stabilité à l'eau oxygénée.

On obtient ainsi une eau pouvant dégager 10 volumes

d'oxygène environ. On peut la concentrer, d'après les indications de Houzeau et Hanriot en purifiant le produit commercial et en distillant dans le vide à 60°. L'eau s'évapore et le résidu constitue de l'eau oxygénée très riche et pouvant dégager de 200 à 250 volumes d'oxygène.

Purification. — Le produit commercial contient un peu d'acide chlorhydrique, d'acide sulfurique et souvent de l'acide phosphorique, du fer, de l'alumine, du sulfate de soude qui servent à la clarification et à la conservation de l'eau.

Pour le purifier, on ajoute de l'eau de baryte qui précipite l'alumine, le fer, l'acide sulfurique et l'acide phosphorique, puis une solution de sulfate d'argent qui précipite l'acide chlorhydrique et l'excès de baryte. On décante. Il ne reste dans l'eau qu'un peu de phosphate de soude.

Schiloff propose d'agiter le produit commercial, rendu alcalin, avec de l'éther, qui enlève le bioxyde d'hydrogène à l'exclusion des sels minéraux. La solution éthérée évaporée fournit de l'eau oxygénée à 50 %.

Propriétés. — Liquide incolore, inodore, de saveur métallique. Densité 1,45.

L'eau oxygénée est instable et facilement décomposable par la chaleur, en oxygène et eau. L'ammoniaque et les matières pulvérulentes, bioxyde de manganèse, charbon, poussières organiques, la décomposent à froid. D'autres corps la décomposent en absorbant son oxygène, ce qui en fait un oxydant énergique (anhydride arsénieux, potassium, fer, sulfure de plomb, chaux, potasse, baryte, etc.). La fibrine et la musculine la décomposent; la caséine, l'albumine, les peptones, les graisses, les sucres, l'amidon, sont sans action.

Elle blanchit la peau et la désorganise. Elle arrête les fermentations et la putréfaction.

L'eau oxygénée décolore le permanganate de potasse acidifié, bleuit le mélange d'iodure de potassium et d'empois d'amidon et donne avec l'acide chromique une coloration bleue par formation d'acide perchromique, coloration que l'on rend plus visible en agitant avec l'éther.

Impuretés. — L'eau oxygénée peut contenir de l'acide sulfurique, de l'alumine, du fer, de l'acide chlorhydrique et de l'acide phosphorique.

Essai. — *L'acide sulfurique* sera indiqué par le chlorure de baryum additionné d'acide azotique ou chlorhydrique : précipité blanc de sulfate de baryte.

L'alumine, par l'ammoniaque : précipité gélatineux.

Le fer, par le sulfocyanate de potasse : coloration rouge.

L'acide chlorhydrique, par l'azotate d'argent : précipité blanc de chlorure d'argent, insoluble dans l'acide azotique.

L'acide phosphorique, par le réactif molybdique : précipité jaune.

Titrage. — Il est indispensable de déterminer le titre de l'eau oxygénée, c'est-à-dire le volume d'oxygène que peut dégager un litre. Le procédé le plus employé repose sur la décoloration du permanganate de potasse par l'eau oxygénée.

On fait une solution contenant 5 gr. 659 de permanganate de potasse pour un litre d'eau distillée et on en remplit une burette graduée. Chaque centimètre cube de cette solution correspond à 1 c.c. d'oxygène. On met dans un verre à essai 1 c.c. d'eau oxygénée, 20 c c. d'eau environ et 1 c.c. d'acide sulfurique, on agite continuelle-ment et on fait tomber goutte à goutte la solution man-ganique jusqu'à coloration rose persistante. Le nombre de centimètres cubes de solution de permanganate de potasse employée indique exactement le titre de l'eau.

Ex. : On a employé 10 c.c. de solution manganique. L'eau titre 10 volumes, c'est-à-dire peut dégager 10 fois son volume d'oxygène actif.

On peut encore faire le dosage en décomposant l'eau oxygénée additionnée de bioxyde de manganèse par la chaleur et recueillant le gaz dégagé.

Pharmacologie. — L'eau oxygénée a des propriétés antiseptiques très marquées ; elle est plus active que le sublimé pour arrêter les fermentations et elle n'est pas toxique. On l'a utilisée contre la diphtérie et pour le pansement des plaies de mauvaise nature et des brûlures dont elle calme la douleur.

On doit employer pour l'usage médical de l'eau pure à 6 ou 7 volumes d'oxygène.

Comme l'eau oxygénée perd assez rapidement son oxygène, il faut la conserver à l'abri des poussières atmosphériques, de la chaleur et de la lumière. L'addition de 1 % de glycérine ou d'alcool facilite sa conservation.

SOUFRE S = 32

On utilise quatre variétés de soufre : le soufre indus-triel, la fleur de soufre, le soufre sublimé lavé, enfin le soufre précipité.

Préparation. — Soufre industriel. — On obtient le soufre industriel en traitant les *solfatares* ou terres à soufre, soit par le procédé des *calceroni*, qui utilise la chaleur dégagée par la combustion d'une partie du minerai pour fondre l'autre partie, soit par distillation de la terre dans des fourneaux de galère, en entraînant le soufre par un courant de vapeur d'eau surchauffée, soit enfin par fusion du minerai dans un liquide bouillant à 120°.

Dans tous les cas, le produit obtenu retient de 5 à 10 % de matières étrangères.

On le purifie par le raffinage, qui consiste à opérer une seconde distillation dans des chambres spéciales où le soufre se condense en poudre fine dite *fleur de soufre* tant que la température est inférieure à 113°, et devient liquide au-dessus de cette température. On le coule alors dans des moules refroidis pour avoir le *soufre en canons*.

On obtient encore le soufre par distillation des pyrites et on l'extrait aussi de la charrée de soude, mélange de sulfure et d'oxysulfure de calcium provenant de la fabrication de la soude par le procédé Le Blanc.

FLEUR DE SOUFRE. — La fleur de soufre se produit dans l'opération précédente et toutes les fois qu'on reçoit de la vapeur de soufre dans des chambres de condensation dont la température n'atteint pas 113°. C'est une poudre jaune, formée de vésicules irrégulières, entourées d'une pellicule mince à l'extérieur et renfermant souvent un peu de liquide à l'intérieur. C'est un mélange de soufre soluble et de soufre insoluble, retenant un peu d'acides sulfureux et sulfurique.

SOUFRE LAVÉ. — On l'obtient en lavant la fleur de soufre pour lui enlever les composés acides qui viennent d'être signalés. On mélange la fleur de soufre dans un mortier avec un peu d'eau froide pour faire une pâte molle que l'on délaie ensuite avec de l'eau bouillante. On laisse déposer et on lave à l'eau chaude par décantation jusqu'à ce que l'eau de lavage ne rougisse plus le tournesol; on jette sur une toile, on sèche et on tamise.

SOUFRE PRÉCIPITÉ OU MAGISTÈRE DE SOUFRE. — On l'obtient en décomposant, par l'acide chlorhydrique pur et dilué, du polysulfure de sodium en solution.

On prend :

Monosulfure de sodium crist. . . . . . 240 gr.
Soufre sublimé. . . . . 128 —
Eau. . . . . 200 —
Acide chlorhydrique. . . . . 230 —

On place l'eau, le monosulfure et le soufre dans un ballon et on chauffe jusqu'à dissolution du soufre : il se fait un polysulfure.

On étend à quatre litres avec de l'eau, on filtre et on verse lentement, dans cette liqueur froide, l'acide chlorhydrique, étendu d'eau à un litre, en agitant continuellement. On s'arrête quand le liquide est nettement acide. Le précipité est lavé à l'eau bouillante tant que l'eau de lavage trouble l'azotate d'argent, puis on sèche à l'air :

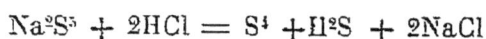

$$Na^2S^5 + 2HCl = S^4 + H^2S + 2NaCl$$

C'est une poudre très fine, presque blanche, qui possède au moment de sa préparation et conserve longtemps une odeur propre, due à la présence d'une petite quantité d'hydrogène sulfuré et probablement de bisulfure d'hydrogène que des lavages multiples ne peuvent lui enlever.

Propriétés. — Le soufre ordinaire est solide, inodore, de couleur variant avec la température, jaune à la température ordinaire.

CROLAS ET MOREAU. 3

Il est dimorphe et cristallise par fusion en prismes rhomboïdaux obliques et par dissolution en octaèdres orthorhombiques. Sa densité varie entre 1,93 et 2,087, son point de fusion entre 113° et 120° ; il bout à 445°. Le soufre nacré, qui se présente en écailles, cristallise en prismes orthorhombiques terminés par des octaèdres et finit par se transformer en soufre octaédrique dont il n'est qu'une modification.

Quand on fond le soufre, il conserve sa couleur et sa fluidité jusque vers 150° ; au-dessus sa teinte se fonce, à 200° il est rouge orangé et devient visqueux, à 250° il est brun, au-dessus il reprend sa fluidité en même temps que sa teinte s'éclaircit. Si on refroidit brusquement le soufre chauffé à 200°, on obtient une masse filante, élastique, qui est le *soufre mou*.

Le soufre est insoluble dans l'eau, à peine soluble dans l'alcool, un peu dans l'éther, la benzine, les huiles fixes et essentielles, très soluble dans les huiles lourdes de houille qui en dissolvent des quantités presque illimitées.

Le soufre ordinaire est très soluble dans le sulfure de carbone (38 °/₀ à 15° et 181 °/₀ à 55°), mais il en existe une autre variété complètement insoluble et qui pour cette raison porte le nom de *soufre insoluble*. On en trouve des quantités notables dans le soufre mou et dans la fleur de soufre.

Essai. — Soufre en canons. — Il peut être impur et contenir des matières terreuses, du fer, etc., mais il n'est pas falsifié. Il doit être complètement volatil.

Fleur de soufre. — Contient presque toujours de l'acide sulfureux et sulfurique. On les reconnaît dans l'eau de lavage par le tournesol, qui rougit et le chlorure de baryum, qui précipite en blanc. Quelquefois il y a ce l'arsenic que l'on retrouve en calcinant un gramme de soufre avec quatre ou cinq grammes de nitrate de potasse, il se fait de l'arséniate de potasse. Le résidu est repris par l'acide sulfurique pour chasser l'acide azotique du nitrate et introduit dans l'appareil de Marsh.

SOUFRE LAVÉ. — Peut contenir les impuretés de la fleur de soufre que l'on reconnaît de la même façon et être falsifié par addition de sels fixes et de soufre en canons pulvérisé. Les sels fixes resteront comme résidu en volatilisant le soufre. Le microscope décèlera le soufre en canons, celui-ci étant en grains anguleux, tandis que le soufre lavé est en vésicules arrondies.

SOUFRE PRÉCIPITÉ. — On le falsifie avec du soufre en poudre, de la fleur de soufre, des sels fixes (sulfate de chaux), de l'amidon, etc.

La volatilisation fera reconnaître les sels fixes ; l'amidon sera coloré en bleu par l'iode ; le microscope décèlera le soufre en poudre (grains anguleux) et la fleur de soufre (vésicules arrondies).

Pharmacologie. — Le soufre est un antiseptique et surtout un antiparasitaire; mais on admet que ces propriétés ne lui appartiennent pas en propre et sont dues à la formation d'acide sulfureux et d'hydrogène sulfuré. On pense qu'il se transforme dans l'organisme en sulfures, puis en hyposulfites et en sulfates. Il s'élimine par les bronches, les urines, et surtout par la peau. On l'a utilisé dans le traitement des affections des voies respiratoires, contre certaines maladies parasitaires de la peau et en particulier contre la gale.

Pris à l'intérieur, il jouit de propriétés variables suivant les doses.

Doses. — À la dose de deux à quatre grammes pour un enfant, six à huit grammes pour un adulte, pris en une seule fois, le soufre agit comme laxatif, sans provoquer de grandes coliques; de quinze à cinquante grammes il est purgatif. À la dose fractionnée de six à huit grammes par jour il produit une excitation générale, la peau est plus chaude et exhale de l'acide sulfureux, les diverses sécrétions contiennent de l'hydrogène sulfuré.

Les préparations pour l'usage externe se font au dixième environ.

Modes d'administration. — On donne le soufre pour l'usage *interne* en tablettes, poudre, électuaire, ou mélangé à du miel ; à l'*extérieur* en lotions, pommades et poudres composées.

Le soufre lavé est à peu près le seul employé aussi bien pour l'usage interne que pour l'usage externe, mais il est certain que le soufre précipité est plus actif et qu'il serait avantageux de le substituer dans tous les cas au soufre lavé.

IODURE DE SOUFRE $S^2I^2 = 318$

Préparation. — Procédé Soubeyran.

Iode . . . . 4 p.
Soufre lavé. . . . . 1 p.

On mélange intimement les deux substances et on les introduit dans un ballon que l'on chauffe au bain de sable, légèrement d'abord, puis jusqu'à fusion de la masse. À la fin, on incline le ballon dans divers sens pour dissoudre l'iode non attaqué et on laisse refroidir.

On brise le vase pour retirer l'iodure de soufre.

Il faut chauffer doucement, sans quoi, il peut y avoir explosion.

Propriétés. — C'est un produit mal défini, auquel on attribue la formule S^2I^2. C'est un mélange plutôt qu'une combinaison, car des dissolvants appropriés enlèvent séparément l'iode et le soufre. Il est brun, d'odeur iodée et d'apparence cristalline.

Pharmacologie. — Antiseptique employé contre les affections cutanées, surtout en pommade à 1/20.

ANHYDRIDE SULFUREUX $SO^2 = 64$

Préparation et propriétés. — L'anhydride sulfureux s'obtient en réduisant l'acide sulfurique par le mercure, le cuivre, le charbon ou le soufre. Les détails de cette préparation, ainsi que les propriétés, sont du domaine de la chimie pure.

Pharmacologie. — L'anhydride sulfureux est un désinfectant energique qui peut se placer immédiatement après la vapeur d'eau sous pression. D'après Polli, il arrêterait des fermentations qui auraient résisté à l'acide arsénieux, à l'acide cyanhydrique et à l'acide phénique.

Quand il s'agit de pratiquer la désinfection d'un appartement par l'anhydride sulfureux, on place au milieu de la pièce, sur une couche de sable de 2 centimètres environ ou sur une brique, un récipient en fer-blanc dans lequel on met environ 60 grammes de soufre concassé par mètre cube d'air; on y verse un peu d'alcool que l'on enflamme. Toutes les ouvertures doivent avoir été soigneusement calfeutrées. On laisse agir quarante-huit heures, puis on ouvre portes et fenêtres, pour ventiler largement. Avec les doses indiquées, les étoffes ne sont pas altérées.

Les fumigations sulfureuses ont été employées dans le traitement de la gale et des maladies de la peau. Le corps entier du malade, à l'exception de la tête, ou un seul membre, suivant les parties atteintes, est enfermé dans une caisse où on fait arriver de l'anhydride sulfureux produit par combustion de bougies soufrées.

La solution aqueuse d'acide sulfureux jouit des mêmes propriétés antiparasitaires. C'est un décolorant énergique.

ACIDE SULFURIQUE SO⁴H² = 98

Syn. : Huile de vitriol. — Acide sulfurique monohydraté.
Acide sulfurique anglais.

Préparation. — La préparation de l'acide sulfurique est entièrement industrielle. Elle repose sur l'oxydation de l'anhydride sulfureux par les composés oxygénés de l'azote en présence de l'air et de l'eau.

Purification. — On trouve, dans l'acide du commerce, du sulfate de plomb provenant des chambres de plomb, des produits nitreux, de l'anhydride sulfureux, de l'arsenic, du sélénium provenant des pyrites.

Lorsque l'acide sulfurique contient de l'arsenic et pas de vapeurs nitreuses, il faut le chauffer avec un peu d'acide azotique pour transformer l'arsenic en acide arsénieux non volatil.

La purification s'effectue en distillant l'acide sulfurique.

On introduit 1,000 grammes d'acide sulfurique et 10 grammes de sulfate d'ammoniaque dans une cornue de verre A (fig. 5) dans laquelle on place quelques

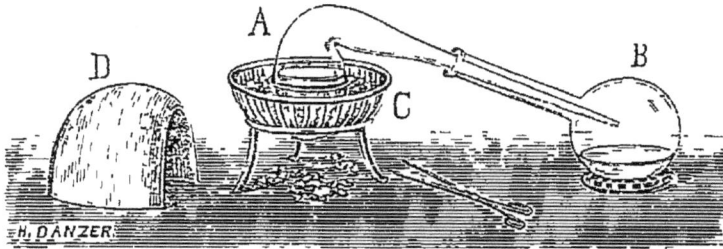

Fig. 5. — Distillation de l'acide sulfurique.

spirales de platine ou des morceaux de silex ou de verre qui facilitent l'ébullition et empêchent les soubresauts. On chauffe, sur les parois seulement, à l'aide d'une grille annulaire C, en recouvrant la cornue d'un couvercle spécial D en tôle, pour empêcher la condensation des vapeurs dans le col de la cornue. L'acide vient se liquéfier dans un simple ballon B. On recueille d'abord le dixième environ du liquide qui est impur et on remplace le récipient par un autre sec et chaud. On continue la distillation jusqu'à obtention des 2/3 environ qui constituent l'acide pur. Ce qui reste dans la cornue est souillé d'arsenic et de sulfates métalliques.

L'addition de sulfate d'ammoniaque, avant la distillation, a pour but de décomposer les produits nitrés en azote et eau.

Propriétés. — L'ACIDE SULFURIQUE PUR, MONOHYDRATÉ ou OFFICINAL, est un liquide incolore, inodore, de consistance sirupeuse ; à son maximum de concentration, sa densité est 1,84 ; il bout à 338° et se congèle à — 34°. Sa formule est SO^4H^2, soit SO^3, H^2O.

L'ACIDE SULFURIQUE ORDINAIRE OU COMMERCIAL est incolore ou légèrement coloré et impur.

L'industrie le livre à deux états de concentration :

L'acide à 62°Bé, tel qu'il sort de la tour de Glower, renferme 78 % d'acide monohydraté.

L'acide à 66°Bé, au maximum de concentration, renferme 99 % d'acide monohydraté, soit 80,8 % d'anhydride sulfurique.

D'après MARIGNAC, l'acide pur obtenu industriellement et marquant 66°Bé aurait pour formule $(SO^4H^2 + 1/12 H^2O)$, la distillation ne pouvant enlever cette eau. Il bout à 326°.

L'acide sulfurique est un acide bibasique énergique, qui attaque presque tous les métaux et leurs sels pour en chasser les autres acides et qui charbonne les matières organiques (sucre, bois, etc.). Il se combine facilement avec l'eau en donnant plusieurs hydrates, aussi sert-il couramment comme deshydratant.

Le mélange d'acide sulfurique et d'eau dégageant beaucoup de chaleur doit toujours être fait en versant l'acide dans l'eau et en agitant constamment.

Avec l'azotate de baryte il donne un précipité blanc de sulfate de baryte, insoluble dans les acides.

Impuretés. — L'acide sulfurique du commerce peut contenir des sels minéraux fixes, du plomb, de l'arsenic, du sélénium, des produits nitrés, de l'anhydride sulfureux et des matières organiques.

Essai. — *Les sels minéraux fixes* resteront comme résidu après volatilisation de l'acide.

Le *plomb* sera décelé en étendant l'acide d'eau ; il se fera un précipité blanc de sulfate de plomb.

Un procédé plus sensible consiste à additionner

l'acide de 5 vol. d'alcool : le sulfate de plomb se précipite.

L'arsenic se reconnaîtra par l'appareil de Marsh ou par l'hydrogène sulfuré dans l'acide étendu ; précipité jaune, soluble dans l'ammoniaque.

Le sélénium, en ajoutant de l'eau, puis un peu de solution d'acide sulfureux ; on obtiendra, surtout à chaud, une coloration orangée puis un dépôt rouge de sélénium.

Les produits nitrés, en projetant dans l'acide un peu de sulfate ferreux pulvérisé : il se produira une coloration rose ou brune.

Ou encore, en versant dans l'acide un peu d'empois d'amidon, additionné d'iodure de potassium, il se produira une coloration bleue.

Avec le cuivre dégagement de vapeurs rutilantes.

Le sulfate d'indigo sera décoloré, la diphénylamine colorée en bleu par une goutte d'acide.

L'anhydride sulfureux, avec une solution faible de permanganate de potasse, qui sera décoloré.

Les matières organiques donnent à l'acide une coloration brune qui disparaît par l'ébullition.

Dosage. — On titre aisément l'acide sulfurique soit avec les densimètres et en se reportant à des tables spéciales, soit par un procédé acidimétrique ou par pesée à l'état de sulfate de baryte.

100 grammes de cet acide à 66°Bé doivent saturer exactement 108 gr. 16 de carbonate de soude CO^3Na^2 pur et sec ou 40,81 de soude NaOH.

1 c.c. sature 37 c.c. 5 de solution normale de soude.

Pharmacologie. — L'acide sulfurique est employé comme caustique et comme astringent.

Pour utiliser son action caustique, qui serait trop énergique et s'étendrait trop loin, on le mélange avec la moitié de son poids de safran pulvérisé ou de charbon en poudre.

Comme astringent, il est employé contre les crachements de sang.

Doses et modes d'administration. — On le prescrit surtout en limonade à la dose de 2 grammes par litre.

Incompatibilités. — On ne doit pas l'associer aux alcalis, carbonates, azotates, sulfures, sels de plomb, de calcium, de baryum, de strontium, ni aux émulsions.

CHAPITRE IV

Métalloïdes triatomiques

et leurs dérivés

Parmi les métalloïdes triatomiques il en est qui fonctionnent comme éléments pentatomiques, et seront étudiés avec ceux-ci ; le bore seul est exclusivement triatomique. Son étude n'ayant qu'une importance purement chimique, un seul de ses dérivés, l'acide borique, sera étudié.

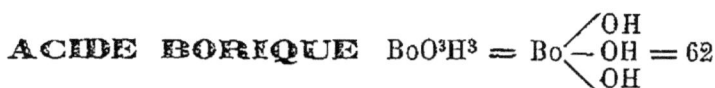

ACIDE BORIQUE $BoO^3H^3 = Bo{\Large\langle} \begin{smallmatrix} OH \\ -OH \\ OH \end{smallmatrix} = 62$

Préparation. — PROCÉDÉ DE LABORATOIRE. — On traite le borate de sodium par l'acide sulfurique.
On prend :

Borate de sodium . . . . 300 gr.
Eau distillée . . . . 1,200 gr.
Acide sulfurique. . . . . 100 gr.
Blanc d'œuf. . . . . nº 1

On dissout le borate à chaud dans la moitié de l'eau ; l'autre moitié, partagée en deux, sert à diluer l'acide sulfurique et à délayer le blanc d'œuf. On mélange à la solution de borax la solution albumineuse, on porte à l'ébullition, on ajoute l'acide sulfurique, on filtre, on laisse cristalliser. On fait écouler l'eau-mère et on lave à froid les cristaux jusqu'à ce que l'eau n'ait plus de saveur acide et on les sèche dans du papier à filtrer.

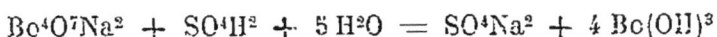

$$Bo^4O^7Na^2 + SO^4H^2 + 5H^2O = SO^4Na^2 + 4Bo(OH)^3$$

L'addition d'albumine a pour but d'entraîner les impuretés en se coagulant.

Il est avantageux dans cette préparation de remplacer l'acide sulfurique par l'acide chlorhydrique, car le lavage des cristaux est plus rapide et le rendement plus élevé.

PROCÉDÉ INDUSTRIEL. — L'industrie extrait l'acide borique des *suffioni*, qui sortent de certains terrains volcaniques et qui sont formés de vapeurs d'eau entraînant de l'acide borique. Ces vapeurs sont condensées dans des *lagoni*, ou petits lacs d'où le liquide s'écoule pour se concentrer par évaporation sur des lames de plomb inclinées, puis est abandonné à la cristallisation. On obtient de l'acide borique impur que l'on transforme en borate de soude et que l'on décompose par l'acide sulfurique comme précédemment.

On retire aujourd'hui la majeure partie de l'acide borique des borates naturels en dissolvant le minerai dans l'acide chlorhydrique à chaud ; l'acide se dépose par refroidissement.

Propriétés. — L'acide borique pur est en petits cristaux blancs, sans saveur, sans odeur, de densité 1,46.

Il est soluble dans 20 p. d'alcool, 5 p. de glycérine et dans l'eau.

100 grammes d'eau dissolvent :

à 0°	2 gr.	d'acide borique
à 15°	3 gr. 33	—
à 20°	4 gr.	—
à 100°	28 gr. 5	—

À l'ébullition la vapeur d'eau en entraîne une certaine quantité. La solubilité de l'acide borique dans l'eau froide peut être portée à 12 % par addition de magnésie ou de borax.

La solution marquant 6°Bé (D = 1,040) donne de beaux cristaux par refroidissement.

Chauffé au rouge dans un creuset de platine, l'acide borique perd trois molécules d'eau, devient anhydre (Bo^2O^3), subit la fusion ignée et se prend en masse transparente par refroidissement. Sa solution aqueuse colore en rouge vineux le tournesol et en brun la teinture de curcuma en présence d'acide chlorhydrique. Sa solution alcoolique brûle avec une flamme verte.

On trouve dans le commerce deux sortes d'acide borique : l'acide borique en paillettes et l'acide cristallisé.

L'ACIDE CRISTALLISÉ, qui est le plus pur et qui devrait seul être employé, est obtenu directement par action de l'acide sulfurique sur le borate de soude.

L'ACIDE BORIQUE EN PAILLETTES ou écailles très blanches nacrées, onctueuses au toucher, est moins pur que le précédent.

Impuretés. — L'acide borique peut contenir de l'acide chlorhydrique ou sulfurique provenant de sa fabrication, des matières albuminoïdes, de la stéarine ajoutée pour donner le toucher onctueux.

Essai. — On dissout l'acide dans de l'eau distillée et dans une partie de cette dissolution on trouve l'*acide sulfurique* en y ajoutant de l'acide azotique et du chlorure de baryum qui donne un précipité blanc, insoluble, de sulfate de baryte ; dans l'autre partie on décèle l'*acide chlorhydrique* en ajoutant de l'acide azotique et de l'azotate d'argent qui produit un précipité blanc de chlorure d'argent.

Les matières albuminoïdes donneront par calcination un résidu noir et l'odeur de corne brûlée.

La stéarine se décèle en mettant un peu de l'acide sur du papier blanc et versant quelques gouttes d'éther ou de sulfure de carbone ; il reste une tache huileuse sur le papier après évaporation du dissolvant.

Pharmacologie.— L'acide borique est un antiseptique et un antiputride que Pasteur et Lister ont placé au-dessus du phénol et qui n'est ni caustique, ni toxique. Il agit sur les diastases animales (ptyaline, pepsine), sur les diastases végétales (émulsine, myrosine) et sur les ferments figurés (levure de bière, vibrions, bactéries), mais non sur les moisissures. On l'a employé pour conserver les viandes de boucherie, emploi toléré par le conseil d'hygiène, à l'exclusion de l'acide salicylique. Il est facilement absorbé par la muqueuse gastro-intestinale et se transforme dans le sang en borate de soude pour s'éliminer par les urines.

L'acide borique est rarement prescrit à l'intérieur mais à l'extérieur, la chirurgie l'emploie toujours quoique avec moins de confiance qu'autrefois.

Doses et modes d'administration. — L'acide borique se donne, à l'*intérieur*, à la dose de 25 centigrammes à 2 grammes ; pour l'*usage externe*, on utilise les solutions à 4 %, pommades à 10 %, coton, gaze boriqués, etc.

Sa solubilité dans la glycérine permet d'avoir des solutions plus concentrées et possédant des propriétés antiseptiques et antiputrides à un plus haut degré.

On a utilisé les glycéroborates de sodium et de calcium, très solubles et inoffensifs, pour la conservation des viandes.

Solution à 1/10 d'acide borique.

Acide borique 10
Carbonate de magné-
sie 1.40
Eau. . . . . Q S pour 100 c.c.

Solution à 1/5 d'acide borique

Acide borique 20
Carbonate de magné-
sie. 3.50
Eau. . . . . Q S pour 100 c.c.

CHAPITRE V

Métalloïdes tétratomiques

et leurs dérivés

Parmi les métalloïdes tétratomiques, nous étudierons le carbone sous ses différentes formes pharmaceutiques, ainsi que ses dérivés, laissant de côté le silicium qui n'a aucune application en thérapeutique.

CARBONE $C = 12$

La thérapeutique n'emploie ni le carbone pur, ni les charbons naturels, mais seulement quelques charbons artificiels impurs, tels que le charbon végétal, les charbons d'os, d'éponges, la suie.

Charbon végétal

Préparation. — On introduit dans un creuset de terre des fragments de bois non résineux (peuplier, saule, bourdaine) et on comble les vides avec de la poudre de charbon que l'on ajoute en quantité suffisante pour qu'il y en ait une couche de 2 centimètres environ au-dessus du bois. On lute le couvercle du creuset et on chauffe au rouge pendant une heure environ. Après refroidissement, on extrait les fragments de charbon que l'on brosse pour enlever la poussière et on les enferme dans un flacon bouché.

Propriétés. — Le charbon végétal est amorphe et insoluble dans tous les dissolvants neutres, mauvais conducteur de la chaleur et de l'électricité, sauf celui qui a été porté à une haute température (braise). Sa densité est 1,6. Il est loin d'être constitué par du carbone pur.

Sa composition est sensiblement :

Carbone. 38,5
Oxygène et hydrogène. 35,5
Cendres composées surtout de carbonates
    de potasse et de chaux . . . . 1 à 5
Eau hygroscopique 25
                                   ——
                                 100

Il absorbe très facilement les gaz et d'autant mieux que ceux-ci sont plus solubles dans l'eau, que la température est plus basse et la pression plus élevée. C'est ainsi qu'un volume de charbon végétal absorbe :

35 volumes de gaz CO^2
55 — — H^2S
65 — — SO^2
85 — — HCl
90 — — AzH^3

Il enlève l'iode à ses dissolutions dans l'iodure de potassium, absorbe le phosphore, certaines résines, quelques alcaloïdes et jouit de propriétés décolorantes et désinfectantes.

Impuretés. — Il peut contenir des matières organiques par défaut de calcination.

Essai. — Chauffé dans un tube à essai il ne doit pas donner d'odeur empyreumatique.

Ajouté à une solution bouillante de potasse caustique il ne doit pas la colorer.

Pharmacologie. — Le charbon végétal, destiné à servir de médicament, doit être préparé par le procédé que nous avons indiqué et on doit rejeter le charbon industriel toujours imparfaitement calciné. Utilisant sa propriété d'absorber les gaz on l'emploie pour la désinfection des plaies et de l'haleine, et dans le traitement de certaines dyspepsies.

On le prescrit à l'intérieur à doses très variables, surtout en poudre fine placée dans un pain azyme. On en fait aussi des tablettes, pilules, poudres dentifrices.

Il est encore utilisé pour l'épuration des eaux, en le laissant en contact pendant quelques heures, puis filtrant.

Charbon animal

Syn. : Charbon d'os, Noir animal.

Préparation. — Il s'obtient par la calcination dans des marmites de fonte superposées des os préalablement dégraissés. Après carbonisation complète, on concasse le produit et on le tamise pour séparer le noir en poudre du noir en grains.

Purification. — Le charbon d'os, tel qu'il est livré par le commerce, contient presque toujours une matière animale à odeur désagréable et des sulfures de fer et de calcium provenant de la réduction des sulfates des os. On le purifie de la façon suivante.

On prend :

Noir animal pulvérisé . . . . 1.000 gr.
Eau distillée. . . . . 4.000 gr.
Acide chlorhydrique , ... 1.000 gr.

Le noir est d'abord délayé dans l'eau, puis on y
ajoute l'acide peu à peu, en agitant constamment. On
laisse douze heures en contact, on décante, on lave à
l'eau chaude pour enlever l'acide chlorhydrique jusqu'à
ce que le nitrate d'argent ne donne plus de précipité.
On égoutte le produit, on le sèche à 150° et on le conserve dans un flacon bouché.

L'acide chlorhydrique enlève au noir les sulfures
métalliques et une partie du carbonate et du phosphate
de chaux ; les lavages entraînent ces sels ainsi que la
matière animale.

Græger obtient du noir animal doué d'un pouvoir
décolorant intense et composé de charbon à peu près
dépouillé de matières minérales, en lavant le noir avec
une solution bouillante de carbonate de sodium à 5 °/₀
puis avec de l'acide chlorhydrique que l'on renouvelle
aussi longtemps qu'il se trouble par l'ammoniaque.
Dans ce traitement le produit perd environ les huit
neuvièmes de son poids.

Collas admet que les lavages à l'acide chlorhydrique
sont nuisibles, car ils enlèvent le phosphate de chaux
qui, selon lui, partage les propriétés décolorantes du
charbon. Il conseille de purifier le charbon d'os par
de simples lavages à l'eau pure.

Propriétés. — Le noir animal est moins propre à
condenser les gaz que le charbon végétal, mais il possède
des propriétés décolorantes bien plus considérables. Ces
propriétés sont dues surtout à la fixation de la couleur

sur le charbon ; car on peut la lui enlever à l'aide d'un
dissolvant approprié ; mais on ne doit pas oublier non
plus le rôle actif de l'oxygène condensé dans les pores
qui, agissant à la façon de l'ozone, comme l'a prouvé
Cazeneuve, détruit certaines couleurs et en avive d'autres.

Il contient peu de carbone et beaucoup de substances
minérales comme le montre l'analyse de Bobierre ; de
plus, il retient toujours un peu d'azote.

Composition moyenne du noir animal en grains :

Charbon et matières organiques	10,8
Sels solubles dans l'eau	0.8
Silice	2,8
Alumine, oxyde de fer	0,7
Phosphates de calcium et de magnésium.	81,7
Carbonate de chaux	3
Perte	0,2
	100 »

De même que le charbon végétal, il fixe certaines
substances salines et quelques alcaloïdes.

Revivification du noir animal. — Le pouvoir
décolorant du noir animal s'affaiblit peu à peu par
l'usage, aussi a-t-on cherché le moyen de le revivifier,
c'est-à-dire de lui rendre ses propriétes primitives. On
a proposé divers moyens consistant en lavages soit à
l'eau chaude ou à l'eau aiguisée d'acide chlorhydrique.
Il faut employer de préférence les lavages alcalins et
ensuite calciner dans des fours spéciaux.

Impuretés et falsifications. — Le noir animal
peut contenir des sulfures de fer et de calcium et des
matières organiques provenant d'une mauvaise fabrication. On le fraude par addition de poussières de charbon,

de houille, de noir ayant déjà servi et de matières minérales : cendres, sable, plâtre, etc.

Essai. — Le procédé le plus exact consiste à déterminer le pouvoir décolorant du noir à examiner et à le comparer à celui d'un noir pur. Pour cela, on prend deux poids égaux des deux noirs et on les met en contact avec les mêmes volumes d'un même liquide et pendant le même temps ; on filtre et on compare les teintes au colorimètre. Ou bien on détermine le poids de chaque noir nécessaire pour décolorer le même volume, par exemple 100 c.c. d'un même liquide.

Pharmacologie. — Le noir animal n'est employé en pharmacie que pour décolorer certains médicaments ; mais il doit toujours être purifié sous peine de modifier la saveur des produits. Il agit mieux à chaud qu'à froid et mieux aussi dans les liqueurs neutres que dans les liqueurs alcalines. On ne doit jamais l'ajouter à des liqueurs acides qui dissoudraient les sels calcaires.

Charbon de résine

On le prépare en portant au rouge, dans un creuset, un mélange de cinq parties de chaux hydratée, une partie de colophane, une partie de goudron de Norvège ; après refroidissement, on lave avec un mélange d'eau et d'acide chlorhydrique, jusqu'à ce que l'on ait enlevé la totalité de la chaux, puis avec de l'eau distillée jusqu'à disparition de réaction acide, on fait sécher et on tamise au tamis n° 100.

Ce noir a un pouvoir décolorant seize fois plus fort que celui du noir d'os.

Charbon d'éponges

Syn. : Éponges torréfiées

On prépare le charbon d'éponges en torréfiant dans un cylindre des éponges fines, lavées simplement à l'eau, jusqu'à ce qu'elles aient perdu le quart de leur poids. Il ne faut pas les porter à trop haute température, sans quoi l'iodure alcalin qu'elles renferment se décomposerait et l'iode se volatiliserait. Si l'opération a été bien conduite les éponges ont pris une couleur brun noirâtre.

Le charbon d'éponges, peu employé aujourd'hui, agit par l'iode qu'il contient. Il est généralement administré sous forme de tablettes dont chacune en contient 10 centigrammes.

ANHYDRIDE CARBONIQUE $CO^2 = 44$

Préparation. — Les détails de la préparation de l'anhydride carbonique, qui se fait en attaquant le marbre ou carbonate de chaux par l'acide chlorhydrique, sont du domaine de la chimie.

Propriétés. — Gaz incolore, d'odeur et de saveur légèrement piquante, de densité 1,53. Poids du litre 1,978. Il se liquéfie à 0° par 30 atmosphères de pression et se solidifie sous forme de neige à — 87°.

L'eau en dissout son volume à la pression normale, sa solubilité augmente avec la pression. Il est trois fois plus soluble dans l'alcool que dans l'eau. Sa solution dans l'eau peut dissoudre les carbonates de chaux, de magnésie, de fer, en les transformant en bicarbonates et aussi le phosphate tricalcique qui devient phosphate monocalcique, avec formation de bicarbonate de chaux.

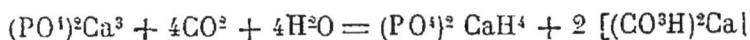

$$(PO^4)^2Ca^3 + 4CO^2 + 4H^2O = (PO^4)^2 CaH^4 + 2 [(CO^3H)^2Ca]$$

En solution le gaz carbonique semble répondre à la formule CO^3H^2 et fonctionne comme acide bibasique pour les uns, comme acide alcool pour d'autres.

Sa caractéristique est de troubler l'eau de chaux et d'être impropre à la combustion.

On le trouve couramment aujourd'hui à l'état liquide, renfermé dans des cylindres d'acier qui en contiennent de 2 à 8 kilos. 1 kilo représente environ 500 litres de gaz.

Pharmacologie. — L'anhydride carbonique est un anesthésique provoquant le sommeil et l'insensibilité, quand on le respire. Il est surtout utilisé comme anesthésique local. C'est ainsi qu'on arrête la douleur d'une brûlure en l'arrosant avec le contenu d'un flacon d'eau de Seltz ou une solution de bicarbonate de soude. On peut provoquer l'anesthésie cutanée dans un but opératoire en projetant sur la région deux ou trois siphons.

L'acide carbonique sert comme antiémétique (potion de Rivière); en inhalation. il a donné de bons résultats dans le traitement de l'emphysème, de la dyspnée, surtout celle des tuberculeux ; on l'administre alors à la façon de l'oxygène.

L'industrie l'emploie à la préparation des eaux gazeuses artificielles, de l'eau de Seltz en particulier, et des limonades gazeuses.

SULFURE DE CARBONE $CS^2 = 76$

Syn. : Anhydride sulfocarbonique

Préparation. — La préparation du sulfure de carbone est industrielle et consiste à faire passer de la vapeur de soufre sur du charbon porté au rouge. Le produit, recueilli dans un récipient refroidi, est rectifié par distillation.

Purification. — Le produit commercial peut contenir du soufre, de l'hydrogène sulfuré et d'autres produits sulfurés à odeur fétide.

On le purifie en le mettant en contact avec du cuivre réduit jusqu'à ce que celui-ci ne noircisse plus, et distillant ensuite en présence d'un peu d'axonge. Le cuivre retient les produits sulfurés, en se transformant en sulfure de cuivre.

On peut aussi l'additionner de sublimé à 5%, et laisser vingt-quatre heures en agitant de temps en temps, puis distiller.

Propriétés. — Liquide incolore, d'odeur faible quand il est pur, de réaction neutre, densité 1,27, bout à 46°, peu soluble dans l'eau, soluble dans l'alcool, l'éther, le chloroforme, les huiles et les carbures d'hydrogène. Il dissout le soufre, l'iode, le phosphore, les matières grasses, le caoutchouc et brûle avec une flamme bleue.

Il peut être envisagé comme un anhydride sulfocarbonique auquel correspond un acide sulfocarbonique

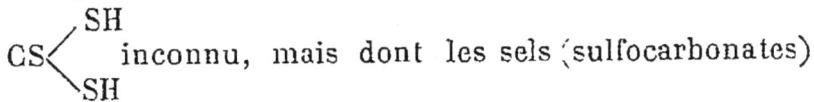

$$CS\Big\langle {SH \atop SH}$$ inconnu, mais dont les sels (sulfocarbonates)

sont connus et utilisés en agriculture.

Pharmacologie. — Le sulfure de carbone possède une action microbicide certaine. Les applications médicales se bornent à l'antisepsie intestinale. On administre à l'*intérieur* l'eau sulfocarbonée à la dose de 8 à 10 cuillerées à bouche par jour dans du lait ou du vin pour stériliser et désinfecter les matières fécales dans les diarrhées fétides ou infectieuses. A l'*extérieur*, il est utilisé comme antiparasitaire. C'est surtout comme dissolvant des matières grasses qu'il est employé.

CHAPITRE VI

Métalloïdes pentatomiques

et leurs dérivés

Nous étudierons dans ce groupe : les dérivés de l'azote, du phosphore et de l'arsenic, l'antimoine et ses composés.

DÉRIVÉS DE L'AZOTE

Parmi les dérivés de l'azote, nous passerons en revue : l'ammoniaque, le protoxyde d'azote et l'acide azotique.

AMMONIAQUE $AzH^3 = 17$

Syn. : Alcali volatil.

Préparation. — GAZ AMMONIAC.

a) On obtient le gaz ammoniac en décomposant le chlorure d'ammonium par la chaux éteinte.

On prend :

Chlorure d'ammonium pulvérisé. . . .   200 gr.
Chaux éteinte . . . .   200 gr.

On mélange les deux poudres rapidement et on les introduit dans un ballon A (fig. 6) communiquant avec une éprouvette B garnie de potasse caustique en plaques. On chauffe le ballon ; l'ammoniaque se dégage, se dessèche dans l'éprouvette et se rend dans la cuve à mercure C. Il se fait de l'ammoniaque, de l'eau et du chlorure de calcium.

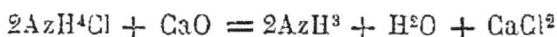

$$2AzH^4Cl + CaO = 2AzH^3 + H^2O + CaCl^2$$

En réalité le chlorure de calcium ne reste pas libre, car il absorberait l'ammoniaque, mais il se combine avec de la chaux pour donner de l'oxychlorure de calcium CaO, CaCl².

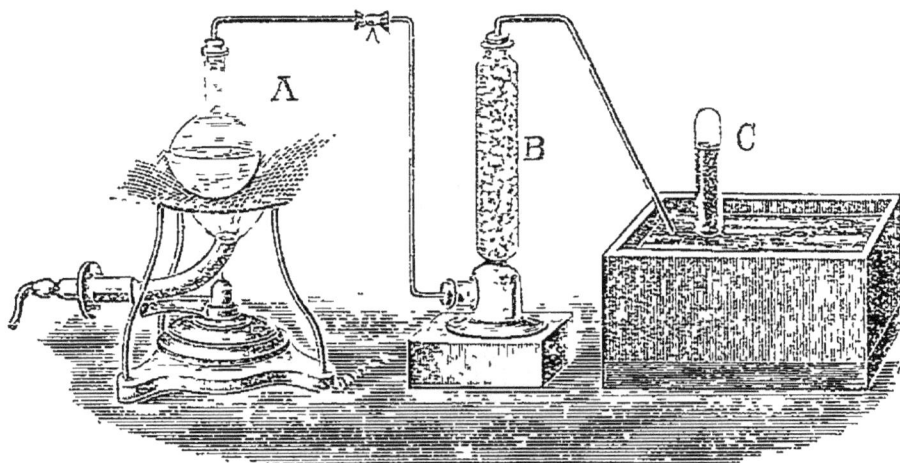

fig. 6. — Préparation du gaz ammoniac.

b) On peut encore se procurer le gaz ammoniac en chauffant jusqu'à l'ébullition sa solution aqueuse.

c) Dans l'industrie, on extrait l'ammoniaque des eaux de condensation obtenues pendant la préparation du gaz d'éclairage ou des urines putréfiées. On ajoute à ces liquides de la chaux et on chauffe ; le gaz mis en liberté est utilisé tel que, ou le plus souvent on le reçoit dans une série de flacons contenant de l'eau pour obtenir l'AMMONIAQUE LIQUIDE DU COMMERCE.

SOLUTION OFFICINALE, OU AMMONIAQUE LIQUIDE

On prend, d'après le Codex :

Ammoniaque liquide du commerce. 1.500 gr.

que l'on introduit dans un ballon A (fig. 7), communiquant avec un flacon laveur B renfermant 100 grammes

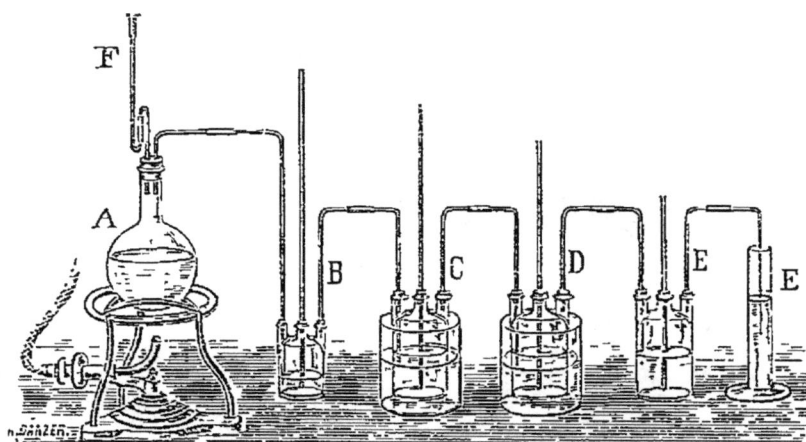

fig. 7. — Préparation de l'ammoniaque liquide.

de lessive de soude à 30 % pour retenir l'acide carbonique, puis avec 2 flacons de Woolf (C et D) contenant
chacun un litre d'eau distillée qui ne doit remplir qu'à
moitié les vases, à cause de l'augmentation de volume
du liquide par suite de sa saturation. Les tubes adduc-
teurs du gaz doivent plonger jusqu'au fond du liquide,
la solution formée, étant moins dense que l'eau, montera
à la surface et l'eau la moins saturée sera toujours au
fond. Les deux flacons de Woolf seront plongés dans des
vases remplis d'eau froide pour empêcher l'élévation de

température due à la condensation du gaz. L'excès de gaz est absorbé en E par une solution étendue d'acide chlorhydrique.

L'appareil étant ainsi disposé, on chauffe lentement le ballon jusqu'à l'ébullition. Quand tout le gaz s'est dégagé, on a dans le deuxième flacon (C) une solution très pure d'ammoniaque qui doit marquer 0,925 au densimètre. L'autre flacon de Woolf (D) contient une solution faible d'ammoniaque qu'on peut utiliser au lieu d'eau pure dans une autre opération.

Au lieu d'employer l'ammoniaque liquide du commerce on peut faire passer dans ces divers flacons un courant de gaz ammoniac préparé comme nous l'avons indiqué.

Propriétés. — Le gaz ammoniac est incolore, d'odeur irritante, et de saveur caustique. Sa densité est 0,596. 1 litre pèse 0 gr. 770. Il se liquéfie à — 38° et se solidifie à — 75°, sous pression normale. Il est très soluble dans l'eau, dans les alcools méthylique et éthylique et dans l'éther.

A	0° l'eau dissout plus de 1 147 volumes de gaz
A + 15°	— — — 750 —
A + 20°	— — — 650 —

Il éteint les corps en combustion et s'unit aux acides pour donner des sels ammoniacaux.

La chaleur, le chlore, le charbon, etc., le décomposent. L'iode forme avec lui de l'iodure d'azote, corps explosif dont la formule semble être $AzHI^2$. Avec les métaux, il donne soit des amidures correspondants par substitution (AzH^2Na) ou se soude directement à eux. Ex : potassammonium AzH^3K ; sodammonium AzH^3Na.

Il se combine aussi avec certains oxydes métalliques. Ex : oxyde cupro-ammonique.

Même à l'état de traces, il donne avec le réactif de
Nessler une coloration brun-rouge et souvent un
précipité.

LA SOLUTION OFFICINALE, qui constitue l'ammoniaque
liquide couramment employée, est incolore ; elle doit
avoir comme densité 0,925 et contient alors 20 % de gaz
ammoniac ; les solutions de densité 0,88 en renferment 36 %.

Exposée à l'air, elle perd peu à peu son gaz ; la chaleur et le vide facilitent le dégagement qui est total
à 100°.

Impuretés. — L'ammoniaque liquide du commerce
peut contenir des carbonates, sulfates, chlorures, provenant de l'eau, des matières organiques qui la colorent
en jaune, des ammoniaques composées, des dérivés
pyridiques, etc...

Essai. — La solution ammoniacale doit être limpide,
incolore, et ne pas laisser de résidu à l'évaporation.

Les carbonates seront décelés par l'eau de chaux, qui
donnera un précipité blanc de carbonate de chaux.

Les sulfates, en additionnant d'un excès d'acide chlorhydrique pur et ajoutant du chlorure de baryum. On
aura un précipité blanc de sulfate de baryte.

Les chlorures, avec un excès d'acide azotique et de
l'azotate d'argent. On aura un précipité blanc de chlorure d'argent.

Les dérivés pyridiques, par addition d'acide chlorhydrique en léger excès, puis du réactif de Dragendorff
(iodure double de potassium et de bismuth), qui donne
dans ce cas un bismuthate cristallisé rouge vif.

Les sels de l'eau ordinaire, par l'évaporation qui laisse
un résidu.

La chaux par l'oxalate d'ammoniaque, précipité blanc
d'oxalate de chaux, insoluble dans l'acide acétique.

On doit conserver l'ammoniaque liquide dans des flacons bouchés à l'émeri, car elle se colore au contact du liège.

Pharmacologie. — L'ammoniaque, prise à *l'intérieur*, jouit de propriétés excitantes énergiques, mais de courte durée ; son action sudorifique longtemps admise est aujourd'hui contestée. A dose élevée, elle produit des hémorragies en même temps que les propriétés irritantes du gaz sur les voies respiratoires peuvent amener une bronchite grave. Son action contre l'ivresse tiendrait simplement à ce qu'elle provoque des vomissements. On peut donner dans ce cas de 5 à 20 gouttes.

A *l'extérieur*, elle est employée comme caustique et vésicant. Appliquée sur la peau, la solution concentrée produit une sensation de cuisson suivie de rougeur et de vésication. Pour produire la rubéfaction de la peau, on la frotte fortement avec un linge de flanelle imbibé d'ammoniaque. L'érythème déterminé dure environ deux heures. Pour obtenir une vésication rapide, on imprègne d'ammoniaque une rondelle d'amadou ; le côté spongieux est placé sur la peau, tandis que le côté lisse empêche la volatilisation de l'ammoniaque. On peut aussi employer la pommade de Gondret. Cette action vésicante est utilisée pour aviver les plaies et pour guérir les engorgements chroniques, rhumatismes, etc., pour cautériser les morsures d'animaux venimeux ; mais son action dans ce cas est douteuse. Pour les uns, elle agirait en neutralisant le principe actif du venin auquel ils attribuent un caractère acide ; pour d'autres, l'ammoniaque produirait une inflammation locale constituant une sorte de barrière empêchant la pénétration du poison dans l'organisme.

Chlorhydrate d'hydroxylamine (AzH^{2}OH,HCl)

Cristaux blancs, de saveur salée et piquante, très
solubles dans l'eau, l'alcool et la glycérine. On l'utilise
pour l'usage externe comme antiherpétique, en pommade à la dose de 2 à 4 %.

PROTOXYDE D'AZOTE Az^{2}O = 44

Préparation. — On obtient le protoxyde d'azote
en décomposant par la chaleur le nitrate d'ammonium.

On met dans un ballon A (fig. 8) l'azotate sec et
privé de chlorure ammonique, on chauffe doucement.
A 108°, le sel fond et se décompose à 200° en donnant
du protoxyde d'azote et de l'eau.

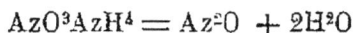

$$AzO^3AzH^4 = Az^2O + 2H^2O$$

Il importe de ne pas dépasser la température de 300°,
sans quoi le dégagement devient irrégulier, il y a formation de bioxyde d'azote et d'hypoazotide et il peut y
avoir explosion. Un thermomètre placé dans le sel en
fusion permet d'éviter cet accident.

Purification. — Le protoxyde d'azote est toujours
souillé de produits nitreux (bioxyde d'azote, hypoazotide,
acide nitreux ou nitrique, ammoniaque); il contient
même du chlore, si l'azotate était mélangé de chlorure
ammonique.

On fait passer le gaz d'abord dans un réfrigérant B
(fig. 8) où la vapeur d'eau se condense, puis dans deux
éprouvettes à pied dont la première C renferme de la

pierre ponce, imprégnée de potasse caustique qui retient
le chlore et les acides nitreux et nitrique, et la deuxième D
des cristaux de sulfate ferreux humides, pour absorber
le bioxyde d'azote. Enfin, le gaz traverse un flacon E
contenant de l'eau distillée qui retient l'ammoniaque
et il se rend dans un gazomètre où on le laisse quelque
temps pour permettre la dissolution des traces d'hypoazotide que les lavages n'enlèvent jamais complètement.

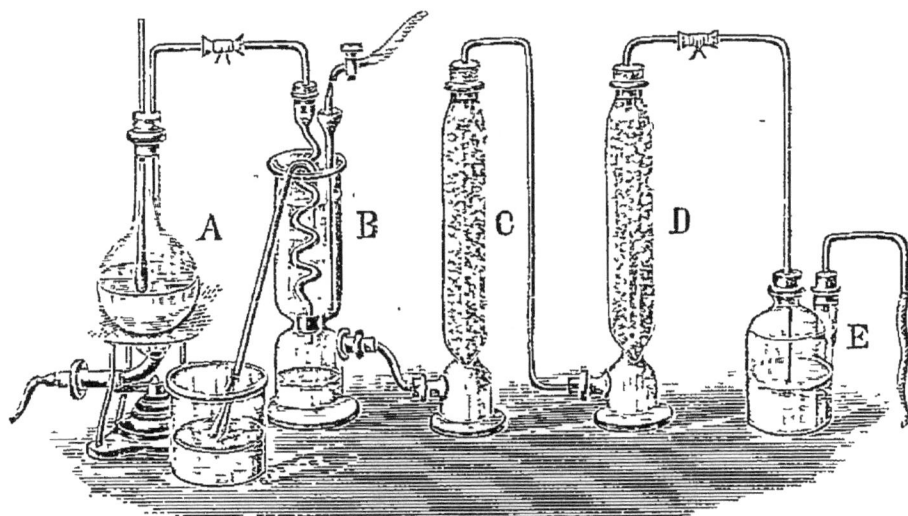

Fig 8.— Préparation du protoxyde d'azote pur.

Propriétés. — Gaz incolore, de saveur sucrée, sa
densité est 4,527. Poids du litre 1,971. Il se liquéfie
à 0° sous la pression de 40 atmosphères, en formant un
liquide très mobile, bouillant à — 88° et se solidifiant
dans le vide à — 100°.

L'eau en dissout son volume environ, à 5° ; l'alcool
4 volumes à 0°, l'éther 8 volumes à — 12°. Le protoxyde

n'est pas comburant et n'entretient la combustion qu'à une température élevée.

Le commerce fournit le protoxyde d'azote liquéfié, renfermé dans des récipients en bronze ou en acier. Ce liquide donne un gaz plus pur que le gaz obtenu directement.

Impuretés. — Le protoxyde d'azote peut contenir du bioxyde d'azote, des vapeurs nitreuses, du chlore et quelquefois de l'ammoniaque.

Essai. — *Le bioxyde d'azote* sera reconnu en mélangeant au gaz quelques bulles d'oxygène qui donneront des vapeurs nitreuses jaunes, solubles dans l'eau. On recherchera dans cette eau les réactions des nitrites et nitrates.

Les vapeurs nitreuses et *le chlore*, en faisant passer le gaz dans une solution alcaline où ils seront absorbés. Une partie de cette solution alcaline traitée par l'acide sulfurique et un cristal de sulfate ferreux prendra une coloration brune s'il y a des vapeurs nitreuses ; l'autre partie additionnée d'acide azotique et d'azotate d'argent donnera un précipité blanc, s'il y a du chlore.

Pharmacologie. — Le protoxyde d'azote jouit de propriétés anesthésiques et se prend en inhalations. On peut l'employer de différentes façons : ou bien pur, à la pression ordinaire (méthode de WELLS) ; mais le patient a besoin d'être surveillé, car il se produit assez rapidement de l'asphyxie ; ou bien, mélangé d'oxygène et sous pression ordinaire (méthode DAVY) ; mais alors l'anesthésie est très lente, souvent incomplète.

On peut encore l'employer mélangé d'oxygène et sous pression (méthode de PAUL BERT). On obtient alors une anesthésie rapide, sans danger et pouvant se prolonger longtemps. On réalise les conditions nécessaires en enfermant le malade dans une sorte de chambre fermée dans laquelle on fait arriver un mélange de 85 % de protoxyde d'azote et 15 % d'oxygène, la pression étant de 6/5 d'atmosphère environ.

L'anesthésie se produit aussi avec un mélange à volumes égaux d'air et de protoxyde d'azote absorbé à la pression de deux atmosphères.

D'après DE SAINT-MARTIN, on peut opérer à la pression ordinaire avec un mélange de 85 litres de protoxyde -d'azote, 15 litres d'oxygène, 6 à 7 grammes de chloroforme.

Comme anesthésique, il sert surtout pour les petites opérations et en particulier pour l'avulsion des dents ; le procédé PAUL BERT permet cependant de l'employer comme anesthésique général dans toutes les opérations possibles, mais il nécessite un appareil trop compliqué.

Sous le nom d'EAU OXYAZOTIQUE on a conseillé une dissolution de 2 litres environ de protoxyde d'azote dans 650 c. c. d'eau, comme augmentant l'élimination de l'acide urique et pouvant combattre la gravelle urique et toutes les affections douloureuses des voies urinaires.

ACIDE AZOTIQUE $AzO^3H = 63$

Syn. : Acide nitrique. — Eau-forte.

Préparation. — La préparation de l'acide azotique est entièrement industrielle et se trouve décrite dans les ouvrages de chimie, il est donc inutile d'y revenir ici.

Purification. — L'acide azotique industriel peut contenir de l'acide sulfurique entraîné par la distillation, de l'acide chlorhydrique dû à la présence de chlorures dans le nitrate, des composés nitreux, du chlore, de l'iode (provenant des nitrates du Chili), de l'arsenic, du fer, du zinc.

1° Dans le commerce, on ajoute un ou deux centièmes d'azotate de plomb qui précipite à la fois l'acide sulfurique et l'acide chlorhydrique, puis on redistille et dans le liquide jaune obtenu on fait passer un courant d'acide carbonique ou d'air sec qui chasse les vapeurs nitreuses et le rend incolore.

2° Le Codex donne le procédé de purification suivant :

On introduit dans un flacon 2,000 grammes d'acide du commerce à 1,39 = 40°B°. On y verse goutte à goutte, pour enlever l'acide chlorhydrique, une solution d'azotate d'argent tant qu'il se fait un précipité, puis 20 grammes d'azotate de baryte pulvérisé, qui précipite l'acide sulfurique, on agite, on laisse douze heures.

On décante le liquide qui ne doit plus troubler par les azotates d'argent et de baryum, on y introduit 20 grammes de bichromate de potassium pur ou 10 grammes d'urée pour détruire les vapeurs nitreuses et on distille dans une cornue presque à sec. L'acide ainsi obtenu est à peine coloré et marque 40°B° (densité = 1,39). C'est l'acide dit quadrihydraté ($Az^2O^5 + 4H^2O$).

Propriétés. — On trouve dans le commerce quatre degrés principaux de concentration pour l'acide azotique :

1° L'ACIDE MONOHYDRATÉ OU FUMANT (AzO^3H) qui est un liquide incolore, quand il est pur, mais habituellement coloré en jaune par des vapeurs nitreuses.

Il fume à l'air. Sa densité est 1,52 à 15° soit 49°Bé. Il bout à 86° et peut cristalliser à — 49°. La lumière le décompose à froid en produisant de l'oxygène, de l'eau et de l'hypoazotide qui colore en jaune le liquide. La chaleur le décompose à l'ébullition jusqu'à formation d'acide quadrihydraté qui distille alors sans décomposition pendant que la température s'élève de 86° à 123°.

2° L'ACIDE QUADRIHYDRATÉ, ou acide ordinaire, est un liquide incolore, bouillant vers 123°. Sa densité varie entre 1,38 et 1,42, à + 15°, il marque environ 40°Bé. Sa formule est Az^2O^5, $4H^2O$, ou, ce qui est identique, AzO^3H, $3/2$ H^2O. D'ailleurs, la quantité d'eau contenue varie avec la température à laquelle on a porté l'acide.

Il contient environ 61 % d'acide monohydraté AzO^3H.

3° L'ACIDE PURIFIÉ PAR LE PROCÉDÉ DU CODEX OU ACIDE OFFICINAL se rapproche de l'acide quadrihydaté ; il est à peine coloré. Il a comme densité 1,39 = 40° Bé à + 15°. Il bout à 119°.

Il renferme 54,5 % d'anhydride azotique et 63,6 % d'acide monohydraté.

4° L'ACIDE A 33°Bé (densité = 1,33), qui contient environ 52 % d'acide monohydraté.

L'acide azotique est un oxydant très énergique, agissant sur presque tous les métalloïdes. Il n'attaque les métaux que s'il est dilué, sauf pour le fer qui, trempé dans l'acide monohydraté, n'est plus attaquable par l'acide étendu que si on le touche avec du cuivre. Il tache en jaune la peau, les matières albuminoïdes et détruit les matières colorantes. En présence du cuivre, il donne des vapeurs orangées d'hypoazotide ; il décolore le sulfate d'indigo, colore le sulfate ferreux en brun, la diphénylamine en bleu, la brucine en rouge.

Impuretés. — L'acide azotique peut contenir : de l'acide sulfurique, de l'acide chlorhydrique, du chlore, des produits nitreux, de l'iode et de l'arsenic.

Essai. — *L'acide sulfurique* se trouve en étendant l'acide azotique de 3 à 4 vol. d'eau et ajoutant de l'azotate de baryte ; il se fait un précipité blanc de sulfate de baryte.

L'acide chlorhydrique et le chlore, par l'azotate d'argent ; précipité blanc de chlorure d'argent dans l'acide dilué.

Les produits nitreux se reconnaissent à la teinte jaune orangée du liquide.

L'iode, en chauffant et plaçant au-dessus du tube un papier imprégné d'empois d'amidon ; l'iode se volatilise et le papier bleuit par formation d'iodure d'amidon.

L'arsenic, en neutralisant avec une base ; en chauffant avec de l'acide sulfurique pour chasser l'acide azotique et introduisant dans l'appareil de Marsh.

La détermination de la densité ou du degré au pèse-acides indiquera *l'addition d'eau.*

Dosage. — 100 grammes d'acide officinal doivent neutraliser 53 grammes de carbonate de soude pur et sec.

1 c. c. d'acide neutralisera 13 c. c. 9 de solution normale de carbonate de soude ou de soude caustique.

Pharmacologie. — Employé pour *l'usage externe,* comme caustique : pour détruire les verrues, végétations, loupes, kystes sébacés, etc.

A *l'intérieur,* il est utilisé pour combattre certaines dyspepsies, soit seul, soit associé à l'acide sulfurique (mélange sulfonitrique).

EAU RÉGALE

Préparation. — L'eau régale est un mélange d'une partie d'acide azotique pour quatre parties d'acide chlorhydrique. On prend :

Acide azotique. . . . .   80 gr.
Eau distillée. . . . .   20 —
Acide chlorhydrique . . . .   300 —

Ce mélange doit être placé à l'abri de la lumière et bouché quelques jours seulement après sa préparation sous peine de rupture du flacon. On varie les proportions suivant les besoins.

Propriétés. — C'est un liquide jaune, émettant des vapeurs et capable de dissoudre les métaux précieux, l'or en particulier.

Le mélange des deux acides donne divers produits parmi lesquels : du chlore libre, des vapeurs nitreuses, des acides chloroazoteux ($AzOCl$), hypochloroazotique ($AzOCl^2$), chloroazotique (AzO^3Cl). Ces différents acides peuvent, comme le chlore lui-même, attaquer et dissoudre l'or et le platine.

Pharmacologie. — Utilisée quelquefois comme caustique et comme antidyspeptique pour remplacer l'acide chlorhydrique.

DÉRIVÉS DU PHOSPHORE

ACIDE PHOSPHORIQUE ORDINAIRE

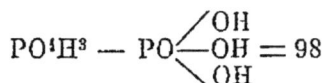

$$PO^4H^3 - PO\begin{cases} OH \\ -OH \\ OH \end{cases} = 98$$

Syn. : Acide orthophosphorique. — Acide phosphorique normal. — Acide phosphorique trihydrate.

Préparation. — PROCÉDÉ DE LABORATOIRE. — On obtient l'acide phosphorique en faisant réagir l'acide azotique sur le phosphore rouge. Il se fait en même temps du bioxyde d'azote et de l'hypoazotide.

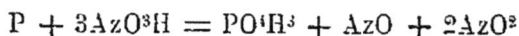

$$P + 3AzO^3H = PO^4H^3 + AzO + 2AzO^2$$

Le Codex indique :

Phosphore rouge	10 gr.
Acide nitrique officinal (40° B)	66 gr.
Eau distillée	44 gr.

On introduit dans une cornue de verre A (fig. 9) le phosphore divisé en fragments, puis le mélange d'eau et d'acide fait préalablement. La cornue communique avec un ballon B à long col refroidi par un filet d'eau. On chauffe doucement ; le phosphore est attaqué et une partie de l'acide azotique distille et se condense dans le récipient refroidi. Quand tout le phosphore est dissous on transvase dans la cornue l'acide azotique condensé dans le récipient et on distille de nouveau. Le liquide qui reste dans la cornue est de l'acide phosphorique. On le verse dans une capsule en platine et on

concentre en consistance de sirop épais, sans dépasser
180°; sans quoi il se ferait de l'acide pyrophosphorique.
On opère ensuite différemment, suivant que l'on veut
obtenir l'acide cristallisé ou l'acide normal.

Pour obtenir l'*acide phosphorique cristallisé*, on concentre encore davantage et on ajoute au liquide refroidi
un cristal d'acide phosphorique qui fait cesser la sursaturation ; la cristallisation se fait ensuite rapidement.

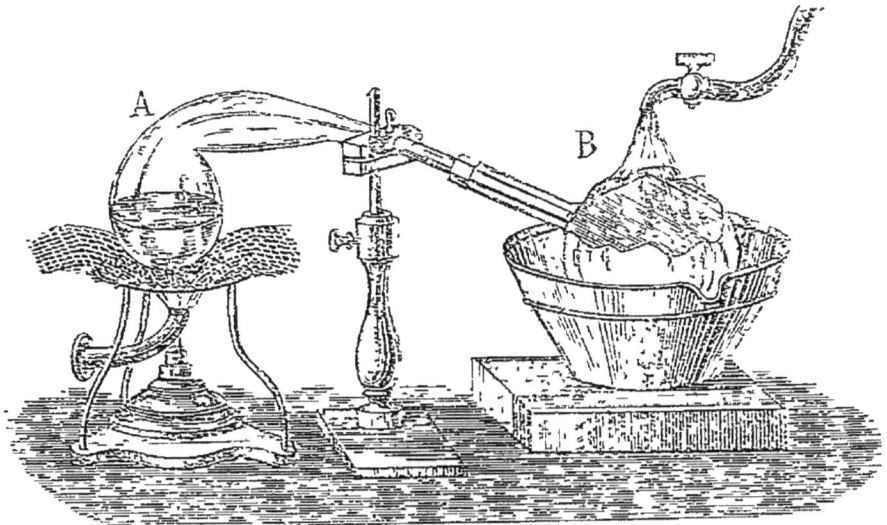

Fig. 9. — Préparation de l'acide phosphorique.

L'*acide officinal* ou *acide trihydraté* s'obtient en ajoutant de l'eau au liquide épais obtenu dans la préparation
jusqu'à ce qu'il marque 1,35 au densimètre, soit 38° Bé.

Dans cette préparation, l'acide azotique transforme
d'abord le phosphore en acides phosphorique et phosphoreux; c'est pour oxyder ce dernier que l'on verse
l'acide azotique du récipient dans la cornue, il se dégage
à ce moment des vapeurs nitreuses. Enfin on concentre
le liquide à l'air pour chasser l'acide nitrique retenu.

Un procédé simple pour obtenir l'acide phosphorique

consiste à préparer du phosphate de plomb en mélangeant une solution de phosphate de sodium à de l'acétate de plomb liquide. Le précipité obtenu est lavé, mis en suspension dans l'eau, puis traité par un courant d'hydrogène sulfuré. Il se faitdu sulfure de plomb et de l'acide phosphorique. On filtre, on concentre pour chasser l'hydrogène sulfuré et obtenir la densité voulue, 1,35.

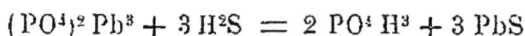

$$(PO^4)^2 Pb^3 + 3 H^2S = 2 PO^4 H^3 + 3 PbS$$

Propriétés. – *L'acide phosphorique cristallisé* est en prismes rhomboïdaux droits, fusibles à 41°,7. Le plus souvent il est en masses translucides, très solubles dans l'eau (d = 1,88). Sa formule est PO^4H^3 ou $PO^4H^3 \, 1/2 \, H^2O$ suivant la température de formation.

L'acide phosphorique officinal ou *trihydraté* est un liquide sirupeux, incolore, inodore, de saveur acide, soluble dans l'eau et cristallisant lentement. Sa densité est 1,35 = 38°Bé. Il contient 50 % d'acide cristallisé et 36,4 % d'anhydride phosphorique.

Chauffé à 213°, l'acide phosphorique se transforme en acide pyrophosphorique et au rouge en acide métaphosphorique par perte d'eau. C'est un acide tribasique ne précipitant ni le chlorure de baryum, ni l'albumine, ni l'azotate d'argent. En solution très concentrée, il attaque le verre et la porcelaine.

Impuretés. — L'acide phosphorique peut contenir des acides azotique, phosphoreux, pyrophosphorique et métaphosphorique provenant d'une préparation mal dirigée, des acides sulfurique, chlorhydrique, arsénieux, du plomb.

Essai. — *L'acide azotique* se reconnaîtra par le sulfate ferreux (coloration brune) ou la diphénylamine (coloration bleue).

L'*acide phosphoreux*, en chauffant à l'ebullition avec du bichlorure de mercure ; il y a réduction et précipité noir de mercure métallique, ou encore en chauffant avec une dissolution d'acide sulfureux, il se fait un dépôt de soufre et de l'hydrogène sulfuré se dégage.

L'acide *métaphosphorique* coagule l'albumine.

L'acide *pyrophosphorique* precipite en blanc l'azotate d'argent.

Les acides *chlorhydrique* et *sulfurique* donnent avec l'azotate d'argent et le chlorure de baryum un précipité blanc insoluble dans l'acide azotique.

Le *plomb*, précipité noir par l'hydrogène sulfuré ou le sulfure d'ammonium dans la liqueur étendue.

L'*arsenic*, précipité jaune avec l'hydrogène sulfuré ou anneau avec l'appareil de Marsh.

Dosage. — Le dosage de l'acide phosphorique, très fréquemment effectué, peut se faire par trois méthodes : par acidimétrie, par pesée, par volumétrie.

La première méthode ne s'applique qu'à l'acide libre, les deux autres à l'acide libre et à ses combinaisons.

1° MÉTHODE ACIDIMÉTRIQUE (Codex). — 100 grammes d'acide phosphorique officinal sont neutralisés par 27 grammes de carbonate de soude pur et sec, en donnant du phosphate monosodique.

10 c. c. sont neutralisés par 68 c.c. 7 de solution normale de carbonate de soude (réactif indicateur : méthyl-orange).

2° MÉTHODE PAR PESÉE. — On précipite l'acide phosphorique, à l'état de phosphate ammoniaco-magnésien. Pour cela, on additionne la solution à doser de mixture magnésienne (mélange de chlorure d'ammonium, d'ammoniaque et de sulfate de magnésie). Le précipité obtenu après vingt-quatre heures est lavé à l'eau distillée, séché et calciné. Il reste du pyrophosphate de magnésie $P^2O^7Mg^2$ que l'on pèse ; le poids trouvé, multiplié par 0,639, donne le poids d'anhydride phosphorique.

3° Méthode volumétrique. — Cette méthode est de beaucoup la plus pratique. Elle est fondée sur les principes suivants :

1° En liqueur neutre ou rendue acide par l'acide acétique et en présence des sels sodiques, l'acide phosphorique donne, avec les sels d'urane, un précipité jaune de phosphate d'urane, insoluble dans l'acide acétique et de composition constante, si l'on opère dans les mêmes conditions de volume et de concentration de la liqueur phosphorique.

2° Les sels d'urane donnent avec le ferrocyanure de potassium une teinte brune, et avec la teinture de cochenille une laque vert bleuâtre. En présence de l'acide phosphorique, ces colorations ne se produisent qu'après précipitation de la totalité de l'acide.

Trois solutions sont nécessaires pour opérer le dosage :

<pre>
1° Phosphate de soude sec.   10 gr. 08
   Eau distillée. . . . . . . 1.000 c.c.
</pre>

50 c.c. de cette solution contiennent exactement 0 gr. 10 de P^2O^5.

<pre>
2° Acétate de soude . . . .   10 gr.
   Acide acétique . . . . .   5 c.c.
   Eau distillée . . . . . .   100 c.c.
3° Acétate d'urane. . . . .   35 gr.
   Acide acétique . . . . .   25 gr.
   Eau distillée . . . . . .   1.000 c.c.
</pre>

Le dosage comporte deux opérations : 1° Le titrage de la solution d'urane ; 2° le dosage de l'acide phosphorique.

a) *Titrage de la solution d'urane.* — On mesure avec une éprouvette graduée 50 c.c. de phosphate de soude, correspondant à 0,10 d'anhydride phosphorique, que l'on verse dans une capsule de porcelaine. On y ajoute 50 c.c. de solution acétique d'acétate de soude (pour faciliter et insolubiliser le précipité) et on porte à l'ébullition. On dispose sur une assiette quelques gouttes de solution de ferrocyanure de potassium, puis on remplit une burette de Mohr de la liqueur d'urane à titrer qu'on laisse tomber peu à peu dans le liquide bouillant, en ayant soin d'agiter; de temps en temps on prélève, avec un agitateur, une goutte du liquide chaud que l'on porte sur une goutte de ferrocyanure, on continue l'addition de liqueur d'urane jusqu'à ce que le mélange des deux gouttes produise une coloration brune à peine sensible (réaction limite.) A ce moment, on lit sur la burette le nombre N de centimètres cubes de liqueur d'urane qui ont été nécessaires pour précipiter 0,10 d'anhydride phosphorique. Un calcul simple permet de modifier cette solution et de l'amener à correspondre exactement à 0,005 d'anhydride phosphorique par centimètre cube.

Exemple : Il a fallu 18 c.c. de liqueur d'urane pour obtenir la réaction limite ; donc 18 c.c. précipitent 0,10 d'anhydride phosphorique et en prenant la moitié, 9 c.c. précipitent 0,05 de P^2O^5. Par conséquent 900 c.c. correspondent à 5 grammes d'anhydride phosphorique. Comme la solution titrée doit correspondre à 5 grammes P^2O^5 pour 1,000, on devra ajouter aux 900 c.c. 100 c.c. d'eau distillée, pour obtenir un litre de liqueur dont chaque centimètre cube correspondra à 0,005 de P^2O^5.

On peut, dans cet essai, remplacer le ferrocyanure par de la teinture de cochenille, dont on met 10 gouttes dans la capsule, au commencement de l'opération. Le liquide, d'abord rose, change peu à peu par addition de la solution d'urane et passe au vert dès que tout l'acide phosphorique a été précipité.

b) *Dosage de l'acide phosphorique.* — On opère exactement comme pour le titrage précédent.

On prélève 50 c.c. du liquide à doser, on y ajoute 5 c.c. de solution acétique d'acétate de soude et 10 gouttes de teinture de cochenille. On porte à l'ébullition et on y fait tomber la liqueur d'urane, jusqu'à la coloration verte ; à ce moment, on lit sur la burette le nombre de centimètres cubes employés. Ce nombre, multiplié par le titre de la solution uranique, donne la proportion de P^2O^5 contenu dans 50 c.c. de liquide et en multipliant par 2 on a la quantité pour cent.

Exemple : Pour 50 c.c. de liquide à doser, on a employé 15 c.c. 4 de liqueur d'urane dont 1 c.c. représente 0,005 de P^2O^5.

$$0,005 \times 15,1 \times 2 = 0.154$$

La solution examinée contient 0 gr. 154 % d'anhydride phosphorique.

Pharmacologie. — L'acide phosphorique est employé sous forme de limonade phosphorique (2/1000), comme désaltérant, dans les fièvres. Il serait supérieur aux autres acides minéraux parce que ne coagulant pas l'albumine il s'assimile rapidement ; il est aussi plus agréable, fatigue moins l'estomac et les malades l'acceptent mieux ; cependant il ne faudrait pas trop prolonger son administration. On le donne à la dose de 0 gr. 20 à 3 grammes.

DÉRIVÉS DE L'ARSENIC

Les composés les plus importants sont : l'iodure d'arsenic, les deux sulfures (réalgar et orpiment), l'anhydride arsénieux et l'acide arsénique.

IODURE D'ARSENIC AsI³ = 456

Syn. : Triiodure d'arsenic

Préparation. — PAR VOIE SÈCHE. — En distillant dans une cornue de verre, munie d'un récipient, un mélange d'une partie d'arsenic pulvérisé et de cinq parties d'iode. L'iodure d'arsenic se volatilise et se condense dans le récipient. On a ainsi l'iodure anhydre.

PAR VOIE HUMIDE. — On fait bouillir jusqu'à dissolution.

```
Iode. . . . . . . . . . . .    10 gr.
Arsenic. . . . . . . . . . .     4 —
Eau distillée . . . . . . . .  100
```

On filtre, on évapore et on fait cristalliser. On obtient de l'iodure d'arsenic hydraté, mélangé d'oxyiodure.

Propriétés. — Cristaux rouge brique, fusibles et volatils, solubles dans l'alcool, l'éther, le chloroforme, le sulfure de carbone.

L'eau le décompose en acide iodhydrique et en acide arsénieux.

Pharmacologie. — Employé en pilules et pommade comme antiherpétique.

BISULFURE D'ARSENIC As²S² = 214
Syn. : Réalgar. — Sulfure rouge d'arsenic

Préparation. — Par voie sèche. — En chauffant une partie de soufre et cinq parties d'arsenic ou bien deux parties d'anhydride arsénieux et dix parties de soufre et recueillant ce qui passe à la distillation.

Par voie humide. — En faisant bouillir le sulfure jaune avec une solution de carbonate de soude.

Propriétés. — Le produit naturel est en masses cristallines d'un rouge brun rappelant le corail. Les produits artificiels offrent toutes les nuances entre le jaune et le rouge vif. Sa densité est 3,5. Il ne s'unit pas aux sulfures alcalins.

On l'emploie comme épilatoire.

TRISULFURE D'ARSENIC As²S³ = 246
Syn. : Orpiment. — Sulfure rouge d'arsenic

Préparation. — Procédé du Codex :

Anhydride arsénieux	100 gr.
Eau distillée	900 —
Acide chlorhydrique	300 —

Dans cette dissolution on fait passer à refus un courant d'hydrogène sulfuré. On laisse déposer vingt-quatre heures, on filtre, on lave le précipité et on le sèche à une température modérée.

Propriétés. — Corps jaune d'or et amorphe, soluble dans l'ammoniaque, dans les carbonates en donnant des arséniates et des sulfoarséniates, et dans les sulfures alcalins en donnant des sulfoarséniures, insoluble dans l'acide chlorhydrique : il est facilement fusible et volatil. Chauffé dans un tube avec du cyanure de potassium il donne un anneau d'arsenic. L'hydrogène naissant ne le transforme pas en hydrogène arsénié.

On l'emploie comme épilatoire.

ANHYDRIDE ARSÉNIEUX As²O⁵ = 198

Syn. : *Acide arsénieux.* — *Arsenic.*

Préparation. — La préparation de l'anhydride arsénieux est industrielle; elle consiste à griller les arséniures ou les arséniosulfures naturels et en particulier le mispickel (FeAs.S) et à recevoir les produits volatilisés dans une série de chambres de condensation.

Purification. — L'anhydride arsénieux retient souvent du sulfure d'arsenic et de l'oxyde d'antimoine. Pour le purifier, on ajoute un peu de potasse caustique et on sublime dans des vases de fonte surmontés de cylindres en tôle sur les parois desquels l'anhydride arsénieux vient se condenser en masses d'aspect vitreux.

Propriétés. — L'anhydride arsénieux se présente sous deux états différents : vitreux et opaque.

L'*acide vitreux* est en masses transparentes comme le verre ; il se produit lorsque sa condensation a lieu sur des parois chauffées au-dessus de 200° ; il est constitué par des prismes orthorhombiques. Sa densité est 3,74. Il est soluble dans vingt-cinq parties d'eau froide et neuf parties d'eau bouillante. A la longue, il perd sa transparence et se transforme en acide opaque.

L'*acide opaque* ou *acide porcelanique* a l'aspect de la porcelaine ; il est constitué par des octaèdres cubiques. Il se forme soit aux dépens de l'acide vitreux, ou quand on le condense sur des parois chauffées au-dessous de

200°. Sa densité est 3,70 ; il est moins soluble dans l'eau que le précédent. Il exige quatre-vingts parties d'eau froide pour se dissoudre, mais une ébullition prolongée facilite sa dissolution.

L'anhydride arsénieux est donc dimorphe puisqu'il cristallise en octaèdres réguliers (acide opaque) et en prismes orthorhombiques (acide vitreux). Ces deux formes passent d'ailleurs facilement de l'une à l'autre.

L'anhydride arsénieux est encore soluble dans l'alcool, la glycérine, l'acide chlorhydrique. Il se volatilise sans fondre.

C'est un acide peu énergique qui décompose lentement les carbonates alcalins. Au contact de l'eau, il se transforme probablement en acide arsénieux AsO^3H^3. C'est un réducteur énergique, absorbant l'oxygène pour se transformer en acide arsénique. Sa solution aqueuse précipite en jaune par l'hydrogène sulfuré en liqueur acide, et en vert par le sulfate de cuivre après neutralisation.

Impuretés et Falsifications. — L'acide arsénieux peut contenir comme impuretés du sulfure d'arsenic et de l'oxyde d'antimoine. On y ajoute de la craie, des sulfates de chaux et de baryte et autres matières minérales.

Essai. — Le *sulfure d'arsenic* se reconnaît en traitant un échantillon par l'acide chlorhydrique qui ne dissoudra que l'anhydride arsénieux et laissera un résidu jaune.

L'*oxyde d'antimoine*, par l'ammoniaque qui le laissera comme résidu.

Les *sels minéraux*, en chauffant dans une capsule sous une cheminée d'appel ; l'acide arsénieux, s'il est pur, est complètement volatil.

CROLAS ET MOREAU. 6

Pharmacologie. — L'anhydride arsénieux est employé :

A l'*intérieur*, dans le traitement de la chlorose comme adjuvant des préparations ferrugineuses, l'arsenic augmentant le nombre des globules pendant que le fer les colore. Il semble être le spécifique par excellence de la malaria, sous forme de liqueur de Fowler. On l'emploie encore comme antinévralgique et contre les affections des voies respiratoires. Son élimination par la peau explique son action sur les dermatoses.

A l'*extérieur*, c'est un reconstituant puissant des téguments externes, employé avec succès dans le traitement de toutes les affections de la peau, surtout dans les formes sèches.

Pour les uns, l'arsenic agit comme antiseptique ou tout au moins comme un modificateur du terrain, rendant celui-ci impropre à la vie des microbes; pour d'autres, il est surtout tonique, soit en relevant directement la vie elémentaire, soit en améliorant la nutrition.

Doses et modes d'administration. — On le donne à la dose de 2 à 10 milligrammes, en granules de 1 milligramme, désignés quelquefois sous le nom de *granules de Dioscoride* ou encore en solution à 1 °/₀₀ dans l'eau (liqueur de Boudin) ou le plus souvent sous forme de liqueur de Fowler.

ACIDE ARSÉNIQUE $AsO^4H^3 = 142$

Préparation. — On l'obtient en oxydant, dans un appareil distillatoire l'anhydride arsénieux par l'eau régale.

Anhydride arsénieux.	14 gr.
Acide chlorhydrique à 1,20.	11 —
Acide azotique à 1,25.	112 —

On chauffe au bain de sable, et quand l'acide arsénieux est dissous, on dessèche et on chauffe au rouge
sombre. On obtient ainsi l'anhydride. En faisant simplement cristalliser, on a l'acide hydraté.

Propriétés. — L'acide anhydre est blanc, poreux.
L'acide hydraté cristallisé a pour formule $(AsO^4H^3)^2H^2O$.
Une température de 100° à 110° donne le produit
AsO^4H^3. Une température plus élevée donnerait des
acides pyroarsénique et métaarsénique, dont les sels ne
sont pas stables en présence de l'eau. Il n'y aurait,
d'après Kopp que des orthoarséniates.

L'acide arsénique est soluble dans l'eau, l'alcool, la
glycérine ; sa solution aqueuse neutralisée, précipite en
rouge brique par l'azotate d'argent et en bleu par le
sulfate de cuivre.

Pharmacologie. — N'est employé qu'à l'état d'arséniates.

ANTIMOINE Sb = 120

Préparation. — L'antimoine s'extrait exclusivement de la stibine ou sulfure d'antimoine ; cependant
on commence à employer des gisements de valentinite,
ou oxyde d'antimoine, récemment découverts en Algérie.
On fond le sulfure pour le séparer de sa gangue, on le
pulvérise et on le grille dans un four à reverbère ; il se
fait un mélange d'oxyde et d'oxysulfure qu'on réduit en
chauffant avec du charbon.

On peut encore fondre la stibine en présence de lames
de fer ; il se fait du sulfure de fer et de l'antimoine.

Purification. — L'antimoine commercial contient
toujours du soufre, de l'arsenic, du cuivre, du fer, du
plomb. On le purifie de différentes manières.

PROCÉDÉ DE LIEBIG (adopté par le Codex).

On chauffe au rouge sombre dans un creuset le mélange suivant :

Antimoine du commerce pulvérisé .	1.600 gr.
Stibine pulvérisée.	100 —
Carbonate de sodium sec	200 —

Quand la fusion est obtenue, on laisse refroidir, on casse le creuset, on retire le culot d'antimoine qu'on pulvérise et qu'on fond avec son poids de carbonate de sodium.

PROCÉDÉ LEFORT. — LEFORT accuse le procédé Liebig de ne pas enlever tout l'arsenic. LEFORT oxyde de l'antimoine avec le double de son poids d'acide azotique ; il se fait un mélange d'anhydrides antimonieux et antimonique qu'on lave à l'eau et qu'on réduit en le chauffant avec du sucre. C'est ce procédé qui donne les meilleurs résultats.

On peut encore fondre l'antimoine à plusieurs reprises avec 1/20 de son poids de nitrate de potassium qui oxyde les métaux étrangers et l'arsenic.

Propriétés. — L'antimoine a l'aspect métallique. Pur, il est blanc-bleuâtre, cassant, se pulvérisant assez facilement. Sa densité est 6,72, il fond à 440° et se volatilise au rouge blanc. Il est inattaquable par l'acide chlorhydrique ; l'acide azotique l'oxyde et le change en un mélange d'anhydrides antimonieux et antimonique, sans le dissoudre. Fondu au contact de l'air, il s'oxyde facilement ; il se combine énergiquement au chlore, au brome, à l'iode et au soufre.

Impuretés. — L'antimoine peut contenir du soufre, de l'arsenic, du cuivre, du fer et du plomb.

Essai. — On attaque l'antimoine pulvérisé par l'acide azotique à chaud; on filtre pour éliminer l'anhydride antimonieux et l'anhydride antimonique formés ; dans la liqueur filtrée on cherche les impuretes qui ont été transformées en sels ou en produits d'oxydation.

Le *soufre* est transformé en acide sulfurique qui donnera par le chlorure de baryum un précipité blanc de sulfate de baryte.

Pour l'*arsenic*, qui s'est transformé en acide arsénique, il faut évaporer à sec une partie du liquide additionné d'un peu d'acide sulfurique pour chasser l'acide azotique; le résidu repris par l'eau donnera à l'appareil de Marsh un anneau d'arsenic.

Le *cuivre* se trouvera dans la liqueur azotique, en ajoutant de l'ammoniaque qui donnera une coloration bleue.

Le *fer*, avec le ferrocyanure de potassium, précipité bleu, ou le sulfocyanate de potasse, coloration rouge intense.

Le *plomb*, avec l'acide sulfurique, précipité blanc de sulfate de plomb, ou en neutralisant par l'ammoniaque, ajoutant de l'acide acétique en excès puis du chromate de potasse. on aura un précipité jaune de chromate de plomb, soluble dans la potasse.

Pharmacologie. — L'antimoine libre n'est plus usité qu'à titre de matière première pour la préparation de quelques composés. Il était utilisé autrefois comme purgatif ou vomitif, sous forme de *pilules perpétuelles*, ou de *coupes émétiques*.

Ses combinaisons les plus importantes sont le chlorure, les oxydes, le sulfure, les oxysulfures, le kermès, l'arséniate et l'émétique.

CHLORURE ANTIMONIEUX SbCl³ = 226,5

*Syn. : Beurre d'antimoine. — Trichlorure d'antimoine.
Protochlorure d'antimoine.*

Préparation. — PROCÉDÉ DU CODEX. — On utilise le
résidu de l'attaque du sulfure d'antimoine par l'acide
chlorhydrique dans la préparation de l'hydrogène sulfuré. Ce liquide contient du chlorure d'antimoine et
d'autres chlorures. On le filtre sur de l'amiante et on
l'évapore dans une capsule jusqu'à ce qu'une goutte
mise sur un corps froid se solidifie. On verse alors la
liqueur dans une cornue de verre munie d'un récipient
et on distille à siccité. Le chlorure d'antimoine vient se
condenser dans le récipient en même temps qu'un peu
d'eau acidulée qu'on décante après refroidissement. On
fond de nouveau le chlorure et on le coule dans des
flacons.

On peut encore l'obtenir en faisant passer un courant
de chlore sur de l'antimoine en grenaille, placé dans
une cornue et chauffé. Le produit distille et se condense
dans un récipient.

Propriétés. — Le chlorure d'antimoine est en
masses transparentes, déliquescentes, ayant l'aspect
d'une matière grasse, d'où son nom de *beurre d'antimoine.* Il fond à 73°2 et bout à 223°. L'eau absorbée par
déliquescence peut le dissoudre ; une plus grande quantité le décompose en oxychlorure. On peut cependant
obtenir facilement une dissolution aqueuse, limpide, en y
ajoutant de l'acide chlorhydrique ou de l'acide tartrique.

Pharmacologie. — Utilisé comme caustique, il
désorganise facilement les tissus, en provoquant de
vives douleurs. On l'emploie rarement pur, mais surtout en solution, obtenue par déliquescence.

# OXYCHLORURE D'ANTIMOINE
SbO.Cl = 171,5

Syn. : *Poudre d'Algaroth.* — *Poudre émetique.*

L'oxychlorure d'antimoine n'a guère qu'un intérêt historique. Sa composition varie avec la quantité d'eau employée et la température de sa préparation. On le préparait autrefois en délayant du trichlorure d'antimoine dans quarante fois son poids d'eau. Le précipité était lavé et séché. Le corps ainsi obtenu a comme formule (SbCl³, Sb²O³).

Sabanejeff a reconnu que si l'on emploie de deux à cinq molécules d'eau froide pour une de trichlorure d'antimoine, on obtient le composé de formule SbOCl. Avec cinq à dix molécules d'eau, on a le même corps, mais il cristallise. Avec quarante molécules, on a 2(SbOCl) Sb²O³. Avec de l'eau bouillante, on obtient le composé Sb⁴O⁵Cl².

La poudre d'Algaroth servait autrefois de vomitif; elle fut employée longtemps à la préparation de l'émétique. Aujourd'hui elle est inusitée.

SULFURE ANTIMONIEUX Sb²S³ = 336
Syn. : *Trisulfure d'antimoine* — *Stibine.*

Préparation. — On mélange exactement :

Antimoine pulvérisé . . . . 1.250 gr.
Fleur de soufre . . . . 500 gr.

Le mélange est mis dans un creuset et chauffé jusqu'à fusion ; on donne un fort coup de feu pour chasser l'excès de soufre, on laisse refroidir, on brise le creuset et on conserve dans un vase fermé.

Quand on n'a pas besoin de sulfure pur, il suffit de fondre la stibine à l'abri de l'air et de faire cristalliser.

En faisant passer un courant d'hydrogène sulfuré dans un sel d'antimoine, il se fait un précipité jaune orangé de sulfure antimonieux hydraté.

Propriétés. — Le sulfure d'antimoine anhydre est en longues aiguilles brillantes d'un gris bleuâtre à reflets métalliques. Il est très fusible et se volatilise au rouge. Insoluble dans l'eau, il est encore insoluble dans l'ammoniaque, mais soluble dans l'acide chlorhydrique concentré; ces deux caractères le distinguent du sulfure d'arsenic. Il se dissout aussi dans les sulfures alcalins en donnant des sulfoantimonites. Les alcalis et les carbonates alcalins le convertissent en oxyde d'antimoine. Le cyanure de potassium le réduit à l'état métallique.

Impuretés et falsifications. — Le sulfure d'antimoine impur contient surtout des sulfures d'arsenic, de fer, de plomb et de cuivre. On l'additionne souvent de galène, bioxyde de manganèse, ardoise pilée.

Essai. — Le *sulfure d'arsenic* se reconnaît en traitant par l'ammoniaque qui le dissout. On filtre, on neutralise par l'acide chlorhydrique, il se fait un précipité jaune qui est le sulfure d'arsenic.

Le *sulfure de fer*, en faisant bouillir un échantillon avec de l'acide chlorhydrique. On filtre, on étend d'eau et on trouve le fer par le ferrocyanure de potassium.

Le *bioxyde de manganèse*, en faisant bouillir avec de l'acide chlorhydrique. On filtre, on ajoute du chlorure d'ammonium et un excès d'ammoniaque. On filtre et on ajoute du sulfure d'ammonium qui donne un précipité couleur chair.

Les *sulfures de plomb et de cuivre*, en traitant par l'acide azotique qui les dissoudra, puis en additionnant la liqueur d'acide sulfurique qui précipitera du sulfate de plomb et ajoutant de l'ammoniaque en excès, qui colorera en bleu, s'il y a du cuivre.

En traitant le sulfure d'antimoine par un sulfure alcalin (Am²S), il se dissout, tandis que les sulfures de plomb, de fer, de cuivre restent comme résidu, ainsi que l'ardoise. En épuisant ce résidu par l'acide azotique, l'*ardoise* seule restera.

Pharmacologie. — Le sulfure d'antimoine sert à la préparation du kermès et entre dans la tisane de Feltz. Autrefois, il était employé comme astringent, fébrifuge, reconstituant, propriétés qu'il devait sans doute aux impuretés et en particulier au sulfure d'arsenic.

SULFURE ANTIMONIQUE Sb²S⁵ = 400

Syn. : Soufre doré d'antimoine. — Pentasulfure d'antimoine.

Préparation. — 1° PROCÉDÉ DU CODEX. — On le retire du sulfoantimoniate de sodium, ou sel de Schlippe, par l'action de l'acide sulfurique. On fond au creuset le mélange suivant bien pulvérisé :

Sulfure d'antimoine.	40 gr.
Fleur de soufre	140 gr.
Carbonate de sodium sec. . . .	240 gr.
Charbon végétal.	30 gr.

Ensuite on l'épuise à chaud par aussi peu d'eau que possible. On filtre, on concentre et on fait cristalliser. Le sel qui cristallise est le sulfoantimoniate de sodium, ou sel de Schlippe. On dissout ces cristaux dans l'eau et on y ajoute goutte à goutte de l'acide sulfurique étendu de neuf volumes d'eau, jusqu'à cessation de précipité. Le produit qui se dépose est lavé et séché : c'est le pentasulfure d'antimoine.

On obtient un produit d'une belle couleur en versant la solution du sel de Schlippe dans de l'acide sulfurique étendu.

2° AUTRE PROCÉDÉ. — On a retiré longtemps le sulfure antimonique des eaux-mères du kermès dans lesquelles on ajoutait un acide étendu. Le précipité léger qui se formait et que l'on appelait aussi *soufre doré d'antimoine* n'était qu'un mélange de trisulfure et de pentasulfure d'antimoine.

Propriétés. — Poudre rouge orangé, inodore, insipide, insoluble dans l'eau et l'alcool, soluble dans la potasse et l'ammoniaque qui se colore en jaune. L'acide chlorhydrique le transforme en chlorure d'antimoine, hydrogène sulfuré et soufre.

Pour certains auteurs, le pentasulfure, obtenu comme l'indique le Codex, ne serait qu'un mélange de trisulfure et de soufre, le sulfure de carbone lui enlève en effet du soufre, mais en quantité non encore déterminée.

Pharmacologie. — Le soufre doré jouit des mêmes propriétés et serait même plus actif que le kermès. Aussi lui donne-t-on la préférence dans certaine contrees de l'Allemagne.

Le procédé du Codex permet d'obtenir un produit toujours identique.

OXYSULFURES D'ANTIMOINE

Les oxysulfures s'obtiennent par grillage à l'air du sulfure d'antimoine. Il se fait de l'acide sulfureux et de l'oxyde d'antimoine qui s'unit au sulfure pour donner de l'oxysulfure.

On emploie en pharmacie quatre oxysulfures dont la composition est loin d'être constante.

1° **Verre d'antimoine.** — On l'obtient en grillant à l'air du sulfure d'antimoine, jusqu'à obtention d'une teinte grise. On fond ensuite dans un creuset et on coule en plaques minces. Refroidies, ces plaques sont transparentes, de couleur rouge plus ou moins foncé, suivant la durée du grillage et, par suite, suivant la quantité de sulfure restant. Dans le verre d'antimoine, il reste environ 11 à 12 % de sulfure inattaqué; il y a aussi de la silice qui lui donne sa transparence d'où son nom de verre) et qui provient du creuset où on a fondu le produit.

2° **Foie d'antimoine.** — On calcine sans fondre un mélange à parties égales de nitrate de potassium et de sulfure d'antimoine. Il y a oxydation du sulfure et formation de sulfate, d'antimonite, de sulfure de potassium et d'oxysulfure d'antimoine, en même temps qu'il reste du sulfure antimonieux inattaqué.

Ce mélange peu homogène et de couleur rouge brun constitue le foie d'antimoine.

3° **Crocus métallorum** ou **safran des métaux.** — Se prépare en lavant à l'eau bouillante le foie d'antimoine pulvérisé. Les sulfate, sulfure et antimonite de potassium sont enlevés en partie et le résidu devient plus riche en oxysulfure et en sulfure d'antimoine.

Il est de couleur safranée d'où son nom de safran des métaux.

4° **Rubine d'antimoine.** — Obtenu par calcination d'un mélange de sulfure d'antimoine, de sel marin, et de nitrate de potassium. Il est d'une belle couleur rouge.

5° **Vermillon ou cinabre d'antimoine.** — C'est

un oxysulfure utilisé surtout en peinture. On l'obtient en dissolvant quatre parties de chlorure d'antimoine dans une partie d'acide chlorhydrique et versant ce mélange dans une solution d'hyposulfite de sodium. On chauffe ensuite doucement. Corps d'un rouge éclatant dont la formule semble être $Sb^2O^3, 2(Sb^2S^3)$.

Pharmacologie. — Ces divers oxysulfures servaient autrefois à composer des mixtures vermifuges, purgatives ou émétiques ; ils sont abandonnés depuis longtemps sauf le foie d'antimoine qui sert encore dans la médecine vétérinaire comme vermifuge et purgatif.

KERMÈS

Historique. — Le kermès a été préparé pour la première fois au XVII⁰ siècle par GLAUBER, qui en fit un remède secret. L'indiscrétion d'un de ses élèves permit au chirurgien LA LIGERIE, de Paris, de connaître la formule de cette préparation que le gouvernement lui acheta en 1720 et rendit publique.

Préparation. — 1° PAR VOIE SÈCHE (procédé de BERZÉLIUS) :

Sulfure d'antimoine.   30
Carbonate de potassium.   80

On mélange ces deux substances, on les fond dans un creuset, puis on concasse la masse, on la fait bouillir avec de l'eau, on filtre à chaud ; le liquide en se refroidissant dépose du kermès.

Le kermès obtenu par voie sèche est exclusivement réservé à la médecine vétérinaire et se désigne habituellement sous le nom de *kermès vétérinaire*.

2° PAR VOIE HUMIDE (procédé de CLUZEL, adopté par le Codex).

On prend :

> Sulfure d'antimoine pur et pulvérisé   60 gr.
> Carbonate de sodium cristallisé. . . 1.280 gr.
> Eau distillée. . . . . 12.800 gr.

Dissolvez le carbonate dans l'eau, portez à l'ébullition dans une chaudière en fonte et ajoutez le sulfure en ayant soin d'agiter avec une spatule en bois. Laissez bouillir une heure, filtrez bouillant et recevez le liquide dans des vases en grès ou en verre préalablement chauffés et placés dans de l'eau chaude. Laissez refroidir lentement : le kermès se dépose. Recueillez-le sur un filtre ; lavez-le avec de l'eau froide jusqu'à ce que l'eau de lavage n'ait plus de saveur et ne laisse plus de résidu par évaporation. Faites sécher dans une étuve modérément chauffée (25 à 30° au plus), passez au tamis de soie n° 100 et conservez à l'abri de l'air et de la lumière dans des flacons secs. Les eaux-mères peuvent servir pour une nouvelle opération. La filtration doit être faite au papier blanc, et le velouté si recherché s'obtient par la tamisation à travers un tissu serré.

MÉHU, pour rendre cette préparation plus simple et plus rapide, conseille de réduire à quinze minutes au lieu d'une heure le temps d'ébullition, de ne rien faire pour empêcher le refroidissement du liquide d'où se dépose le kermès et de filtrer ce liquide dès que la température est descendue à 36°, enfin de ne faire servir les eaux-mères qu'après deux jours de repos.

Théorie de la préparation. — Le sulfure d'antimoine, réagissant sur le carbonate de soude, donne du sulfure de sodium et de l'anhydride antimonieux :

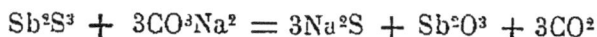

$$Sb^2S^3 + 3CO^3Na^2 = 3Na^2S + Sb^2O^3 + 3CO^2$$

Le sulfure de sodium formé s'unit à l'excès de sulfure d'antimoine pour former du sulfoantimonite de sodium, pendant que l'anhydride antimonieux se transforme au contact du carbonate de soude en antimonite de sodium.

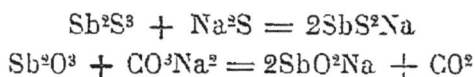

$$Sb^2S^3 + Na^2S = 2SbS^2Na$$
$$Sb^2O^3 + CO^3Na^2 = 2SbO^2Na + CO^2$$

Il se forme en même temps des oxysulfures insolubles sans intérêt.

Le sulfoantimonite et l'antimonite sont solubles et se retrouvent après filtration dans la liqueur chaude ; mais par refroidissement ils se décomposent en sels trimétalliques solubles à froid et en composés monometalliques insolubles à froid :

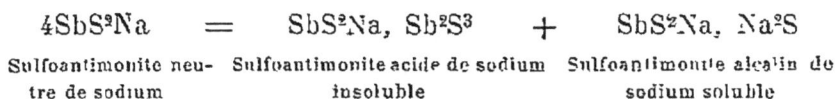

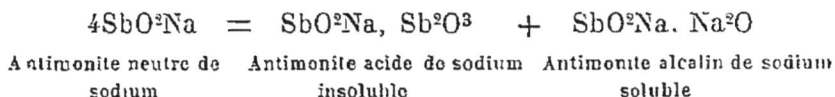

$$4SbS^2Na = SbS^2Na, Sb^2S^3 + SbS^2Na, Na^2S$$

Sulfoantimonite neutre de sodium	Sulfoantimonite acide de sodium insoluble	Sulfoantimonite alcalin de sodium soluble

$$4SbO^2Na = SbO^2Na, Sb^2O^3 + SbO^2Na, Na^2O$$

Antimonite neutre de sodium	Antimonite acide de sodium insoluble	Antimonite alcalin de sodium soluble

Le kermès se compose donc de ces deux corps insolubles, antimonite acide de sodium et sulfoantimonite acide de sodium, avec des traces de sulfure de sodium entraîné mécaniquement.

Les sels alcalins solubles restent dans les eaux-mères qui, sous l'influence d'un acide, laissent déposer du sulfure antimonique Sb^2S^5, ou soufre doré d'antimoine.

Le tableau suivant résume très clairement cette théorie :

Théorie de la préparation du kermès

Le sulfure d'antimoine et le carbonate de sodium réagissent par la chaleur.

Le soufre du sulfure se porte sur le sodium du carbonate et donne du sulfure de sodium. — Ce sulfure de sodium forme avec le sulfure antimonieux { du sulfoantimonite de sodium soluble à chaud } — La liqueur filtrée contient donc:

1° Le sulfoantimonite neutre de sodium.

2° L'antimonite neutre de sodium.

3° Du sulfure de sodium.

Par refroidissement, il se dépose:

1° Le sulfoantimonite acide de sodium;

2° L'antimonite acide de sodium

3° Des traces de sulfure de sodium entraîné.

Ce précipité est le kermès.

La sonde du carbonate se porte sur le sulfure d'antimoine, qui a perdu son soufre, pour former:

1° De l'anhydride antimonieux } insoluble.

2° De l'antimonite neutre de sodium } soluble à chaud.

3° Des oxysulfures } insolubles.

Propriétés. — Le kermès obtenu par voie sèche ou *kermès vétérinaire*, est plus rouge, moins fin et moins velouté que le kermès officinal ; il colore l'ammoniaque en jaune par suite de la présence de pentasulfure d'antimoine et contient presque toujours de l'arsenic.

Le *kermès officinal* est une poudre brune, amorphe, légère, d'aspect velouté. Il est inodore, insipide, insoluble dans l'eau et dans l'ammoniaque, soluble dans l'acide chlorhydrique (solution incolore) et dans la potasse. La lumière le décompose en donnant de l'hydrogène sulfuré et du soufre.

Falsifications. — On fraude le kermès avec du soufre doré d'antimoine, de l'ocre, du colcothar, de la brique pilée.

Essai. — Le *soufre doré* se trouve en traitant le kermès par l'ammoniaque qui prendra une teinte jaune, tandis qu'elle restera incolore avec le kermès pur.

Le *colcothar* se recherche en attaquant un échantillon par l'acide chlorhydrique qui se colorera en jaune ; l'addition de ferrocyanure de potassium donnera un précipité bleu.

L'ocre et *la brique* resteront comme résidu après traitement par l'acide chlorhydrique.

Pharmacologie. — Le kermès sert comme expectorant dans le traitement des bronchites chroniques ; c'est la préparation d'antimoine la plus employée. On le fait prendre dans un loch, une potion gommeuse, en tablettes, à la dose de 0 gr. 05 à 0 gr. 25 par jour. Il ne faut jamais l'associer aux acides, sels acides, crème de tartre, etc., qui le décomposent.

ANHYDRIDE ANTIMONIEUX Sb²O³ = 288

Syn. : Oxyde d'antimoine. — Fleurs argentines d'antimoine.

Préparation. — 1° PAR VOIE SÈCHE. — On obtenait autrefois les fleurs argentines d'antimoine en grillant de l'antimoine au contact de l'air. Actuellement, on opère surtout par voie humide.

2° PAR VOIE HUMIDE (Codex). — On décompose le chlorure d'antimoine par le sesquicarbonate d'ammoniaque : il se fait de l'oxyde d'antimoine, du chlorure d'ammonium et de l'acide carbonique. On prend :

Trichlorure d'antimoine solide. . .	100 gr.
Sesquicarbonate d'ammoniaque. . .	80 gr.
Eau	1.000 gr.

On dissout le carbonate dans l'eau, on ajoute le chlorure et on fait bouillir une demi-heure, en remplaçant l'eau qui s'évapore. On laisse déposer l'oxyde qui s'est précipité, on décante, on lave et on sèche.

Propriétés — L'anhydride antimonieux est cristallisé, blanc à froid, jaune à chaud ; il fond au rouge et se volatilise aussitôt. Il est dimorphe, cristallisant en prismes rhomboïdaux droits ou en octaèdres cubiques. Sa densité est de 3,72 pour les cristaux prismatiques et de 5,11 pour les octaédriques. Il est à peine soluble dans l'eau bouillante, soluble dans la potasse, la soude mais non dans l'ammoniaque.

Il sature les acides, pour donner des combinaisons peu stables ; il se dissout bien dans l'acide tartrique. Avec l'eau, il donne l'acide antimonieux SbO²H qui forme avec les alcalis des antimonités.

CROLAS ET MOREAU.

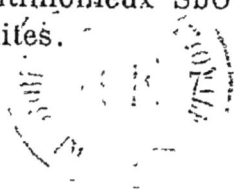

Pharmacologie. — L'anhydride antimonieux ne sert qu'à la préparation de l'émétique.

ARSÉNIATE D'ANTIMOINE

Préparation. — On l'obtient en versant une solution concentrée de chlorure d'antimoine dans une solution concentrée d'arséniate de soude ; il se fait du chlorure de sodium et de l'arséniate d'antimoine insoluble, qu'on lave plusieurs fois et qu'on fait sécher.

Propriétés. — C'est un corps blanc, amorphe, insipide, insoluble dans l'eau et les acides faibles, soluble dans l'acide chlorhydrique froid et dans l'acide azotique bouillant.

Pharmacologie. — Employé depuis peu et avec succès dans le traitement des affections du cœur. On l'administre surtout en granules dosés à 1 milligramme.

TARTRATE D'ANTIMOINE ET DE POTASSIUM
$$[C^4H^4O^7, SbOK + H^2O = 341]$$

Syn. : Émétique. — Tartre stibié. — Tartrate d'antimonyle et de potasse

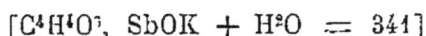

Préparation. — 1° Procédé de Soubeyran. — On obtient l'émétique en combinant le tartrate acide de potassium et l'anhydride antimonieux, ou oxyde d'antimoine.

On prend :

Bi-tartrate de potassium pulvérisé . . . . 100 gr.
Anhydride antimonieux par voie humide. . 75 gr.
Eau distillée . . . . 700 gr.

On mélange le bi-tartrate et l'oxyde dans un mortier et on y ajoute de l'eau bouillante en quantité nécessaire pour faire une pâte liquide, on laisse réagir vingt-quatre heures. Le reste de l'eau est ajouté, le tout versé dans une capsule et mis à bouillir jusqu'à dissolution complète (environ une heure), en remplaçant l'eau à mesure qu'elle s'évapore. La liqueur est filtrée, concentrée jusqu'à 1,21 au densimètre (25°Bé) puis abandonnée au refroidissement; l'émétique cristallise. Les eaux-mères évaporées donneront de nouveaux cristaux.

Propriétés. — L'émétique cristallise en octaèdres transparents mais qui s'effleurissent à l'air. Il est soluble dans 2 p. d'eau bouillante et 14 p. d'eau froide. Il est dextrogyre $\alpha_D = + 156°,2$. Sa solution aqueuse rougit faiblement le tournesol. Chauffé à 100°, il perd son eau de cristallisation ; à 200°, il perd encore de l'eau et devient $C^4H^2O^6SbK$, véritable tartrate d'antimoine et de potasse.

Impuretés. — L'émétique contient quelquefois de l'arsenic, mais n'est jamais fraudé.

Essai. — Pour rechercher *l'arsenic* on fait une solution aqueuse de l'émétique, on l'acidule et on y fait passer à chaud un courant d'hydrogène sulfuré pendant un certain temps. Le précipité est traité par l'acide chlorhydrique légèrement étendu qui dissout le sulfure d'antimoine et laisse le sulfure d'arsenic. Celui-ci est traité à chaud par de l'acide azotique, il se fait de l'acide arsénique ; on neutralise par l'ammoniaque et on évapore à sec. Le résidu, repris par l'eau et additionné d'azotate d'argent, donnera un précipité rouge brique d'arséniate d'argent.

La solution d'émétique présente quelques réactions

spéciales différentes des réactions des sels d'antimoine :

Les acides sulfurique, azotique, chlorhydrique donnent des précipités blancs, solubles dans un excès de réactif.

L'hydrogène sulfuré dans la liqueur acide, donne un précipité rouge orangé, soluble dans l'acide chlorhydrique, le sulfure d'ammonium et les alcalis.

Les alcalis et *carbonates alcalins* la troublent lorsqu'elle est concentrée.

Le tannin : précipité blanc floconneux.

Le sublimé : précipité blanc de calomel.

Pharmacologie. — L'émétique est un vomitif énergique. Il est aussi utilisé comme purgatif et contro-stimulant.

A l'*intérieur*, on l'administre comme vomitif à la dose de 0 gr. 05 à 0 gr. 20 dans un peu d'eau, ou dans une potion gommeuse — comme éméto-cathartique, en lavage, à la dose de 0 gr. 05 à 0 gr. 10, dans un litre de bouillon — comme contro-stimulant, à la dose de 0 gr. 30 à 0 gr. 60, dans une potion gommeuse — quelquefois en lavement, à la dose de 0 gr. 05.

A l'*extérieur*, en pommade à la dose de 4 à 10 grammes pour 30 d'axonge ou de vaseline — ou répandu à la surface d'un écusson de poix de Bourgogne, à la dose de 1 à 2 grammes. — Il entre aussi dans la composition de suppositoires destinés à produire une révulsion énergique du côté de l'intestin, à la dose de 0 gr. 10 pour 4 gr. de beurre de cacao. — Enfin, il est la base du vin émétique : 1 gr. pour 300 de vin de Malaga, administré en lavement.

Incompatibilités. — Acides, alcalis, astringents, eau calcaire. Le tannin de la noix de galle est l'agent le plus propre à combattre son action vénéneuse. L'opium diminue son action vomitive.

CHAPITRE VII

MÉTAUX

Pour l'étude des métaux comme pour celle des métalloïdes, nous avons adopté la classification chimique, c'est-à-dire celle qui les groupe d'après leur atomicité (*voir p. 1 et 2*). Nous les étudierons ainsi que leurs dérivés en laissant de côté ceux qui n'ont pas d'applications thérapeutiques.

Métaux Monoatomiques

Nous étudierons dans ce groupe : les dérivés du potassium, du sodium, de l'ammonium et du lithium ; l'argent et l'azotate d'argent.

COMPOSÉS MINÉRAUX NON OXYGÉNÉS

BROMURE DE POTASSIUM BrK = 119,10

Préparation. — 1° PROCÉDÉ DU CODEX. — On obtient le bromure de potassium en faisant agir le brome pur sur de la potasse caustique.

On fait une solution de potasse caustique dans quinze parties d'eau et on y ajoute, peu à peu et à froid, du brome recouvert d'une couche d'eau et placé dans un tube à boule qui plonge au fond du liquide. On agite constamment et on continue l'addition du brome jusqu'à coloration jaune persistante du liquide.

Cette solution est évaporée à siccité dans une capsule en porcelaine et le résidu est chauffé au rouge quelques minutes. On reprend par de l'eau distillée, on évapore jusqu'à pellicule ($d = 1{,}138 = 40°B^e$) et on fait cristalliser.

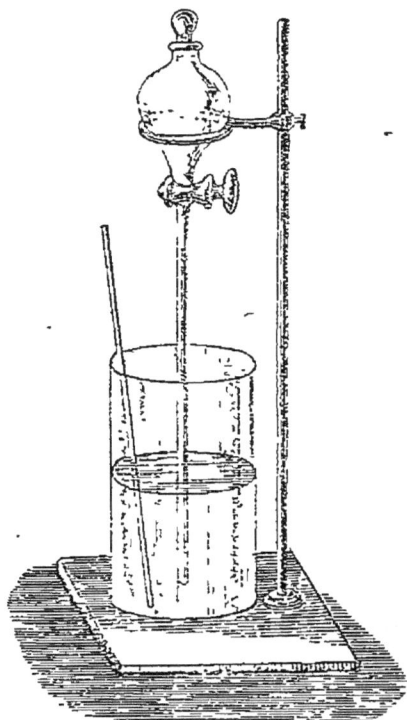

Fig. 10. — Préparation du bromure de potassium

Il se fait d'abord par l'action du brome sur la potasse un mélange de bromate et de bromure

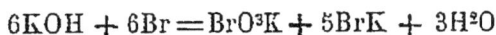

$$6KOH + 6Br = BrO^3K + 5BrK + 3H^2O$$

La calcination transforme le bromate en bromure

$$BrO^3K = BrK + O^3$$

2° Procédé Falières. — Le Codex emploie des produits

purs ; le procédé Falières permet d'utiliser les produits commerciaux en les purifiant au moment de la préparation. Ce procédé consiste à traiter le bicarbonate de potassium par du brome purifié.

On commence d'abord par débarrasser le brome du chlore qu'il peut contenir. Pour cela, on l'agite avec la moitié de son volume d'une solution à 10 °/₀ de bromure de potassium qui n'a pas besoin d'être pur. Le chlore décompose le bromure en donnant du brome et du chlorure de potassium, qui se dissout dans l'eau. Si tout le chlore est absorbé, la liqueur surnageante doit contenir un excès de bromure et par suite donner avec l'azotate d'argent un précipité incomplètement soluble dans l'ammoniaque ; s'il reste du chlore, il n'y aura dans la liqueur surnageante que du chlorure qui avec l'azotate d'argent donnera un précipité complètement soluble dans l'ammoniaque. On prélève donc un peu de liqueur surnageante, on y ajoute de l'azotate d'argent, puis de l'ammoniaque : si le précipité est incomplètement soluble, le brome est purifié ; s'il est complètement soluble, il reste encore du chlore et il faut agiter le brome avec une nouvelle quantité de solution de bromure de potassium, puis recommencer l'essai indiqué. Le brome ne retient plus que de l'iode qui est éliminé plus tard.

On prend ensuite :

Brome purifié	80 gr.
Bicarbonate de potassium pur	100 gr.
Eau distillée	500 gr.
Ammoniaque liquide à 0,875.	30 gr.

Le bicarbonate est dissous dans l'eau ; on y ajoute peu à peu le brome tant qu'il se dégage de l'acide car-

bonique et on verse ce liquide dans l'ammoniaque
étendue de trois parties d'eau distillée. On évapore à
siccité, on chauffe tant qu'il se dégage des vapeurs
blanches dues au carbonate d'ammoniaque, on porte
au rouge. Si le produit contient de l'iode on opère
suivant les indications de BAUDRIMONT, en reprenant par
l'eau distillée, portant à l'ébullition et y ajoutant de
l'eau bromée en leger excès, qui précipite l'iode. Le
liquide filtré est évaporé à siccité pour chasser l'excès
de brome ; on redissout dans l'eau et on fait cristalliser.
On obtient ainsi du bromure de potassium pur.

Le brome donne avec le bicarbonate de potassium
du bromate, du bromure de potassium et de l'acide
carbonique ; mais il reste dans la liqueur du carbonate
non attaqué même à chaud. C'est pourquoi on ajoute
de l'ammoniaque qui forme, avec le brome, du bromure
d'ammonium,lequel réagit sur le carbonate de potassium
en formant du carbonate d'ammonium et du bromure
de potassium. La calcination volatilise à la fin le carbonate d'ammonium et transforme le bromate en bromure.

Purification. — Le bromure commercial contient
un grand nombre d'impuretés dont il est difficile de le
débarrasser ; seul l'iodure peut être enlevé par le procédé
Baudrimont qui vient d'être indiqué. Aussi vaut-il mieux
préparer le sel pur par le procéde Falières.

Propriétés. — Le bromure de potassium se présente
en cristaux cubiques, incolores, de saveur salée et
piquante, de densité 2,697. Il est très soluble dans l'eau et
un peu dans l'alcool. 1 gramme se dissout dans 1 gr.6
d'eau froide, 0gr.98 d'eau bouilllante, 160 grammes
d'alcool à 90°, 4 grammes de glycérine. Le perman-

ganate de potasse l'oxyde et le transforme en bromate, sans mettre de brome en liberté. Le perchlorure de fer ne le décompose pas; le chlore ou l'eau chlorée en chasse le brome. Il décrépite par la chaleur et fond au rouge.

Impuretés et falsifications. — Le bromure du commerce est souvent préparé avec des matières premières impures, aussi contient-il presque toujours de nombreux sels étrangers tels que : chlorure, iodure, bromate, carbonate de potassium, de la potasse libre. Il est fraudé avec des chlorures de sodium et de potassium, de l'azotate de potassium ou de sodium, du sulfate de potassium, des bromures d'ammonium et de sodium, qui permettent l'introduction d'impuretés sans changer le titre.

Essai. — Le Codex prescrit les deux essais suivant :

1° la solution aqueuse ne doit pas se colorer en jaune par l'acide acétique, sans quoi il y aurait du bromate.

2° En ajoutant à une solution de 1 gramme de bromure de potassium pur et sec 1,427 d'azotate d'argent, on doit obtenir 1 gr. 578 de bromure d'argent, et la liqueur filtrée ne doit plus se troubler par le nitrate d'argent.

Ce dernier essai n'a de la valeur qu'autant qu'on s'est assuré de l'absence de toute autre base que le potassium ; car on peut additionner le bromure de certaines substances sans que le résultat soit changé : on peut même l'obtenir avec des mélanges ne contenant pas trace de bromure de potassium. C'est ainsi que les mélanges suivants (dans lesquels les proportions de brome sont calculées pour correspondre à la quantité normale de brome du bromure de potassium) peuvent être ajoutés en quantités quelconques au bromure de potassium et même lui être complètement substitués, et cependant le titrage par le nitrate d'argent rester le même que pour un bromure pur.

1° Bromure d'ammonium 98
Azotates ou sulfates alcalins 21,10
2° Bromure de sodium 103
Sels solubles alcalins. 16,10

Il est préférable d'opérer le dosage comme nous l'indiquons plus bas.

Recherche des chlorures. — 1° PAR FORMATION D'ACIDE CHLOROCHROMIQUE. — On triture le bromure à essayer avec du chromate de potasse cristallisé, on introduit le tout avec de l'acide sulfurique concentré dans un petit ballon ou dans un tube à essai muni d'un tube à dégagement, on chauffe et on fait arriver les vapeurs dans de l'eau ammoniacale. Avec le bromure pur, il se dégage du brome qui se décolore dans l'eau ammoniacale ; si le bromure contient du chlorure, il se dégage de l'acide chlorochromique qui colore en jaune l'eau ammoniacale, par formation de chromate d'ammoniaque.

2° PAR L'ANILINE. — On prépare le réactif suivant :

Solution aqueuse saturée d'aniline incolore. 100 c.c.
Solution   —   —   d'orthotoluidine . 20 c.c.
Acide acétique cristallisable. . . . . 30 c.c.

On dissout environ 1 gramme de bromure à essayer dans 10 centimètres cubes d'eau, on place cette solution dans un petit ballon avec 5 c.c. d'acide sulfurique au 1/2 et 10 c.c. de solution saturée de permanganate de potasse ; on chauffe doucement et on reçoit le gaz dans 5 c.c. du réactif précédent placé dans un tube à essais plongeant dans l'eau froide. S'il y a du chlore il se produit une coloration bleue ou un précipité bleu qui ne se produisent pas avec le bromure pur (VILLIERS et FAYOLLE).

Recherche de l'iodure. — La solution de bromure est chauffée dans un tube à essai avec quelques gouttes de perchlorure de fer qui met l'iode en liberté. On expose aux vapeurs un papier trempé dans l'empois d'amidon, qui bleuit s'il y a de l'iode.

Recherche du bromate de potassium. — La solution de bromure, traitée à froid par quelques gouttes d'acide chlorhydrique, prend, s'il y a du bromate, une coloration jaune due au brome mis en liberté, coloration que l'on rend plus visible en agitant avec le sulfure de carbone.

Recherche de la potasse et du carbonate de potasse. — On admet une tolérance de 1 °/₀. On ajoute un cristal d'iode à la solution qui se colore immédiatement en jaune si le sel est pur, et reste incolore s'il contient un alcali.

On peut encore ajouter un peu de phtaléine qui colorera la liqueur en rouge, si le bromure contient un alcali.

Recherche des sulfates.. — Par addition de chlorure de baryum, il se fait un précipité blanc insoluble dans l'acide azotique.

Recherche des nitrates. — Par le sulfate ferreux et l'acide sulfurique, il y a coloration violacée.

La recherche de l'*ammoniaque* et du *sodium* se fera par les procédés ordinaires.

Dosage. — Le bromure de potassium à doser peut. contenir de l'iodure et du chlorure. Ce dernier corps ne gêne pas le dosage, mais il est nécessaire d'éliminer l'iodure.

MODE OPÉRATOIRE. — On pèse 1 gr. 20 du bromure de potassium à examiner, on l'introduit dans un petit ballon A (fig. 11) avec 20 grammes d'eau distillée environ et 2 à 3 c. c. de solution officinale de perchlorure de fer, on porte à l'ébullition. Le perchlorure décompose l'iodure qui peut se trouver dans le sel et chasse l'iode. On maintient l'ébullition tant qu'il se dégage des vapeurs violettes, puis on laisse refroidir et on ajoute un peu de bioxyde de plomb et de l'acide acétique. Le ballon A est mis en communication par un tube à dégagement C avec un vase D contenant environ 20 grammes d'ammoniaque.

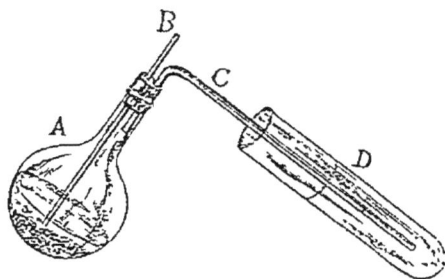

Fig. 11. — Dosage du bromure de potassium.

D'autre part un petit tube droit B traverse le bouchon et pénètre dans le liquide : il a pour but d'empêcher l'absorption par refroidissement du ballon.

On chauffe le ballon, le bromure seul est décomposé à l'exclusion du chlorure et le brome qui distille donne du bromure d'ammonium. Quand toutes les vapeurs jaunes sont absorbées, on démonte l'appareil, on rince le tube à dégagement avec un peu d'eau ammoniacale, on ajoute cette liqueur à l'ammoniaque, on neutralise exactement par de l'acide acétique et on étend à 100 c.c. On prélève 10 c.c. de cette liqueur, on ajoute 2 gouttes de chromate jaune de potasse et on y fait tomber peu à peu une solution décinormale d'azotate d'argent jusqu'à léger précipité rouge persistant. Le nombre de dixièmes de centimètres cubes employés indique la richesse pour 100.

Exemple : Si en suivant le procédé indiqué, il a fallu 8 c. c. 4 de solution décinormale d'azotate d'argent pour obtenir le précipité rouge, le sel examiné contenait 84 % de bromure de potassium pur.

L'appareil habituellement employé ne porte qu'un tube à dégagement et nécessite une surveillance constante, car le moindre refroidissement du ballon produit une vive aspiration de la liqueur ammoniacale qui pourrait pénétrer dans le ballon et amener sa rupture. En employant le dispositif que nous indiquons, avec le tube de sûreté B, la distillation se fait régulièrement, sans qu'il soit besoin de surveiller et sans absorption possible; dès que la pression diminue dans le ballon, de l'air rentre par le tube B pour rétablir l'équilibre.

Pharmacologie. — Le bromure de potassium est un médicament très important et souvent employé en thérapeutique ; il agit comme sédatif et antinerveux. Son action est due surtout au brome qu'il contient. Il est probable que le bromure de potassium est décomposé dans l'organisme en acide bromhydrique agissant sur le système nerveux et en potasse exerçant son action sur le cœur, les muscles et même la respiration. Il s'élimine principalement par l'urine et la salive, un peu par la peau. On peut déjà le déceler cinq minutes après l'ingestion ; mais la durée de l'élimination dépasse trois semaines. On l'emploie avec succès dans le traitement de l'épilepsie et de toutes les affections nerveuses.

Doses et modes d'administration. — On le prescrit, à *l'interieur*, à la dose de 1 à 4 grammes, jusqu'à 10 grammes, en potion, solution ou sirop à 1/20.

Incompatibilités. — Les bromures sont incompatibles avec les sels de plomb, de mercure, d'argent, les acides et les sels acides.

CHLORURE DE POTASSIUM $ClK = 74,6$

Préparation. — 1° PROCÉDÉ DE LABORATOIRE. — On l'obtient pur en traitant du carbonate de potassium pur par de l'acide chlorhydrique.

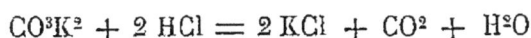

$$CO^3K^2 + 2\,HCl = 2\,KCl + CO^2 + H^2O$$

On évapore à 25° B^é ($d = 1,20$) et on laisse cristalliser.

2- PROCÉDÉ INDUSTRIEL. — Dans l'industrie, on extrait le chlorure de potassium soit par calcination des vinasses de betterave (résidu de la distillation de l'alcool) ; soit des eaux-mères des marais salants, après dépôt du sel marin. On en retire la plus grande partie de la *carnallite*, chlorure double de potassium et de magnésium, provenant des mines de Stassfurt.

Propriétés. — Sel cristallisé en prismes rectangulaires ou en cubes incolores, de saveur salée et amère, soluble dans trois parties d'eau à 15°, dans deux parties d'eau bouillante, très peu soluble dans l'alcool. Il fond au rouge.

Pharmacologie. — Le chlorure de potassium agit comme bactéricide et comme fébrifuge. Il abaisse la température et jouit de propriétes purgatives. Il s'administre à la dose de 1 à 4 grammes en solution dans l'eau. A hautes doses, il est toxique et agit sur le cœur.

IODURE DE POTASSIUM IK $= 166,10$

Préparation. — 1° PROCÉDÉ DE TURNER (adopté par le Codex). — On fait agir de l'iode sur de la potasse caustique pure.

On prépare une solution aqueuse de potasse caustique pure marquant environ 1,16 au densimètre. On y fait tomber, peu à peu et en agitant, de l'iode, jusqu'à légère coloration du liquide. On y ajoute ensuite quelques gouttes de potasse, pour décolorer : la solution contient alors un melange d'iodure et d'iodate de potassium.

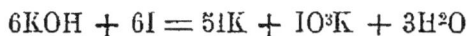

$$6KOH + 6I = 5IK + IO^3K + 3H^2O$$

Elle est évaporée à siccité et le résidu chauffé jusqu'à fusion. L'iodate est décomposé, il perd de l'oxygène et se transforme en iodure.

$$IO^3K = IK + 3O$$

On reprend par de l'eau chaude, on évapore et on fait cristalliser. En pratique, on laisse toujours un petit excès de carbonate de potasse, qui se retrouve dans l'iodure, pour absorber l'iode qui pourrait être mis en liberté par l'action de l'air et colorer les cristaux en jaune.

Il faut éviter d'employer de la potasse commerciale renfermant de la soude ; car il se fait de l'iodure de sodium décomposable par la calcination en iode, qui se perd et en carbonate de sodium.

On peut dans cette préparation remplacer la potasse par du carbonate de potasse

2° PROCÉDÉ BAUP ET CAILLOT. — On fait agir une solution d'iodure ferreux sur une solution de carbonate de potassium : il se fait de l'iodure de potassium et du carbonate ferreux insoluble.

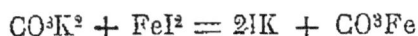

$$CO^3K^2 + FeI^2 = 2IK + CO^3Fe$$

On fait une solution d'iodure ferreux en chauffant de la limaille de fer en présence d'iode, et dans cette solution filtrée, on verse une solution de carbonate de potasse, tant qu'il se fait un précipité.

On filtre, on lave le précipité, on concentre les liqueurs pour faire cristalliser. Le produit retient des traces de fer et peut être coloré. Ce procédé évite la formation d'iodate et par suite la calcination.

3° PROCÉDÉ GIRAULT. — On opère comme précédemment, en remplaçant l'iodure de fer par l'iodure de zinc. Le produit obtenu est blanc et le résidu (carbonate de zinc) calciné, fournit de l'oxyde de zinc.

4° PROCÉDÉ DORVAULT. — On décompose une solution d'iodure de calcium par une solution chaude de sulfate de potassium. Il se fait de l'iodure de potassium et du sulfate de calcium insoluble.

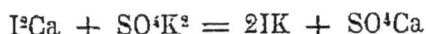

$$I^2Ca + SO^4K^2 = 2IK + SO^4Ca$$

Propriétés. — Cristaux en trémies cubiques, transparents quand ils sont purs, légèrement opaques, lorsqu'ils contiennent un peu de carbonate de potasse, de saveur salée, piquante, désagréable. Un gramme d'iodure de potassium se dissout dans 0,8 d'eau froide, 0,5 d'eau bouillante, 18 parties d'alcool à 90° froid, 6 parties d'alcool bouillant, 2,5 de glycérine. Il fond et se volatilise au rouge blanc sans décomposition.

L'iodure de potassium s'altère au contact de l'air ; de l'iode est mis en liberté. Cette altération est due à l'action de l'oxygène en présence de l'humidité ; l'anhydride carbonique ne fait que la faciliter, ainsi que la lumière qui seule ne suffit pas.

Il faut donc conserver l'iodure pur à l'abri de l'humidité et même de la lumière. Dans le commerce on laisse toujours un petit excès de carbonate de potasse pour absorber cet iode mis en liberté à l'air et empêcher la coloration jaune que prendraient les cristaux.

L'eau chlorée, l'eau bromée chasse l'iode de l'iodure ; le permanganate de potasse l'oxyde ; le perchlorure de fer libère à chaud la totalité de l'iode.

La solution aqueuse d'iodure de potassium dissout l'iode en donnant des combinaisons moléculaires instables de formules I^2K, I^3K. Ces produits, bruns ou bleu foncé, se forment sans dégagement thermique apparent.

Impuretés et falsifications. — Comme impuretés, on peut signaler de l'iodate, du carbonate de potassium et de la potasse libre ; comme falsifications des chlorures et bromures de potassium et de sodium, du nitrate de soude. On a même substitué le bromure de potassium à l'iodure.

Essai. — Le Codex exige que la solution d'iodure ne se colore pas par addition d'acide acétique (absence d'iodate) et que 1 gramme d'iodure pur et sec précipite complètement 1,025 d'azotate d'argent, en donnant 1,414 d'iodure d'argent.

Recherche de l'iodate. — Cette recherche a une grande importance, car l'iodate est rapidement toxique.

La solution d'iodure est additionnée de quelques gouttes d'acide acétique, la liqueur se colore en jaune par mise en liberté d'iode. On agite avec du sulfure de carbone, qui devient violet.

On peut encore mettre l'iodate en évidence en ajoutant à la solution d'iodure un peu d'empois d'amidon, puis quelques gouttes d'acide acétique; il se produit une coloration bleue par formation d'iodure d'amidon.

Recherche du carbonate. — L'iodure cristallisé est traité par de l'alcool à 90° qui ne dissout pas le carbonate. Le résidu, traité par un acide, fera effervescence. Dans le commerce, on admet une tolérance de 3 à 5 % de carbonate de potasse. Un excès rend l'iodure plus déliquescent.

Recherche de la potasse caustique. — L'addition d'un peu d'eau iodée colore en jaune la solution d'iodure pur et ne colore pas celle qui contient de la potasse. Le bleu soluble Poirier la colore en rouge.

Recherche du bromure. — 1° On fait bouillir dans une capsule un peu d'iodure avec une solution étendue de perchlorure de fer, tant qu'il se dégage des vapeurs violettes, on ajoute ensuite de l'eau chlorée et du sulfure de carbone, on agite. La coloration jaune du sulfure de carbone indique la présence d'un bromure.

2° On ajoute à la solution d'iodure un peu de sulfate de cuivre, puis on fait passer un courant d'anhydride sulfureux à froid : tout l'iode se précipite à l'état d'iodure cuivreux. On filtre et dans la liqueur on ajoute de l'eau chlorée et du sulfure de carbone qui prend une coloration jaune s'il y a du bromure.

3° La solution d'iodure est additionnée d'une solution à 10 °/₀ de bichlorure de mercure (jusqu'à obtention d'un précipité rouge vif). On filtre et on additionne la liqueur de sulfure de carbone et d'eau chlorée, on agite. Le sulfure de carbone prend presque toujours une teinte violacée due à la présence de l'iode provenant d'un peu d'iodure mercurique resté en dissolution dans l'eau. On ajoute peu à peu en agitant de l'eau chlorée jusqu'à disparition de la teinte violacée. Si l'iodure est pur, le sulfure de carbone se dépose incolore ; il se colore en jaune rougeâtre s'il y a du bromure.

Recherche d'un azotate. — L'iodure est précipité par un excès de bichlorure de mercure, comme il est dit précédemment ; après filtration, on cherche dans la liqueur l'azotate par le sulfate ferreux (coloration rosée ou brune) ou le sulfate de diphénylamine (coloration bleue).

Recherche d'un chlorure. — 1° Par formation d'acide chlorochromique (*Voir*. *Essai du bromure de potassium*).

2° Par l'aniline (*Voir*. *Essai du bromure de potassium*).

3° On précipite la solution par un excès d'azotate d'argent ; le précipité est traité par l'ammoniaque qui dissout le chlorure d'argent sans attaquer l'iodure d'argent. On filtre, on acidule la liqueur par l'acide azotique en excès : s'il se forme un précipité blanc qui est du chlorure d'argent, c'est que l'iodure renferme des chlorures.

Dosage. — Un gramme d'iodure de potassium pur et sec doit précipiter 1 gr. 025 d'azotate d'argent et donner 1,414 d'iodure d'argent (Codex).

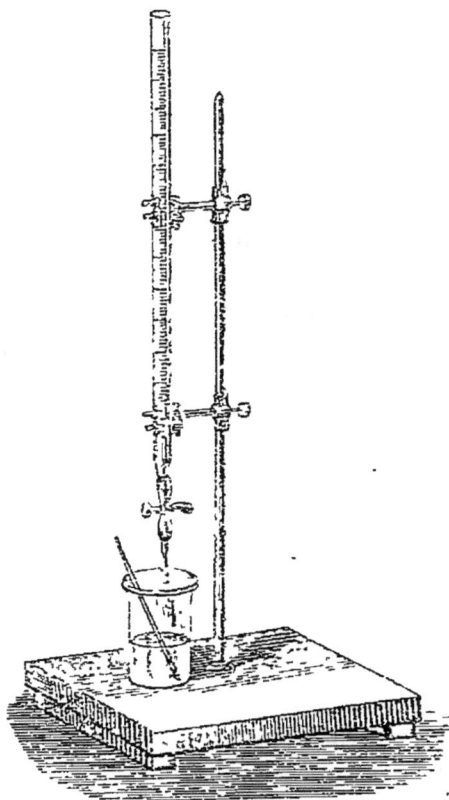

Fig. 12. — Dosage de l'iodure de potassium

1° PROCÉDÉ DE PERSONNE. — Le plus recommandable et le plus expéditif. Il repose sur la réaction suivante : quand on verse une solution de chlorure mercurique dans une solution d'iodure de potassium, il se fait d'abord un iodomercurate de potassium incolore ; quand tout l'iodure de potassium est à l'état de sel double, un excès de sel mercurique le décompose en donnant un précipité rouge vif d'iodure mercurique :

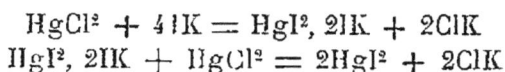

$$HgCl^2 + 4IK = HgI^2, 2IK + 2ClK$$
$$HgI^2, 2IK + HgCl^2 = 2HgI^2 + 2ClK$$

Le bromure et le chlorure ne sont pas attaqués dans les mêmes conditions.

On dissout 13 gr. 55 de chlorure mercurique pur et sec et 6 grammes de chlorure de sodium pur et sec dans un litre d'eau distillée.

On fait une deuxième solution avec 1 gr. 66 de l'iodure à examiner et 50 c.c. d'eau distillée. Si l'iodure est pur, volumes égaux des deux liqueurs donnent un liquide incolore qu'une goutte de sublimé colore en rose persistant.

On place dans un verre à pied (fig. 12) 10 c. c. de la solution d'iodure à examiner et on y laisse tomber, goutte à goutte et en agitant, la solution de chlorure mercurique placée dans une burette graduée. Dès qu'un précipité rose persistant se forme, on s'arrête et on lit le nombre de dixièmes de centimètres cubes employés, nombre qui indique la richesse pour 100 en iodure pur.

Exemple : Pour 10 centimètres cubes de solution d'iodure préparée avec les doses indiquées, il a fallu 8 c. c. 4 de solution mercurique, le sel examiné contenait 84 % d'iodure de potassium pur.

Carles conseille de dissoudre le chlorure mercurique et l'iodure de potassium non plus dans l'eau, mais dans l'alcool faible marquant 17°.

2° Procédé Falières — Ce procédé consiste à décomposer à chaud un poids connu (1 gramme par exemple), d'iodure à examiner, au moyen du perchlorure de fer ; les vapeurs d'iode sont reçues dans une solution d'iodure de potassium et on détermine la quantité d'iode ainsi mis en liberté avec une solution titrée d'hyposulfite de soude (comme il est indiqué pour le dosage de l'iode).

De la quantité d'iode qui a distillé, on déduit le poids de l'iodure de potassium pur.

Pharmacologie. — L'iodure de potassium est un excitant général et un résolutif des plus employés. Introduit dans l'organisme, il se dédouble en partie et lentement en mettant en liberté de l'iode qui se combine aux albuminoïdes. Il s'élimine très rapidement surtout par les urines et la salive. On le retrouve cinq minutes après l'ingestion et la majeure partie est rejetée en vingt-quatre heures. Le reste, combiné momentanément avec les éléments fixes, met de trois à dix jours à s'éliminer.

Son absorption produit au début un coryza intense, dû à ce que, s'éliminant par la salive qui est acide, il y a mise en liberté d'un peu d'acide iodhydrique et d'iode, qui irritent les fosses nasales.

L'iodure de potassium est employé pour combattre les affections du cœur, la dyspnée cardiaque ou bronchique, l'asthme ; il est surtout le médicament par excellence du goître et de la syphilis tertiaire. Il diminue le taux de l'urée et de l'acide urique ; aussi le conseille-t-on dans la gravelle urique, la goutte, le rhumatisme.

Doses. — Il est prescrit à doses variables, faibles au début, puis de plus en plus fortes. Au début de 0 gr. 50 à 1 gramme à la fois et 3 grammes en vingt-quatre heures ; mais très rapidement, en cas d'urgence, on peut aller à 6, 10 et même 50 grammes par jour.

Modes d'administration. — On le donne, à *l'intérieur*, dans une tisane, en potion, en solution ou dans du sirop d'écorces d'oranges amères et surtout avec du lait ou de la bière pour masquer sa saveur.

Pour l'usage *externe*, on fait des pommades, qui jaunissent assez rapidement par mise en liberté d'un peu d'iode sous l'influence du rancissement de l'axonge. On masque cette altération en ajoutant aux pommades à l'iodure, un peu de carbonate de potasse ou d'hyposulfite de soude. Les solutions aqueuses jaunissent aussi quelquefois ; pour les décolorer, il suffit de les agiter avec un peu de fécule qui absorbe l'iode et de filtrer.

Pour se servir des cristaux jaunis, il faut en faire une solution que l'on décolore à la fécule et qui est utilisée comme solution titrée ou qu'on laisse cristalliser après concentration.

Pour obtenir des solutions très claires d'iodure de potassium, on doit employer de l'eau distillée, parce que l'iodure, contenant toujours un peu de carbonate de potasse, donne avec l'eau ordinaire, toujours calcaire, un louche dû à la formation de carbonate de chaux.

Incompatibilités.— Ce sont les mêmes que pour le bromure de potassium.

TRISULFURE DE POTASSIUM $K^2S^3 = 174,2$

*Syn. : Sulfure de potasse. — Polysulfure de potassium.
Foie de soufre*

Préparation.— On l'obtient par voie sèche en mélangeant exactement.

Carbonate de potasse pur. 2.000
Soufre sublimé 1 000

On fond ce mélange dans un vase en terre muni de
son couvercle, on maintient la température tant qu'il
y a du boursouflement. Quand le dégagement gazeux
a cessé et que la masse est entièrement liquéfiée, on
laisse refroidir, on brise le vase et on enferme le produit dans des pots en grès bien bouchés.

On obtient environ 2 kilos de produit.

Dans cette réaction, le soufre se combine au potassium en dégageant de l'anhydride carbonique et de l'oxygène.

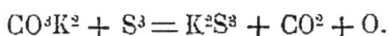

$$CO^3K^2 + S^3 = K^2S^3 + CO^2 + O.$$

Mais l'oxygène se porte en partie sur le sulfure formé
en donnant au-dessous de 250° de l'hyposulfite de soude
et au rouge du sulfate. Le trisulfure de potassium
ainsi préparé est donc un melange de trisulfure, d'hyposulfite, de sulfate de potassium. Il s'y trouve souvent du
carbonate et du pentasulfure de potassium.

Propriétés. — C'est un corps brun rouge foncé au
moment de sa préparation, mais avec le temps sa surface
devient gris verdâtre et cette teinte s'avance peu à peu
jusqu'au centre des fragments. Il doit alors être rejeté. Son
odeur est celle de l'hydrogène sulfuré. Il est soluble
dans l'eau et l'alcool. L'air humide le transforme en
carbonate de potasse et en hyposulfite, en précipitant du
soufre. Les acides en dégagent de l'hydrogène sulfuré et
du soufre. Il est très vénéneux.

Pharmacologie. — Il n'est guère employé qu'à
l'extérieur, à la préparation de bains (40 à 125 grammes
pour un bain), lotions et pommades qui sont utilisée
dans les affections cutanées, dans les affections rhumatismales et comme parasiticides.

COMPOSÉS MINÉRAUX OXYGÉNÉS

ANTIMONIATE ACIDE DE POTASSIUM

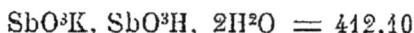

$$SbO^3K, SbO^3H, 2H^2O = 412,10$$

Syn. : Oxyde blanc d'antimoine. — Antimoine diaphorétique lavé.

Préparation. — *Procédé du Codex.* — On l'obtient en oxydant au rouge l'antimoine par le nitrate de potassium.

On mélange :

Antimoine purifié et pulvérisé. . . .	1.000
Azotate de potassium.	2.000

Cette poudre est projetée par petites portions dans un creuset chauffé au rouge. Lorsqu'il est plein on le couvre et on le maintient au rouge une demi-heure. La masse refroidie est porphyrisée, lavée par décantation avec de l'eau froide jusqu'à ce que l'eau de lavage ne contienne plus de nitrate, puis séchée à l'étuve.

Dans cette opération il se fait de l'antimoniate acide de potassium, du nitrate et du nitrite de potassium et de l'acide antimonique. Les lavages enlèvent le nitrate et le nitrite de potassium.

Propriétés. — Corps amorphe blanc, insoluble dans l'eau et les acides, un peu soluble dans les alcalis. Il contient de l'eau qu'il perd par la chaleur.

Il doit être d'une blancheur parfaite.

Impuretés. — On l'additionne de carbonate et de phosphate de chaux.

Essai. — On traite par l'acide azotique qui dissout ces deux corps et dans la liqueur neutralisée, l'oxalate d'ammoniaque précipite la chaux et le réactif molybdique, l'acide phosphorique.

Pharmacologie. — Employé comme expectorant, émulsionné dans une potion, à la dose de 1 à 6 grammes. Son action est faible à cause de son insolubilité. Il ne faut pas le confondre avec l'oxyde d'antimoine ou anhydride antimonieux beaucoup plus actif. Le commerce livre ordinairement l'antimoine diaphorétique en trochisques. mais ceux-ci ne peuvent être obtenus que par addition de gomme, on doit donc préférer le produit en poudre. Il ne faut pas l'associer aux eaux sulfureuses, aux alcalis et surtout à la crème de tartre ou à l'acide tartrique qui le rend soluble, ce qui peut amener des accidents.

ARSÉNIATE MONOPOTASSIQUE

$$AsO^4 KH^2 = 180,19$$

Syn. : Sel arsenical de Macquer. — Arséniate de potassium.

Préparation. — On l'obtient on oxydant l'acide arsénieux par le nitrate de potasse. On chauffe au rouge un ·mélange à parties égales d'acide arsénieux et de nitrate de potasse dans un creuset de terre jusqu'à ce qu'il ne se dégage plus de vapeurs, puis on laisse refroidir. Le résidu est repris par l'eau bouillante, et la solution filtrée est évaporée jusqu'à 36° B (D = 1,318) et mise à cristalliser.

Propriétés. — Sel cristallisé en prismes, soluble dans l'eau, en lui donnant une réaction acide, inaltérable à l'air. Il contient 0,6388 d'acide arsénique ou 0,4166 d'arsenic.

La solution aqueuse neutralisée exactement donne par évaporation le sel bipotassique AsO^4K^2H, et en présence d'un excès de potasse on obtient le composé tripotassique AsO^4K^3.

Pharmacologie. — Employé en solution, en sirop, pilules ou granules, à la dose de 2 à 6 milligrammes. Il est très vénéneux et possède les propriétés de l'acide arsénieux.

On né doit pas le confondre ni le substituer à l'arséniate de soude qui contient moitié moins d'arsenic.

ARSÉNITES DE POTASSIUM

Il en existe deux qui se forment en même temps dans la préparation de la liqueur de Fowler :

L'arsénite ordinaire (AsO^3HK^2) et l'arsénite acide (AsO^3H^2K).

Ils se produisent l'un et l'autre en faisant bouillir l'acide arsenieux avec une solution de carbonate de potasse. On concentre et on fait cristalliser.

On facilite cette cristallisation en versant à la surface du liquide de l'alcool absolu. Le corps produit est fortement souillé de carbonate de potasse.

Propriétés. — Il est cristallisé, déliquescent, de réaction alcaline, il est surtout formé par de l'arsénite ordinaire avec un peu d'arsénite acide. C'est ce mélange qui donne la liqueur de Fowler, laquelle contient

1 p. 100 d'acide arsénieux, jouit des propriétés de cet acide, et s'administre à la dose de 2 à 20 gouttes par jour.

Solution d'arsénite de Potasse. Liqueur de Fowler

Acide arsénieux.	1 gramme.
Carbonate de potasse pur . . .	1 —
Eau distillée.	95 —
Alcoolat de mélisse composé. .	3 —

On pulvérise l'acide arsénieux, on le mêle au carbonate de potasse et à l'eau, et l'on fait bouillir dans un ballon de verre jusqu'à ce que l'acide arsénieux soit dissous complètement; on ajoute l'alcoolat de mélisse à la liqueur quand elle est refroidie, puis une quantité d'eau suffisante pour que le tout représente exactement 500 grammes et on filtre.

On peut abréger l'opération en pulvérisant l'acide arsénieux et le carbonate de potasse, et en les melangeant dans un tube de verre avec une petite quantité d'eau chauffée à la flamme de l'alcool, la masse se liquéfie rapidement et donne une solution complète quand on la fait bouillir avec l'eau.

Il ne faut pas oublier que la liqueur de Fowler change de titre avec le temps : elle s'appauvrit en acide arsénieux.

AZOTATE DE POTASSIUM AzO^3K — 101.10

Syn.; Sel de nitre. — Nitrate de potasse. — Salpêtre.

Préparation. — PROCÉDÉS INDUSTRIELS. — 1° On traite le nitrate de soude à l'ébullition par du chlorure de potassium, il se fait du nitrate de potasse et du chlorure de sodium. Ce dernier corps moins soluble se dépose On l'enlève par décantation et on fait cristalliser la solution marquant 28° B (D = 1,23).

2° On l'obtient encore par lessivage des vieux matériaux salpêtrés.

3° Il se forme naturellement dans certains pays comme la Chine et l'Égypte où la terre se recouvre d'efflorescences blanches qu'il suffit de traiter par l'eau et de faire cristalliser. Ce produit naturel se forme aux depens des matières organiques, sous l'influence du ferment nitrique lequel agit surtout en milieu alcalin et vers la température de 37°. Si les conditions ne sont pas favorables, il se forme des nitrites et de l'ammoniaque

Purification. — Le nitrate du commerce peut contenir du chlorure de sodium et des sels de chaux, de magnésie et de soude.

Pour le purifier on le dissout dans l'eau et on concentre : le chlorure de sodium se dépose, on décante et on fait cristalliser en agitant. Les petits cristaux obtenus sont alors arrosés avec une petite quantité de solution saturée de nitrate de potasse pur qui enlève les impuretés.

Propriétés. — L'azotate de potassium cristallise en prismes rhomboïdaux droits, incolores et quelquefois en rhomboèdres. Sa densité est de 1,93 ; il fond vers 350°. Sa saveur est fraîche, puis amère et piquante.

Un gramme de salpêtre se dissout dans 7 grammes d'eau à 0°, dans quatre grammes à 15° et dans 0 gr. 4 à 100°. Il est insoluble dans l'alcool absolu, et très peu dans l'alcool faible.

La chaleur le décompose au rouge, en oxygène et

nitrite de potassium; chauffé davantage, il donne de la potasse, de l'oxygène et de l'azote. C'est donc à chaud une source d'oxygène qui peut jouer le rôle d'oxydant énergique. Il fuse sur les charbons ardents en activant la combustion.

Gayon et Dupetit ont montré que certains microbes anaérobis le transforment en nitrite, puis en azote et ammoniaque.

Impuretés. — Le nitrate de potasse peut contenir des chlorures, des sulfates, des sels de chaux ou de magnésie, de l'azotate de soude.

Essai. — On fait une solution dans l'eau distillée du sel à examiner. On trouve :

Les *chlorures*, par l'azotate d'argent, précipité blanc, insoluble dans l'acide azotique ;

Les *sulfates*, avec du chlorure de baryum, précipité blanc, insoluble dans l'acide chlorhydrique ;

Les *sels de chaux*, par l'oxalate d'ammoniaque, précipité blanc, insoluble dans l'acide acétique ;

Les *sels de magnésie*, par le phosphate de soude et l'ammoniaque, précipité cristallin de phosphate ammoniaco-magnésien ;

Et l'*azotate de soude*, par le biméta-antimoniate de potasse, ou la coloration de la flamme.

Le sel pur ne doit précipiter par aucun de ces réactifs.

Pharmacologie. — Le nitrate de potasse est employé comme diurétique et altérant, il est rapidement absorbé et s'élimine très vite en produisant une hypersécrétion urinaire. Il sert aussi en fumigations (papier nitré) comme source d'oxygène, pour combattre la dyspnée des asthmatiques. Pris à fortes doses en une fois il est toxique.

Doses et mode d'administration. — Il est prescrit à la dose de 1 à 2 grammes comme diurétique. 4 à 8 grammes comme contro-stimulant. On l'administre en solution ou dans une tisane et quelquefois mélangé à d'autres poudres, poudre diurétique, poudre Dower.

CARBONATE NEUTRE DE POTASSIUM

$$CO^3K^2 = 138,2$$

Syn. — *Sel de tartre.* — *Nitre fixé par le charbon.* — *Nitre fixé par le tartre.*

Préparation. — PROCÉDÉ DE LABORATOIRE. — On préparait autrefois le carbonate de potassium par calcination du salpêtre en présence du charbon, d'où son nom de *nitre fixé par le charbon*, ou en présence de la crème de tartre des vins, *nitre fixé par le tartre*. Les substances désignées sous les noms de flux blanc et flux noir se rapprochent de ces produits. Le flux blanc est obtenu par calcination d'un mélange de crème de tartre et de salpêtre, et le flux noir en grillant la crème de tartre seule. Ce dernier corps est noir parce qu'il contient du charbon.

1° On obtient actuellement le carbonate de potassium pur, en calcinant dans un creuset de platine, au-dessus du rouge, du bicarbonate ou du bioxalate de potassium pur.

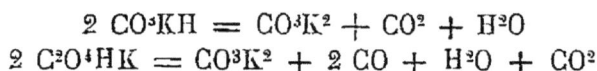

$$2 CO^3KH = CO^3K^2 + CO^2 + H^2O$$
$$2 C^2O^4HK = CO^3K^2 + 2 CO + H^2O + CO^2$$

2° On peut aussi porter au rouge de la crème de tartre. Le résidu noir est repris par l'eau, on filtre, on évapore à siccité. Le produit est du sel de tartre.

PROCÉDÉS INDUSTRIELS. — 1° L'industrie extrait le carbonate de potassium des cendres des végétaux terrestres. Ces végétaux renferment beaucoup de sels organiques de potassium, que l'incinération transforme en carbonate. On soumet ces cendres à un lessivage méthodique qui enlève les sels solubles, carbonates, sulfates, chlorures et laisse les sels de calcium, la silice, etc.

On concentre et on évapore à siccité On obtient un sel impur blanc grisâtre qui est la *potasse perlasse* ou *potasse d'Amérique*.

Le raffinage consiste à dissoudre à froid dans très peu d'eau cette potasse perlasse. Les chlorures, sulfates et silicates restent à peu près non dissous, et le liquide, évaporé, laisse du carbonate de potasse désigné sous le nom de *potasse purifiée* du commerce.

2° On obtient encore le carbonate de potasse par calcination des vinasses de betteraves, liquide brun, résidu de la distillation de l'alcool. En opérant par distillation ménagée, on retire en plus des produits importants, tels que sels ammoniacaux, alcool méthylique, chlorure de méthyle. Le résidu est du salin de betteraves, riche en carbonate de potasse que l'on enlève par des lavages méthodiques.

3° L'incinération du suint et des lies de vin donne aussi du carbonate de potasse.

Purification. — Le sel commercial contient toujours des sulfates, chlorures, silicates, phosphates, de la chaux, de l'alumine, de l'oxyde de fer et de manganèse, on le purifie par différents procédés.

1° On place sur un entonnoir, disposé sur un flacon, le carbonate de potasse et on l'expose à l'air humide. Le carbonate de potasse très déliquescent absorbe l'humidité et coule dans le flacon. Les autres sels restent sur l'entonnoir. Le liquide est évaporé à siccité.

2o On peut aussi dissoudre le carbonate impur dans
son poids d'eau froide ; on filtre, on concentre jusqu'à
41,5 au densimètre, on laisse cristalliser les sels étrangers. Le liquide surnageant est décanté et évaporé à
sec.

Le produit obtenu par ces deux procédés contient un
peu de chlorures et de sulfates. Pour avoir un corps
absolument pur, il faut calciner le bioxalate ou le bicarbonate de potassium, comme nous l'avons indiqué.

Propriétés. — Sel blanc, pulvérulent, de réaction
alcaline, très déliquescent, soluble dans son poids d'eau
froide et dans 0,65 d'eau bouillante. La solution saturée
à 15° contient 49 gr. p. 0/0 de sel anhydre, sa densité
est de 1,54, elle bout à 113°. Insoluble dans l'alcool, la
chaleur seule ne le décompose pas.

Impuretés. — Le carbonate de potasse peut contenir des sulfates, des chlorures, des silicates, des phosphates, de la chaux, de l'alumine, du fer et du manganèse.

Essai. — La solution aqueuse additionnée d'acide
nitrique ne doit précipiter par aucun des réactifs suivants : azotate de baryum (*sulfates*) ; azotate d'argent
(*chlorures*) ; réactif molybdique (*phosphates*) ; oxalate
d'ammonium en liqueur acétique (*chaux*) ; sulfure d'ammonium (*métaux étrangers*).

Pharmacologie. — Sel irritant, presque caustique.

Il entre dans la préparation des pilules de Blaud, des
gouttes amères de Baumé et de la pommade d'Hel-
merich.

CROLAS ET MOREAU. 9

CARBONATE ACIDE DE POTASSIUM

$$CO^3KH = 100,1.$$

Syn : Bicarbonate de potasse.

Préparation. — On l'obtient en faissant passer un courant d'anhydride carbonique pur, dans une solution de carbonate neutre de potassium, de densité 1,21.

La portion du tube abducteur, plongeant dans la solution alcaline, doit être large, afin que les cristaux de bicarbonate formés, ne puissent l'obstruer. Quand le gaz n'est plus absorbé, on égoutte les cristaux et on les lave avec une faible quantité de solution, saturée et froide, de bicarbonate de potassium pur et on les fait sécher à la température ordinaire. L'évaporation des eaux-mères au-dessous de 100°, donne une nouvelle quantité de cristaux.

Le bicarbonate de potassium s'obtient encore comme produit secondaire de la préparation de l'acétate de potasse.

Propriétés. — Cristaux non déliquescents, inaltérables à l'air, à réaction alcaline, solubles dans quatre parties d'eau froide, insolubles dans l'alcool.

La solution aqueuse portée à l'ébullition dégage de l'anhydride carbonique, et il se fait du sesquicarbonate, puis du carbonate neutre.

Le sel porté à 100° perd également de l'anhydride carbonique.

Impuretés. — Le bicarbonate peut contenir du carbonate neutre non transformé et aussi ses impuretés, c'est-à-dire, chlorures et sulfates.

Essai. — Quand le bicarbonate de potasse contient du carbonate neutre, sa solution aqueuse précipite le sulfate de magnésie à chaud, ou le chlorure de calcium et fait virer au violet la phtaléine.

Pour les autres impuretés on fait une solution dans l'eau additionnée d'acide nitrique et on opère comme pour le carbonate neutre.

Pharmacologie. — Le bicarbonate de potasse sert surtout comme source d'acide carbonique et entre à ce titre dans la préparation de la potion de Rivière et de quelques eaux minérales artificielles. Il agit aussi, en tant qu'alcalin. On le donne à la dose de 1 à 5 grammes en potion.

CHLORATE DE POTASSIUM $ClO^3K = 122,6$

Préparation. — Procédé de laboratoire. — On l'obtient en décomposant une solution de carbonate de potassium par le chlore.

On fait une solution de carbonate neutre de potasse de densité 1,26 et on y fait arriver à froid un courant de chlore, par un tube assez large pour n'être pas obstrué par les cristaux formés. Dans cette réaction il se fait un mélange d'hypochlorite, de chlorate et de chlorure de potassium. Une partie du chlorate cristallise.

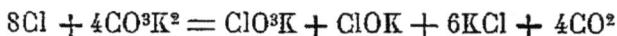

$$8Cl + 4CO^3K^2 = ClO^3K + ClOK + 6KCl + 4CO^2$$

Quand le liquide est jaune foncé, on enlève les cristaux et on le fait bouillir tant qu'il dégage du chlore. Sous l'influence de l'ébullition l'hypochlorite se transforme en chlorate et en chlorure.

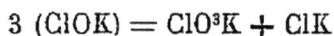

$$3 (ClOK) = ClO^3K + ClK$$

On laisse ensuite cristalliser ; le chlorure reste dans les eaux-mères.

Pour purifier ces cristaux, on les dissout dans deux fois leur poids d'eau bouillante et on laisse refroidir : le chlorate cristallise, le chlorure reste dissous. Les solutions marquant 22° B (D : 1,17) donnent de beaux cristaux.

PROCÉDÉS INDUSTRIELS. — 1° On fait arriver un courant de chlore dans un mélange de chlorure de potassium, d'eau et de chaux maintenue en suspension par un agitateur mécanique. Après saturation, on porte à l'ébullition, on filtre et on fait cristalliser. Dans cette opération il se fait d'abord de l'hypochlorite de chaux qui par l'ébullition se transforme en chlorure et chlorate de calcium, lequel donne, par double décomposition avec le chlorure de potassium, du chlorate de potasse et du chlorure de calcium.

2° Aujourd'hui cette fabrication paraît devoir être remplacée par l'électrolyse du chlorure de potassium. On opère à 80°. Il se fait du chlorure, de l'oxygène et de la potasse caustique qui se combinent pour donner du chlorate de potasse.

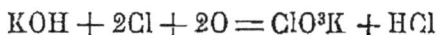

$$KOH + 2Cl + 2O = ClO^3K + HCl$$

Propriétés. — Le chlorate de potassium est un sel blanc, anhydre, cristallisé en lames incolores, de saveur fraîche. Il est soluble dans 17 parties d'eau froide, 1,7 d'eau bouillante, 30 parties de glycérine, presque insoluble dans l'alcool. Chauffé, il fond vers 350° puis se décompose en perchlorate de potasse et oxygène et finalement en chlorure de potassium. Cette décomposition est facilitée par la présence de certains oxydes. (MnO^2). Il fuse sur les charbons ardents, et mélangé avec des corps combustibles, il détone par le choc, ou quand on le chauffe. L'acide sulfurique le décompose en dégageant des vapeurs jaunes d'anhydride hypochloreux. C'est un oxydant énergique.

Impuretés et falsifications. — Le chlorate de potasse contient presque toujours du chlorure de potassium. On le mélange quelquefois de nitrate ou de carbonate de potasse, d'alun et de borate de soude.

Essai. — Dans la solution aqueuse du sel à examiner on trouvera :

Le *chlorure* avec le nitrate d'argent : précipité blanc insoluble dans l'acide azotique.

L'*azotate* en ajoutant un cristal de sulfate ferreux et de l'acide sulfurique : coloration brune.

Le *carbonate*, par addition d'un acide, il y aura effervescence.

L'*alun* avec l'ammoniaque : précipité gélatineux incolore.

Le *borate de soude*, en traitant le sel cristallisé par de l'acide sulfurique, puis par de l'alcool, qui brûlera avec une flamme verte.

Le chlorate pur ne donnera aucune de ces réactions.

Pharmacologie. — Le chlorate de potasse est rapidement absorbé par l'organisme et on le retrouve moins de cinq minutes après, dans la salive et dans l'urine.

A hautes doses il est purgatif et même toxique. C'est un diurétique et un modérateur de la circulation. Il augmente la sécrétion de la salive et de la bile et favorise l'élimination des composés métalliques.

Il est conseillé dans le traitement de l'intoxication mercurielle, des stomatites, gingivites, affections de la gorge.

Doses et modes d'administration. — On le donne à la dose de 0 gr. 50 à 8 grammes par jour, en solution dans l'eau, en potion, tablettes, gargarismes, collutoires.

Incompatibilités. — Toutes les fois qu'on manipule du chlorate de potassium, il faut se souvenir que ce sel détone facilement en présence d'un grand nombre de corps, surtout de nature organique et que de nombreux accidents sont arrivés faute de précaution.

Il faut donc éviter de l'associer au tannin, cachou, charbon, amidon, sucre et autres matières organiques, ainsi qu'à l'iodure de potassium, car il se fait de l'iodate de potassium, corps très toxique.

La préparation des poudres dentrifices à base de chlorate de potasse et de charbon ou de poudre de quinquina doit être faite avec beaucoup de précaution en mélangeant lentement et en employant du chlorate préalablement pulvérisé. De semblables mélanges sont d'ailleurs dangereux. Il en est de même des solutions à base de glycérine ou de miel rosat, qui chauffées pour dissoudre le chlorate ont donné lieu à des explosions.

Lorsqu'on doit pulvériser du chlorate de potasse il faut d'abord s'assurer de l'absence de toute matière organique dans le mortier et pulvériser par trituration légère et non par choc.

HYDRATE DE POTASSIUM KOH = 56,10

Syn : Potasse caustique.

Préparation. — 1° PROCÉDÉ DU CODEX. — La potasse caustique s'obtient en décomposant le carbonate de potasse par la chaux. Il se fait de la potasse et du carbonate de chaux.

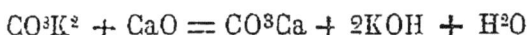

$$CO^3K^2 + CaO = CO^3Ca + 2KOH + H^2O$$

On prend :

Chlorate de potasse. . . . 1.000 grammes.
Chaux vive . . . . 500 —
Eau . . . . 12.000 —

On éteint la chaux vive et on la délaye dans deux à trois litres d'eau. Le carbonate est dissous dans le reste de l'eau et cette solution est portée à l'ébullition dans une chaudière en fonte. On y verse peu à peu le lait de chaux sans interrompre l'ébullition et en agitant constamment avec une spatule en fer. On laisse encore bouillir une demi-heure environ, en remplaçant l'eau qui s'évapore et on maintient cette ébullition jusqu'à ce qu'un peu du liquide clair, additionné de son volume d'eau distillée, ne précipite plus par l'eau de chaux, ce qui indique que tout le carbonate est décomposé (on peut aussi employer l'acide chlorhydrique en excès pour voir s'il se dégage de l'anhydride carbonique). On laisse ensuite déposer, on décante le liquide clair sur une toile et on y jette le précipité de carbonate de chaux qu'on lave avec soin. La liqueur claire est évaporée rapidement dans une bassine d'argent jusqu'à fusion ignée. La matière en fusion est coulée sur des plaques de marbre huilées ou dans une lingottière, ou versée par gouttes sur un marbre huilé, suivant qu'on veut obtenir des *plaques, cylindres* ou *pastilles*, que l'on enferme dans des flacons bouchés et paraffinés.

On obtient environ 500 grammes de produit pour les doses de carbonate de potasse et de chaux indiquées.

Il faut avoir soin dans cette préparation de maintenir

l'ébullition au début pour que le carbonate de chaux se forme à l'état cristallin et se dépose facilement ; de plus, c'est à l'ébullition seulement que la chaux réagit sur le carbonate de potasse et cette réaction ne se produit que dans des liqueurs très étendues ; en liqueurs concentrées, au contraire, la potasse enlève l'acide carbonique du carbonate de chaux. Il est donc important de remplacer l'eau à mesure qu'elle s'évapore. Il est également nécessaire au moment de l'essai avec l'eau de chaux, de diluer la solution employée, sans quoi, il y aurait toujours formation d'un précipité, la potasse concentrée précipitant l'eau de chaux.

Enfin l'opération doit se terminer dans une bassine d'argent ou à défaut, dans une marmite en fonte et jamais dans une capsule de porcelaine ou un ballon, qui seraient attaqués.

Le produit ainsi obtenu porte le nom de *potasse à la chaux*. Il est impur.

2° On peut encore obtenir de l'hydrate de potasse pur par divers moyens :

a) On précipite à l'ébullition une solution de 9 parties de sulfate de potasse par 16 parties d'hydrate de baryte cristallisé.

b) On met dans un flacon :

Carbonate de potasse pur. . . .	10 grammes.
Chaux éteinte bien lavée et séchée	10 —
Eau distillée froide	120 —

On agite pendant quelques jours et on décante.

c) On calcine au rouge, selon les indications de WOCHLER, du nitrate de potasse pur en présence de tournure de cuivre divisée, puis on reprend par l'eau.

Par ces divers procédés on obtient une solution qu'il faudra évaporer dans une bassine d'argent, puis couler sur une plaque d'argent ou dans une lingottière.

Purification. — La potasse à la chaux contient de nombreux sels, des chlorure, sulfate, azotate, silicate, carbonate de potassium, de la chaux, de l'alumine, du fer et de l'eau.

Pour la purifier on la traite par de l'alcool à 95° qui ne dissout pas les sels étrangers.

On pulvérise grossièrement la potasse à la chaux et on laisse en contact quarante-huit heures avec son poids d'alcool à 95°, dans un vase de verre bouché. On décante et on fait encore deux macérations semblables. Les solutions alcooliques décantées sont placées dans une cornue de verre et distillées jusqu'à la moitié de leur volume ; on achève la concentration dans une bassine d'argent. Vers la fin de l'opération il se rassemble à la surface du liquide une matière charbonneuse qui est enlevée soigneusement. On coule ensuite sur une plaque d'argent ou de marbre. On obtient ainsi la *potasse à l'alcool* qui retient encore un peu de chlorure, de nitrate et de carbonate de potassium.

Propriétés. — L'hydrate de potasse est solide, blanc, déliquescent, onctueux au toucher. Sa densité est 2,1. Il fond au rouge sombre et se volatilise au rouge blanc. Il se dissout dans l'eau et l'alcool, avec élévation de température. Avec l'eau il fournit plusieurs hydrates. Il peut absorber jusqu'à 50 grammes d'eau, sans perdre l'état solide.

C'est un alcali puissant, dissolvant l'épiderme et la plupart des matières organisées (poils, soies), attaquant le verre et la porcelaine, en s'emparant de la silice et de l'alumine.

Impuretés. — La potasse caustique peut contenir des carbonates, des chlorures, des sulfates, des phosphates, de l'alumine, de la silice et de l'eau.

Essai. — La potasse pure se dissout sans résidu dans l'eau et l'alcool. Saturée par l'acide azotique, elle ne doit pas donner de dégagement gazeux (*présence de carbonates*), ni précipiter par l'azotate d'argent (*chlorures*), ni par l'azotate de baryte (*sulfates*), ni par le molybdate d'ammoniaque (*phosphates*) ni par l'ammoniaque (*alumine*). Évaporée en présence de l'acide chlorhydrique elle ne laisse pas de résidu insoluble dans l'eau (*silice*). Calcinée dans un creuset d'argent elle ne perd pas de son poids (*eau*).

Pharmacologie. — La potasse est utilisée, sous forme de cylindres ou de pastilles, comme caustique. Son affinité pour l'eau des tissus fait qu'elle se diffuse trop, aussi donne-t-elle une escharre molle, s'étendant bien au delà de la partie en contact avec elle. On la mélange le plus souvent avec de la chaux pour limiter son action (*Caustique de Filhos, Poudre de Vienne*).

Combinée avec les acides, c'est-à-dire à l'état de sels, elle joue un rôle important de constitution, dans les éléments anatomiques : globules sanguins, cellules nerveuses, fibres musculaires. Elle se retrouve surtout dans les matériaux solides, par opposition à la soude qui abonde dans les liquides.

On s'en sert pour la préparation d'un grand nombre de sels.

HYPOCHLORITE DE POTASSIUM

$$ClOK = 90,6$$

Syn : Eau de Javel.

Préparation. — On l'obtient en solution, soit en faisant passer un courant de chlore dans une solution de carbonate de potasse, soit par double décomposition entre du chlorure de chaux et du carbonate de potasse.

Propriétés. — La solution d'hypochlorite est peu stable, la lumière, la chaleur, les acides faibles, en dégagent du chlore. C'est un mélange d'hypochlorite et de chlorure de potassium. Elle jouit de propriétés désinfectantes et décolorantes, mais on lui préfère les hypochlorites de soude ou de chaux, à cause de son altérabilité.

L'eau de Javel du commerce est presque toujours une dissolution de chlorure de chaux.

On tend actuellement à employer presque exclusivement la solution d'hypochlorite de soude, obtenue par électrolyse du chlorure de sodium.

PERMANGANATE DE POTASSIUM
$MnO^4K = 158,3$

Préparation. — On l'obtient en oxydant du bioxyde de manganèse par le chlorate de potasse.

On prend :

Bioxyde de manganèse pulv. . . . . . . 40 gr.
Chlorate de potasse pulv. . . . . 35 gr.
Potasse caustique . . . . 50 gr.

La potasse est dissoute dans très peu d'eau et cette solution est versée sur le mélange des deux poudres. On chauffe la masse au rouge obscur pendant une heure dans un creuset de fer, en agitant. On laisse refroidir. Il se fait une masse verte de manganate de potasse. Le produit pulvérisé est traité par deux litres d'eau bouillante, on filtre et on y fait passer un courant de chlore.

On concentre à basse température jusqu'à 25° B. (D = 1,20) et on fait cristalliser.

Dans cette opération le bioxyde de manganèse est oxydé par le chlorate de potasse et il se forme d'abord du manganate de potasse qui est vert :

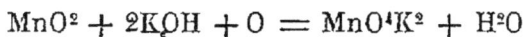

$$MnO^2 + 2KOH + O = MnO^4K^2 + H^2O$$

Le chlore transforme ce manganate en permanganate :

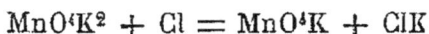

$$MnO^4K^2 + Cl = MnO^4K + ClK$$

Propriétés. — Le permanganate de potasse cristallise en prismes violacés à reflets métalliques.

Il est soluble dans 15 parties d'eau froide, en donnant une solution rouge violacée que les alcalis ramènent au vert et que décolorent l'acide sulfureux et les corps réducteurs. Cette solution s'altère au contact du liège. C'est un oxydant énergique qui détruit les matières organiques.

Pharmacologie. — Le permanganate de potasse est un désinfectant et un antiseptique assez actif, mais infidèle et peu pratique parce que son action est trop rapide à cause de la facilité avec laquelle il perd son oxygène. C'est en effet à titre d'oxydant qu'il est bon désinfectant et parfait désodorisant. Il détruit bien les mauvaises odeurs, celles des ulcérations de toutes natures.

On l'emploie à l'*exterieur* en lotions, injections (blennorhagie), gargarismes, irrigations.

Ces solutions pour usages externe se font ordinairement à la dose de 1 à 5 p. 1000 d'eau distillée, plus concentrées elles seraient caustiques. Pour désinfecter les matières fécales on utilise une solution à 1 p. 100.

On l'a préconisé comme antidote de la morphine et aussi contre les morsures des serpents venimeux, en injections à 1 p. 100 dans chaque blessure faite par les crochets du reptile.

Les taches brunes, qu'il laisse sur la peau, s'enlèvent en les frottant avec un morceau d'acide tartrique ou un peu d'acide chlorhydrique.

On l'a encore indiqué comme agent d'épuration pour les eaux destinées à l'alimentation. Il suffirait d'y ajouter suffisamment de permanganate de potasse pour avoir une coloration rosée, persistant plusieurs heures et de décolorer ensuite par addition d'un peu de poudre d'écorce de chêne ou de quinquina.

SILICATE DE POTASSIUM $SiO^3K^2 + H^2O$

Syn : Verre soluble.

Préparation. — PAR VOIE SÈCHE.. — On fait un mélange de :

Sable de Fontainebleau fin et sec. . . 63 gr.

Carbonate de potasse pur. . . . . . . 36 gr.

que l'on chauffe au rouge blanc pendant quatre heures dans un four à reverbère. La masse obtenue est transparente et légérement ambrée.

Pour préparer la solution officinale, on introduit dans un autoclave le produit concassé avec la quantité d'eau nécessaire pour obtenir une solution marquant 33 à 36°B (D = 1,28]. A haute température et sous pression la dissolution se fait bien et sans dissociation. Il importe d'employer de l'eau dépourvue de sels calcaires, si l'on veut éviter la formation de silicate de chaux insoluble qui rendrait le produit louche. Le corps ainsi obtenu est non un sel défini, mais un mélange de divers silicates, de silice et d'alcali libre, avec plus ou moins d'eau.

Par voix humide. — On dissout de la silice dans de la potasse à l'ebullition, mais le produit obtenu est très alcalin et durcit mal. On ne doit pas l'employer pour l'usage chirurgical.

Propriétés. — Le silicate de potassium sec est vitreux et incolore. Il est très soluble dans l'eau et d'autant plus qu'il contient plus d'alcali. Sa solution se dessèche facilement à l'air et laisse précipiter de la silice par les acides, le chlore, le brome, la créosote, le phénol, le chloral, la gélatine, l'albumine.

La *solution chirurgicale* est un liquide incolore, visqueux, de densité 1,28, à réaction alcaline.

Impuretés et falsifications. — Le silicate de potasse ne doit pas contenir d'alcali libre, qui le rendrait caustique. On le fraude souvent avec du silicate de soude qui est moins siccatif ; quelquefois même la substitution est totale.

Essai. — Un excès d'alcali se constate facilement par les réactifs. Pour retrouver le *silicate de soude* en présence de la potasse, on précipite la silice par l'acide chlorhydrique, on filtre et dans la liqueur neutralisée par de là potasse pure, le bimétaantimoniate de potasse donnera un précipité, s'il y a de la soude.

, Personne indique de prendre un volume de la solution à examiner, de l'étendre de 10 volumes d'eau et de 1 volume d'acide acétique : la silice est déplacée, mais reste dissoute. On ajoute volume égal d'alcool à 90° et un peu d'acide tartrique en fragments. On agite et presque aussitôt il se fait un précipité cristallin de bitartrate de potasse. On filtre, on évapore à siccité dans une capsule de platine, on incinère et le résidu est un mélange de carbonate de potasse et de soude qui, repris par l'eau donne un précipité avec le bimétaantimoniate de potasse et colore la flamme en jaune.

La substitution totale du silicate de soude au sel de potasse se retrouve en reproduisant la première partie de l'essai précédent. Après addition d'acide tartrique il ne se fera pas de précipité immédiatement, le bitartrate de soude étant soluble. L'essai pratique consiste à imprégner un morceau de toile qui doit sécher rapidement, en cinq ou six heures, devenir très raide et ne pas adhérer aux doigts.

Pharmacologie. — Le silicate de potasse sert à la préparation de bandages inamovibles dont les avantages sont la légèreté, la solidité et la facilité avec laquelle on peut les enlever avec de l'eau bouillante.

La solution chirurgicale doit marquer 1,28 au densimètre, ne pas contenir d'alcali libre qui serait caustique. ni du silicate de soude dont la dessiccation est trop lente.

SULFATE NEUTRE DE POTASSIUM

$$SO^4K^2 = 174,2$$

Préparation. — On l'obtient par saturation du carbonate de potasse par l'acide sulfurique étendu. On concentre jusqu'à 15°B (D = 1,11) et on fait cristalliser.

On l'obtient aussi comme résidu de la préparation de l'acide nitrique par le nitrate de potasse.

Propriétés — C'est un sel cristallisé en prismes à six pans terminés par des pyramides. Il est blanc, soluble dans 10 parties d'eau froide et 4 parties d'eau bouillante, insoluble dans l'alcool. Il est habituellement anhydre, mais il peut s'hydrater et donner

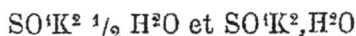

$$SO^4K^2 \ ^1/_2 \ H^2O \ et \ SO^4K^2, H^2O$$

Les cristaux sont très durs et décrépitent quand on les chauffe. Ils se prêtent à la formation de nombreux sels doubles, parmi lesquels, le sulfate sodico-tripotassique que le commerce livre couramment pour du sulfate de potasse et qui est préparé avec les sels de Stassfurt.

Essai. — La solution de sulfate de potasse ne doit pas précipiter par l'hydrogène sulfuré (*métaux*), ni par le carbonate de soude (*sels alcalino-terreux*), ni par l'azotate d'argent (*chlorures*), ni par le bimétaantimoniate de potasse (*sulfate de soude*).

Pharmacologie. — Ce corps était employé comme purgatif à la dose de 10 à 15 grammes. Mais comme il est toxique à la dose de 30 grammes et qu'il n'agit pas mieux que les autres purgatifs (sulfate de soude ou de magnésie), on l'a délaissé. Il sert à garnir les flacons de sels volatils anglais.

TELLURATE NEUTRE DE POTASSIUM

$$TeO^4K^2 \ 5 \ H^2O =$$

Propriétés. — C'est une poudre cristallisée blanche, inodore, de saveur métallique et communiquant à l'haleine une odeur alliacée. Il est soluble dans l'eau et insoluble dans l'alcool.

On l'a préconisé contre les sueurs des phtisiques à la dose de 0,01 à 0,03 par jour, en pilules.

COMPOSÉS ORGANIQUES

ACÉTATE DE POTASSIUM

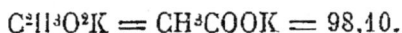

$$C^2H^3O^2K = CH^3COOK = 98,10.$$

Syn. : Terre foliée de tartre.

Préparation. — PROCÉDÉS DE LABORATOIRE : 1° On
sature l'acide acétique par du carbonate de potasse.
On prend :

> Carbonate de potasse pur. . . 5.000
> Acide acétique à 1.060 . . . . 1.740
> Eau distillée 1,740

L'acide et l'eau étant mélangés, on y ajoute par petites
proportions le carbonate de potasse en agitant le liquide.
On s'arrête quand la liqueur n'est plus que faiblement
acide, on filtre et on évapore dans une capsule en argent
ou en porcelaine. Il se forme à la surface une pellicule
légère et boursouflée qu'on rejette sur les bords de la
capsule avec une spatule. Quand le liquide est évaporé
on chauffe encore quelques instants pour dessécher le
produit mais sans le fondre et on l'enferme chaud dans
les flacons.

2° On peut obtenir à la fois de l'acétate et du carbonate
de potassium. Pour cela, on met dans un vase un peu profond une dissolution de carbonate de potassium dans son
poids d'eau. On fait arriver au fond du liquide de l'acide
acétique à l'aide d'un tube effilé et on agite doucement.
L'acide carbonique mis en liberté par l'acide acétique
s'unit au carbonate non décomposé pour donner du bicarbonate qui se dépose. On s'arrête dès qu'on a versé
la moitié de l'acide nécessaire à la saturation, ce que

l'on reconnaît à ce que l'addition d'une faible quantité d'acide acétique produit une effervescence plus vive que les précédentes. On lave avec un peu d'eau froide le précipité de bicarbonate. Le reste des liqueurs et les eaux de lavage sont saturées complètement par l'acide acétique et on évapore pour avoir l'acétate.

Procédé industriel. — Dans l'industrie on prépare souvent l'acétate de potasse avec les acétates de chaux ou de plomb que l'on décompose par le sulfate ou le tartrate de potassium. Le produit ainsi obtenu retient des impuretés.

Propriétés. — C'est un sel blanc, cristallisé en prismes anhydres, fondant à 292°, léger, déliquescent et soluble dans l'alcool. Il ne se décompose qu'à une température élevée en donnant de l'acétone, du charbon, du carbonate de potassium et des produits empyreumatiques. Il forme avec l'acide acétique un sel acide décomposable à 200°. Chauffé avec de la potasse caustique il donne du formène. Distillé avec de l'acide arsénieux il fournit du cacodyle à odeur fétide.

Impuretés. — Le produit commercial contient souvent des sels de calcium ou de plomb.

Essai. — Les *sels de calcium* se reconnaissent en traitant par l'alcool, qui ne les dissout pas.

Les *sels de plomb*, en traitant la solution par l'hydrogène sulfuré, qui donnera un précipité noir.

L'acétate de potasse doit être neutre au tournesol.

Pharmacologie. — L'acétate de potasse est un excellent diurétique que l'on peut toujours ajouter aux tisanes dans la diathèse urique. A doses massives il devient purgatif. Dans l'économie il se transforme en carbonate de potasse et communique aux urines une réaction alcaline.

On l'administre dans de la tisane, dans le vin, en potion, à la dose de 1 à 10 gr.

Il entre dans la composition du vin de Trousseau. On doit le tenir à l'abri de l'humidité.

CYANURE DE POTASSIUM CAzK = 65,10

Préparation. — Procédés de laboratoire. — 1° Par voie sèche. — On calcine le ferrocyanure de potassium. On chauffe doucement au rouge, dans un creuset en fonte muni de son couvercle, du ferrocyanure pulvérisé et séché à l'étuve. Il se fait un mélange liquide de cyanure de potassium et de carbure de fer qu'on verse sur une toile métallique disposée sur un creuset chauffé. Les impuretés gagnent le fond du creuset, le cyanure est au-dessus et se prend en masse cristalline par refroidissement.

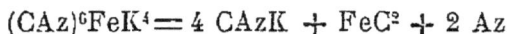

$$(CAz)^6FeK^4 = 4 CAzK + FeC^2 + 2 Az$$

Dans cette opération il faut chauffer suffisamment pour ne pas laisser de ferrocyanure non décomposé qu'il est impossible d'enlever ensuite, mais une température trop élevée décomposerait une partie du cyanure.

2° Par voie humide. — On fait passer un courant d'acide cyanhydrique sec et gazeux dans une solution alcoolique de potasse caustique. On sèche les cristaux, qui se déposent.

Procédé industriel. — Dans l'industrie on part également du ferrocyanure de potassium obtenu par calcination des matières animales azotées (corne, sang, débris de cuir, etc.) en présence de carbonate de potasse.

Purification. — Le cyanure commercial contient une grande quantité de corps étrangers, tels que : carbonate, sulfate, chlorure, formiate, cyanate, ferrocyanure. etc.

Pour le purifier on le traite par du sulfure de carbone qui ne dissout pas les impuretés. Par évaporation on obtient une masse cristalline titrant 97 à 99 % de cyanure pur.

Propriétés. — Le cyanure de potassium est en masses blanches à structure cristalline. Sa densité est 1,52. Il est déliquescent, très soluble dans l'eau, soluble dans l'alcool faible et le sulfure de carbone, insoluble dans l'alcool fort. L'acide carbonique de l'air le décompose en mettant en liberté de l'acide cyanhydrique, d'où son odeur spéciale. Sa solution aqueuse éprouve la même altération et lorsqu'on la fait bouillir il y a combinaison avec l'eau et formation de formiate de potasse et d'ammoniaque.

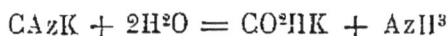

$$CAzK + 2H^2O = CO^2HK + AzH^3$$

La chaleur le fond, mais le décompose difficilement.

Dosage. — Le dosage est encore le procédé le plus simple pour essayer le cyanure de potassium. On peut employer une solution titrée d'azotate d'argent ou le procédé suivant.

PROCÉDÉ DE GELIS ET FORDOS. — Ce procédé repose sur la réaction suivante : l'iode, en présence d'une solution de cyanure de potassium, donne de l'iodure de cyanogène et de l'iodure de potassium

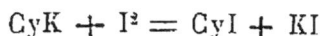

$$CyK + I^2 = CyI + KI$$

et la liqueur ne se teinte en jaune que quand tout le cyanure a été décomposé.

On peut titrer très rapidement en modifiant légèrement le mode opératoire des auteurs.

On pèse 3 gr. 255 du cyanure à examiner, on les dissout dans 80 c. c. d'eau distillée, on ajoute un peu d'acide acétique ou d'eau gazeuse pour neutraliser l'excès d'alcali et décomposer les carbonates qui absorberaient de l'iode, on complète à 100 c. c. et on agite. Cette liqueur correspond exactement à la solution normale d'iode (127 grammes d'iode par litre). On prélève 10 c. c. de cette liqueur que l'on place dans un litre d'eau distillée et on y fait tomber, peu à peu et en agitant, la solution normale d'iode jusqu'à légère coloration jaune. Si le cyanure est pur on doit employer 10 c. c. de liqueur normale d'iode, s'il est impur le nombre de dixièmes de centimètres cubes employés donne la richesse pour cent.

Exemple : Il a fallu 7 c. c. 3 d'iode pour obtenir la teinte jaune ; le produit examiné contient 73 % de cyanure pur.

Pharmacologie. — Le cyanure de potassium est un sédatif énergique. Il agit par l'acide cyanhydrique qu'il fournit.

A l'*extérieur* on l'emploie en pommade à 1/30 ou en compresses 1/80 contre la névralgie et la céphalalgie frontale ou pour combattre les sueurs fétides.

A l'*intérieur* comme antithermique et antiseptique. La dose de 0,10 par jour ne doit pas être dépassée. Il ne faut pas le dissoudre dans l'eau de laurier-cerise, car cette solution se trouble, laisse déposer un précipité jaune de benzoïne et devient ammoniacale.

OXALATE ACIDE DE POTASSIUM
$$C^2O^4KH + Aq$$

Syn.: Sel d'oseille. — Bioxalate de potassium.

Le produit commercial est surtout composé d'un mélange de bioxalate et de quadroxalate. On l'obtient en saturant incomplètement l'acide oxalique par le carbonate de potassium.

On peut aussi l'extraire des plantes du genre Rumex où il existe tout formé.

C'est un sel soluble dans 40 parties d'eau froide et 6 parties d'eau chaude, peu soluble dans l'alcool. La chaleur le décompose sans le charbonner.

Pharmacologie. — On l'emploie quelquefois comme astringent ou caustique.

TARTRATE NEUTRE DE POTASSIUM
$$C^4H^4O^7K^2 = 226,2$$

Préparation. — On le prépare en saturant le tartrate acide de potassium par du carbonate de potasse.

Bitartrate de potasse pulvérisé . . 1,000 gr.
Eau distillée . . . . 4,000 gr.
Carbonate de potasse. . . . . . Q.S.

Le bitartrate est dissous dans l'eau et la solution portée à l'ébullition ; on ajoute par petites quantités le carbonate de potasse, jusqu'à ce qu'il n'y ait plus d'effervescence et que la liqueur soit neutre au tournesol. On filtre, on évapore jusqu'à 1,45 au densimètre (46°Bé) et on fait cristalliser dans une étuve.

Propriétés. — Le tartrate neutre cristallise en prismes rhomboïdaux obliques très solubles dans l'eau bouillante, solubles dans quatre parties d'eau froide, peu solubles dans l'alcool. Sa saveur est amère et désagréable. Les acides lui enlèvent la moitié de sa base et précipitent du tartrate acide de potassium.

Essai. — Il ne doit pas faire effervescence avec les acides (*anhydride carbonique*) ni précipiter par l'hydrogène sulfuré (*plomb ou cuivre*).

Pharmacologie. — Le tartrate neutre est purgatif à la dose de 15 grammes et au-dessus, mais sa saveur désagréable fait qu'on lui préfère le tartrate de soude ou le tartrate boricopotassique. Il est employé quelquefois comme diurétique. Dans l'économie il se transforme en bicarbonate de potasse.

TARTRATE ACIDE DE POTASSIUM
$$C^4H^4O^6KH = 188.10$$

Syn. : Bitartrate de potasse. — Crême de tartre.

Préparation. — Le tartrate acide de potassium existe en grande quantité dans les lies de vin. Pour l'obtenir on traite ces lies par l'eau bouillante, on filtre, on décolore au noir animal ou par addition d'argile, on filtre à nouveau et on fait cristalliser à plusieurs reprises.

Un autre procédé consiste à prendre une solution d'acide tartrique dont on fait deux parties égales ; une de ces parties est neutralisée exactement avec du carbonate de potasse, il se fait du tartrate neutre, on ajoute l'autre partie, on concentre et on laisse cristalliser.

Propriétés. — C'est un sel blanc constitué par des cristaux rhomboïdaux droits, durs, craquant sous la dent et de saveur acide, inaltérables à l'air. Il est soluble dans 240 parties d'eau froide et dans 15 parties d'eau bouillante, insoluble dans l'alcool et dextrogyre $\alpha = 22°61$.

Il rougit le tournesol et se décompose par la chaleur en répandant l'odeur de caramel et laissant un résidu noir (flux noir) formé de carbonate de potassium et de charbon. Il dissout les oxydes métalliques pour donner des sels doubles.

Impuretés et falsifications. — La crème de tartre provenant des lies retient souvent du tartrate de chaux. On y ajoute frauduleusement du sable, des sels alcalins, chlorures, sulfates, etc.

Essai. — On traite un échantillon par une petite quantité d'eau froide qui enlève les sels étrangers presque exclusivement.

Dans cette solution

Les *chlorures* seront recherchés par l'azotate d'argent.

Les *sulfates* par l'azotate de baryte.

La *chaux* par l'oxalate d'ammoniaque.

En épuisant par l'eau bouillante une autre partie de l'échantillon, le sable restera insoluble.

Pharmacologie. — Le tartrate acide est purgatif à la dose de 2 à 6 grammes qu'on peut répéter deux ou trois fois. Dans l'organisme il se transforme en carbonate ; cependant si une grande quantité de tartrate acide a été ingéré, on peut le retrouver dans l'urine.

On l'emploie surtout comme diurétique et à ce titre il entre dans la composition du thé Saint-Germain. Il sert encore à préparer des poudres dentifrices.

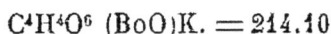

TARTRATE BORICO-POTASSIQUE

$$C^4H^4O^6 (BoO)K. = 214.10$$

Syn.: Crème de tartre soluble.

Préparation. — Procédé du Codex. — On le prépare en dissolvant de l'acide borique dans du bitartrate de potasse.

Bitartrate de potasse pulvérisé . . .	100 gr.
Acide borique cristallisé	25 —
Eau . . . . , ...	250 —

Le tout est porté à l'ébullition dans une capsule en porcelaine et évaporé jusqu'à consistance épaisse, en ayant soin d'agiter constamment et de chauffer lentement, surtout à la fin. Le produit est étendu en couches minces sur des assiettes que l'on place à l'étuve à 40° ou 50°.

Par ce procédé l'acide borique ne s'unit à la crème de tartre qu'après un contact prolongé avec l'eau bouillante et il y a perte d'un peu d'acide borique entraîné par la vapeur d'eau.

Procédé de la Calle. — Ce procédé permet d'opérer plus rapidement.

Bicarbonate de potasse	100 gr.
Acide tartrique	100 gr.
Acide borique	50 gr.
Eau	600 gr.

On dissout à chaud le bicarbonate dans l'eau, on y ajoute, par petites portions, 75 grammes d'acide tartrique, puis l'acide borique, qui se dissout très bien et enfin le reste de l'acide tartrique, 25 grammes. On termine comme dans le procédé du Codex. On obtient par ce procédé un produit très pur et très soluble.

Propriétés. — C'est un sel blanc, amorphe, très soluble dans l'eau et de saveur très acide. Il fond entre 200° et 220°. Il arrive parfois qu'il s'altère à la longue et devient peu soluble, il suffit alors de le dissoudre dans l'eau, pour lui rendre ses qualités.

Pharmacologie. — La crème de tartre soluble est un purgatif doux à la dose de 25 à 60 grammes, mais dont l'acidité est désagréable. On l'ajoute à quelques tisanes pour les rendre laxatives.

DÉRIVÉS DU SODIUM

COMPOSÉS MINÉRAUX NON OXYGÉNÉS

BROMURE DE SODIUM BrNa = 103

Préparation. — 1° On fait réagir du brome sur une solution de soude caustique pure. L'opération se conduit exactement comme pour la préparation du bromure de potassium. La cristallisation se fait bien quand la solution marque 55°B (D = 1,58) ;

2° Le bromure d'ammonium traité à l'ébullition par de la soude caustique ou du carbonate de soude pur donne du bromure de sodium.

3° On peut encore précipiter du bromure ferreux par du carbonate de soude. On filtre et on fait cristalliser.

En évaporant la solution de bromure de sodium à sec on obtient une poudre blanche cristalline qui est du sel anhydre désigné sous le nom de *bromure de sodium desséché.*

Propriétés. — Cristaux cubiques blancs, de saveur piquante, solubles dans leur poids d'eau et dans l'alcool. Ils renferment 77, 67 p. 100 de brome. Quand les cristaux se forment au-dessous de + 20°, ils retiennent de l'eau.

Impuretés. — Le bromure de sodium peut contenir les mêmes impuretés que le bromure de potassium. On les recherche comme il a été indiqué pour ce dernier sel.

Essai. — La solution de bromure de sodium ne doit pas précipiter par l'azotate de baryte (*sulfates*) ne doit pas se colorer par l'acide acétique (*bromates*) et ne pas donner de coloration bleue avec l'acide azotique et l'empois d'amidon (*iodures*).

1 gramme de sel desséché et pur, est exactement précipité par 1,652 de nitrate d'argent, en donnant 1,825 de bromure d'argent.

Pharmacologie. — Le bromure de sodium, tout en possédant les propriétés thérapeutiques du bromure de potassium, présente sur lui l'avantage d'avoir une saveur moins désagréable et de contenir plus de brome. Il paraît mieux toléré à doses élevées et il n'a pas d'action nocive sur le système musculaire.

On le prescrit aux mêmes doses et de la même façon que le bromure de potassium.

CHLORURE DE SODIUM NaCl = 58,5

Syn. : Sel marin, sel gemme, sel ordinaire.

Préparation. — Procédé de laboratoire. — On l'obtient pur en attaquant du carbonate de soude par de l'acide chlorhydrique, filtrant et laissant cristalliser.

Procédé industriel. — On le retire soit des eaux de la mer, soit des lacs salés par évaporation à l'air, c'est le *sel marin*, ou on l'extrait de certaines mines où il se trouve mélangé à d'autres sels, il constitue alors le *sel gemme*.

Purification. — Le sel fourni par l'industrie contient toujours des sulfates et chlorures de magnésium et de calcium, du fer, de l'iode, des matières terreuses et organiques, des sels alcalins.

Pour le purifier, on le dissout dans l'eau, on y ajoute goutte à goutte une solution de carbonate de soude tant qu'il se forme un précipité. Les sels de chaux et de magnésie sont ainsi éliminés à l'état de carbonates. On filtre, on évapore et on enlève les cristaux de sel à mesure qu'ils se forment. On les lave sur un entonnoir et on les sèche.

Si l'on veut simplement détruire les matières organiques et dessécher le sel, on le calcine modérément dans une chaudière en fonte, en agitant constamment. Ce produit est le *sel marin décrepité*.

Propriétés. — Le chlorure de sodium cristallise en cubes incolores, anhydres qui s'accolent pour former des trémies retenant de l'eau d'interposition. Sa densité est 2,15. Sa saveur est salée et moins amère que celle du chlorure de potassium.

Il est presque aussi soluble dans l'eau à froid qu'à chaud Une partie se dissout dans 2,8 d'eau froide et 2,5 d'eau chaude.

Soluble encore dans 4 parties de glycérine, dans l'alcool faible, presque insoluble dans l'alcool fort. Sa solution aqueuse non saturée refroidie à — 10° donne de la glace contenant très peu de sel.

Lorsqu'on le chauffe il décrépite, puis fond au rouge et se volatilise au rouge blanc.

Impuretés. — Le chlorure de sodium peut contenir des sulfates, des sels alcalino-terreux, du fer, de l'iode et de l'eau.

Essai. — Dans la dissolution du sel on trouve :

Les *sulfates*, par l'azotate de baryum : précipité blanc insoluble dans l'acide chlorhydrique.

Les *sels alcalino-terreux*, par le carbonate de soude : précipité blanc.

Le *fer*, par le ferrocyanure de potassium : coloration bleue.

L'*iode*, par l'eau chlorée et le sulfure de carbone qui devient violet.

L'*eau*, par décrépitation et différence de poids. Le sel pur ne doit contenir que 8 p. 100 d'eau, en moyenne.

Pharmacologie. — Le chlorure de sodium présente au point de vue physiologique une importance considérable. Il est très répandu dans les liquides de l'organisme et en particulier dans le sang qui en contient quatre à cinq dix millièmes de son poids ; cette proportion ne peut s'abaisser sans qu'il en résulte des troubles graves pour la santé. Les tissus contiennent eux aussi une certaine quantité de ce sel. L'alimentation ordinaire, grâce au sel ajouté, fournit la quantité de chlorure de sodium nécessaire, quantité qui est plus grande pour les herbivores que pour les carnivores.

Le sel marin est absorbé rapidement par les muqueuses ; en contact avec elles, il les déshydrate, d'où, sensation de sècheresse et par suite soif exagérée, s'il s'agit de la muqueuse buccale.

Dans l'estomac, le sel, à haute dose, détermine une sécrétion muqueuse abondante qui neutralise l'acide chlorhydrique; le suc gastrique devient alors peu digestif; à dose faible, il provoque la sécrétion d'un suc gastrique un peu plus riche en acide chlorhydrique et en pepsine, que le suc normal.

Le sel facilite l'absorption, l'assimilation, la désassimilation des albuminoïdes, il favorise aussi la dissolution du phosphate de chaux dans l'estomac et augmente l'action dissolvante de la pancréatine sur la fibrine ; il active les échanges nutritifs, augmente l'urée et le nombre des globules, élève la température, etc.

Les injections intraveineuses d'eau salée ont été proposées comme succédané possible de la transfusion sanguine. On peut injecter dans les vaisseaux d'un animal à la place du sang, une solution à 7 p. 100 de chlorure de sodium à 37° sans que celui-ci soit incommodé.

Le sel est un antiputride grâce à sa propriété déshydratante, mais non un antiseptique, il favorise même certaines fermentations, c'est ainsi qu'il active la fermentation du sucre par la levure et qu'il facilite l'action de la pepsine, de la ptyaline et de la diastase.

En thérapeutique on emploie le chlorure de sodium ou les eaux chlorurées sodiques comme fondant, antiscrofuleux, purgatif, fébrifuge, anthelminthique.

Doses et modes d'administration. — Le chlorure de sodium ingéré à la dose de 30 à 40 grammes est purgatif, mais sa saveur désagréable fait qu'on ne l'emploie qu'en lavement (une cuillerée à bouche de sel pour un lavement purgatif). Ces lavements sont encore anthelmintiques.

En applications externes. il est irritant ; il sert à préparer des bains, lotions, collyres, de l'eau sédative.

IODURE DE SODIUM NaI = 50

Préparation. — 1° On peut l'obtenir par l'action de l'iode sur la soude caustique, en suivant les indications données pour l'iodure de potassium, mais dans cette opération il y a perte d'iode par suite de l'altération rapide de l'iodure de sodium au contact de l'air et sous l'influence de la chaleur. Aussi préfère-t-on les deux procédés suivants.

2° On chauffe de l'iodure d'ammonium avec de la soude qui chasse l'ammonium.

3° On traite de l'iodure ferreux par du carbonate ou du sulfure de sodium. Il se fait du carbonate ou du sulfure de fer et de l'iodure de sodium.

Quand la cristallisation se fait au-dessus de 40°, le sel est anhydre, sinon il retient $2H^2O$. Il est également anhydre quand on évapore la dissolution à sec et le produit obtenu est de l'*iodure de sodium desséché*. C'est une poudre cristalline, blanche, hygrométrique.

Propriétés. — L'iodure de sodium cristallise en cubes incolores déliquescents, altérables à l'air, solubles dans l'alcool et dans l'eau : une partie se dissout dans 0,58 d'eau.

Les impuretés sont les mêmes que pour l'iodure de potassium et l'essai est identique.

1 gramme d'iodure de sodium sec, est précipité par
1,123 d'azotate d'argent et donne 1,56 d'iodure d'argent.

Pharmacologie. — L'iodure de sodium jouit des
propriétés de l'iodure de potassium; c'est un médicament vasculaire. Il semble que les deux sels aient la
même action, et que l'iodure de sodium ait l'avantage
de ne pas avoir d'action nocive sur le système musculaire.

On administre l'iodure de sodium de la même façon
et aux mêmes doses que l'iodure de potassium.

MONOSULFURE DE SODIUM Na²S,9H²O = 240

Syn. : Sulfhydrate de soude

Préparation — 1° VOIX HUMIDE. PROCÉDÉ DU CODEX.
On prépare une solution de soude caustique de densité
1,33 (30 p. 100 de soude) dans laquelle on fait passer de
l'hydrogène sulfuré tant qu'il est absorbé. On place la
dissolution à l'abri de l'air et on laisse cristalliser. On
décante et on égoutte les cristaux sur un entonnoir,
puis on les enferme dans des flacons bien bouchés.

Souvent la lessive de soude contient des traces de fer
ou de cuivre et il se fait au début un précipité noir de
sulfure qu'il faut éliminer par décantation, avant de
continuer le courant d'hydrogène sulfuré.

La réaction qui se passe est la suivante :

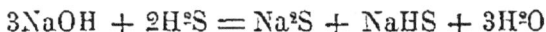

$$3NaOH + 2H^2S = Na^2S + NaHS + 3H^2O$$

Il se fait du monosulfure qui cristallise et un sulfhydrate très soluble qui reste dans les eaux-mères en même

temps qu'une certaine quantité de soude inattaquée. En faisant bouillir ces eaux-mères après séparation des cristaux, le sulfhydrate se décompose en monosulfure qui cristallise et en hydrogène sulfuré, qui sature la soude libre pour donner encore du monosulfure. En opérant ainsi, on augmente de beaucoup le rendement.

2° Voie sèche. — On réduit au rouge le sulfate de soude par le charbon. Il se fait du monosulfure et de l'oxyde de carbone.

Propriétés. — Le monosulfure de sodium se présente en cristaux déliquescents, solubles dans l'eau et peu dans l'alcool. Il se transforme à l'air en hyposulfite et carbonate. Les acides en dégagent de l'hydrogène sulfuré. Le soufre s'y combine pour donner des polysulfures.

Pharmacologie. — Le sulfure de sodium est à peu près le seul sulfure prescrit pour l'usage interne. Au contact du suc gastrique, l'hydrogène sulfuré est mis en liberté et absorbé. Une partie s'élimine par les voies respiratoires et agit sur les muqueuses des bronches dont la sécrétion est activée, ce qui rend l'expectoration plus facile ; une autre partie s'élimine par la peau et joue un rôle antiparasitaire ; le reste se brûle dans l'économie et se transforme en sulfate s'éliminant par les urines.

Le monosulfure est employé dans la bronchite simple, les douleurs rhumatismales, les hydropisies, certaines affections cutanées.

On l'administre à l'intérieur à la dose de 2 à 6 centigrammes, en sirop, solution ; il sert à préparer les eaux sulfureuses artificielles.

On s'en sert surtout pour l'usage externe, pour pré-

parer les bains artificiels de Barèges. On devrait le préférer au trisulfure de potassium pour les bains sulfurés;
on l'emploie encore comme épilatoire.

Le trisulfure de sodium se prépare comme le trisulfure
de potassium et a les mêmes indications thérapeutiques.

COMPOSÉS MINÉRAUX OXYGÉNÉS

ARSÉNIATE DE SOUDE $AsO^4H\ Na^2$, $7H^2O = 342$

Syn. : *Arséniate disodique.*

Préparation. — 1° Voie sèche. — On oxyde l'acide
arsénieux par l'azotate de sodium.

On chauffe au rouge dans un creuset en terre le
mélange suivant :

Azotate de sodium. 200
Acide arsénieux. 116

On reprend par l'eau, on neutralise l'excès d'acide
arsénieux par du carbonate de soude en léger excès,
on fait évaporer jusqu'à 36° B (D = 1,31) et cristalliser
entre 15° et 20°.

2° Voie humide. — Falières conseille le procédé suivant
plus rapide et moins dangereux.

Cobalt arsenical . . . . 15 gr.
Chlorate de sodium. 10,65
Eau distillée. 40
Acide azotique. . . . . X gouttes

On chauffe légèrement jusqu'à ce que l'odeur de
chlore ait disparu, puis on ajoute du carbonate de soude

(16 à 18 grammes) jusqu'à réaction fortement alcaline, on évapore à 36° B et on fait cristalliser entre 15° et 20 . L'acide chlorique, mis en liberté par l'acide azotique, oxyde l'arsenic pour le transformer en acide arsénique, puis en arséniate de soude.

Propriétés. — Sel blanc, cristallisé en prismes, à réaction alcaline, soluble dans 4 parties d'eau froide, très soluble dans l'eau bouillante, soluble dans 60 parties d'alcool à 90° et 2 parties de glycérine. Il retient une quantité d'eau variable avec la température de cristallisation. Si on le fait cristalliser entre 15° et 20°, il contient $7H^2O$, c'est le sel officinal ; au-dessous de 15°, il retient $12H^2O$, vers 30° il contient $4H^2O$.

Le sel à $7H^2O$ (sel officinal) est efflorescent, par suite, sa composition est variable ce qui est un grave inconvénient pour un médicament aussi actif, aussi aurait-on dû lui préférer le sel à $4H^2O$ (obtenu à 30°) qui n'est pas efflorescent. Le sel à $12H^2O$, maintenu entre 15° et 20°, se transforme en sel à $7H^2O$.

Quand l'arséniate s'est effleuri à l'air, on peut lui rendre son eau en l'exposant, sous une cloche, à de l'air chargé de vapeur d'eau. Il redevient alors transparent en reprenant ses $7H^2O$.

100 parties de ce sel contiennent 36,85 d'acide arsénique représentant 31,73 d'anhydride arsénieux et 24,03 d'arsenic.

Pharmacologie. — L'arséniate de soude est un médicament très toxique, agissant comme l'acide arsénieux et dont les effets sont rapides à cause de sa solubilité.

On l'administre à la dose de 2 à 10 milligrammes en granules, à 1 milligramme, sirop, solution et vin. L'arsé-

niate de soude est la base de la liqueur de Pearson,
qui peut s'administrer depuis quelques gouttes jusqu'à
3 grammes par jour.

LIQUEUR DE PEARSON

Arséniate de soude cristallisé . . . 1 gr.
Eau distillée. 600

Dissolvez et filtrez.

ARSÉNIATE DE POTASSIUM
ET DE SODIUM $AsO^4K \; NaH \; 8H^2O = 346,10$

Ce compose s'obtient par le procédé FALIÈRES indiqué
pour l'arséniate de soude, en remplaçant le chlorate de
sodium par le chlorate de potassium. Il est inaltérable à
l'air, sa composition reste donc constante, ce qui fait sa
supériorité sur les autres arséniates alcalins.

Pharmacologie. — On l'administre en solution,
surtout en pilules et granules de 1 à 6 milligrammes
à la dose de 2 centigrammes par vingt-quatre heures.

ARSÉNITE DE SODIUM $AsO^3H \; NaO^2 = 170$

On obtient une solution d'arsénite de sodium en
opérant comme pour la préparation de la liqueur de
FOWLER, c'est-à-dire en faisant bouillir jusqu'à dissolution
1 gramme de carbonate de soude, 1 gramme d'anhydride
arsénieux, 100 grammes d'eau. Cette solution renferme
après ébullition un mélange d'anhydride arsénieux
libre, de carbonate de soude et d'arsénite de sodium. Si

on concentre, on obtient une solution sirupeuse d'où se deposent très lentement des cristaux d'arsénite de sodium souillés de carbonate de soude.

L'arsénite de sodium agit de la même façon que l'arsénite de potassium, avec cette différence que les sels de sodium sont moins toxiques et sans action sur le cœur. Aussi commence-t-on à formuler une solution au 1/100 d'arsénite de sodium à la place de la liqueur de Fowler, liqueur qui s'obtient comme celle-ci en substituant le carbonate de soude au carbonate de potasse.

BORATE DE SODIUM $Bo^4O^7Na^2$, $10H^2O = 382$

Syn. : *Borax. Biborate de soude. Tétraborate de soude.*

Préparation. — Procédé de laboratoire. - On fait une solution d'acide borique que l'on sature par le carbonate de soude. On concentre et on purifie par plusieurs cristallisations. Si la concentration de la liqueur est amenée à 22° Bé les cristaux sont prismatiques ; si la concentration atteint 30° Bé (D = 1,20) il se fait des cristaux octaédriques, quand la température dépasse 56°, et des cristaux prismatiques au-dessous de 56°.

Procédé industriel. — Dans l'industrie, on l'obtient soit par évaporation des eaux de certains lacs de l'Asie ou en combinant l'acide borique provenant des borates naturels (boracite, boronatrocalcite) au carbonate de sodium. On purifie le produit par une ou deux cristallisations.

Propriétés. — Le borax est donc dimorphe et existe sous deux formes : borax octaédrique, borax prismatique.

Le *borax octaedrique* se forme au-dessus de 56° et cristallise avec 5 molécules d'eau (Bo^{4}O^{7}Na^2, 5H^{2}O). Sa densité est 1,815, il est inaltérable à l'air sec, mais devient opaque à l'air humide. Il est un peu moins soluble que le sel prismatique et contient 23,80 % d'eau. Sa plus faible quantité d'eau le rend avantageux pour les applications industrielles (verres, émaux, etc.).

Le *borax prismatique* ou *borax officinal* se forme au-dessous de 56°, il cristallise avec 10 molécules d'eau. Il est efflorescent à l'air sec, inaltérable dans l'air humide. Sa densité est 1,74, sa réaction alcaline au tournesol. Il est insoluble dans l'alcool à 90° et se dissout dans vingt-deux parties d'eau froide, une demi partie d'eau bouillante, dans son poids de glycérine à chaud. Dans cette solution glycérique le borax semble s'être modifié, car il prend une réaction acide comparable à celle des acides forts, puisque la tropéoline vire au rouge.

Il contient 47,61 % d'eau et sa composition reste assez constante, ce qui l'a fait préférer par le Codex.

Les deux variétés de borax soumises à l'action de la chaleur subissent la fusion aqueuse puis se boursouflent beaucoup en se déshydratant et deviennent anhydres au rouge. Par refroidissement on obtient un verre transparent. Le borax dissout facilement certains oxydes ainsi que l'albumine, la caséine, la fibrine et l'acide urique.

Falsifications. — On y ajoute quelquefois du carbonate et du sulfate de soude.

Essai. — La solution de borax ne doit pas faire effervescence par un acide (*carbonates*) et additionnée d'acide nitrique elle ne doit pas précipiter par l'azotate de baryte (*sulfates*).

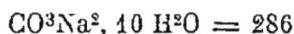

Pharmacologie. — Le borate de soude est un
alcalin et un diurétique dont l'action est plus douce
que celle des carbonates alcalins. Introduit dans l'estomac, il diminue l'acidité du suc gastrique : il est absorbé
rapidement par la muqueuse gastro-intestinale et circule dans le sang sans décomposition. Il s'élimine en
nature par les reins et la salive. C'est un antiseptique
empêchant le développement du muguet et s'opposant
à la fermentation putride. L'urine normale contenant
1/100 de borax est imputrescible. Sa propriété de
dissoudre l'acide urique en fait un lithontriptique.

Doses et modes d'administration. — On le
prescrit à la dose de 2 à 8 grammes à l'*intérieur* en
potion ou en sirop. A l'*extérieur*, on l'emploie en poudre,
solution, collyre, gargarisme, collutoire, pastilles ; il
semble assurer la conservation des viandes alimentaires.
On l'utilise contre le muguet, l'acné, les rougeurs et
boutons du visage, les éphélides, les maux de gorge,
l'enrouement des chanteurs, etc.

CARBONATE NEUTRE DE SODIUM
$$CO^3Na^2, 10 H^2O = 286$$

Syn. : *Sel de soude. Cristaux de soude.*

PRÉPARATION INDUSTRIELLE. — On l'obtenait autrefois
par incinération des plantes marines ; mais depuis 1791,
on n'emploie que la soude artificielle dont la fabrication
entièrement industrielle, se fait par deux procédés,
celui de LEBLANC et celui de SOLVAY.

1° PROCÉDÉ LEBLANC. — Ce procédé consiste à calciner
un mélange de sulfate de soude, de houille et de carbo-

nate de chaux. Il se fait du carbonate de soude, du sulfure de calcium et de l'anhydride carbonique.

On prépare d'abord le sulfate de soude en partant du
sel marin que l'on traite par de l'acide sulfurique ; il se
fait de l'acide chlorhydrique qui se dégage et que l'on
recueille dans des bonbonnes de condensation, et du
sulfate de soude. Cette opération s'effectue dans des
fours à reverbères ou dans les fours tournants où la
masse est placée dans une sorte de cylindre qui peut
tourner constamment sur son axe et qui agite le tout.
Ce sulfate de soude mélangé de craie et de houille est
fortement calciné dans les mêmes fours. Le charbon
réduit d'abord le sulfate de soude en sulfure qui réagissant sur le carbonate de calcium donne du sulfure de
calcium et du carbonate de soude. D'autre part une
partie du carbonate de chaux, au contact du charbon,
donne de la chaux caustique et de l'oxyde de carbone
aidant à la réduction du sulfate. Cette chaux caustique
se transformera en partie en oxysulfure insoluble et, en
partie, agira sur le carbonate de soude formé, pour mettre
en liberté de la soude caustique.

Le produit brut qui est ainsi composé de carbonate de
soude, soude caustique, sulfure et oxysulfure de calcium
est soumis à des lessivages méthodiques qui laissent
comme résidus le sulfure et l'oxysulfure de calcium. Ce
résidu est désigné sous le nom de *marc* ou *charrée de
soude*.

La solution aqueuse concentrée fournit des cristaux
et évaporée à sec elle donne le *sel de soude*, en poudre
blanche granulée.

La soude Leblanc contient toujours de la soude
caustique libre, des sulfates, chlorures et un peu de
sulfure de sodium.

2° Procédé Solvay. — On décompose une solution de chlorure de sodium par du bicarbonate d'ammoniaque. Il se dépose du bicarbonate de soude que la calcination transforme en carbonate neutre :

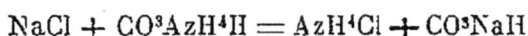

$$NaCl + CO^3AzH^4H = AzH^4Cl + CO^3NaH$$

On sature d'ammoniaque une solution concentrée de sel marin, puis on y fait passer un courant d'acide carbonique jusqu'à refus. Il se fait du bicarbonate d'ammoniaque qui réagit sur le chlorure de sodium pour donner du bicarbonate de soude peu soluble qui se précipite. On le recueille par filtration et on le calcine. Le carbonate neutre prend naissance et l'acide carbonique qui se dégage est utilisé pour saturer la solution ammoniacale de chlorure de sodium.

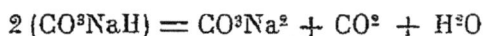

$$2 (CO^3NaH) = CO^3Na^2 + CO^2 + H^2O$$

Le sel de soude ainsi obtenu est amorphe, granulé. Il ne contient pas de soude caustique comme le produit Leblanc et renferme seulement un peu de chlorure. Aussi est-ce le sel inscrit au Codex sous le nom de *sel de soude officinal.*

On régénère l'ammoniaque du chlorure ammonique restant comme résidu en employant la magnésie qui donne du chlorure de magnésium lequel chauffé ensuite dans des conditions spéciales se dissocie en chlore et magnésie qui serviront à une autre opération.

Purification. — Le carbonate de soude commercial peut contenir de l'alcali libre, des chlorures, sulfates, du sulfure de sodium, un peu de fer, de la silice.

Pour le purifier, le Codex indique de dissoudre le sel de soude dans deux fois et demie son poids d'eau chaude, de filtrer et de cristalliser la solution marquant 28° Bé

(D $=$ 1,23). Après vingt-quatre heures, on décante, ou égoutte les cristaux et on les enferme dans des flacons bouchés. On obtient ainsi le carbonate de soude pur et cristallisé.

Propriétés. — *Le produit commercial* ou *sel de soude* ou *carbonate de soude sec* (CO^3Na^2), est anhydride, en poudre blanche, amorphe et granule. Il se combine à l'eau avec élévation de température pour donner des hydrates, est soluble dans 5 parties d'eau froide et 2 parties d'eau bouillante.

Le sel de soude des officines doit être préparé par le procédé Solvay qui donne un produit plus riche et plus pur et exempt de soude caustique. Il doit contenir 95 % au moins de carbonate pur.

Le carbonate de soude cristallisé est hydraté et renferme dix molécules d'eau (CO^3Na^2, 10 H^2O). Il cristallise en gros prismes rhomboïdaux incolores, de réaction et de saveur alcaline et légèrement caustique. Il est efflorescent et peut perdre à l'air, la moitié de son eau pour donner le sel (CO^3Na^2, 5 H^2O). Sa densité est 1,46. Il se dissout dans 1,6 d'eau à 15° dans 0,12 à 38° (maximum) et dans 0,22 à 100°; il est soluble dans son poids de glycérine et insoluble dans l'alcool absolu.

Il renferme 62,94 % d'eau. Chauffé à 34° il subit la fusion aqueuse; à 100°, il devient anhydre et fond au rouge vif sans décomposition.

Impuretés. — Le carbonate de soude peut contenir du sulfure de sodium, de l'alcali libre, des chlorures et sulfates alcalins et du fer.

Essai. — On vérifie sa pureté comme pour le carbonate de potasse.

Le sulfure se retrouve en traitant par un acide et en exposant aux vapeurs un papier à l'acétate de plomb qui brunira en présence de l'hydrogène sulfuré.

L'alcali libre avec le bleu soluble Poirier qui devient rouge ou par trituration avec du calomel qui noircit.

Pharmacologie. — Le carbonate de soude est réservé pour l'usage externe. Il sert à la préparation de lotions et de bains Son action dans ce cas est multiple ; il dissout les matières grasses et produit une action excitante de contact, pouvant amener des effets toniques, enfin l'action de contact est capable de modifier la peau elle-même, surtout dans le cas de dermatose sèche Le sel alcalin n'est jamais absorbe par la peau saine.

BICARBONATE DE SOUDE $CO^3NaH = 84$

Syn : Carbonate acide de sodium. Sel de Vichy

Préparation. — PROCÉDÉ DE LABORATOIRE. — 1° On sature d'anhydride carbonique, des cristaux humides de carbonate neutre de sodium.

On dispose à la partie supérieure d'une éprouvette à pied (fig. 13) du carbonate de soude concasse et on fait arriver par la partie inférieure un courant d'acide carbonique qui après avoir passé sur le carbonate de soude traverse une éprouvette contenant de l'eau. Cette éprouvette a pour but en offrant de la résistance au passage du gaz d'augmenter la pression intérieure et d'assurer ainsi la rapidité de l'opération en même temps que de diminuer la perte d'acide carbonique.

Le bicarbonate formé prend peu à peu la place du sel neutre qui de transparent devient opaque et comme ce dernier contient plus d'eau de cristallisation que le bicarbonate on voit à mesure que la transformation s'opère cette eau s'écouler à la base de l'éprouvette en entraînant les impuretés. On l'enlève de temps en temps.

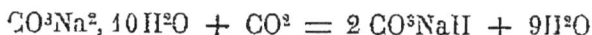

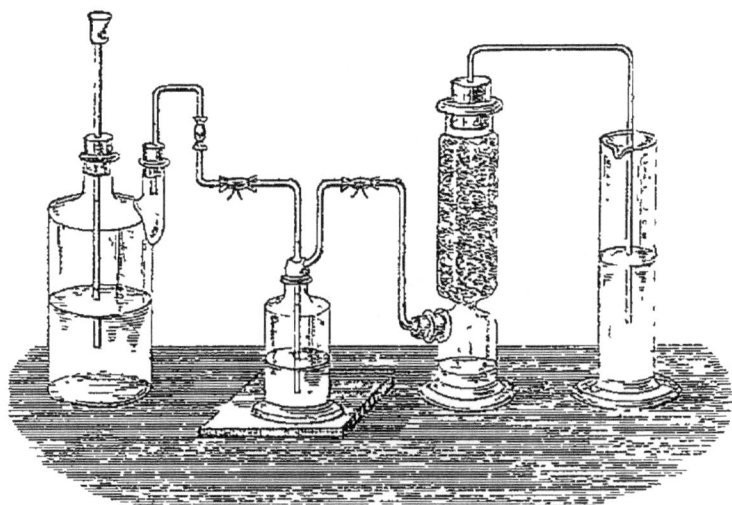

$$CO^3Na^2, 10H^2O + CO^2 = 2 CO^3NaH + 9H^2O$$

Fig. 13. — Préparation du bicarbonate de soude

L'opération est terminée quand l'acide carbonique cesse d'être absorbé et que les cristaux sont opaques jusqu'au centre.

2º On peut aussi l'obtenir en gros cristaux en faisant passer de l'anhydride carbonique jusqu'à refus dans une solution de carbonate neutre. On le fait sécher à l'étuve.

PROCÉDÉS INDUSTRIELS. — 1° Le procédé Solvay indiqué à propos du carbonate neutre fournit de grandes quantités de bicarbonate de soude.

2° On utilise aussi l'acide carbonique naturel se dégageant de certaines eaux thermales, des eaux de Vichy par exemple, et on le fait passer dans des chambres spéciales contenant du carbonate neutre disposé sur des châssis.

Propriétés. — Le bicarbonate de soude est en masse pulvérulente composé de petit cristaux agglomérés, d'un blanc mat et de saveur légèrement alcaline. Il est soluble dans 10 part. d'eau à 15° ; 9 parties à 30° ; 6 parties à 6° ; soluble dans la glycérine, insoluble dans l'alcool

Il est inaltérable à l'air sec, à l'air humide il se transforme en carbonate neutre (CO^3Na^2, 5 H^2O) en perdant CO^2. Chauffé à 70°, il commence à perdre de l'acide carbonique, à 100° la perte est de moitié et il devient carbonate neutre. Sa solution chauffée à 100° subit la même transformation.

La solution de bicarbonate bleuit le tournesol mais n'agit pas ou très peu et en la colorant légèrement en rose, sur la phtaléine du phénol.

Impuretés. — Il peut contenir des chlorures et sulfates, mais la principale impureté, c'est le carbonate neutre qui quelquefois est ajouté frauduleusement et donne au produit une saveur alcaline et urineuse très désagréable.

Essai. — On fait une solution du bicarbonate à laquelle on ajoute un excès d'acide nitrique.

Les *chlorures* seront décelés, en y ajoutant de l'azo-

tate d'argent, on aura un précipité blanc de chlorure
d'argent.

Les *sulfates*, avec le chlorure de baryum, qui donnera
un précipité blanc de sulfate de baryte.

Quand le bicarbonate contient du carbonate neutre
sa dissolution se colore en violet par la phtaléine et
donne avec le sulfate de magnésie un précipité blanc de
carbonate de magnésie.

Le bicarbonate contient 52 grammes, 38 p. 100, d'acide
carbonique, soit 26 litres environ d'acide gazeux à la
température et à la pression ordinaire.

Pharmacologie. — Le bicarbonate de soude agit
dans l'économie à la façon d'un alcalin. Loin de produire dans le sang, comme on le croyait autrefois, des
phénomènes d'oxydation et d'activer ainsi les combus-
tions, il ralentit la circulation, abaisse la température,
et diminue l'excrétion de l'urée.

A toutes les doses c'est un excitant de la sécrétion gastrique. Celle-ci neutralise d'abord l'alcalinité du bicarbonate de soude et continue à se produire jusqu'à ce que
la proportion d'acide chlorhydrique libre soit normale.

A haute dose, il est en partie absorbé en nature et
s'élimine par diverses sécrétions, en particulier par
l'urine à laquelle il communique une réaction alcaline
si la quantité absorbée est suffisante.

Dans l'hyperchlorhydrie, il n'est qu'un palliatif qui
risque d'augmenter la maladie en excitant une muqueuse déjà trop excitée.

L'accumulation, dans le sang, des alcalins, amène de
la dépression des forces musculaires ; d'où l'indication
de ne pas prolonger l'usage de ces substances et de ne
les donner qu'aux personnes dont les reins fonctionnent
normalement.

Doses et modes d'administration. — On, l'administre à la dose de 0 gr. 50 à 10 grammes et plus (en moyenne 1 à 5 grammes par jour) en cachets, solutions, tablettes ou sous forme d'eau minérale naturelle ou artificielle. Ces préparations doivent être prises de préférence avant le repas, plutôt que pendant ou après.

CHLORATE DE SOUDE $ClO^3Na = 106,50$

Préparation. — On l'obtient en faisant passer un courant de chlore dans une solution concentrée de soude caustique, en conduisant l'opération comme pour le chlorate de potasse, ou encore, en décomposant le chlorate de potassium par le bitartrate de soude. La solution marquant 43° B ($D = 1,40$) cristallise facilement.

Propriétés. — C'est un sel blanc, soluble dans 3 parties d'eau froide et dans l'alcool, ayant les propriétés chimiques du chlorate de potasse.

Pharmacologie. — Mêmes emplois que le chlorate de potasse. Il a sur lui l'avantage d'être plus soluble, de s'éliminer plus vite, d'être moins toxique ; cependant, il est à peine usité.

FLUOSILICATE DE SOUDE $(NaFl)^2SiFl^4$

Propriétés. — Poudre blanche, cristalline, inodore, de saveur caustique. Insoluble dans l'alcool et l'éther, soluble dans 17 parties d'eau. C'est un antiseptique non irritant, employé en solution 1/500. Pur, il est caustique. On l'a proposé pour la conservation des cadavres.

GLYCÉROPHOSPHATE DE SOUDE

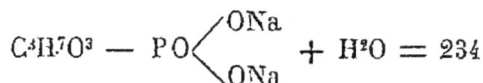

$$C^3H^7O^3 - PO\begin{array}{c}ONa\\ONa\end{array} + H^2O = 234$$

On l'obtient en saturant l'acide glycérophosphorique par du carbonate de soude, ou en traitant la solution de glycérophosphate de chaux ou mieux de baryte, par du sulfate de soude. On enlève par filtration le sulfate insoluble qui s'est produit et on concentre au bain-marie, dans le vide.

Le glycérophosphate de soude est en masses pâteuses, déliquescentes, ne devenant solides que vers 140°, très solubles dans l'eau, en donnant une solution légèrement alcaline. Cette solution ne doit précipiter ni par l'acétate d'urane, ni à froid par le nitromolybdate d'ammoniaque, ni par l'azotate d'argent, ni par le chlorure de baryum.

On le remplace très souvent par une masse pâteuse formée de phosphate de soude et de glycérine. Un pareil mélange additionné d'eau précipitera avec les réactifs indiqués plus haut, en produisant toutes les réactions des phosphates.

Ce sel agit à la façon du glycérophosphate de chaux, c'est donc un tonique reconstituant. Le meilleur moyen de le conserver est d'en faire une solution titrée au 1/2 dans de l'eau glycérinée.

HYDRATE DE SOUDE NaOH = 40

Syn. : Soude caustique.

Préparation. — 1° La préparation de la soude à la chaux et à l'alcool se fait comme pour le potasse ; il

n'y a que les doses de matières premières de changées.
On emploie :

Carbonate de soude cristallisé. . . .	300 gr.
Chaux éteinte	100 gr.
Eau	1,500 gr.

Les autres procédés indiqués pour la potasse sont
également applicables :

1° Précipitation du sulfate de soude par l'hydrate de
baryte, calcination du nitrate de soude en présence de
tournure de cuivre, traitement à froid du carbonate de
soude par la chaux éteinte ;

2° Le sodium au contact de l'eau se transforme avec
dégagement de chaleur et de lumière en soude et hydrogène.

ROSENFELD a montré qu'en opérant dans un courant
de vapeur d'eau, on évite les explosions et la réaction
s'effectue tranquillement. L'industrie paraît devoir utiliser ce procédé de préparation de la soude pure.

3° *Lessive des savonniers*. — On emploie souvent une
dissolution de soude qui porte ce nom. On la prépare
avec :

Carbonate de soude sec	500 gr.
Chaux vive.	400 gr.
Eau	6.000 gr.

On opère comme il est dit pour la préparation de la
potasse à la chaux; mais au lieu d'évaporer à siccité, on
concentre seulement jusqu'à 1,28 au densimètre (32° Bé).

Le produit commercial est souvent coloré et contient
de nombreux sels étrangers. Pour l'avoir incolore, il
faut évaporer à siccité, fondre la soude et reprendre par
l'eau nécessaire pour avoir une densité de 1,33 à froid.

CROLAS ET MOREAU.   12

La lessive des savonniers marque 1,28 bouillant et 1,33 à froid, elle contient 29 % d'hydrate de soude (NaOH) soit 23 grammes d'oxyde de sodium (Na^2O).

Propriétés. — La soude caustique est en masse blanche de densité 2,13. Elle possède les mêmes propriétés physiques et chimiques que l'hydrate de potasse. Son carbonate devient sec et pulvérulent à l'air, tandis que le carbonate de potasse est déliquescent.

Essai. — Se fait de la même manière que pour la potasse.

Pharmacologie. — L'hydrate de soude est moins employé que la potasse, comme caustique ; il produit des escharres moins molles et se désséchant plus facilement. La lessive des savonniers sert dans quelques opérations pharmaceutiques : par exemple pour préparer les savons médicinaux.

HYPOCHLORITE DE SOUDE ClONa = 74,5

Syn. : Liqueur de Labarraque. — Chlorure de soude.

Préparation. — 1° On l'obtient par l'action du carbonate de soude sur l'hypochlorite de chaux ; il se fait de l'hypochlorite de soude et du carbonate de chaux. Le Codex le prépare en solution avec :

Chlorure de chaux sec à 90° chloroques   100 gr.
Carbonate de soude cristallisé. . . .   200 gr.
Eau. . . . .   4.500 gr.

Dans une partie de l'eau, on dissout le chlorure de chaux par trituration au mortier et décantations fréquentes ; dans le reste de l'eau, on dissout le carbonate de soude, on mélange les deux solutions. On filtre après repos.

On obtient environ 4 kil. 400 de produit. Pour l'avoir à l'état solide on évapore rapidement.

2° On peut saturer de chlore une solution diluée d'hydrate ou de carbonate de soude.

3° L'industrie l'obtient par électrolyse du chlorure de sodium.

Propriétés. — On l'emploie surtout en solution. Il doit contenir deux fois son volume de chlore actif, c'est-à-dire titrer 2° chlorométriques. C'est un mélange de chlorure et d'hypochlorite de sodium, avec un peu de carbonate alcalin, qui assure sa conservation.

Pharmacologie. — On l'a prescrit à l'*intérieur*, comme antiseptique, à la dose de 10 à 15 gouttes.

Il est employé surtout à l'*extérieur* comme antiseptique et désinfectant, en solution à 10 p. 150. C'est de tous les hypoclorites celui dont l'action topique est la plus douce. Il sert au pansement des plaies de mauvaise nature et à la destruction des parasites animaux et végétaux.

HYPOPHOSPHITE DE SODIUM
$$PO^2NaH^2 = 88$$

Préparation. — On verse une solution de carbonate de soude dans une solution d'hypophosphite de chaux. Il se fait du carbonate de chaux insoluble et de l'hypophosphite de soude. On laisse déposer, on filtre et on évapore.

Propriétés. — Sel blanc, amorphe ou cristallin, déliquescent, soluble dans 2 parties d'eau et 15 parties d'alcool à 90°. La chaleur le décompose et à 100°, il détonne souvent avec violence.

Essai. — Il ne doit pas faire effervescence avec les acides (*carbonates*), ni précipiter par le chlorure de baryum (*sulfates* ou *phosphates*), ni par l'oxalate d'ammoniaque (*chaux*).

Pharmacologie. — L'hypophosphite de soude a été préconisé comme antirachitique et fortifiant. Il agit dans l'économie comme agent de la médication phosphorée. Il élève rapidement la température, augmente l'urée, favorise l'hématose, multiplie les globules sanguins.

On l'emploie en solution ou en sirop à la dose 0 gr. 50 par jour. On lui attribue, de même qu'à l'hypophosphite de chaux, une influence considérable sur l'évolution des dents.

HYPOSULFITE DE SODIUM

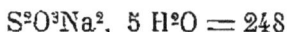

$$S^2O^3Na^2, 5\ H^2O = 248$$

Préparation. — PROCÉDÉ FAGET. — On dissout du soufre dans une solution de sulfite neutre de sodium. On prend ;

Carbonate de sodium cristallisé. . . .   320 gr.
Eau distillée . . . .   640 gr.
Soufre sublimé. . . . .   46 gr.

On dissout le carbonate dans l'eau et la solution est divisée en deux parties égales. Dans l'une, on fait passer

jusqu'à refus un courant d'acide sulfureux. Il se fait du
bisulfite de sodium. On ajoute l'autre partie, qui ramène
le bisulfite à l'état de sulfite neutre. On fait bouillir
pour chasser l'excès d'acide sulfureux, on ajoute le soufre
et on maintient l'ébullition tant que le soufre se dissout.
On filtre, on fait évaporer au 1/3 du volume (D = 1,38
42° Bᶜ) à douce température et on laisse cristalliser. Le
soufre transforme le sulfite neutre, en hyposulfite.

Propriétés. — Cristaux volumineux en prismes
rhomboïdaux obliques, de densité 1,672, inaltérables à
l'air, de saveur amère et désagréable. Il est soluble dans
0,6 partie d'eau froide avec abaissement de température,
insoluble dans l'alcool. Il fond à 45° dans son eau de
cristallisation ; une température plus élevée le transforme en sulfate et pentasulfure. Les acides minéraux
le détruisent, le chlore, le brome et les oxydants le transforment en sulfate; l'iode donne du tétrathionate de
soude. Il dissout les chlorure, bromure, et iodure
d'argent, les iodures de mercure, de plomb, etc...

Impuretés. — La principale est le sulfate de soude,
on y trouve aussi du carbonate.

Essai. — *Le sulfate* sera décelé en dissolvant dans
l'eau froide, traitant par l'acide chlorhydrique qui
dégage de l'acide sulfureux et précipite le soufre. On
filtre, et dans le liquide le chlorure de baryum donnera
un précipité blanc, insoluble dans l'acide azotique.

Le carbonate, en traitant par un acide et recueillant le
gaz dans de l'eau de chaux qui deviendra trouble.

Pharmacologie. — Les hyposulfites introduits dans
l'économie sont absorbés et éliminés par les urines à
l'état de sulfates ou de sulfites.

A dose élevée l'hyposulfite de soude est un purgatif.
On ne l'utilise pas en thérapeutique.

PHOSPHATE DE SODIUM PO⁴HNa²,12H²O = 358

Syn. : Phosphate disodique.

Préparation. — 1° On traite à l'ébullition une solution concentrée de phosphate monocalcique par le carbonate de soude, il se fait du phosphate de soude, du phosphate tricalcique, de l'acide carbonique et de l'eau :

$$3[PO^4CaH^4] + 4CO^3Na^2 = 4(PO^4HNa^2) + (PO^4)^2Ca^3 + 4CO^2 + 4H^2O$$

On prépare la solution de phosphate monocalcique comme on l'indiquera à propos de ce corps, c'est-à-dire en attaquant les os par l'acide sulfurique : on fait bouillir et on verse du carbonate de soude en solution, jusqu'à réaction alcaline.

L'acide carbonique se dégage, le phosphate tricalcique se dépose et le phosphate de soude reste en solution. On filtre, on lave le dépôt, on concentre les liqueurs jusqu'à 1,21 (26°B) et on fait cristalliser.

La solution de phosphate monocalcique contient toujours un peu d'acide sulfurique, de sorte que quand on neutralise par le carbonate de soude il se fait du sulfate de soude qui cristallise avec le phosphate. On l'en débarrasse par plusieurs cristallisations.

2° Pour éviter cette impureté, JUNGFLEISCH et LASNE emploient le phosphate bicalcique qu'ils traitent à l'ébullition par le carbonate de soude. Le phosphate tricalcique se dépose alors à l'état grenu.

Propriétés. — Le phosphate de soude cristallise en prismes clinorhombiques incolores, retenant 12 H²O. Sa densité est 1,55. Il fond à 34°6 et se dissout dans 6 parties d'eau froide et 1/2 partie d'eau bouillante.

Il est insoluble dans l'alcool. Sa saveur est peu prononcée. Chauffé à 100°, il perd son eau de cristallisation ; au rouge, il fond et perd son eau de constitution, il devient alors pyrophosphate.

Il contient 60,33 % d'eau de cristallisation et 2,51 % d'eau de constitution.

Le sel qui cristallise dans les solutions maintenues au-dessus de 33° ne retient que $7H^2O$. Le sel ordinaire est efflorescent et se transforme à l'air en sel à $7H^2O$. Sa réaction est alcaline au tournesol et à la tropéoline et neutre à la phtaléine.

Impuretés. — Le phosphate de soude peut contenir des carbonate, chlorure, sulfate de soude, de la chaux provenant des matières premières.

Essai. — *Le carbonate* fera effervescence avec un acide.

Le chlorure se trouvera en traitant par l'azotate d'argent ; il se fait un précipité jaune de phosphate d'argent, on ajoute de l'acide azotique qui le dissout et s'il reste un résidu blanc insoluble c'est du chlorure d'argent.

Pour le *sulfate*, on traite la solution du sel par l'azotate de baryte, il se fait un précipité blanc de phosphate de baryte qui doit se dissoudre dans l'acide azotique ; sinon il y a du sulfate.

Les sels de chaux, par addition d'ammoniaque qui donnera un précipité blanc de phosphate tricalcique.

Pharmacologie. — Le phosphate de soude est un purgatif doux, à la dose de 10 à 15 grammes dans un demi-verre d'eau sucrée ou dans du bouillon non salé, sa saveur est peu prononcée et préférable à celle du sulfate de soude ou de magnésie. Il devrait être plus employé surtout chez les enfants.

Liebig lui a fait jouer un rôle important dans l'hématose et il lui attribue l'alcalinité du sang (pour d'autres elle est due au bicarbonate de soude).

Le phosphate de soude facilite l'assimilation des graisses, dissout un peu l'acide urique en donnant de l'urate de sodium et du phosphate monosodique; d'où son emploi dans la diathèse urique.

Lorsqu'on recherche son action tonique, reconstituante, on le donne en solution à la dose 0,20 à 0.60 aux enfants, au moment des repas; chez les adultes 1 à 3 grammes dans de l'eau, après le repas.

Il ne faut pas oublier que le phosphate de soude, comme tous les alcalins, est incompatible avec les solutions d'alcaloïdes; on ne doit donc pas le melanger aux vins de quinquina, coca, teinture de noix vomique, ni aux préparations ferrugineuses.

PYROPHOSPHATE DE SODIUM

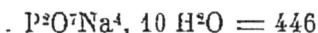

. $P^2O^7Na^4$, 10 $H^2O = 446$

Préparation. — On l'obtient en calcinant le phosphate de sodium cristallisé.

. On chauffe lentement le sel dans une capsule de platine pour chasser l'eau de cristallisation, puis on calcine au rouge sombre jusqu'à fusion du produit. On le coule sur des plaques, on le pulvérise froid, puis on le traite par douze parties d'eau bouillante. On concentre jusqu'à 1,20 (25° Bé) et on laisse cristalliser.

Propriétés. — Cristaux en prismes rhomboïdaux obliques, non efflorescents, neutres aux réactifs. Il est soluble dans quatorze parties d'eau froide et une partie

d'eau bouillante. Il précipite en blanc l'azotate d'argent,
mais ne précipite pas l'albumine. Par ébullition avec
l'eau, il s'hydrate pour reformer du phosphate de soude.
Il dissout le pyrophosphate de fer. Il contient 40,36 %
d'eau et peut donner de nombreux sels doubles.

Pharmacologie. — Il ne sert guère qu'à la préparation des autres pyrophosphates.

SILICATE DE SODIUM

Préparation. — On fait fondre du quartz avec de la
soude ou avec du carbonate de soude, en opérant dans
un autoclave comme pour le silicate de potasse, ou, par
voie humide, en opérant à l'ébullition.

Le produit que l'on obtient n'est pas nettement défini ;
celui que l'on obtient par voie humide et qui est cristallisé, semble avoir pour formule SiO^3Na^2, $NaOH + H^2O$.
Le produit industriel est $SiO^3NaH + H^2O$.

Propriétés. — Le silicate de soude est en masse
verdâtre analogue à du verre. Il est soluble dans l'eau
froide, il est alcalin et indécomposable par la chaleur.
Sa solution saturée marque (35° à 42° Bᵉ) (D = 1,36
environ).

Pharmacologie. — Il jouit de propriétés antiseptiques au moins égales à celles du borax. Il arrête les
fermentations alcoolique, putride, lactique, synapisique.
En solution à 1/2, il détruit en un temps variable les
globules du pus et les germes organisés. On lui attribue
aussi le pouvoir de dissoudre l'acide urique.

On l'emploie rarement à l'intérieur. On l'administre

en solution, en sirop contre la diathèse urique, en injection à 1%, contre la blennhorragie. Une urine purulente additionnée de silicate de soude ne se putréfie pas. Il est impropre à la confection des bandages inamovibles parce qu'il ne durcit pas assez.

SULFATE DE SODIUM SO^4Na^2 10 H^2O = 322

Syn. : Sel de Glauber.

Préparation. — 1° La totalité du sulfate de soude est fournie par l'industrie. On le retire des eaux-mères des marais salants ou de gisements naturels ; mais il est surtout obtenu comme résidu de la préparation de l'acide chlorhydrique, résidu que l'on reprend par l'eau et que l'on fait cristalliser à plusieurs reprises, pour le débarrasser de l'acide qu'il retient.

Le sulfate de soude est en cristaux d'autant plus gros que l'on a opéré sur une plus grande masse et que le refroidissement a été plus lent. Souvent l'industrie l'obtient en petits cristaux, en agitant le liquide pendant la cristallisation.

2° On peut obtenir le sel anhydre SO^4Na^2, en recueillant les cristaux qui se forment au-dessous de 33°, ou encore en chauffant les sels hydratés qui fondent dans leur eau de cristallisation vers 33°, puis perdent la totalité de l'eau pour subir la fusion ignée.

Purification. — Le Codex conseille de purifier le produit commercial en le dissolvant à chaud dans son poids d'eau distillée et laissant cristalliser. Les cristaux sont égouttés et séchés au papier-filtre.

Propriétés. — Le sulfate de soude cristallise en prismes rhomboïdaux obliques, transparents, retenant dix molécules d'eau.

Le produit commercial se présente ou en petits cristaux transparents ou en poudre amorphe blanche, obtenue par évaporation à sec de la solution et qui constitue le *sulfate de soude desséché*.

Sa saveur est amère et désagréable; sa densité est de 1,48. Il est insoluble dans l'alcool fort et se dissout dans 2,8 d'eau à 15°, dans 0,3 à 33° (maximum de solubilité), dans 0,5 à 100°. Il contient 56 % d'eau de cristallisation. Exposé à l'air, il s'effleurit, devient opaque et donne un mélange d'hydrates parmi lesquels le sel à 7 H^2O : SO^4Na^2 7 H^2O.

Le sulfate de soude est indécomposable par la chaleur seule ; il est réduit en sulfure par le charbon. Sa dissolution dans l'acide chlorhydrique peut amener un abaissement de température de 26°. En présence de l'acide sulfurique, il se transforme en bisulfate.

Impuretés — On y trouve quelquefois des sels de chaux et de magnésie.

Essai. — Sa solution doit être neutre au tournesol, et ne pas précipiter par le carbonate de soude (*sels alcalino-terreux*), ni par l'azotate d'argent après addition d'acide azotique (*chlorures*), ni par l'hydrogène sulfuré (*métaux*).

Pharmacologie. — Le sulfate de soude est un bon purgatif. On a expliqué son action comme celle de tous les purgatifs par diverses hypothèses. Les uns admettent que ces corps agissent en augmentant les contractions des muscles intestinaux, ce qui empêche l'absorption des liquides qui, normalement sécrétés à la surface interne du tube digestif, sont alors éliminés. Pour d'autres, ils agissent par suite de phénomènes d'osmose. On sait que lorsque deux solutions salines sont en présence, séparées seulement par une membrane, il s'établit un double courant de l'une vers l'autre, avec prédominance du courant allant du liquide moins dense vers le liquide plus dense. Les solutions salines pénétrant dans l'intestin produiraient un courant exosmotique de l'intérieur des vaisseaux à la surface interne de l'intestin. VULPIAN admet que les purgatifs introduits dans les voies digestives agissent en irritant la membrane muqueuse. Il en résulte une inflammation de la muqueuse intestinale : desquamation épithéliale, production rapide et abondante de mucus, sécrétion plus active du suc intestinal auquel se mêlent, dans certains cas, des produits d'une transsudation profuse, formée d'eau et de certains sels du sang et due au travail exagéré de la membrane atteinte

Le sulfate de soude active les échanges gazeux et favorise la combustion des graisses, d'où son indication contre l'obésité.

Doses et modes d'administration. — Le sulfate de soude sert à la préparation des lavements purgatifs, de la *médecine noire*; on l'administre encore en solution aqueuse, dans du bouillon, à la dose de 15 à 30 grammes, pour un adulte ; les eaux minérales purgatives lui doivent pour la plupart leurs propriétés. Pour masquer la saveur désagréable de ces eaux on conseille de les additionner de quelques gouttes d'essence de menthe ou d'un peu de glyzine ou encore de mâcher un morceau de bois de réglisse, avant de les absorber et après l'ingestion.

L'action du sulfate de soude est d'autant plus rapide

que la solution est plus concentrée. D'où l'indication de ne prendre d'autres liquides qu'après la première selle. Il produit quelquefois des nausées et des vomissements dus surtout à sa saveur désagréable. Les solutions concentrées agissent rapidement, mais donnent quelques coliques, l'administration d'une certaine quantité de liquide (bouillon, tisane) immédiatement après la purgation empêche les coliques, mais retarde l'effet purgatif.

BISULFATE DE SODIUM $SO^4NaH = 122$

S'obtient par l'action de l'acide sulfurique sur le sulfate de soude. On peut l'employer à la préparation des eaux gazeuses simples (bicarbonate de soude et bisulfate de sodium) pour les appareils BRIET et FÈVRE, parce qu'il est plus économique que l'acide tartrique et moins dangereux que l'acide sulfurique. Le résidu de ces appareils donnera par évaporation du sulfate de soude que l'on retransformera en bisulfate par l'acide sulfurique.

SULFITE NEUTRE DE SODIUM
$SO^3Na^2. 7 H^2O = 252$

Préparation. — On fait une solution d'une partie de carbonate de soude pour deux d'eau, on la divise en deux parties égales ; dans l'une on fait passer jusqu'à refus de l'anhydride sulfureux ; il se fait du bisulfite de soude. On verse alors la deuxième partie qui ramène le bisulfite à l'état de sulfite neutre. On évapore rapidement jusqu'à 1,20 (25° B°) et on fait cristalliser.

Propriétés. — Prismes à réaction légèrement alcaline (D = 1,561). solubles dans quatre parties d'eau froide et possédant une saveur fraîche. L'oxygène les transforme en sulfate ; la chaleur en sulfate et sulfure de sodium.

Pharmacologie. — Le sulfite neutre est un antiseptique et un désinfectant ; grâce à son avidité pour l'oxygène, il détruit les ferments et les matières putrides. C'est un excellent parasiticide et un désinfectant des plaies. On l'emploie surtout pour l'usage externe en lotion, pommade, glycéré. Pour l'injection des cadavres, on emploie 4 ou 5 litres d'une solution marquant 25 Bé.

SULFITE ACIDE DE SODIUM SO³NaH = 104

Syn. : Bisulfite de soude.

Préparation. — On le prépare en saturant à froid d'anhydride sulfureux une solution d'une partie de carbonate de soude dans deux parties d'eau. Il y a dégagement de chaleur et, par refroidissement, le bisulfite cristallise. Les eaux-mères restent saturées de ce sel.

L'anhydride sulfureux chasse l'anhydride carbonique qui au début ne se dégage pas, mais transforme le carbonate neutre en bicarbonate. L'excès de gaz sulfureux décompose tout le bicarbonate, pour donner d'abord du sulfite neutre, puis du bisulfite.

Propriétés. — Cristaux irréguliers, opaques, à réaction acide, de saveur désagréable, très solubles dans l'eau, insolubles dans l'alcool.

Les cristaux sont difficiles à obtenir et s'altèrent rapidement ; aussi l'industrie livre souvent le bisulfite en solution titrée, de couleur jaune pâle. Cette solution se combine facilement avec les aldehydes. Traitée par l'acide sulfurique, elle dégage de l'anhydride sulfureux sans dépôt, décolore le permanganate de potasse et ne précipite ni l'azotate d'argent, ni l'azotate de baryte. Le bisulfite s'oxyde rapidement à l'air et donne du sulfate.

Pharmacologie. — Antiseptique et désinfectant au même titre que le sulfite neutre, mais plus a ctif. On l'a employé pour la conservation des vins et des sucs végétaux.

COMPOSÉS ORGANIQUES

ACÉTATE DE SODIUM $C^2H^3O^2Na. 3 H^2O = 136$

Préparation. — On le prépare en ajoutant peu à peu du carbonate de soude à de l'acide acétique. On filtre, on évapore jusqu'à pellicule à la surface ou jusqu'à 34°Bé (D = 1,29) et on fait cristalliser.

Propriétés. — Ce sel est en prismes incolores, de saveur amère et piquante, soluble dans trois parties d'eau froide, dans son poids d'eau bouillante et dans 5 parties d'alcool à 80° centésimaux. Il est efflorescent dans l'air sec et déliquescent dans l'air humide. Il fond vers 100° et ne se décompose pas au rouge.

Pharmacologie. — L'acétate de soude est un diurétique à faible dose, mais moins actif que l'acétate de potasse, les sels de potasse étant plus diurétiques que les sels de soude correspondants ; à haute dose, il est purgatif. Il se transforme dans l'organisme en carbonate. On peut prescrire de 4 à 20 gr. en potion ou tisane ; mais son emploi est très restreint.

BENZOATE DE SODIUM

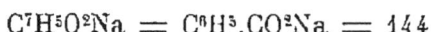

$$C^7H^5O^2Na = C^6H^5.CO^2Na = 144$$

Préparation. — On sature d'acide benzoïque une solution de soude caustique marquant 1,33 (37°B).

On délaye l'acide dans un peu d'eau et on y ajoute, par petites portions, la soude caustique à 1,33, jusqu'à neutralisation exacte. On évapore et on fait cristalliser sous une cloche contenant un vase à acide sulfurique.

Propriétés. — Le benzoate de sodium cristallise en aiguilles incolores, légèrement efflorescentes, solubles dans 2 parties d'eau froide, 3 parties d'alcool à 60°,28 parties d'alcool à 90° froid et 9 parties de glycérine. Sa solution aqueuse dissout facilement la caféine et la créosote. Il contient 84,72 p. 100 d'acide benzoïque. Les acides organiques le dissolvent rapidement, tandis qu'il est insoluble dans les acides minéraux dilués.

Impureté. — On le falsifie quelquefois par addition de borate de soude pulvérisé.

Essai. — Le *borate de soude* se reconnaît en traitant le sel par de l'acide sulfurique et de l'alcool qui brûlera avec une flamme verte s'il y a de l'acide borique.

Pharmacologie. — Le benzoate de soude est antiseptique. En solution à 5 p. 100, il serait un poison du microbe diphtéritique. On l'a conseillé contre la goutte, l'albuminurie, la coqueluche, il n'a pas donné les résultats qu'on attendait. C'est un diurétique faible, n'augmentant pas la quantité d'urine mais augmentant le chiffre de l'urée. Il semble devoir être utile dans la gravelle urique.

On l'administre en potion, pilules, sirop, ou dans de la tisane, à la dose de 0,50 à 2 gr. par jour.

CITRATE DE SODIUM

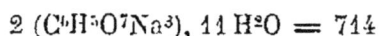

$$2 (C^6H^5O^7Na^3), 11 H^2O = 714$$

Préparation. — On sature l'acide citrique par du bicarbonate de soude.

On prend :

Acide citrique	57
Bi-carbonate de soude . .	95

Après saturation, on évapore à 36° Bé (D = 1,31) et on fait cristalliser.

Les doses précédentes donnent 100 grammes de produit.

Propriétés — Le citrate de soude est en cristaux efflorescents, très solubles dans l'eau, de saveur peu amère et légèrement alcaline. A 100°, il perd les 7/11 de son eau de cristallisation.

Pharmacologie. — C'est un bon purgatif, à dose de 30 à 40 grammes, mais rarement usité.

SALICYLATE DE SOUDE

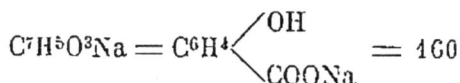

$$C^7H^5O^3Na = C^6H^4\begin{cases} OH \\ COONa \end{cases} = 160$$

Préparation. — 1° PROCÉDÉ DE LABORATOIRE. — On délaye de l'acide salicylique dans l'eau et on neutralise par du carbonate de soude pur. On concentre et on fait cristalliser. Il faut éviter de filtrer sur du papier contenant du fer, sans quoi la solution devient violette.

2° PROCÉDÉ INDUSTRIEL. — Le salicylate de soude se prépare industriellement en faisant passer un courant d'acide carbonique dans du phénol additionné de soude caustique, comme il est indiqué pour la préparation de l'acide salicylique.

Propriétés. — Le salicylate de soude se présente sous deux états : *cristallisé*, en aiguilles soyeuses, incolores, ou *amorphe*, c'est-à-dire en poudre blanche.

Il est soluble dans son poids d'eau froide (solution neutre au tournesol), très soluble à chaud, soluble dans 2 parties d'alcool à 60°, 6 parties d'alcool à 90° froid, 4 parties de glycérine ; insoluble dans l'alcool absolu et l'éther. A l'air, il brunit. Le perchlorure de fer le colore en violet. Sa saveur est un peu amère et légèrement sucrée.

Impuretés. — Il peut contenir un excès d'acide salicylique ; on le falsifie aussi par addition de borate de soude ou de sucre de lait.

Essai. — L'*acide salicylique* libre se trouve en agitant le sel avec de l'éther anhydre ou de l'alcool absolu qui n'enlèvent que l'acide libre et l'abandonnent par évaporation. L'addition de perchlorure de fer au résidu donnera une coloration violette. '

Le *sucre de lait* réduira la liqueur de Fehling.

Le *borate de soude*, par addition d'acide chlorhydrique et immersion d'un papier de curcuma qui bleuira par dessiccation.

Pharmacologie. — L'action de ce sel ne diffère en rien de celle de l'acide salicylique, dont il possède un tiers environ de la valeur thérapeutique. Introduit dans l'économie, il se dédouble dans le sang au contact de l'anhydride carbonique, en mettant en liberté l'acide salicylique. Le salicylate de soude est un spécifique du rhumatisme articulaire aigu, qu'il arrête rapidement, dans la majorité des cas. Il faut continuer l'emploi du médicament huit à quinze jours après la cessation des douleurs, en employant des doses décroissantes.

Doses et modes d'administration. — On le donne à la dose de 2 à 10 grammes par jour, de préférence en plusieurs fois, dans de la tisane, en solution, dans un sirop ou en poudre. L'addition de glycyrrhizine à ses solutions masque assez bien sa saveur.

Les doses élevées amènent souvent des phénomènes congestifs du côté du cerveau, bourdonnements, bruits de cloches, état vertigineux, etc. L'extrait de belladone et l'ergotine sont utiles contre cette complication.

BOROSALICYLATE DE SODIUM

Préparation. — PROCÉDÉ ADAM. — On fait bouillir dans un ballon muni d'un réfrigérant ascendant :

Eau	700 gr.
Acide borique	125 —
Salicylate de sodium	320 —

On obtient un liquide sirupeux qui se prend en
masse par refroidissement. On le fait évaporer sur des
assiettes plates.

Propriétés. — Ce sel est en masse blanche, opaque,
soluble dans quatre parties d'eau froide et une partie
d'eau à 40°, soluble dans les alcools méthylique, éthylique, amylique, dans la glycérine, l'acétone, l'éther
acétique, insoluble dans l'éther. C'est un antiseptique
puissant.

TARTRATE NEUTRE DE SODIUM

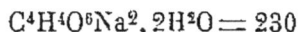

$$C^4H^4O^6Na^2, 2H^2O = 230$$

Préparation. — On porte à l'ébullition une solution
d'acide tartrique et on y projette peu à peu du carbonate
de soude pulvérisé, jusqu'à ce qu'il n'y ait plus de dégagement gazeux. On évapore et on fait cristalliser.

Propriétés. — Prismes rhombiques, transparents,
de saveur faible, inaltérables à l'air, insolubles dans
l'alcool fort, solubles dans cinq parties d'eau froide et
fondant facilement dans leur eau de cristallisation.

Pharmacologie. — Purgatif peu employé à la dose
de 15 à 30 grammes. Son insapidité devrait cependant
le faire rechercher. On peut en préparer des limonades gazeuses aussi actives que celles au citrate de
magnésie.

TARTRATE DE POTASSIUM ET DE SODIUM $C^4H^4O^6K.Na,4H^2O = 282,10$

Syn. : Sel de Seignette.

Préparation. — PROCÉDÉ DU CODEX. — On sature le tartrate acide de potassium par du carbonate de sodium.

On prend :

Bitartrate de potassium pulvérisé. . .   100 gr.
Carbonate de soude cristallisé. . . . .   75 —
Eau distillée . . . .   350 —

On dissout à l'ébullition le bitartrate dans l'eau et on ajoute peu à peu le carbonate de soude jusqu'à ce qu'il n'y ait plus d'effervescence.

Après filtration, on évapore jusqu'à 1,38 au densimètre (42°B), on laisse cristalliser. Les eaux-mères donnent de nouveaux cristaux.

Propriétés. — Ce sel cristallise en gros prismes solubles dans 2 parties 5 d'eau froide, insolubles dans l'alcool, de saveur un peu salée, mais non désagréable. Il fond entre 70° et 80° dans son eau de cristallisation.

Pharmacologie. — C'est un purgatif à la dose de 30 grammes. Il convient aux personnes faibles, aux enfants, aux femmes; il est indiqué dans les états inflammatoires. Il fait partie de la poudre gazogène laxative anglaise.

DÉRIVÉS DU LITHIUM

COMPOSÉS MINÉRAUX NON OXYGÉNÉS

BROMURE DE LITHIUM BrLi = 87

Préparation. — On l'obtient en traitant une dissolution chaude de bromure de fer préparée comme il sera
indiqué à propos de ce corps, par du carbonate de
lithium dans la proportion de 38 grammes de carbonate
pour 80 grammes de brome employé. Il se fait du carbonate de fer insoluble et du bromure de lithium. On
chauffe pour faciliter la réaction, on filtre, on évapore à
sec et on coule en plaques, qui sont enfermées de suite
dans des flacons secs.

Propriétés. — Le bromure de lithium peut cristalliser en fines aiguilles ; le plus souvent, il est en
plaques blanches. C'est un sel incolore, déliquescent,
inaltérable à l'air, supportant sans décomposition une
température élevée. Il est soluble dans 0,7 parties d'eau
froide 0,4 d'eau bouillante, soluble dans l'ether anhydre.
Il contient 91,95 °/₀ de brome.

Pharmacologie. — Il présente les mêmes applications que les autres bromures alcalins. C'est le sel à
préférer pour les goutteux à la dose de 0,50 par jour en
solution ou en sirop.

IODURE DE LITHIUM ILi $= 134$

Préparation. — On l'obtient par action du carbonate de lithine sur l'acide iodhydrique en solution ou sur une solution d'iodure ferreux. Il se fait du carbonate de fer insoluble et de l'iodure de lithium. On opère à l'ébullition. On filtre la solution qui doit être légèrement alcaline, on évapore à sec, puis on coule en plaques que l'on enferme immédiatement dans des flacons secs.

Propriétés. — C'est un sel incolore, très déliquescent, très soluble dans l'alcool, dans 0,6 d'eau froide et 0,2 d'eau bouillante. Préparé par évaporation à sec ou par cristallisation au-dessus de 15°, il est anhydre ; au-dessous de 15°, il retient 3 molécules d'eau (ILi, $3H^2O$).

1 gramme d'iodure sec doit donner 1 gr. 82 d'iodure d'argent.

Pharmacologie. — Succédané de l'iodure de potassium, encore peu employé.

COMPOSÉS MINÉRAUX OXYGÉNÉS

CARBONATE DE LITHIUM $CO^3Li^2 = 74$
Syn. ; Carbonate de lithine.

Préparation. — 1° On décompose une solution de sulfate ou d'azotate de lithium par le carbonate de soude. Il se fait un précipité blanc de carbonate de lithium et du sulfate ou de l'azotate de soude qui restent en solution. Le précipité est lavé abondamment et séché.

2° On peut encore le préparer par calcination de l'acétate de lithine obtenu par double décomposition en faisant agir l'acétate de baryte sur le sulfate de lithine.

Propriétés. — Sel blanc, cristallin, peu soluble dans l'alcool et dans l'eau (1 °/₀ à toutes températures). L'eau saturée d'anhydride carbonique en dissout 52 gr. 50 par litre. Il fond au rouge en perdant les 4/5 de son acide carbonique.

Impuretés et falsifications. — Le carbonate de lithine préparé par précipitation retient toujours du sulfate ou de l'azotate de sodium. On le falsifie souvent par addition de carbonate de magnésie, de carbonate et phosphate de chaux, de lactose.

Essai. — On le dissout dans l'acide azotique en excès. Cette solution ne doit précipiter ni par l'azotate de baryum (sulfates) ni par l'azotate d'argent (chlorures).

Pour reconnaître la *chaux* on le dissout dans l'acide chlorhydrique, on neutralise par de l'ammoniaque, on ajoute du carbonate d'ammoniaque, on obtient un précipité blanc de carbonate de chaux.

Pour la *magnésie*, on filtre le liquide provenant de l'essai de la chaux, on y ajoute de l'ammoniaque et du phosphate de soude ; il se fait un précipité cristallin de phosphate ammoniaco-magnésien.

Le *lactose* (qui devient actuellement une falsification courante de presque tous les produits) se trouve en calcinant le sel de lithine qui reste blanc, s'il est pur, et noircit s'il contient du lactose. Il réduit dans ce cas la liqueur de Fehling.

Le Codex indique, pour l'essai de ce sel, de le dissoudre dans l'acide chlorhydrique, d'évaporer à sec. Le résidu doit être complètement soluble dans un mélange à parties égales d'éther et d'alcool.

1 gramme de carbonate de lithine calciné avec de l'acide sulfurique, doit donner 1 gr. 48 de sulfate de lithine.

Pharmacologie. — C'est le sel de lithine le plus employé et le meilleur dissolvant de l'acide urique qui s'élimine alors par les urines sous forme d'urate de lithine. Il est efficace dans la gravelle urique, la goutte et les calculs urinaires.

On l'administre à la dose de 0,10 à 0,50 par jour. On le donne en solution dans l'eau gazeuse, en prises ou en cachets. CARLES recommande pour assurer la dissolution, de le donner mélangé à poids égal de bicarbonate de soude ou de sucre.

COMPOSÉS ORGANIQUES

BENZOATE DE LITHIUM $C^7H^5O^2Li,H^2O = 146$

Préparation. — PROCÉDÉ DU CODEX. — On neutralise l'acide benzoïque par du carbonate de lithine.

On prend :

Acide benzoïque. . . . . 100 grammes.
Carbonate de lithium. . . . . . 30 gr. 3.
Eau distillée. . . . . 270 —

On délaye le carbonate dans l'eau, on chauffe légèrement et on ajoute peu à peu l'acide benzoïque, tant qu'il se dégage de l'acide carbonique. La solution concentrée faiblement est mise à cristalliser. On sèche les cristaux à l'air.

Propriétés. — Cristaux incolores, solubles dans 3,5 d'eau froide, 2,5 d'eau bouillante, 10 parties d'alcool à 90° froid.

Pharmacologie. — Ce benzoate possède les propriétés diurétiques des autres benzoates alcalins. On l'emploie de préférence à cause de l'action dissolvante des sels de lithine sur l'acide urique. La dose à prescrire est de 1 à 2 grammes par jour, en cachets de 0,25 centigrammes contre la gravelle urique, les calculs urinaires, la goutte.

CITRATE DE LITHIUM $C^6H^5O^7Li^3$ 2 $H^2O = 246$

Préparation. — On sature l'acide citrique par le carbonate de lithine.

On prend :

Acide citrique.	186 grammes.
Carbonate de lithine.	100 —
Eau	2.000 —

On projette le carbonate par fractions, dans la solution bouillante d'acide citrique. Le sel cristallise par évaporation.

Propriétés. — Cristaux prismatiques incolores, solubles dans 25 parties d'eau froide, devenant anhydres à 115°.

1 gramme de ce sel calciné avec un excès d'acide sulfurique donne 0,223 de sulfate de lithium.

Pharmacologie. — Le citrate possède les propriétés du carbonate de lithine ; on le prescrit à sa place à cause de sa plus grande solubilité, mais il doit être donné à doses quadruples. Il se conserve à l'air sec, sans altération.

SALICYLATE DE LITHIUM $C^7H^5O^3$,Li = 144

Préparation. — On délaye de l'acide salicylique dans l'eau et on le neutralise à chaud, par du carbonate de lithine. On évapore et on fait cristalliser.

Propriétés. — Aiguilles soyeuses, incolores, inodores, de saveur piquante et sucrée. Il est soluble dans l'eau et l'alcool et inaltérable à l'air, quand il est pur. Il est impur, quand il présente l'odeur d'acide phénique et une teinte rosée, dues à l'emploi d'acide salicylique impur.

1 gramme de ce sel calciné avec de l'acide sulfurique donne 0.381 de sulfate de lithine.

Pharmacologie. — Il est employé comme succédané du carbonate de lithine sur lequel il a l'avantage d'être soluble dans l'eau et d'ajouter aux propriétés du lithium celles de l'acide salicylique.

On le donne en cachets à la dose de 0,50 à 2 grammes par jour.

DÉRIVÉS DE L'AMMONIUM Am $=$ AzH^1 $=$ 18

COMPOSÉS MINÉRAUX NON OXYGÉNÉS

BROMURE D'AMMONIUM
BrAm $=$ BrAzH^4 $=$ 98

Syn. : Bromhydrate d'ammoniaque.

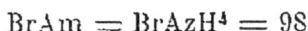

Préparation. — On l'obtient en saturant de l'ammoniaque par du brome.

On fait tomber peu à peu le brome dans la solution ammoniacale jusqu'à ce que la liqueur reste colorée, ce qui indique un excès de brome. On décolore par quelques gouttes d'ammoniaque, on concentre jusqu'à 1,25 au densimètre (30°Bᵉ) et on fait cristalliser.

Propriétés. — Prismes incolores, volatils sans fusion ni décomposition, solubles dans 1 part. 3 d'eau froide, peu soluble dans l'alcool. Ce sel jaunit à l'air avec dégagement de brome et formation d'acide bromhydrique. On évite cette coloration en le mélangeant ou en le faisant cristalliser en présence d'un peu de carbonate d'ammoniaque. Il contient 81,62 °/₀ de brome.

Impuretés et falsifications. — Il peut contenir de l'iodure et du chlorure d'ammonium, par suite de l'emploi de brome impur.

Essai. — L'essai se fait comme pour le bromure de potassium ; de plus on doit se souvenir que le bromure d'ammonium est complètement volatil.

1 gramme de ce sel pur et sec est précipité par 1,75 d'azotate d'argent et donne 1,918 de bromure d'argent.

Pharmacologie. — Le bromure d'ammonium est un sédatif analogue au bromure de potassium. il est plus riche que lui en brome. On l'emploie seul ou mélangé avec les deux autres bromures alcalins contre l'épilepsie. Il serait non seulement un sédatif, mais encore un modificateur des muqueuses, de la muqueuse bronchique en particulier. On le donne de la même façon et aux mêmes doses que le bromure de potassium.

Pour purifier le bromure d'ammonium jauni que l'on ne doit jamais employer, il suffit de l'arroser sur un entonnoir de quelques gouttes de solution étendue d'ammoniaque puis de le laisser sécher à l'air. ou encore de le dissoudre dans l'eau, de décolorer par quelques gouttes d'ammoniaque, puis de faire cristalliser après concentration.

BROMURE D'AMMONIUM ET DE RUBIDIUM Rbbr, AzH^4Br

Poudre cristalline légèrement jaunâtre, soluble dans l'eau. Préconisé contre l'épilepsie à la dose de 4 à 5 grammes par jour en solution.

CHLORURE D'AMMONIUM $AzH^4Cl = 53.50$

Syn : *Chlorhydrate d'ammoniaque   — Sel ammoniac. Chlorure ammonique.*

Préparation. — PROCÉDÉ DE LABORATOIRE. — On sature de l'acide chlorhydrique par de l'ammoniaque, on filtre, on évapore jusqu'à 1,08 au densimètre (12°Bé) et on fait cristalliser.

PROCÉDÉS INDUSTRIELS. — 1° On décompose à chaud le sulfate d'ammonium par le chlorure de sodium :

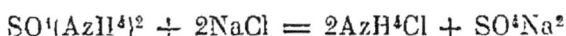

$$SO^4(AzH^4)^2 + 2NaCl = 2AzH^4Cl + SO^4Na^2$$

2° Actuellement, on emploie presque exclusivement le procédé qui consiste à saturer l'acide chlorhydrique commercial par les produits ammoniacaux extraits des eaux d'épuration du gaz d'éclairage ou des vidanges.

Purification. — Le produit ainsi obtenu est toujours coloré par des impuretés, surtout par du fer.

On le purifie par une ou deux sublimations faites en le chauffant au rouge sombre, dans des chaudières en fonte.

On pourrait encore le dissoudre dans l'eau, ajouter du sulfure d'ammonium pour précipiter le fer, filtrer, décomposer l'excès de sulfure d'ammonium par un peu d'acide chlorhydrique, filtrer encore pour enlever le soufre et concentrer par ébullition, alcaliniser la liqueur et faire cristalliser

Propriétés. — Ce sel cristallise en octaèdres ou en cubes blancs, anhydres, de densité 1,5. Il est inodore, de saveur amère et piquante, neutre au tournesol, soluble dans 3 parties d'eau froide, dans 1,4 d'eau bouillante, dans 8 parties d'alcool et 5 parties de glycérine. La chaleur le volatilise au rouge sans décomposition.

Les oxydes métalliques l'attaquent presque tous à chaud, en donnant des chlorures, de l'azote et de l'eau.

Sa solution aqueuse dissout l'oxyde de zinc et le bichlorure de mercure.

Dans le commerce, on trouve ce corps en pains volumineux, orbiculaires, blancs, demi-transparents, obtenus par sublimation.

Essai. — Le sel ammoniac doit être blanc et complètement volatil, ne précipiter ni les sels de baryum (*sulfates*), ni l'hydrogène sulfuré ou le sulfure d'ammonium (*métaux*), ni l'oxalate d'ammonium (*chaux*).

Pharmacologie. — Le chlorure d'ammonium semble participer de l'action de l'ammoniaque et du chlorure de sodium. Sa propriété de dissoudre la mucine et de désagréger les cellules épithéliales l'a fait employer comme expectorant. Il exerce en effet une action favorable sur la muqueuse respiratoire. Pour RABUTEAU, c'est un oxydant au même titre que le chlorure de sodium, activant la circulation et les phénomènes de nutrition.

On le prescrit à l'*intérieur* à la dose de 1 à 4 grammes par jour, en potion, pilules, dans de la tisane ; à haute dose, il est vénéneux. A l'*extérieur*, on en fait des lotions, collyres, gargarismes, pommades à 4/30. Mélangé avec de la chaux éteinte et appliqué sur les pieds, il élève la température par suite de l'action révulsive de l'ammoniaque dégagée.

Son élasticité le rend difficile à pulvériser ; on le réduit en poudre au moyen de la râpe ou encore en faisant une solution saturée bouillante que l'on agite jusqu'à refroidissement.

IODURE D'AMMONIUM $AzH^4I = 145$

Préparation. — 1° On précipite une solution
d'iodure ferreux par une solution de carbonate d'ammoniaque. Il se fait du carbonate de fer insoluble et
l'iodure d'ammonium reste dissous. Après filtration et
évaporation sirupeuse, on fait cristalliser. La liqueur doit
être ammoniacale au moment de la cristallisation.

2° On dissout de l'iode dans l'alcool, on y ajoute du
sulfure d'ammonium, jusqu'à ce que la liqueur soit
laiteuse et incolore, on filtre et on fait cristalliser.

Propriétés. — Ce sel cristallise en cubes anhydres,
blancs, de saveur désagréable, déliquescents, solubles
dans 0,6 d'eau froide et dans l'alcool. On peut le
sublimer à l'abri de l'oxygène sans décomposition. A
l'air, il devient jaune par mise en liberté d'iode, altération due à l'acide carbonique de l'air, car tous les
acides en éliminent l'iode.

Essai. — Il doit être entièrement volatil. On peut
d'ailleurs employer les procédés indiqués pour l'iodure
de potassium. 1 gramme de sel sec precipite 1.17 de
nitrate d'argent et donne 1,62 d'iodure d'argent.

Pharmacologie. — Cédant facilement son iode,
c'est un médicament actif qui s'emploie comme les
iodures alcalins mais à doses plus faibles : 0,10 à 2 grammes. Il s'altère et se colore rapidement à l'air. On fait
disparaître la coloration en l'arrosant avec un peu d'eau
ammoniacale.

SELS OXYGÉNÉS

SESQUICARBONATE D'AMMONIUM

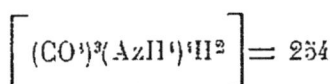

$$\left[(CO^3)^3(AzH^4)^4H^2 \right] = 254$$

Syn : *Carbonate d'ammoniaque. Sel volatil anglais.*

Préparation. — On l'obtient dans l'industrie par distillation sèche d'un mélange de chlorure ou de sulfate d'ammoniaque et de carbonate de chaux. Il se fait du sesqui-carbonate d'ammoniaque, qui se sublime, du chlorure ou du sulfate de calcium et de l'ammoniaque. On chauffe les deux sels dans une cornue en grès communiquant avec un récipient refroidi où se fait la condensation :

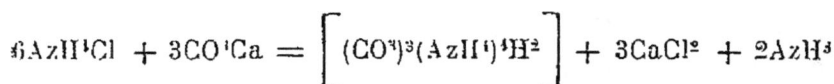

$$6AzH^4Cl + 3CO^3Ca = \left[(CO^3)^3(AzH^4)^4H^2 \right] + 3CaCl^2 + 2AzH^3$$

Pour l'avoir cristallisé, on le dissout dans de l'ammoniaque liquide et on abandonne à l'air. Les cristaux qui se déposent sont hydratés :

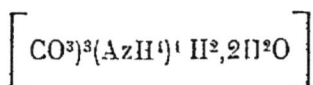

$$\left[CO^3)^3(AzH^4)^4 H^2, 2H^2O \right]$$

Propriétés. — Le sesquicarbonate d'ammoniaque est en masses translucides, blanches, à odeur ammoniacale, de saveur piquante et caustique, de réaction fortement alcaline. Il est soluble dans 3,6 d'eau froide et

insoluble dans l'alcool concentré. Dissous dans très
peu d'eau, il se dédouble en carbonate neutre et bicarbonate, qui cristallise. A l'air, il perd sa transparence,
dégage de l'ammoniaque et de l'eau et se recouvre d'un
dépôt blanc de bicarbonate. Avec le temps, il se volatilise complètement. La chaleur le volatilise en partie
et le décompose partiellement.

Sa formule de constitution le montre composé de
deux molécules de bicarbonate et d'une molécule de
carbonate neutre.

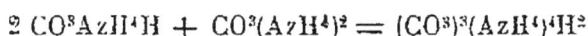

$$2\ CO^3AzH^4H + CO^3(AzH^4)^2 = (CO^3)^3(AzH^4)^4H^2$$

Essai. — Il doit être entièrement volatil. Sa solution
aqueuse précipite le sulfate de magnésie, mais non les
solutions de chlorure de baryum et d'azotate d'argent.

100 grammes de ce sel, récemment sublimé, renferment 26 gr. 8 de gaz ammoniac et saturent 77,2 d'acide
sulfurique monohydraté.

Pharmacologie. — Médicament très ancienne-
ment connu et qui constituait la base des produits
autrefois fournis par la distillation de la corne de cerf
(*sel volatil, huile volatile de corne de cerf*). Actuellement, on s'en sert, à l'*intérieur*, comme alcalin et
stimulant, en solution ou en potion, à la dose de
2 à 4 grammes par jour. On l'a conseillé dans la glyco-
surie, il est plus diurétique que les carbonates alcalins.
A l'*extérieur*, appliqué en poudre sur la peau, il détermine une vive irritation et même de la vésication. Il
entre dans la préparation du *sel volatil anglais* et de
l'alcoolat ammoniacal de Sylvius.

COMPOSÉS ORGANIQUES

ACÉTATE D'AMMONIUM LIQUIDE
$$C^2H^3O^2.AzH^4 = 77$$

Syn : *Esprit de Mindererus.*

Préparation. — 1° Procédé du Codex : On sature
de l'acide acétique par du carbonate d'ammoniaque.

On prend :

Acide acétique à 1,060 (acide cristallisable).   300 gr.
Eau distillée . . . . 700 gr.
Sesquicarbonate d'ammonium . . . . . 160 gr. environ.

On chauffe vers 50°, dans une capsule de porcelaine,
le mélange d'eau et d'acide et on ajoute peu à peu le
carbonate, jusqu'à réaction faiblement alcaline. Après
refroidissement, on filtre et on conserve dans des flacons
bouchés. La liqueur obtenue doit marquer au densimètre 1,036 (5° Bᵉ) ; elle contient alors 18,5 % d'acétate
d'ammoniaque solide.

Les doses indiquées donnent environ 1,000 grammes
de produit.

2° On peut encore saturer l'acide acétique à 1,060 par
de l'ammoniaque liquide officinale, dépourvue d'odeur
empyreumatique.

En concentrant la solution officinale d'acétate d'ammoniaque au bain-marie on obtient de l'acétate
cristallisé.

Propriétés. — Le sel cristallisé, est soluble dans
l'eau et l'alcool, et dégage par la chaleur de l'acide
acétique, de l'ammoniaque et de l'acétamide.

La *solution officinale* doit être incolore, et présenter une légère odeur d'acide acétique.

Impuretés. — L'acétate d'ammoniaque liquide peut contenir des sels alcalins et un excès de carbonate d'ammoniaque. Il perd peu à peu de l'ammoniaque et prend une réaction acide. Préparé avec l'ammoniaque liquide du commerce, il présente une odeur empyreumatique désagréable.

Essai. — L'acétate liquide officinal doit être incolore, sans odeur désagréable et de réaction faiblement alcaline. Il doit marquer 1,036 au densimètre et ne précipiter ni par l'hydrogène sulfuré (*métaux*, ni par le chlorure de baryum (*sulfates, carbonates*), ni par l'azotate d'argent (*chlorures*).

Il contient 18,5 % d'acétate solide.

Parmacologie. — L'acétate d'ammoniaque se transforme dans l'organisme en carbonate d'ammoniaque et agit comme celui-ci. Son emploi a été surtout spécialisé comme excitant diaphorétique, comme sudorifique, pour provoquer une éruption retardée. On l'a conseillé dans la rougeole, la scarlatine, la coqueluche, la bronchite chronique. On l'a préconisé contre l'ivresse, comme excitant à la dose de 2 à 3 grammes, à prendre en une seule fois. La dose ordinaire quotidienne est de 5 à 10 grammes, en potion; on peut aller jusqu'à 30 grammes.

L'ancien esprit de Mindererus était obtenu par saturation du vinaigre distillé, par le sel volatil de corne de cerf. C'était un produit impur, contenant de l'éther cyanique.

BENZOATE D'AMMONIUM $C^7H^5O^2.AzH^4 = 139$

Préparation. — On sature l'acide benzoïque par de l'ammoniaque.

On prend :

Acide benzoïque. . . . 100 grammes environ.
Ammoniaque liquide . . 80 — —

On met l'ammoniaque et l'acide benzoïque dans un ballon et on chauffe doucement en agitant jusqu'à dissolution. On laisse cristalliser.

Propriétés — Ce sel cristallise en aiguilles incolores, très solubles dans l'eau. Exposé à l'air, il perd de l'ammoniaque et se transforme en benzoate acide. Sa solution aqueuse éprouve le même effet.

Pharmacologie. — C'est un diurétique et un stimulant, conseillé dans la goutte, la gravelle urique, en pilules ou potion, et comme expectorant, chez les vieillards, à la dose de 0 gr. 50 à 2 grammes. Il est surtout employé en Allemagne et en Angleterre.

VALÉRIANATE D'AMMONIUM
$C^5H^9O^2.AzH^4 = 119$

Préparation.— On sature l'acide valérianique par le gaz ammoniac. On place sous une cloche tubulée une soucoupe contenant de l'acide valérianique et on y fait arriver un courant de gaz ammoniac sec. Il se dépose sur la soucoupe des cristaux de valérianate, qu'il faut recueillir et enfermer avec soin.

Propriétés — Prismes incolores, déliquescents, à odeur de valériane; saveur douce et sucrée. Au contact de l'eau, ces cristaux prennent un mouvement giratoire; ils sont solubles dans l'alcool, décomposables par la chaleur et les acides. A l'air, ils deviennent acides par perte d'ammoniaque.

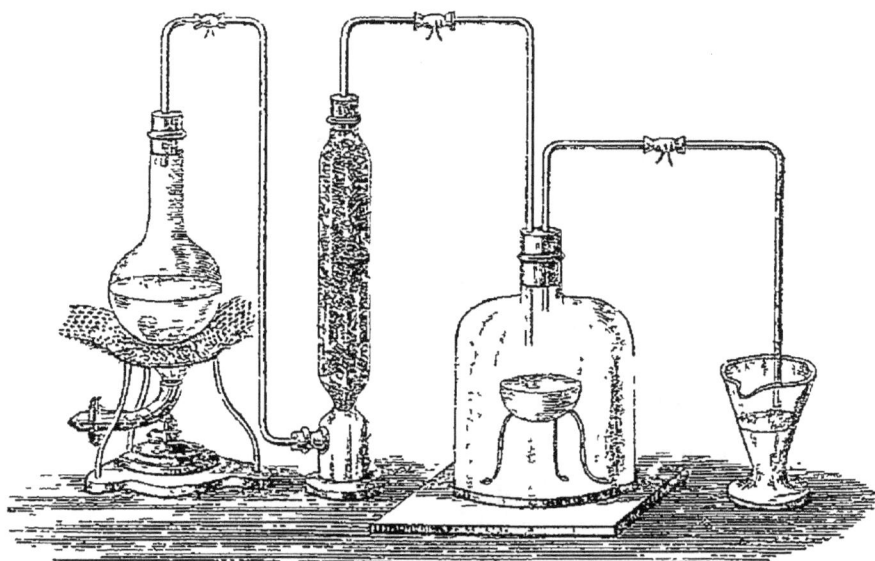

Fig. 14. — Préparation du valérianate d'ammonium

Falsifications — On l'a falsifié en l'additionnant ou lui substituant du nitrate d'ammoniaque imprégné d'une trace d'acide valérianique ou d'acide butyrique.

Essai. — La réaction acide au tournesol et la recherche de l'acide azotique par le cuivre ou la diphénylamine, indiqueront la falsification.

On chauffera le sel avec de l'alcool éthylique bien neutre : l'odeur de pommes décèlera l'acide valérianique libre et l'odeur d'ananas ou de fraises l'acide butyrique.

Pharmacologie. — Le valérianate d'ammoniaque peut être considéré comme un stimulant diffusible ; à ce titre il est antispasmodique ; mais il ne possède qu'à un faible degré les propriétés spécifiques de la valériane, l'acide valérianique n'ayant aucune valeur thérapeutique. Le valérianate d'ammoniaque PIERLOT agit par présence d'extrait ou de teinture de valériane, lesquels contiennent de l'essence, seul principe actif de la valériane. Ce sel a été conseillé comme antinévralgique, surtout en pilules ou potion, à la dose de 0,05 à 0,50.

ARGENT Ag = 108

Préparation. — PROCÉDÉ DE LABORATOIRE. — 1º On peut l'extraire des pièces de monnaie, en dissolvant la pièce dans l'acide azotique ; on précipite ensuite l'argent par l'acide chlorhydrique. Le précipité de chlorure d'argent, lavé avec soin, est séché et calciné dans un creuset de terre, avec du carbonate de soude sec.

On met :

Chlorure d'argent. . . . . . 10 parties
Carbonate de soude sec. . . . 10 —
Azotate de potasse. . . . . . 1 —

dans un creuset en terre que l'on place dans un deuxième creuset en remplissant l'intervalle de sable. On porte le tout au rouge pendant une demi-heure, dans un four, en agitant de temps en temps. Puis, on laisse un peu refroidir et on jette l'argent fondu dans l'eau. L'emploi des deux creusets est indiqué dans la crainte qu'un seul ne se casse.

2° On peut aussi ajouter à la solution nitrique une lame de cuivre qui précipite l'argent ; on le lave et on le fond pour l'avoir en lingot.

3° On peut encore réduire le chlorure d'argent par le zinc et l'acide sulfurique et fondre en présence de la chaux.

PROCÉDÉ INDUSTRIEL. — Lorsque le minerai d'argent est plombifère, on sépare la plus grande partie du plomb par fusions et cristallisations successives, puis par coupellation. Quand le minerai ne contient pas de plomb, mais des pyrites cuivreuses ou ferrugineuses, on grille le minerai avec du chlorure de sodium qui transforme l'argent en chlorure. On mélange le tout avec du fer et du mercure dans des tonneaux tournants. Le mercure dissout l'argent mis en liberté par le fer. On recueille cet amalgame, qui est ensuite distillé pour avoir l'argent. On le coupelle pour le purifier.

Purification. — L'argent obtenu par les procédés industriels retient souvent du cuivre ou du plomb.

On le purifie en le dissolvant dans l'acide azotique, on ajoute de l'acide chlorhydrique qui précipite du chlorure d'argent, lequel est réduit ultérieurement par calcination avec du carbonate de soude, comme il a déjà été indiqué.

Propriétés. — Métal blanc, très malléable, très ductile, peu dur, de densité 10,5. Il fond à 954° et se volatilise un peu au-dessus, en vapeurs bleues. Fondu, il absorbe 22 volumes d'oxygène, qui se dégagent par le refroidissement (*rochage*).

Il se dissout facilement dans l'acide azotique, à froid, et dans l'acide sulfurique concentré et bouillant; l'acide chlorhydrique l'attaque difficilement, l'hydrogène sulfuré le noircit. Les alcalis, même bouillants, sont sans action. Il est inaltérable à l'air, même au rouge.

Impuretés. — L'argent peut contenir du cuivre et du plomb,

Essai. — On le dissout dans l'acide azotique.

Pour déceler le *cuivre*, on ajoute un excès d'ammoniaque, il se produit une coloration bleue. Si le sel est pur. la liqueur reste incolore.

Pour le *plomb*, on précipite par l'acide chlorhydrique ; le précipité formé de chlorure d'argent et de chlorure de plomb est traité par un peu d'eau bouillante qui dissout le chlorure de plomb. Ce liquide précipite en noir par l'hydrogène sulfuré, s'il y a du plomb.

1 gr. d'argent pur donne 1,328 de chlorure d'argent.

Pharmacologie. — L'argent métallique s'emploie, à l'*intérieur*, en cachets, dans la métallothérapie, et pour enrober certaines pilules et faciliter leur conservation. Les battitures et les feuilles d'argent livrées par le commerce sont souvent cuivreuses; il est indispensable d'en faire l'essai.

AZOTATE D'ARGENT AzO³Ag = 170

Syn. : *Nitrate d'argent.* — *Pierre infernale.*

Préparation. — 1° On dissout de l'argent dans de l'acide azotique.

On prend :

Acide azotique.	150 gr.
Argent pur	100 gr.
Eau	50 gr.

On chauffe, au bain de sable, dans une capsule de porcelaine, jusqu'à dissolution complète ; par refroidissement le nitrate cristallise. Les cristaux égouttés sont dissous dans l'eau, puis mis à cristalliser une deuxième fois. L'eau-mère évaporée donne de nouveaux cristaux. On obtient environ 150 grammes de produit.

2° On peut remplacer l'argent pur par de l'argent monnayé qu'on dissout dans l'acide azotique. Il se fait un mélange de nitrate d'argent et de nitrate de cuivre qu'on peut séparer de deux façons :

a) On évapore la liqueur bleue à siccité et on maintient en fusion tant qu'il y a effervescence. L'azotate de cuivre est décomposé en vapeurs nitreuses et oxyde de cuivre insoluble. On reprend par l'eau distillée, on filtre et on fait cristalliser.

b) On ajoute à la solution de l'oxyde d'argent qui précipite l'oxyde de cuivre. On filtre et on fait cristalliser.

Propriétés. — Lames rhomboïdales incolores, anhydres, neutres au tournesol (D = 4,35). Ce sel est soluble dans son poids d'eau froide, dans 0,5 d'eau bouillante, dans 10 parties d'alcool froid et 4 parties d'alcool bouillant. Il fond vers 200° et fuse sur les charbons ardents.

La lumière ne l'attaque qu'en présence de matières organiques et le colore en noir, ainsi que ses solutions. Le chlore, le brome, l'iode le décomposent. Avec l'ammoniaque, il donne un azotate d'argent ammoniacal qui peut cristalliser ($AzO^3Ag, 2 AzH^3$).

Impuretés. — L'azotate d'argent retient souvent un peu d'acide azotique ; il peut contenir de l'azotate de cuivre provenant d'une purification incomplète et des

azotates de potassium ou de sodium ajoutés frauduleusement.

Essai. — L'*acide azotique* sera décelé, dans la solution du sel, par le papier de tournesol, qui deviendra
rouge.

Le *cuivre*, par addition à la solution aqueuse, d'ammoniaque qui deviendra bleue.

L'*azotate de potassium*, en portant au rouge le sel dans
une capsule de porcelaine ; on ajoute au résidu quelques gouttes d'eau distillée. Si cette liqueur est alcaline
il y a de l'azotate de potassium. Cette réaction est due à
la transformation de l'azotate alcalin en hydrate de potasse par suite de la présence de l'argent reduit par la
chaleur.

Pharmacologie. — Le nitrate d'argent est surtout
employé à l'extérieur, rarement à l'intérieur, comme
antispasmodique.

En applications externes, c'est un caustique très
usité. Au contact de la peau et des muqueuses, il se
transforme en un coagulum blanc d'albuminate d'argent,
mélangé souvent de chlorure d'argent, d'où coloration
blanche immédiate. Son action est très limitée et toute
superficielle, parce que le précipité formé dans les couches profondes de l'épiderme agit comme une barrière
arrêtant la cautérisation.

Doses et modes d'administration. — Le nitrate
d'argent se donne, à *l'intérieur*, en pilules de 0 gr. 03 à
0 gr. 05. Ces pilules sont souvent préparées avec de la mie
de pain, qui réduit le nitrate d'argent. MIALHE mélange le
sel d'argent avec du chlorure de sodium et fait une
masse pilulaire avec de l'amidon et du mucilage de
gomme arabique. Quant aux procédés qui consistent à

se servir comme excipient de silice, d'argile, de kaolin etc., ils ont le tort de donner des pilules très dures et peu solubles dans le tube digestif.

A *l'extérieur*, on l'emploie en collyre, lavement, injection, solution à 0,50 ou 1 p. 100.

Les crayons de nitrate d'argent ou *pierre infernale* s'obtiennent en fondant le nitrate d'argent et le coulant dans une lingotière chauffée et graissée. Ces crayons sont teintés en gris ou en noir par suite de la réduction d'un peu de sel d'argent par la matière grasse. Les crayons blancs se font en coulant le sel fondu dans une lingotière platinée. On les enferme dans des flacons bien bouchés et garnis de graines de psyllium ou de lin. pour empêcher qu'ils ne se brisent par le choc. Les crayons préparés avec le sel pur sont toujours fragiles ; il n'en est plus de même, quand ils contiennent de l'azotate de potasse ; aussi prépare-t-on des *crayons au nitrate d'argent mitigé*, en fondant et coulant dans une lingotière un mélange de :

Azotate d'argent cristallisé.	90
Azotate de potasse. . . .	10

Les solutions de nitrate d'argent doivent toujours être faites avec de l'eau distillée, l'eau ordinaire donnant un précipité blanc de chlorure d'argent. Ces solutions se conservent dans l'obscurité, mais noircissent à la lumière. Les pommades au sel d'argent noircissent rapidement.

Pour enlever les taches noires produites sur la peau par le nitrate d'argent, on peut employer une solution de cyanure de potassium, ou encore l'un des liquides suivants :

Iode.	2 gr.
Iodure de potassium.	10 gr.
Ammoniaque	1 gr.
Eau	100 gr.

On laisse en contact quelques minutes, puis on lave à l'ammoniaque ; ou bien :

Bichlorure de mercure	5 gr.
Chlorure d'ammonium.	5 gr.
Eau.	40 gr.

Frotter la tache avec un morceau. de toile imprégné de cette solution.

Métaux diatomiques

Dans ce groupe nous étudions les *dérivés du baryum*, du *strontium*, du *calcium*, du *magnésium*, du *zinc*, du *cadmium*, du *cuivre* et du *mercure*, ainsi que ceux de ces métaux qui, à l'état libre, ont reçu des applications pharmaceutiques.

DÉRIVÉS DU BARYUM Ba = 137

COMPOSÉS MINÉRAUX

BROMURE DE BARYUM $BaBr^2,2H^2O = 333$.

Préparation. — On l'obtient en saturant l'acide bromhydrique par du carbonate de baryte pur, ou encore, en faisant agir l'hydrate de baryte sur du bromure de fer ou du bromure d'ammonium.

Propriétés. — Cristaux incolores, inaltérables, de saveur désagréable, très solubles dans l'eau et solubles dans l'alcool.

Ce sel est vénéneux. Il sert à la préparation de l'acide bromhydrique officinal et n'est guère employé en thérapeutique.

IODURE DE BARYUM $BaI^2 = 391$.

Préparation. — On ajoute à une solution d'iodure ferreux, une solution de sulfure de baryum ; il se fait du sulfure de fer insoluble et de l'iodure de baryum. On filtre, on concentre rapidement pour faire cristalliser et on égoutte avec soin les cristaux.

Propriétés. — Sel en fines aiguilles, déliquescent, soluble dans l'eau et l'alcool, de saveur amère et très désagréable. A l'air, il se transforme en carbonate et en iode qui brunit les cristaux.

C'est un sel vénéneux, très peu employé, et seulement pour l'usage externe.

DÉRIVÉS DU STRONTIUM $Sr = 87.50$

COMPOSÉS MINÉRAUX

BROMURE DE STRONTIUM $SrBr^2,6H^2O = 355,5.1$

Préparation. — 1° (Codex). On dissout du carbonate de strontium dans la solution officinale d'acide bromhydrique (solution à $1/10$).

Prendre :

Carbonate de strontiane pur. . , ... 100 gr.
Solution officinale d'acide bromhydrique. 1.000 gr.

Délayer le carbonate dans l'eau et le verser peu à peu dans l'acide, en agitant. Vers la fin, porter doucement à l'ébullition et ajouter le carbonate jusqu'à réaction neutre. Filtrer, évaporer jusqu'à densité 1,50 (50°Bé) et laisser cristalliser.

2° On peut aussi saturer le brome par de la strontiane et calciner, pour transformer le bromate en bromure.

3° Ou encore traiter une solution de bromure ferreux par de l'hydrate de strontiane. Il se fait de l'hydrate de fer et du bromure de strontium.

Propriétés. — Aiguilles efflorescentes, de saveur salée, de densité 3,96, très solubles dans l'eau. La chaleur leur fait subir la fusion aqueuse, puis les déshydrate, pour donner une masse blanche de bromure anhydre, soluble dans 1,5 d'alcool froid.

Impuretés. — L'impureté qu'il faut surtout rechercher est le baryum provenant du carbonate de strontium impur.

Essai. — La solution de sel pur, acidulée par l'acide acétique, ne précipite ni par le chromate de strontium, ni par l'acide hydrofluosilicique ; s'il y a du baryum, il se fait un précipité jaune dans le premier cas et blanc cristallin dans le deuxième.

Pharmacologie. — Sédatif et reconstituant à la dose de 2 à 6 grammes par jour, en solution ou sirop. Il agit comme le bromure de potassium, mais il est moins toxique.

IODURE DE STRONTIUM SrI² = 341,50.

On l'obtient par double décomposition entre l'iodure ferreux et l'hydrate de strontiane. Il se fait de l'hydrate de fer et de l'iodure de strontium. On filtre et on concentre. C'est un sel très altérable, qui peut être difficilement employé en thérapeutique, aux mêmes usages et aux mêmes doses que l'iodure de potassium.

CARBONATE DE STRONTIUM CO³Sr = 147,5

Syn. . Carbonate de strontiane.

Préparation. — Le carbonate de strontium servant de point de départ à la préparation des autres sels de strontiane, il est nécessaire de l'obtenir pur et surtout exempt de baryum, lequel est toxique. Le supplément du Codex indique le procédé suivant qui consiste à purifier d'abord le nitrate de strontiane, puis à le précipiter par du carbonate de soude.

On dissout le nitrate de strontiane commercial dans dix parties d'eau et on y ajoute une solution de bichromate de potasse jusqu'à coloration légèrement jaune. Il se fait du chromate de baryum insoluble. On laisse déposer vingt-quatre heures. On filtre, on ajoute une solution d'acide sulfureux, jusqu'à teinte verte de la liqueur, pour détruire l'acide chromique du bichromate de potasse en excès. La solution est portée à l'ébullition, qui chasse l'acide sulfureux, puis additionnée d'un peu de carbonate de strontiane pour précipiter complètement l'oxyde de chrome ; on filtre. On a ainsi une solution de nitrate de strontiane pur, qui est traitée par le carbonate de soude. On recueille le précipité, qui est du carbonate de strontium; on le lave plusieurs fois et on le sèche.

Propriétés. — Substance amorphe, blanche, insoluble dans l'eau.

Impuretés — Carbonate de baryte; carbonate de chaux.

Essai. — On dissout le sel dans l'acide acétique étendu.

On recherche le *baryum* en ajoutant à une partie de cette solution du chromate de strontium ou du bichromate de potasse dissous, qui donneront un précipité jaune de chromate de baryum.

Pour trouver le *calcium*, on traite la solution acétique par un excès d'acide sulfurique qui précipite le baryum et le strontium; on filtre, on neutralise l'excès d'acide sulfurique par de l'ammoniaque, on ajoute un excès d'acide acétique puis de l'oxalate d'ammoniaque; il se fait un précipité blanc d'oxalate de chaux.

Pharmacologie. — Le carbonate de strontiane sert à la préparation des autres sels de strontiane. On l'a indiqué comme excellent dentifrice.

COMPOSÉS ORGANIQUES

LACTATE DE STRONTIUM

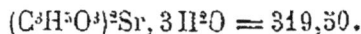

$(C^3H^5O^3)^2Sr, 3H^2O = 319,50.$

Préparation. — On l'obtient par saturation de l'acide lactique avec le carbonate de strontiane, à chaud. On concentre et on laisse déposer.

CROLAS ET MOREAU. 15

Propriétés. — Poudre amorphe blanche, inodore, de saveur légèrement piquante. Elle est soluble dans l'eau et peu dans l'alcool. On l'emploie comme diurétique et reconstituant, à la dose de 2 à 6 grammes par jour, en solution ou en sirop.

SALICYLATE DE STRONTIUM

Employé à la dose de 0,25 à 0,30, c'est un excellent antiseptique intestinal donnant des effets supérieurs à ceux du naphtol, salol, etc... et bien supporté par l'estomac. Il agit surtout dans les rhumatismes et goutte chroniques accompagnés de troubles digestifs.

DÉRIVÉS DU CALCIUM Ca = 40

COMPOSÉS MINÉRAUX NON OXYGÉNÉS

BROMURE DE CALCIUM $Ca Br^2 = 200$

Préparation. — On le prépare :

1º Par l'action de la chaux ou du carbonate de chaux à l'ébullition sur le bromure ferreux en solution. Il se fait du carbonate de fer insoluble et du bromure de calcium soluble. On filtre, on évapore à siccité et on coule sur une surface froide.

2º On peut encore chauffer le bromure d'ammonium

avec de la chaux. Il se dégage de l'ammoniaque et du bromure de calcium prend naissance.

Propriétés. — C'est un sel blanc, cristallisé, déliquescent, soluble dans l'alcool. L'industrie le livre habituellement en plaques cristallines. Sa facile décomposition à l'air limite ses emplois en thérapeutique.

GERMAIN SÉE l'a conseillé contre les phénomènes douloureux de l'estomac, à la dose de 1 gramme à chaque repas, en solution aqueuse.

CHLORURE DE CALCIUM $CaCl^2$

Le chlorure de calcium est utilisé sous trois formes :

Le chlorure de calcium cristallisé ou hydraté $CaCl^2.6H^2O = 219$
Le chlorure de calcium désséché . . . . . $CaCl^2.4H^2O = 183$
Le chlorure de calcium fondu ou anhydre. . . . $CaCl^2 = 111$

Préparation. — 1° Le *chlorure de calcium cristallisé* se prépare en ajoutant peu à peu du carbonate de chaux dans de l'acide chlorhydrique, étendu de son volume d'eau, tant qu'il se dégage de l'acide carbonique. On filtre, on concentre à 1,38 (42° Bé) et on fait cristalliser. Cette solution présente souvent le phénomène de la sursaturation. Il est donc utile d'y ajouter un cristal de chlorure de calcium, pour faciliter la formation des cristaux.

Le résidu de la préparation de l'ammoniaque, par le chlorure d'ammonium et la chaux, contient du chlorure de calcium. Il suffit de le traiter par de l'eau et de concentrer au degré voulu.

2° Le *chlorure desséché* s'obtient en évaporant à sec la solution de chlorure de calcium.

3° Le *chlorure fondu*, ou *anhydre*, se prépare en introduisant le chlorure desséché dans un creuset, on lui fait subir la fusion ignée et on le coule sur un marbre poli.

Propriétés. — Le *chlorure cristallisé* est en beaux cristaux incolores, déliquescents, de saveur amère.. (D = 1,70). Il est soluble dans son poids d'eau à froid et dans une demi-partie à 100°. La solution aqueuse se produit avec abaissement considérable de température. La solution saturée bout à 180°. Le sel chauffé subit la fusion aqueuse à 34° et perd à 200° deux molécules d'eau ; le reste de l'eau ne part qu'entre 200° et 300°. Il contient 49,64 °/₀ d'eau.

Le *chlorure desséché* est en masses poreuses ; il renferme toujours de l'oxychlorure de calcium. Il absorbe l'eau et sert avantageusement pour dessécher les gaz ou les liquides qui ne se combinent pas avec lui.

Le *chlorure fondu* ou *anhydre* est en masses blanches, déliquescentes, très solubles dans l'eau et l'alcool. Il se combine à l'eau avec élévation de température pour donner le sel hydraté $(CaCl^2,6H^2O)$; il se combine également à l'alcool. Il absorbe plus que son poids d'ammoniaque, en donnant $(CaCl^2,8AzH^3)$.

Essai. — Sa solution ne doit précipiter ni par le sulfure d'ammonium (*métaux, fer*), ni par l'ammoniaque (*alumine*).

Pharmacologie. — On n'emploie en thérapeutique que le chlorure cristallisé, que l'on a conseillé comme antiscrofuleux, à la dose de 0 gr. 20 à 1 gramme par jour, dans une potion ou un sirop. Les deux autres chlorures servent à dessécher les liquides et les gaz. On doit les conserver dans des flacons bien bouchés.

IODURE DE CALCIUM $CaI^2 = 294$

Préparation. — On projette par petites quantités dans une solution d'iodure de fer, de la chaux ou du carbonate de chaux. On chauffe, il se dépose du carbonate de fer qu'on élimine par filtration. La liqueur est concentrée à pellicule et coulée dans une capsule à fond plat.

Propriétés. — Récemment fondu, il est en lames nacrées, blanches, déliquescentes, solubles dans l'eau et l'alcool, mais qui jaunissent rapidement à l'air. Il contient 86,40 p. 100 d'iode.

Pharmacologie. — Il est peu employé, mais il peut remplacer l'iodure de potassium dans la plupart des cas. On le donne à la dose de 0 gr. 50 à 1 gramme comme antiscrofuleux.

MONOSULFURE DE CALCIUM $CaS = 72$

Préparation. — On calcine dans un creuset un mélange de :

Gypse pulvérisé.	100 p.
Noir de fumée.	15 p.

Il se fait du sulfure de calcium et de l'oxyde de carbone.

Propriétés. — Corps blanc, amorphe, phosphorescent, peu soluble dans l'eau froide, décomposé par l'eau bouillante. Sa réaction est alcaline.

Il est inusité, à cause de son altérabilité La *poudre sulfureuse de Pouillet* renferme du monosulfure de calcium, du bicarbonate de soude, du sulfate de soude, du chlorure de sodium et de l'acide tartrique ; elle sert à la préparation d'une eau sulfureuse artificielle.

SULFHYDRATE DE SULFURE DE CALCIUM

Nom donné au produit obtenu en faisant passer jusqu'à refus un courant d'hydrogène sulfuré dans un lait de chaux.

Il est employé comme épilatoire. Une couche de 1 à 2 millimètres de cette bouillie appliquée pendant 2 à 4 minutes sur la peau, enlève, le plus souvent sans irritation, toute production pileuse. Une application prolongée est dangereuse.

POLYSULFURE DE CALCIUM IMPUR

Préparation. — On éteint 14 parties de chaux vive dans 150 parties d'eau, on ajoute 39 parties de soufre et on fait bouillir pendant 1 heure, en remplaçant l'eau qui s'évapore. La densité de la liqueur doit être de 1,16.

En évaporant ce liquide à sec, on obtient le polysulfure solide.

Pharmacologie. — On le croyait autrefois capable de guérir la phtisie scrofuleuse. Aujourd'hui on ne lui accorde que des propriétés stimulantes et antiparasitaires au même titre que les sulfures alcalins. Il est presque abandonné.

COMPOSÉS MINÉRAUX OXYGÉNÉS

CARBONATE DE CALCIUM $CO^3Ca = 100$

Syn : Carbonate de chaux précipité. — Carbonate de chaux lavé.

Préparation. — On l'obtient par double décomposition entre le chlorure de calcium et le carbonate de soude.

On prend :

    Chlorure de calcium fondu 100
    Carbonate de soude cristallisé 260

Les deux sels sont dissous séparément dans un litre d'eau distillée; après filtration on mélange les liqueurs. Le précipité qui se forme est du carbonate de chaux. On le lave par décantation, tant que les eaux de lavage précipitent l'azotate d'argent et on le sèche. On doit opérer à froid pour avoir un produit très ténu ; à chaud, il serait cristallin.

Propriétés. — Poudre blanche, amorphe, insoluble dans l'eau, soluble dans l'eau chargée d'acide carbonique, en se transformant en bicarbonate. Il est inaltérable à l'air. Chauffé au rouge, il perd de l'acide carbonique.

Impuretés. — Il contient souvent du fer et des sels étrangers (sulfates de chaux et de baryte). On le mélange quelquefois à de la craie pulvérisée.

Essai. — Le *fer* sera décelé en dissolvant le sel dans l'acide chlorhydrique pur et traitant par le ferrocyanure de potassium qui donnera un précipité bleu.

Les *sels insolubles* resteront comme résidu après traitement par un acide.

Pharmacologie. — Le carbonate de chaux est un absorbant des acides. Introduit dans l'estomac à faible dose. 0 gr. 50, il se transforme en chlorure de calcium et agit comme lui ; à dose plus forte, il agit comme le bismuth et le phosphate de chaux et peut combattre la diarrhée. On le prescrit à la dose de 0 gr. 50 à 8 grammes par jour à prendre dans l'eau ou en cachets.

On employait autrefois les poudres d'écailles d'huîtres, de coquilles d'œufs, qui contenaient du carbonate de chaux. Ces produits sont tous abandonnés, sauf peut-être la poudre d'yeux d'écrevisses obtenue par pulvérisation des concrétions calcaires sécrétées par l'estomac de ces crustacés.

HYPOCHLORITE DE CHAUX

Syn. : Chlorure de chaux.

Préparation. — PROCÉDÉ DE LABORATOIRE. — On fait passer lentement un courant de chlore dans un lait de chaux ou sur de la chaux éteinte pulvérisée, aussi longtemps que le chlore est absorbé ; on filtre et on obtient une solution d'hypochlorite.

PROCÉDÉ INDUSTRIEL. — On dispose la chaux éteinte en couches minces sur des tablettes, dans des chambres en pierre de Volvic, et le chlore passe lentement jusqu'à refus. On doit éviter l'élévation de température qui produirait du chlorate.

Propriétés. — Poudre blanche, hygroscopique, à odeur de chlore, se dissolvant en grande partie dans l'eau, en laissant comme résidu de l'hydrate de chaux. C'est un composé peu stable que la chaleur transforme en chlorate vers 40°. La solution n'est transformée qu'à l'ébullition. Cette solution est détruite à froid, avec dégagement d'oxygène par les oxydes de manganèse, de fer, cuivre, etc. L'acide carbonique de l'air et tous les acides en chassent le chlore et l'acide hypochloreux.

Sa composition n'est pas nettement définie. On le considérait autrefois comme un mélange de chlorure, d'hypochlorite et d'hydrate de calcium. Pour KOLB, le chlorure de chaux est un composé à part, contenant surtout $Ca\!\!<^{OCl}_{Cl}$; il lui attribue la formule

$$2\left[CaOCl^2(OH)^2\right] + Ca\,(OH)^2$$

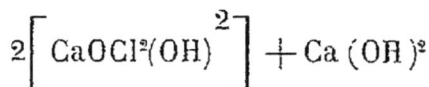

Dosage. — Le chlorure de chaux doit titrer au minimum 90° chlorometriques. c'est-à-dire renfermer 90 litres de chlore par kilo. On effectue ce dosage de différentes façons :

1° Par le procédé de GAY-LUSSAC, qui repose sur la transformation de l'acide arsenieux en acide arsénique au contact du chlorure de chaux.

2° Par le procédé de BUNSEN, qui repose sur la propriété qu'ont les hypochlorites de mettre en liberté, au contact d'un iodure, de l'iode que l'on peut titrer par l'hyposulfite de sodium. Cette méthode est simple et rapide; elle donne, sans calculs, le degré chlorométrique, en tenant compte des modifications que nous y avons introduites.

On pèse 5 gr. 60 de chlorure de chaux que l'on broie au mortier et que l'on épuise à plusieurs reprises par de l'eau distillée, pour obtenir 500 c.c. de solution.

Après filtration, on en prend 10 c.c. que l'on verse dans un verre, et que l'on étend-d'eau puis environ 6 c.c. d'une solution d'iodure de potassium à 10 p. 100. On ajoute de l'acide chlorhydrique jusqu'à acidité, pour décomposer l'hypochlorite. Le chlore mis en liberté agit sur l'iodure de potassium et précipite de l'iode. On ajoute quelques gouttes d'empois d'amidon qui, au contact de l'iode devenu libre, donne une coloration bleue. On fait alors tomber à l'aide d'une burette graduée de la solution décinormale d'hyposulfite de sodium jusqu'à décoloration. Chaque dixième de c.c. employé représente 1 degré chlorométrique français. Ex. : On a employé 8 c.c. 4 de solution décinormale d'hyposulfite de soude : l'hypochlorite examiné titre 84°.

Pharmacologie. — Le chlorure de chaux est utilisé pour la désinfection des locaux malsains. Pour cela on le place dans un nouet que l'on plonge dans l'acide chlorhydrique étendu. Il sert aussi à désinfecter les objets contaminés par les malades ; on emploie dans ce cas la solution à 1 p 100.

Il n'est guère utilisé à l'état sec.

Le Codex fait préparer la solution suivante :

> Chlorure de chaux   100
> Eau. . . . . , ... 4.500

On broie dans un mortier le chlorure sec avec un peu d'eau, on décante, on ajoute de nouveau de l'eau pour délayer le dépôt et on agit ainsi un certain nombre de fois jusqu'à ce que la totalité de l'eau soit employée. On filtre les liqueurs. Le résidu est formé de chaux et de

carbonate de chaux. Cette solution doit marquer 2°
chlorométriques, c'est-à-dire contenir 2 volumes de
chlore actif. Il faut opérer sur 100 c.c. au minimum.

HYPOPHOSPHITE DE CALCIUM

$$(PO^2)^2CaH^4 = 170$$

Préparation. — On le prépare en faisant bouillir
un lait de chaux pure avec des fragments de phosphore
ordinaire. On remplace l'eau qui s'évapore et on s'arrête quand tout le phosphore est dissous, c'est-à-dire
quand il ne se dégage plus de gaz inflammable. Après refroidissement et filtration, on fait passer dans la liqueur
un courant d'acide carbonique, pour précipiter l'excès de
chaux à l'état de carbonate de calcium. On filtre de nouveau et on concentre vers 60°, pour faire cristalliser.
Dans cette opération, il se dégage de l'hydrogène phosphoré spontanément inflammable.

On doit éviter, dans la concentration, d'atteindre 100°
sous peine d'explosion.

Propriétés. — Sel blanc, pulvérulent ou en petits
cristaux brillants, déliquescents, solubles dans l'eau,
insolubles dans l'alcool froid, un peu solubles dans
l'alcool bouillant. Il est inaltérable à l'air. Chauffé, il
décrépite et dégage de l'hydrogène phosphoré et se
change en phosphate.

Pharmacologie. — L'hypophosphite de chaux est
à la fois un agent de la médication phosphorée et de
la médication calcique. On l'a employé, en cachets ou
sirop, à la dose de 0,10 à 0,50 dans le traitement de la

phtisie, de la scrofule ; on l'associe souvent aux émulsions d'huile de foie de morue. Il possède d'ailleurs toutes les propriétés de l'hypophosphite de soude et une action favorable sur l'évolution des dents.

OXYDE DE CALCIUM $CaO = 56$.

Syn. : *Chaux vive.*

Préparation. — PROCÉDÉS DE LABORATOIRE. — 1° On calcine du marbre ou du carbonate de chaux pur ou encore du tartrate, de l'oxalate ou du nitrate de calcium. Ces substances sont introduites en fragments dans un creuset percé d'ouvertures au fond et sur les côtés, et on chauffe au rouge vif dans un fourneau à reverbère muni d'un bon tirage. Il se dégage de l'anhydride carbonique et la chaux reste. On la laisse refroidir et on l'enferme rapidement dans des flacons bouchés. On obtient ainsi de la chaux pure.

2° On peut encore chauffer vers 400° de la chaux éteinte qui se déshydrate.

PROCÉDÉ INDUSTRIEL. — Dans l'industrie, les calcaires naturels sont décomposés en les chauffant au rouge dans les fours intermittents ou surtout dans les fours coulants qui donnent une production continue. Cette chaux reste souillée de silice, de fer, d'argile et de sels terreux.

Propriétés. — La chaux est en masses blanches ou grises, sans odeur, de saveur brûlante. Elle est infusible aux plus hautes températures des fourneaux ordinaires ; mais le four électrique la fond et la volatilise. Sa densité est de 3,18. Elle est très avide d'eau, et à son contact elle s'hydrate, en produisant une élévation notable de température. Elle prend alors le nom de *chaux éteinte*. Abandonnée à l'air, elle absorbe l'humidité et l'acide carbonique.

Elle se combine au carbone pour donner du carbure de calcium CaC^2, corps qui dégage au contact de l'eau 40 p. 100 de son poids d'acétylène combustible.

Pharmacologie. — La chaux vive est caustique à un haut degré, par suite de son avidité pour l'eau et de l'élévation de température qui accompagne son hydratation. A ce titre, elle fait partie de la *poudre de Vienne*, du *caustique de Filhos* et de plusieurs poudres épilatoires.

HYDRATE DE CALCIUM $Ca(OH)^2 = 74$

Syn. : Chaux éteinte. Chaux délitée.

Préparation. — On fait réagir :

Chaux vive . . . . . . 100 grammes
Eau. . . . . 40 grammes environ.

Placer la chaux dans une terrine en grès et l'arroser avec l'eau que l'on fait tomber en un mince filet tant qu'elle est absorbée. La masse s'échauffe, se fendille avec des craquements ; de la vapeur d'eau se dégage en abondance ; finalement, on obtient une poudre blanche, très fine, que l'on tamise rapidement et que l'on conserve en flacons. Dans cette opération, la température s'élève de près de 300°. Si l'eau est versée en trop grande quantité à la fois, l'extinction est plus lente.

La chaux éteinte contient environ 24 p. 100 d'eau. Pour la purifier, on la lave avec soin à l'eau pure.

Propriétés. — Poudre blanche, très fine, plus soluble dans l'eau froide que dans l'eau bouillante, insoluble dans l'alcool. Une partie se dissout dans 778 parties d'eau froide et 1270 parties d'eau bouillante. Sa densité est 2,3. Chauffé vers 400°, l'hydrate de chaux repasse à l'état de chaux vive. Il absorbe facilement l'acide carbonique et se combine au sucre de canne pour donner du sucrate de chaux.

Pharmacologie. — L'hydrate de calcium est la seule forme sous laquelle la chaux soit donnée à l'*intérieur* : on le prescrit à l'état d'eau de chaux. Celle-ci agit comme antidiarrhéique ; ajoutée au lait, elle retarde sa coagulation dans l'estomac. Elle possède la propriété de dissoudre les fausses membranes : ce n'est pas la fibrine qui est dissoute, mais la substance agglutinante, la mucine, d'où la transformation de la fausse membrane en masse gélatineuse, aussi emploie-t-on l'eau de chaux en gargarisme contre la diphtérie. On s'en sert aussi pour émulsionner l'huile de foie de morue. A l'*extérieur*, elle entre dans la composition du liniment oléo-calcaire.

La chaux éteinte, délayée dans l'eau, absorbe l'hydrogène sulfuré et peut servir à désinfecter les vidanges.

PERMANGANATE DE CALCIUM

$$(MnO^4)^2 Ca + Aq.$$

Préparation. — On le prépare impur, en décomposant à froid le permanganate de potassium par l'acide sulfurique ou l'acide fluosilicique, il se fait un sel de

potassium et de l'acide permanganique que l'on sature
par du carbonate de chaux.

Propriétés. — Aiguilles brunes ressemblant au
permanganate de potassium, déliquescentes, se décomposant au contact des matières organiques.

Pharmacologie. — Il jouit de propriétés antiseptiques très énergiques, rapides, bien supérieures, dit-on,
au permanganate de potassium et même au sublimé,
On l'a proposé pour l'épuration des eaux potables.

PHOSPHATE TRICALCIQUE $(PO^4)^2Ca^3 = 310$

Syn : *Phosphate basique de chaux.* — *Phosphate des os.*
Sous-phosphate de chaux.

Préparation. — On retire le phosphate tricalcique
des os des animaux, en précipitant par l'ammoniaque
leur dissolution dans l'acide chlorhydrique. L'industrie
l'extrait aussi des phosphates naturels.

On prend, d'après le Codex :

Os calcinés à blanc . . . . 500 grammes
Acide chlorhydrique officinal (D = 1,17) . . 800 —
Ammoniaque liquide officinale (D = 0,925) . Q S —

Les os pulvérisés et tamisés au tamis n° 1, sont
réduits en pâte avec l'acide chlorhydrique étendu. On
laisse en contact cinq ou six jours, en agitant souvent.
Après ce temps, on délaye la masse dans 5 ou 6 litres
d'eau, on laisse déposer, on filtre. On verse dans le
liquide filtré la quantité d'ammoniaque nécessaire pour
obtenir une réaction alcaline. Le phosphate tricalcique

se dépose à l'état gelatineux. On porte à l'ébullition pendant une ou deux minutes, pour détruire cet état gélatineux, qui gêne les lavages. On laisse déposer, on décante et on lave jusqu'à ce que les eaux de lavage ne donnent plus de réaction avec le nitrate d'argent; puis, on fait égoutter le précipité, ou le trochisque et on le fait sécher à une basse température.

Les os calcinés sont composés de phosphate trical-cique et de carbonate de calcium. En présence de l'acide chlorhydrique, le phosphate tricalcique se dissout en se transformant en phosphate monocalcique, et le carbonate de calcium se transforme en chlorure de calcium, avec production d'acide carbonique. Quand on ajoute de l'ammoniaque, le phosphate se précipite, et le chlorure de calcium reste dans la liqueur.

Dans l'opération précédente, il faut éviter de pro-longer l'ébullition, qui transformerait, partiellement, le phosphate tricalcique en monocalcique lequel serait entraîné par les eaux de lavage.

On prépare quelquefois *un phosphate gélatineux* plus soluble dans les acides que le précédent, en faisant une solution de chlorure de calcium, que l'on additionne d'ammoniaque et d'une solution de phosphate de soude. Il se dépose un précipité gelatineux, qui est lavé pen-dant plusieurs jours, jusqu'à ce que les eaux de lavage ne donnent plus de résidu.

Dannecy, prépare un phosphate dit physiologique, en traitant les os ordinaires pulvérisés, par une solution de soude à l'ébullition qui dissout la matière albumi-noïde. Le résidu est lavé à l'eau et séché. Il est constitué par un mélange de phosphate et de carbonate de chaux.

Propriétés. — Le phosphate tricalcique ordinaire est en poudre blanche, amorphe, insipide, ou en trochisques. Il est insoluble dans l'eau et l'alcool, soluble dans les acides, même dans l'acide carbonique, qui le transforment en phosphate monocalcique. L'eau bouillante produit le même dédoublement Il est d'autant plus soluble dans les acides qu'il est plus récemment préparé et que sa cohésion est plus faible. Calciné à haute température, il ne se dissout que difficilement.

Le phosphate gélatineux est beaucoup plus soluble dans les acides que le précédent ; l'eau froide elle-même l'attaque peu à peu et le dissout en le transformant en sel monocalcique.

Impuretés et falsifications. — On l'additionne souvent de carbonate et de sulfate de chaux et il contient quelquefois du plomb provenant des vases servant à sa préparation.

Essai. — Le *carbonate de chaux* sera décelé en traitant par un acide ; il y aura effervescence et dégagement d'acide carbonique.

Le *sulfate de chaux* restera comme résidu insoluble dans les acides.

Le *plomb* se retrouvera en dissolvant le sel dans l'acide azotique étendu et traitant par l'hydrogène sulfuré ; il se fera un précipité noir.

Pharmacologie. — Comme médicament réparateur, il est ordonné dans le rachitisme, pendant la période de croissance (à la dose de 0 gr. 50 à 2 grammes par jour) dans un cachet, ou mélangé à la première cuillerée de potage. A doses plus fortes, comme l'a fait remarquer BOUCHARD, il sature une trop grande quantité de suc gastrique et ralentit la digestion. Comme absorbant, il est prescrit, dans certaines dyspepsies et surtout contre la diarrhée, à la dose de 5 à 10 grammes. Il entre dans la formule de la *décoction blanche de Sydenham.*

PHOSPHATE BICALCIQUE

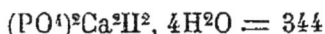

$$(PO^4)^2Ca^2H^2, 4H^2O = 344$$

Syn. : Phosphate neutre de calcium.—Phosphate dicalcique.

Préparation. — 1° PROCÉDÉ DU CODEX. — On précipite une solution de chlorure de calcium par du phosphate de soude en solution légèrement acide.
Le Codex indique :

Phosphate de soude ordinaire. . . . . . 100 gr.
Chlorure de calcium cristallisé . . . . . 65 gr.
Acide chlorhydrique officinal . . . . . , 3 c.c.

Dissoudre le phosphate dans 700 c.c. d'eau environ et y ajouter l'acide ; le chlorure de calcium est dissous dans 300 c.c. d'eau. Mélanger à froid les liqueurs, laisser déposer le précipité, qui est du phosphate bicalcique, le laver par décantation, filtrer et sécher à l'air ou à l'étuve. La présence de l'acide chlorhydrique libre empêche la formation de phosphate tricalcique.

On peut remplacer le chlorure de calcium cristallisé par du chlorure fondu (32 grammes) ; mais alors, ce sel contenant toujours un peu d'oxychlorure, il faut neutraliser exactement sa solution par quelques gouttes d'acide chlorhydrique.

2° PROCÉDÉ FALIÈRES. — On prépare les deux solutions suivantes :

1° Phosphate de soude cristallisé . . .   800
   Acide acétique à 50 p. 0/0 (D = 1,075).   40
   Eau distillée 4,000
2° Chlorure de calcium cristallisé. . . .   520
   Eau distillée. 2,000

On les mélange à froid ; on lave le précipité que l'on fait sécher à l'air libre ou à l'étuve, à une température inférieure à 30°.

3° Procédé Causse. — On mélange 1,500 c.c. d'une solution de phosphate sodique saturée à froid, à 500 c.c. d'une solution de chlorure de calcium, au dixième. On ajoute 100 c.c. d'acide chlorhydrique, puis quelques gouttes d'une solution d'acétate alcalin.

4° Procédé Barillé. — Dans ce procédé, on part directement des os calcinés.

On prend :

Os calcinés pulvérisés.	1 kilo
Acide chlorhydrique à 1,17 . . .	1.454 gr.
Ammoniaque liquide à 0,925. .	442 gr.

On délaye la poudre d'os avec de l'eau chaude, de manière à en faire une bouillie épaisse, bien homogène, que l'on traite successivement par la quantité d'acide chlorhydrique indiquée. Lorsque la réaction est terminée, on ajoute trois litres d'eau chaude. Le sel formé se dissout, et la liqueur devient à peu près claire. On la verse dans une jarre, après l'avoir filtrée et on ajoute de l'eau pour amener le volume à dix litres. On précipite très lentement par l'ammoniaque préalablement étendue de vingt fois son poids d'eau. La liqueur qui surnage le précipité de phosphate dicalcique doit, à la fin de l'opération, être encore faiblement acide et ne donner qu'un trouble très léger par l'addition de quelques gouttes d'ammoniaque. Le précipité recueilli sur un linge mouillé est lavé à l'eau distillée, jusqu'à ce que les eaux de lavage, acidulées avec l'acide nitrique, ne donnent rien avec le nitrate d'argent. On le dessèche rapidement entre 60° et 70°.

En traitant la poudre d'os par l'acide chlorhydrique, on obtient une combinaison de phosphate monocalcique et de chlorure de calcium (*sel d'Erlenmeyer*). L'ammoniaque, ajoutée en quantité calculée, donne du phosphate d'ammoniaque, qui disparaît, en produisant, par double décomposition, un précipité cristallin de phosphate bicalcique et du chlorhydrate d'ammoniaque qui reste en solution.

Propriétés. — Poudre blanche, cristalline, très légère, constituée par des cristaux aiguillés ou des lamelles transparentes, insipide, insoluble dans l'eau et l'alcool, soluble dans les acides, mêmes les plus faibles, dans le citrate neutre d'ammoniaque. L'eau bouillante le transforme en phosphate monocalcique et en phosphate tricalcique. Séché à l'air, il retient $4H^2O$, qu'il ne perd qu'à 115°.

Essai. — On le falsifie avec du *phosphate tricalcique* que l'on reconnaît très facilement à son insolubilité dans le citrate d'ammoniaque. On prépare cette solution de citrate d'ammoniaque, en dissolvant 400 grammes d'acide citrique dans 500 c.c. d'ammoniaque; on complète à un litre avec de l'eau distillée.

Pharmacologie. — Les indications du phosphate bicalcique sont les mêmes que celles du phosphate tricalcique, auquel il devrait toujours être préféré, à cause de sa grande solubilité dans les acides faibles.

PHOSPHATE MONOCALCIQUE

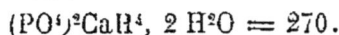

$(PO^4)^2CaH^4, 2 H^2O = 270.$

Syn. : *Phosphate acide de chaux. Biphosphate de chaux*
Phosphate de chaux soluble.

Préparation. — 1° Procédé du Codex

Os calcinés. . . . . 600 grammes.
Acide sulfurique officinal. . 500 grammes.
Eau distillée. . . . . Q. S.

Réduisez les os en poudre fine ; délayez cette poudre dans deux fois son poids d'eau, de manière à en faire une bouillie homogène sur laquelle vous verserez peu à peu l'acide sulfurique, en agitant avec une spatule en bois. La masse s'échauffera, laissera dégager beaucoup d'acide carbonique et deviendra presque solide. Ramenez cette masse, par une nouvelle addition d'eau, à l'état de pâte liquide et abandonnez-la au repos pendant vingt-quatre heures. Au bout de ce temps, délayez-la, à plusieurs reprises, dans l'eau bouillante. Jetez le tout sur une toile et lavez le résidu jusqu'à ce que le liquide qui s'écoule ne soit plus sensiblement acide. Évaporez la liqueur en consistance de sirop peu épais, laissez refroidir, séparez, par décantation, le liquide du sulfate de chaux déposé et lavez le dépôt avec une petite quantité d'eau froide que vous ajouterez au liquide décanté. Évaporez en consistance sirupeuse ; le phosphate monocalcique cristallisera par refroidissement en lames nacrées.

Les os, composés de phosphate tricalcique et de carbonate de calcium, en présence de l'acide sulfurique, sont décomposés en phosphate monocalcique et en sulfate de chaux, avec dégagement d'acide carbonique.

2° Procédé Crolas-Ducher. — Faites une solution avec une partie d'acide phosphorique de densité 1,700 (60°Bé), et deux parties d'eau distillée. Ajoutez à cette solution du phosphate tricalcique gélatineux, bien lavé et récemment préparé, jusqu'à ce qu'il se produise un léger louche qui disparaîtra par addition d'une petite quantité d'acide phosphorique. Filtrez la liqueur que vous répartirez dans des cristallisoirs ; vous les disposerez ensuite dans une étuve chauffée entre 50° et 55°, température qui ne devra jamais être dépassée, sous peine de voir se former du phosphate bicalcique qui souillerait les cristaux de phosphate monocalcique et les rendrait insolubles. Les cristaux, une fois formés, devront être lavés avec une petite quantité d'eau distillée, égouttés et séchés à l'étuve à 50°.

Propriétés. — Le phosphate monocalcique cristallise en lames nacrées, déliquescentes, de saveur acide, mais non désagréable. Chimiquement pur, il est insoluble dans l'eau ; mais il est très soluble en présence d'une petite quantité d'acide phosphorique libre. La chaleur le dissocie. Sa solution soumise à l'ébullition abandonne du phosphate bicalcique, et il reste en solution du sesquiphosphate de chaux $2\,CaO, 3\,P^2O^5$. Le phosphate monocalcique neutralisé par un alcali donne un phosphate alcalin et du phosphate tricalcique. Avec un carbonate alcalin, il se fait encore du phosphate alcalin, du phosphate tricalcique et il se dégage de l'acide carbonique ; il ne se produit pas de carbonate de chaux.

Le phosphate monocalcique se trouve dans le commerce sous deux formes : à l'état *mielleux* et à l'état *cristallin*.

Le phosphate mielleux est celui que l'on obtient en suivant le procédé du Codex ; il est constitué par un mélange de phosphate monocalcique, d'eau, d'acide phosphorique libre et contient toujours une certaine quantité de chlorure et de sulfate de calcium. Il n'est jamais constant dans sa composition. Il résulte d'analyses faites sur un grand nombre d'échantillons pris dans le commerce par CROLAS, DUCHER, BOULUD, MICHEL, que certains d'entre eux ne contiennent que 12 p. 100 de phosphate vrai et jusqu'à 55 p. 100 d'acide phosphorique libre mélange à 30 p 100 d'eau. Le *phosphate mielleux* devrait être abandonné, parce qu'il n'est jamais constant dans sa composition, et surtout parce que la grande quantité d'acide libre qu'il contient n'est pas sans danger. Il devrait être, à notre avis, remplacé par le *phosphate cristallise*, qui ne contient que la quantité d'acide phosphorique libre strictement nécessaire pour qu'il soit soluble.

Le *phosphate cristallisé* obtenu par le procédé CROLAS-DUCHER se présente en paillettes, translucides, agglomérées, constituant des plaques. Il est très soluble, et ne contient que 3 à 4 p. 100 d'acide phosphorique libre. Bien préparé, il est exempt de chlorure et de sulfate de calcium.

Impuretés. — Le phosphate monocalcique obtenu par action de l'acide sulfurique sur les os, peut contenir de l'acide phosphorique libre, du sulfate de calcium, du chlorure de calcium, du plomb et de l'arsenic.

Essai. — *L'acide phosphorique libre* sera reconnu en traitant le sel par l'alcool. La liqueur alcoolique contiendra l'acide qu'elle abandonnera par évaporation et qui sera caractérisé à l'aide du réactif molybdique.

Le *sulfate de calcium* précipitera le chlorure de baryum en présence de l'acide azotique.

Le chlorure de calcium précipitera l'azotate d'argent, en présence d'acide azotique.

Le plomb sera décelé par l'hydrogène sulfuré : précipité noir.

L'arsenic se reconnaîtra en évaporant à sec un mélange du sel et de quelques gouttes d'acide azotique, puis calcinant avec de l'acétate de potassium ; on percevra l'odeur infecte de cacodyle.

Pharmacologie. — Le phosphate monocalcique tend de plus en plus à remplacer les deux autres phosphates calciques, en thérapeutique ; c'est rationnel, puisque, très soluble, il est d'une assimilation plus facile. Il contribue énergiquement à la nutrition du système nerveux et du tissu osseux. De plus, c'est un excitant de la nutrition générale. Il est employé contre les différentes manifestations du rachitisme et de la tuberculose ; son efficacité dans la consolidation des fractures a été constatée depuis longtemps.

Doses et modes d'administration. — On prescrit le phosphate monocalcique en sirop, mais surtout en solution dans l'eau, à prendre immédiatement avant le repas. Ces solutions contiennent géneralement 0 gr. 50 par cuillerée à bouche. On doit les préparer avec de l'eau froide ou tiède, mais jamais avec de l'eau bouillante. Encore moins faut-il faire bouillir le sel avec l'eau ; car il y a transformation du produit qui devient partiellement insoluble en se transformant en phosphate bicalcique. Ces solutions s'altèrent assez rapidement et se remplissent de flocons dus à des végétaux cryptogamiques. On les conserve limpides très longtemps en les saturant d'acide carbonique (JACQUEMAIRE), ou en ajoutant, par litre, soit 1 gramme d'acide benzoïque, soit 80 centigrammes de bisulfite de sodium.

On doit éviter d'associer au phosphate monocalcique des sels tels que tartrates, sulfates, phosphates alcalins qui donnent des précipités insolubles. Sous ce rapport, le vin est un véhicule défectueux.

CHLORHYDRO-PHOSPHATE DE CALCIUM

Préparation. — Ne s'obtient qu'en solution, avec :

Phosphate bicalcique. . . . . 25 gr.
Acide chlorhydrique officinal (D = 1.17) . . . 15 gr. 50.
Eau distillée . . . . 980 gr.

On délaye à froid le phosphate dans 250 grammes environ d'eau distillée, on ajoute l'acide, en agitant, jusqu'à dissolution, puis le reste de l'eau. Cette solution contient 0 gr. 50 de phosphate bicalcique par cuillerée à bouche. Il doit se faire du phosphate monocalcique et du chlorure de calcium. En évaporant presque à sec, on obtient une masse pâteuse que le commerce livre telle que.

Propriétés. — Le plus souvent, le sel commercial n'est qu'un mélange pâteux et très soluble dans l'eau de phosphate bicalcique ou tricalcique et d'acide chlorhydrique.

Ce corps présente toutes les propriétés du phosphate monocalcique. Il s'administre aux mêmes doses.

LACTO-PHOSPHATE DE CALCIUM

Préparation. — On prend :

Phosphate bicalcique . . . . 25 gr.
Acide lactique . . . . Q. S. (le moins possible).
Eau distillée. . . . . 980 gr.

On délaye le phosphate dans 50 grammes d'eau froide et on ajoute l'acide lactique peu à peu, jusqu'à dissolution, puis le reste de l'eau. Chaque cuillerée contient 0 gr. 50 de phosphate bicalcique. Il se fait du phosphate monocalcique et du lactate de chaux.

Propriétés. — Le sel commercial est en bâtons à section carrée ; il est le plus souvent obtenu en faisant, avec du phosphate bicalcique ou tricalcique et de l'acide lactique, une pâte que l'on met dans des moules en papier et que l'on sèche partiellement à l'étuve. Il est très soluble dans l'eau et possède les propriétés du phosphate monocalcique ; sa posologie est la même que celle de ce sel.

Ces deux préparations ont le grand défaut d'être toujours très acides. Elles devraient être remplacées par le phosphate monocalcique.

GLYCÉRO-PHOSPHATE DE CALCIUM

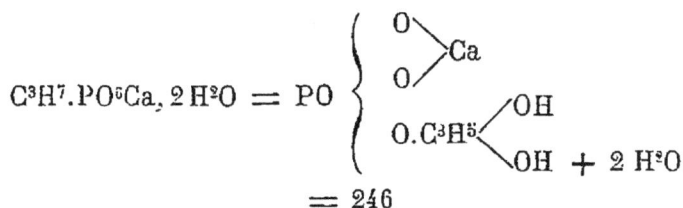

$$C^3H^7.PO^5Ca, 2\,H^2O = PO \begin{cases} O\!\!\diagdown_{\!\!\diagup}Ca \\ O \\ O.C^3H^5\!\!\diagup^{OH}_{\diagdown OH} + 2\,H^2O \end{cases}$$

$$= 246$$

Syn : Phosphoglycérate de chaux.

Préparation. — 1° PROCÉDÉ PORTES ET G. PRUNIER. — On maintient pendant six jours, à 100°-110°, et en agitant plusieurs fois par jour, le mélange suivant :

Acide phosphorique liquide, à 60 p. 100 . 3 kil.
Glycérine pure, à 28° . . . . 3 kil. 600

La masse change de couleur et brunit sous l'influence de la chaleur. On laisse refroidir, on neutralise par un lait de carbonate de chaux (500 grammes dans 2 kilos d'eau), puis par un lait de chaux éteinte, on filtre au papier et on précipite par de l'alcool à 90°. Le précipité égoutté est redissout dans l'eau froide; on filtre et on évapore à basse température.

2° PROCÉDÉ DE LAMBOTTE. — Ce procédé est plus rapide. On chauffe à feu nu et on porte à l'ébullition pendant une demi-heure le mélange :

> Acide phosphorique glacial en poudre. . 250 gr.
> Glycérine officinale. . . . . 500 gr.

L'acide se dissout dans la glycérine et la masse se colore. On laisse refroidir un peu ; on ajoute de l'eau, puis de la chaux éteinte jusqu'à réaction faiblement acide. On filtre et dans la liqueur on précipite le glycérophosphate par l'alcool fort. Le précipité est séché à l'air ou à l'étuve.

3° PROCÉDÉ L. PRUNIER. — On peut aussi chauffer vers 150° dans un appareil à reflux, un mélange de phosphate bicalcique, d'acide phosphorique et de glycérine jusqu'à formation de vapeurs d'acroléine. On reprend par l'eau et on précipite par l'alcool fort.

Propriétés. — Poudre légère, blanche, soluble dans environ 20 parties d'eau froide ; les acides, même l'acide carbonique et l'acide citrique, facilitent sa dissolution ; presque insoluble dans l'eau bouillante, insoluble dans l'alcool fort. La chaleur le décompose et le tranforme partiellement en phosphate. La solution aqueuse ne précipite ni le nitrate d'argent, ni la liqueur magnésienne. En solution nitrique, le molybdate d'ammoniaque ne donne pas de précipité. Calciné et repris par l'acide azotique, il donne avec le molybdate un précipité jaune. Toutes ces réactions le différencient du phosphate monocalcique.

Impuretés et falsifications. — Il peut retenir du phosphate monocalcique et un peu de glycérine, qu'il est difficile de lui enlever. On le falsifie avec du carbonate de chaux et du phosphate de chaux ; on lui a substitué, surtout au début de son emploi, un mélange de phosphate monocalcique et tricalcique.

Essai. — Le *phosphate monocalcique* se retrouve en traitant la solution par le nitromolybdate d'ammoniaque qui donnera un précipité jaune, le sel pur ne donnant pas de précipité.

La *glycérine*, en traitant le sel par un peu d'éther alcoolique qui enlève la glycérine ; on filtre, on laisse évaporer l'éther et on calcine. Il reste un résidu noir, avec dégagement d'acroléine, à odeur spéciale.

Le *carbonate de chaux*, par les acides, qui produisent une effervescence.

D'ailleurs, le phosphate tricalcique et le carbonate de chaux resteront, comme résidu, après traitement à l'eau.

Pharmacologie. — Le glycérophosphate de chaux a été introduit dans la thérapeutique en 1894, par ALBERT ROBIN. Cet auteur le recommande dans tous les cas où il s'agit de relever la nutrition nerveuse et d'en stimuler l'activité. Le glycérophosphate est prescrit dans la neurasthénie, la phosphaturie, les convalescences des maladies graves, etc.

Doses et modes d'administration. — On l'administre à la dose de 0 gr. 30 à 2 grammes par jour, en cachets, poudre granules, sirop, solution, injections hypodermiques.

Les solutions se conservent difficilement ; elles se troublent rapidement, par suite d'une décomposition partielle du glycérophosphate en phosphate dicalcique et glycérine ; ensuite elles fermentent. On évite ces inconvénients en les saturant d'acide carbonique (JACQUEMAIRE).

COMPOSÉS ORGANIQUES

BENZOATE DE CALCIUM

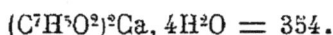

$(C^7H^5O^2)^2Ca, 4H^2O = 354.$

Préparation. — On fait un lait de chaux dans lequel on ajoute 100 gr. d'acide benzoïque ; on porte à l'ébullition quelques minutes. Après filtration et évaporation, on fait cristalliser. Les cristaux sont séchés à une douce température.

Propriétés. — Efflorescent, soluble dans 20 parties d'eau froide et très soluble dans l'eau bouillante.

Pharmacologie. — Sel particulièrement efficace dans la diathèse urique, la goutte, la gravelle. La dose par jour est de 0 gr. 20 à 2 grammes progressivement, en sirop ou solution.

HIPPURATE DE CALCIUM
$(C^9H^8O^3)^2Ca, 3H^2O = 422$

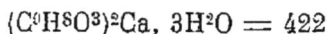

Préparation. — On délaye l'acide hippurique dans l'eau ; on chauffe vers 80° et on ajoute un lait de chaux, jusqu'à réaction neutre au tournesol. On filtre, on concentre et on fait cristalliser.

Propriétes. — Aiguilles prismatiques d'un blanc nacré, inodores, de saveur légèrement amère, peu solubles dans l'eau, insolubles dans l'alcool et l'éther. Préconisées contre la cirrhose du foie et la gravelle phosphatique, à la dose de 0 gr. 25 à 0 gr. 50 par jour.

LACTATE DE CALCIUM

Préparation. — On abandonne du lait à la fermentation, en présence de carbonate de chaux. On met dans une terrine en grès de trois litres environ ;

Lactose pulvérisé	250 gr.
Craie pulvérisée	200 gr.
Lait écrémé.	2.000 gr.
Eau	600 gr.

Placer le vase à une température de 25° à 30° et laisser fermenter, en agitant de temps en temps et en remplaçant l'eau qui s'évapore. Quand la fermentation a cessé (vers le dixième jour), verser dans une capsule et porter à l'ébullition un quart d'heure, en agitant constamment. Laisser reposer, passer sur un tissu de laine, évaporer au 1/3, à une douce chaleur et laisser cristalliser.On ne doit pas prolonger la fermentation, sans quoi il se produit du butyrate de calcium.

La formation d'acide lactique se fait par hydratation de la lactose sous l'influence de la fermentation lactique. Un mycoderme, la levure lactique produit cette hydratation. Si on ne neutralisait pas, l'excès d'acide rendrait le ferment inactif.

Propriétés. — Masses blanches grenues, sans odeur, ni saveur bien sensibles, solubles dans 9,5 d'eau froide, très solubles dans l'eau et l'alcool bouillant presque insolubles dans l'alcool froid et l'éther.

Essai. -- Il peut contenir du butyrate. Pour le reconnaître, on le chauffe avec un peu d'alcool et d'acide sulfurique et on perçoit l'odeur d'ananas.

Pharmacologie. — Il ne sert qu'à préparer l'acide lactique et d'autres lactates métalliques.

SACCHARATE DE CALCIUM
OU SUCRATE DE CHAUX

Préparation. – On l'obtient avec : sucre 50 grammes, chaux éteinte 30 grammes, eau 150 grammes. On évapore à une douce chaleur.

Propriétés. — Il est très peu soluble dans l'eau, soluble dans l'eau sucrée, plus soluble à froid qu'à chaud. On l'administre quelquefois à l'intérieur sous forme de sirop et comme antidote de l'acide phénique. On le prépare en solution, en opérant ainsi : eau distillée, 225 gr.; sucre candi, 25 grammes ; chaux éteinte, 20 grammes. Triturer au mortier, laisser en contact quelques instants et filtrer.

DÉRIVÉS DU MAGNÉSIUM Mg = 24

COMPOSÉS MINÉRAUX

CHLORURE DE MAGNÉSIUM
$MgCl^2, 6 H^2O = 203$.

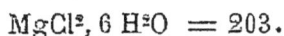

Préparation. — PROCÉDÉS DE LABORATOIRE. — 1° On sature de l'acide chlorhydrique étendu de deux parties d'eau, par du carbonate de magnésie On chauffe légèrement, on filtre, on concentre à 1,39 (42°Bé), et on fait cristalliser. Il se fait du chlorure de magnésium hydraté $MgCl^2, 6H^2O$, et de l'acide carbonique se dégage.

2° Pour obtenir le sel anhydre $MgCl^2$, on ne peut pas se servir du sel hydraté, en le séchant à l'étuve ; car la chaleur lui fait perdre de l'acide chlorhydrique. Il faut évaporer à sec une solution renfermant des quantités égales de chlorure de magnésium et de chlorure d'ammonium. Il se fait un chlorure double stable qu'on peut calciner pour chasser le sel ammoniac ; le chlorure de magnésium anhydre fond ; on le coule en plaques.

PROCÉDÉ INDUSTRIEL. — Dans l'industrie, on l'extrait soit des eaux de la mer, soit des dépôts de Stassfurt, où il existe à l'état de chlorure double de magnésium et de calcium.

Propriétés. — Le *sel hydraté* $MgCl^2, 6 H^2O$, est en aiguilles incolores, très déliquescentes, de saveur amère,

(D = 1,56), solubles dans 1/2 poids d'eau froide, 1/4 partie d'eau bouillante, 5 parties d'alcool à 90°, insolubles dans l'éther. La chaleur le décompose, sec ou en solution, à partir de 100° en acide chlorhydrique et magnésie.

Le *sel anhydre*, $MgCl^2$, est en masses translucides, formées de lames cristallines nacrées, très déliquescentes. Il est volatil au rouge vif.

Pharmacologie. — Purgatif rarement employé et plus doux que le sulfate de magnésie, à la dose de 15 à 25 grammes. Il sert à préparer quelques eaux minérales artificielles.

CARBONATE DE MAGNÉSIUM
$$3 (CO^3Mg), MgO, 4 H^2O = 364.$$

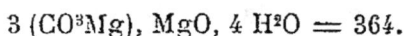

Syn. : Hydrocarbonate de magnésium. Magnésie blanche, Magnésie carbonatée.

Préparation. — On fait bouillir une solution de sulfate de magnésie et on y ajoute peu à peu, sans arrêter l'ébullition, une solution de carbonate de soude. Il se dégage un peu d'acide carbonique et le précipité formé est de l'hydrocarbonate de magnésie. On le lave à l'eau tiède et on le fait sécher dans des moules en bois ou en papier. En opérant à froid, il se fait un carbonate neutre de magnésie qui, en présence de l'eau, se dédouble, en donnant de l'hydrocarbonate, de l'hydrate de magnésie et de l'acide carbonique qui transforme le carbonate en bicarbonate soluble ; c'est pour décomposer ce corps qu'on opère à l'ébullition.

Propriétés. — Le carbonate de magnésie est amorphe, blanc, sans saveur ; on le trouve habituellement en pains cubiques très légers. Il est presque insoluble dans l'eau, mais se dissout facilement dans l'eau chargée d'acide carbonique. Il est inaltérable à l'air, ainsi que dans l'eau à l'ébullition ; une température plus élevée le transforme en acide carbonique et magnésie.

Impuretés et falsifications. — Carbonate de chaux, sulfate de chaux, amidon.

Essai. — Le *sulfate de chaux* et l'*amidon* seront insolubles dans les acides dilués.

L'hydrocarbonate doit se dissoudre totalement dans l'acide sulfurique étendu, et la solution neutralisée puis additionnée de chlorure d'ammonium, ne doit pas précipiter par l'oxalate d'ammonium (*chaux*).

100 parties d'hydrocarbonate calciné laissent, comme résidu, 43 parties de magnésie (résidu blanc).

Pharmacologie. — Ce sel possède les propriétés purgatives de la magnésie calcinée. On l'emploie comme absorbant et antiacide. Il sert surtout à la préparation des sels magnésiens.

Sa poudre s'obtient en frottant les pains sur un tamis de crin.

OXYDE DE MAGNÉSIUM MgO = 40

Syn. : Magnésie calcinée. — Magnésie décarbonatée.

Préparation. — Par calcination de l'hydrocarbonate de magnésie. On introduit de l'hydrocarbonate en poudre dans un creuset et on chauffe au rouge sombre jusqu'à ce qu'un échantillon prélevé ne fasse plus effer-

vescence avec l'acide sulfurique. On remplace souvent
le creuset par des vases en terre non vernissés, nommés
camions, que l'on superpose en les faisant communiquer par une ouverture pratiquée dans le fond du vase
supérieur. On se sert encore de vases en tôle, de forme
surbaissée, dans lesquels la décarbonatation se fait à
plus basse température.

On obtient ainsi la *magnésie légère*.

100 gr. de carbonate donnent environ 40 gr. d'oxyde
de magnésium.

La *magnésie lourde* se prépare en faisant, avec de
l'eau et de l'hydrocarbonate de magnésie, une pâte qui
est séchée à l'étuve et calcinée dans un creuset, à haute
température.

Propriétés. — La magnésie est très blanche, inodore, insipide, absorbant facilement l'humidité et l'acide
carbonique, très peu soluble dans l'eau (plus à froid
qu'à chaud) et d'autant plus soluble dans les acides
qu'elle a été moins chauffée. Sa densité varie suivant la
température de préparation.

La *magnésie légère* ou *magnésie française*, obtenue à
basse température, a une densité comprise entre 2,7 et 3.

La *magnésie lourde*, ou *magnésie anglaise*, a une densité qui varie entre 3,5 et 3,8.

La magnésie est un corps très réfractaire qui néan-
moins fond et se volatilise au four électrique.

Impuretés et falsifications. — Comme impuretés, la magnésie peut contenir du carbonate de magnésium, du fer, de l'alumine, de la silice. On la
fraude par addition de carbonate de chaux, de carbonate de magnésium, de sulfate de chaux, de phosphate
de chaux, de farine.

Essai. — On en dissout 2 grammes environ dans de l'acide sulfurique étendu. Le *sulfate de chaux*, la *silice* et la *farine* restent insolubles et l'*acide carbonique* se dégage, s'il y en a. On étend d'eau et on divise cette solution en trois parties.

Le *fer* et l'*alumine* se trouvent, en neutralisant une partie par l'ammoniaque; on aura un précipité gélatineux (*alumine*) ou ocracé (*fer*), que l'on caractérisera par les réactions ordinaires.

La *chaux*, en prenant la liqueur précédente d'où on a séparé le fer et l'alumine et en y ajoutant de l'acide acétique et de l'oxalate d'ammonium, on aura un précipité blanc d'oxalate de chaux.

Le *phosphate de chaux*, en prenant la deuxième partie et l'additionnant du réactif nitromolybdique; on aura un précipité jaune.

Le *sulfate de chaux*, en mélangeant la troisième partie avec de l'alcool fort, qui donnera un précipité blanc.

La *farine*, en laissant bouillir un petit échantillon de magnésie avec de l'eau et ajoutant une ou deux gouttes d'eau iodée : coloration bleue.

Pharmacologie. — La magnésie calcinée s'emploie comme antiacide à la dose de 0,30 à 1 gr., comme laxatif de 1 à 2 gr. et comme purgatif, de 5 à 15 gr. Elle se transforme dans l'estomac en chlorure de magnésium. Aux doses de 5 à 15 gr., la majeure partie n'est pas absorbée dans l'estomac et arrive intacte dans le gros intestin dont la réaction est acide et où la magnésie se transforme en sel soluble et purgatif. Ce mode d'absorption explique la lenteur de l'action purgative de la magnésie. Son action est augmentée par l'ingestion de boissons acides qui la dissolvent et retardée par celle de boissons alcalines. On la donne en poudre, cachets, tablettes ou délayée dans du lait ou dans une potion.

HYDRATE DE MAGNÉSIUM $Mg(OH)^2 = 58$

Préparation. — PROCÉDÉ DE VÉE, ADOPTÉ PAR LE CODEX. — On fait bouillir, pendant 20 minutes, de la magnésie calcinée, délayée dans 20 à 30 fois son poids d'eau On jette sur une toile, on sèche à l'étuve vers 50°.

Propriétés. — Cet hydrate bleuit le tournesol et sature facilement les acides ; il est peu soluble dans l'eau. Sa densité est voisine de 2,4. Il renferme 31 p. 100 d'eau.

Essai. — Il peut contenir les mêmes impuretés que la magnésie calcinée ; on l'essaye de la même façon.

Pharmacologie. — On le préfère à la magnésie calcinée, dont il possède toutes les propriétés, parce qu'il est plus soluble dans les acides. On le donne aux mêmes doses. Il ne produit pas dans la bouche la sensation désagréable que donne la magnésie calcinée et due à l'absorption de la salive. C'est un bon contre-poison des acides et de l'acide arsénieux en particulier ; mais, dans ce cas, il faut s'abstenir d'y ajouter du sucre.

SILICATE DE MAGNÉSIE

Syn. : Talc.

Propriétés. — C'est un produit naturel, qui se présente sous forme de masses lamellaires. Sa poudre est très blanche, douce, onctueuse au toucher. On l'a employé à l'intérieur contre la diarrhée, surtout celle des phtisiques, à la dose de 200 à 600 grammes par jour, délayée dans du lait, à raison de 100 à 200 grammes par litre. Il sert fréquemment pour l'usage externe. Il entre dans la composition des poudres isolantes et dans celle de quelques poudres dentifrices.

SULFATE DE MAGNÉSIUM

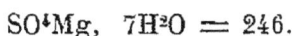

$SO^4Mg, \ 7H^2O = 246.$

Syn. : Sel d'Epsom. Sel d'Angleterre. Sel de Sedlitz.

Préparation industrielle. — 1° On l'obtient par concentration des eaux de la mer, privées de chlorure de sodium, ou des eaux minérales de Sedlitz et d'Epsom.

2° On traite de la dolomie (carbonate de chaux et de magnésie) par de l'acide sulfurique. Il se fait du sulfate de chaux insoluble et du sulfate de magnésie que l'on fait cristalliser par évaporation.

3° On grille à l'air les schistes magnésiens et pyriteux et on les soumet à des lessivages méthodiques; il se fait des oxydes de cuivre et de fer insolubles et du sulfate de magnésie.

Purification. — On fait bouillir sa solution, préalablement traitée par un courant de chlore, avec de la magnésie qui précipite, à l'état d'oxydes, le fer et le cuivre qu'elle pourrait contenir; on filtre, on concentre à 40°Bé (D = 1,36) et on fait cristalliser.

Propriétés. — Cristaux en prismes rhomboïdaux droits, transparents, de saveur amère et salée, s'effleurissant à l'air sec (D = 1,68). Il est soluble dans son poids d'eau froide et dans 0,15 d'eau bouillante, insoluble dans l'alcool. Chauffé, il subit la fusion aqueuse ; à 100°, il perd 2 H^2O ; à 135°, il perd 4 H^2O ; à 210° il devient anhydre. Sa solution est neutre au tournesol et ne précipite pas à froid par le bicarbonate de soude.

Impuretés et falsifications. — Le sulfate de magnésium peut contenir, comme impuretés, du chlorure de magnésium et des sulfates de fer et de cuivre. On le fraude par addition de sulfate de soude, qui, quelquefois, le remplace complètement.

Essai. — On l'effectue sur la solution du sel.

Le *chlorure de magnésium* n'a pas d'importance.

Le *sulfate de fer* sera coloré en bleu par le ferrocyanure de potassium.

Le *sulfate de cuivre* coloré en bleu par l'ammoniaque et en brun par le ferrocyanure de potassium.

Pour reconnaître le *sulfate de soude*, on opère de deux façons différentes :

1° Si la substitution est totale, la solution du sel ne précipitera pas par le carbonate de soude et précipitera par le biméta-antimoniate de potassium.

2° Si la substitution est partielle, on ajoute à la solution du sel, et à chaud, de l'eau de baryte en excès, qui précipite la magnésie, on filtre, on ajoute de l'acide sulfurique pour précipiter l'excès de baryte, on filtre à nouveau et on évapore la liqueur ; le résidu est du sulfate de soude, s'il y en a. Le sulfate de magnésie pur ne laisse rien après ce traitement.

Pharmacologie. — Purgatif des plus employés, à la dose de 30 à 45 grammes. Il entre dans la préparation de l'eau de Sedlitz artificielle. Ce serait le purgatif salin modifiant le plus heureusement la surface intestinale malade. On masque sa saveur par de l'eau de cannelle, de l'essence de menthe, du suc de réglisse, de l'acide tartrique. Il est plus désagréable à prendre que le sulfate de soude.

COMPOSÉS ORGANIQUES

CITRATE DE MAGNÉSIE
$(C^9H^5O^7)^2 Mg^3, 14 H^2O = 702.$

Préparation. — On sature une solution d'acide citrique avec du carbonate de magnésie.

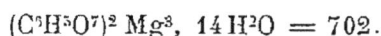

Le Codex indique :

Acide citrique cristallisé. . . . 1.000 grammes.
Hydrocarbonate de magnésie . 700 »
Eau. . . . . 3.000 »

L'acide est dissous dans l'eau bouillante et on y ajoute peu à peu le carbonate, tant qu'il se fait de l'effervescence. La liqueur est filtrée chaude et abandonnée vingt-quatre heures ; elle se prend en masse. On soumet à la presse dans une toile et on sèche à 20°-25°.

Le *citrate de magnésie effervescent* du commerce est un mélange de tartrate de soude, d'acide tartrique et de bicarbonate de soude. On l'obtient en mélangeant les deux poudres suivantes :

1° On prend :

Acide tartrique . . . . 750 grammes.
Bicarbonate de soude . . . . . 380 »
Eau distillée . . . . 300 »

Les deux sels sont mélangés dans une capsule, puis on verse l'eau, peu à peu, en agitant ; on jette le tout sur un tamis que l'on met à l'étuve : la masse se boursoufle et se granule d'elle-même, on la crible après dessiccation. On obtient un produit fortement acide et contenant du tartrate de soude.

2° On opère de la même façon avec le mélange suivant contenant un grand excès de bicarbonate :

Acide tartrique. . . . . 400 grammes.
Bicarbonate de soude . . . . . 750 »
Eau distillée . . . . 300 »

On mélange les produits 1 et 2. Le corps obtenu se dissout rapidement dans l'eau, avec dégagement d'acide carbonique. Sa saveur n'est pas désagréable, et il purge à la dose de 30 à 50 grammes.

Propriétés. — Le citrate de magnésie est un sel blanc, neutre, de saveur faible, soluble dans 2 parties d'eau bouillante.

Essai. — Le citrate de magnésie est falsifié ou remplacé par du tartrate de magnésie. On reconnaît cette fraude en ajoutant à la dissolution aqueuse du sel, un léger excès d'acide sulfurique et chauffant : la solution se colore en brun, s'il y a de l'acide tartrique.

Pharmacologie. — C'est un bon purgatif, facile à prendre. On le prépare presque toujours au moment du besoin, sous forme de limonade purgative. Les proportions à employer pour préparer cette limonade sont les suivantes :

Acide citrique. . . . . 6 gr.
Hydrocarbonate de magnésie . . . . . 3 gr. 6

qui donnent 10 grammes de citrate de magnésie.

Pour obtenir plus rapidement cette limonade, on peut préparer une solution titrée au 1/5 de citrate de magnésie en prenant :

Acide citrique . . . . 150 gr.
Carbonate de magnésie. . . . . 90 gr.
Eau . . . . Q. S. pour faire 1.250 gr.

On dissout l'acide dans l'eau chaude, on ajoute peu à peu le carbonate, et quand l'effervescence est finie, on filtre. On ajoute une solution de 10 grammes d'acide tartrique et on complète avec de l'eau pour obtenir 1250 grammes du produit. 250 grammes de cette liqueur représentent 50 grammes de citrate de magnésie, c'est-à-dire la dose pour une limonade purgative. Cette solution, grâce à l'addition d'acide tartrique, se conserve longtemps sans dépôt.

BOROCITRATE DE MAGNÉSIUM ET DE SODIUM

Préparation. — On l'obtient en dissolvant 2 parties d'acide citrique dans 3 parties d'eau bouillante et en y ajoutant 1 partie de carbonate de magnésium et 2 parties de borate de soude; on filtre et on fait cristalliser.

Propriétés. — On a préconisé ce sel comme le dissolvant par excellence des calculs urinaires. On le prend, mélangé avec du sucre, à la dose de 0 gr. 50 à 2 grammes, dans un peu d'eau gazeuse.

SALICYLATE DE MAGNÉSIUM
$$C^6H^4.O.CO^2.Mg = 160$$

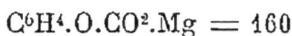

Préparation. — On sature l'acide salicylique par du carbonate de magnésium. Pour obtenir un sel blanc et non bleuté, il faut employer du carbonate de magnésium bien exempt de fer.

C'est une poudre blanche, très légère, insoluble dans l'eau, soluble dans les acides. On l'administre en cachets ou émulsionnée dans une potion, comme antiseptique intestinal, à la dose de 0 gr. 50 à 1 gramme.

DÉRIVÉS DU CÉRIUM Ce = 141,5

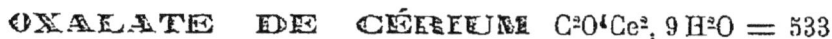

OXALATE DE CÉRIUM $C^2O^4Ce^2, 9H^2O = 533$

Propriétés. — Poudre grisâtre, cristalline, inodore, insoluble dans l'eau, l'alcool et l'éther.

On l'a conseillé avec succès contre les vomissements incoercibles de la grossesse, les diarrhées chroniques, à la dose de 3 grammes par jour, par 0 gr. 25 à la fois, et contre la toux des phtisiques, à la dose de 1 gramme à 1 gr. 50 par jour, en prises de 0 gr. 25, déposées simplement sur la langue.

ZINC Zn = 65

Préparation industrielle. — On l'extrait de la calamine (hydrosilicate de zinc) ou de la blende (sulfure) par simple grillage à l'air; on obtient de l'oxyde de zinc, puis on réduit cet oxyde par le charbon. Les appareils varient selon les exploitations (procédé silésien, procédé de la Vieille-Montagne, procédé anglais)

Purification. — Le zinc commercial contient toujours des métaux étrangers : fer, cuivre, plomb, arsenic, cadmium, soufre, etc.

Pour le purifier, on le distille de nouveau plusieurs fois, seul ou en présence de nitrate de potasse, pour oxyder l'arsenic et le soufre.

Pour l'avoir pur, on réduit de l'oxyde de zinc pur par le charbon de sucre et on distille.

Propriétés. — Métal blanc grisâtre, se ternissant à l'air, un peu mou, malléable, peu tenace. Densité 6,86, quand il a été fondu, et 7,21 s'il a été laminé. Il fond à 412° et distille vers 929°. A l'air, il se recouvre d'une couche d'hydrocarbonate, qui le protège. Il brûle au rouge et se dissout à froid dans les acides étendus et à l'ébullition dans les lessives alcalines, avec dégagement d'hydrogène.

Essai. — Le zinc dissous dans l'acide chlorhydrique ne doit pas précipiter par l'hydrogène sulfuré, qui précipitera le cuivre, le plomb, le cadmium, l'arsenic; on séparera ces métaux par les procédés ordinaires. L'appareil de Marsh peut encore déceler l'arsenic.

Pharmacologie. — Le zinc sert à la préparation de l'oxyde et du sulfate de zinc.

COMPOSÉS MINÉRAUX

CHLORURE DE ZINC ZnCl² = 136

Syn. : Beurre de zinc

Préparation. — On attaque le zinc par de l'acide
chlorhydrique étendu de deux volumes d'eau ; il se fait
du chlorure de zinc et de l'hydrogène. Quand le dégagement gazeux a cessé, on décante la liqueur qui contient toujours un peu de fer. Pour l'enlever, on y fait
passer un courant de chlore, qui le peroxyde et on fait
bouillir avec un peu d'oxyde de zinc qui précipite
l'oxyde de fer. On filtre, on évapore et on chauffe jusqu'à
fusion pour couler en plaques.

Propriétés. — Le chlorure de zinc fondu est blanc,
anhydre, il a l'aspect d'un corps gras. Sa densité est 1,75.
Il fond au-dessous de 100° et se volatilise au rouge. Il
est déliquescent. très soluble dans l'eau et dissout de
grandes quantités d'oxyde de zinc en donnant un produit
d'une grande dureté. Il existe aussi cristallisé en aiguilles
blanches, déliquescentes, obtenues par concentration
des solutions aqueuses ; il est alors hydraté ($ZnCl^2$, aq.).

Impuretés. — Il contient presque toujours de l'oxychlorure et quelquefois du fer.

Essai. — L'*oxychlorure* n'est pas volatil ; il est insoluble dans l'eau.

Le *fer* sera décelé dans la solution par le ferrocyanure
de potassium.

Pharmacologie. — Le chlorure de zinc est employé comme caustique; il attaque lentement l'épiderme, mais agit avec promptitude sur la peau dénudée. Sa déliquescence le rend difficile à manier; aussi le mélange-t-on à de la farine (*pâte de Canquoin*) ou à de l'amidon. On en fait également des solutions à 2 à 8 p. 100 pour le pansement des plaies syphilitiques ou phagédéniques. Quand on cherche à le dissoudre dans l'eau ordinaire, il paraît souvent en partie insoluble, par suite de la présence de l'oxychlorure, ou encore parce que les alcalis et carbonates de l'eau précipitent de l'oxyde ou du carbonate de zinc.

Pour avoir des solutions claires, il suffit d'ajouter un peu d'acide chlorhydrique ou d'acide tartrique, pour dissoudre la partie insoluble C'est un antiseptique énergique et un toxique. On l'emploie en injections pour conserver les cadavres.

PHOSPHURE DE ZINC $P^2Zn^3 = 257$

Préparation. — 1° PROCÉDÉ VIGIER. — On fait agir le phosphore en vapeurs sur le zinc en ébullition.

Le zinc et le phosphore sont placés dans deux nacelles séparées et introduites dans un tube de porcelaine dans lequel on fait circuler de l'hydrogène sec. La nacelle du zinc est au milieu du tube, celle du phosphore à une extrémité. On chauffe le tube près du zinc et quand celui-ci est entré en ébullition, on chauffe la nacelle de phosphore avec une lampe. La combinaison s'effectue avec lumière. Quand le tube est froid, on le brise et on recueille le produit.

2° Dans une cornue de grès tubulée on met des fragments de zinc ; on y fait passer un courant d'acide carbonique et on chauffe. Quand le zinc est en ébullition on fait tomber par la tubulure des fragments de phosphore sec.

Propriétés. — Il est cristallisé en prismes doués de l'éclat métallique. Sa densité est 4,72. Les acides forts en dégagent de l'hydrogène phosphoré : 1 gr. 171 dégage 200 c.c. d'hydrogène phosphoré. Il est inaltérable à l'air, mais chauffé, il se change en phosphate.

Pharmacologie. – Ce corps jouit des propriétés thérapeutiques du phosphore. Introduit dans l'estomac, il dégage de l'hydrogène phosphoré.

On le donne surtout en pilules ou granules, à la dose de 8 à 40 milligrammes. Il est très toxique.

OXYDE DE ZINC $ZnO = 81$

Syn. : Blanc de zinc. Fleurs de zinc. Pompholix. Laine philosophique. Nihil album.

Préparation. — 1° VOIE SÈCHE. — On place du zinc dans un creuset incliné sous un angle de 45° et on ferme au trois quart le creuset avec son couvercle, pour établir un courant d'air ; on chauffe au rouge.

Le zinc fond, se volatilise, s'oxyde et se dépose en poudre jaune à la partie supérieure du creuset. On enlève l'oxyde à mesure qu'il se forme et on passe au tamis. Le produit est jaune à chaud et blanc à froid.

Dans l'industrie, les vapeurs de zinc se condensent dans des chambres en tôle.

2° Voie humide. — On décompose par la chaleur l'hydrocarbonate de zinc obtenu par action du carbonate de soude sur le sulfate de zinc.

On prend :

Sulfate de zinc cristallisé. . . . .   200 gr.
Carbonate de soude cristallisé. .   220 gr.
Eau. . . . .   2.200 gr.

On fait dissoudre séparément les deux sels et on verse, en agitant, la solution de sulfate de zinc dans la solution bouillante de carbonate de soude. Il se dépose de l'hydrocarbonate et de l'oxyde de zinc, et l'acide carbonique se dégage. On fait bouillir un quart d'heure.

On lave plusieurs fois le précipité, on le sèche à l'étuve et on le calcine au rouge sombre dans un creuset jusqu'à ce qu'il ne fasse plus effervescence par les acides. Dans cette opération, il ne faut pas dépasser le rouge naissant sous peine d'avoir un produit jaune.

Purification. — L'oxyde de zinc retient souvent de l'arsenic. On le purifie en le calcinant avec 3 °/₀ d'azotate de potasse pulvérisé.

L'arsenic passe à l'état d'arséniate de potasse qu'on enlève par des lavages.

Propriétés. — Corps blanc, inodore, insipide, léger, lorsqu'il est préparé par voie sèche; lourd et pulvérulent, lorsqu'il est obtenu par voie humide. Chauffé, il devient jaune, puis blanc par refroidissement.

Il est insoluble dans l'eau et donne avec elle un hydrate $[Zn(OH)^2]$ qui se produit quand on précipite un sel de zinc par un alcali. Il joue le rôle de base et d'acide. Il s'unit avec les acides et se dissout dans les solutions alcalines en donnant des zincates.

Impuretés et falsifications. — Comme impuretés, il faut signaler le fer, l'arsenic. On le falsifie avec du carbonate et du sulfate de chaux, du talc, de l'amidon, de la farine.

Essai. — On le dissout dans l'acide sulfurique.

Le *talc* ne se dissoudra pas.

Le *fer* se trouvera dans la dissolution avec le ferrocyanure de potassium : coloration bleue.

L'*arsenic*, par l'appareil de Marsh : taches et anneaux.

La *chaux*, par l'oxalate d'ammonium dans la solution neutralisée par l'ammoniaque : précipité blanc.

L'*amidon ou la farine*, en faisant bouillir un échantillon avec de l'eau et ajoutant de l'eau iodée : précipité bleu d'iodure d'amidon.

Pharmacologie. — A l'*intérieur*, l'oxyde de zinc est employé comme anti-nerveux et anti-spasmodique, à la dose de 0 gr. 10 à 2 gr., en poudre ou pilules. On l'a donné contre l'épilepsie, mais sans succès. Il entre dans la préparation des pilules de Meglin.

Pour l'*usage externe*, on l'a conseillé contre la plupart des maladies de la peau, en : pommade, glycéré, poudre, etc.

SULFATE DE ZINC SO⁴Zn,7H²O = 287.

Syn. : Vitriol blanc. — Couperose blanche.

Préparation. — 1° PROCÉDÉ DE LABORATOIRE. — On chauffe dans une capsule.

Zinc pur en grenailles......	200 gr.
Acide sulfurique officinal.....	250 gr.
Eau	1.500 gr.

Il se fait du sulfate de zinc et de l'hydrogène se dégage. Lorsque l'effervescence a cessé, on filtre, on évapore à 1,45 (47° Bé) et on fait cristalliser.

2° Procédé industriel. — On grille la blende (sulfure de zinc) et on lessive le produit. Le sel est impur.

Purification. — Le sulfate de zinc contient souvent du plomb, de l'étain, de l'arsenic, mais surtout du fer et du cuivre. Pour le purifier, on le dissout dans l'eau, on ajoute un peu d'acide chlorhydrique et on fait passer à refus un courant d'hydrogène sulfuré, qui précipite l'arsenic, le plomb, le cuivre; on décante. Dans la liqueur, on peut éliminer le fer de deux façons :

1° En évaporant à sec et en calcinant au rouge dans un creuset; le sulfate de zinc n'est pas altéré, le sulfate de fer donne de l'oxyde ferrique insoluble, que l'on isole en reprenant par l'eau et filtrant. On concentre et on fait cristalliser.

2° On chauffe la liqueur avec de l'acide azotique pour peroxyder le fer et on le précipite à l'état d'oxyde en ajoutant de l'oxyde de zinc. On filtre et on fait cristalliser plusieurs fois.

Propriétés. — Prismes rhomboïdaux droits, incolores, de saveur styptique, insolubles dans l'alcool, solubles dans 0,74 d'eau froide, 0,15 d'eau bouillante et 0,86 de glycérine. Chauffé, il subit la fusion aqueuse et devient anhydre à 238°. Il contient 43,8 °/₀ d'eau.

Impuretés. — Le sulfate de zinc renferme souvent du fer et du cuivre.

Essai. — La solution ne doit pas précipiter par l'hydrogène sulfuré en liqueur chlorhydrique, ni en bleu par le ferrocyanure (*fer*) ni se colorer en bleu par l'ammoniaque (*cuivre*). Le sulfure d'ammonium doit donner un précipité blanc.

Pharmacologie. — Pris à l'*intérieur*, le sulfate de zinc est un bon émétique, à la dose de 0,40 à 1 gramme dans 100 grammes d'eau. A l'*extérieur*, il est employé comme astringent, en collyre, solution, injection ; c'est un corps légèrement caustique, un toxique dangereux et un désinfectant énergique, pouvant détruire les gaz fétides (hydrogène sulfuré et sulfure d'ammonium).

COMPOSÉS ORGANIQUES

ACÉTATE DE ZINC $(C^2H^3O^2)^2Zn, 3 H^2O = 237$.

Préparation. — On dissout de l'hydrocarbonate de zinc dans de l'acide acétique, on concentre à 1,15 (20° Bé) et on fait cristalliser.

Propriétés. — Lames nacrées, efflorescentes, de saveur styptique, très solubles dans l'eau, subissant la fusion aqueuse à 100°.

Pharmacologie. — C'est un astringent peu employé et un émétique à la dose de 0 gr. 50 à 1 gramme. Il fait la base de l'injection de Ricord.

LACTATE DE ZINC $(C^3H^5O^3)^2 Zn, 3 H^2O = 297$.

Préparation. — On sature à chaud de l'acide lactique étendu par de l'hydrocarbonate de zinc récemment préparé et encore humide. On filtre, on concentre et on fait cristalliser.

Propriétés. — Aiguilles brillantes, solubles dans 58 parties d'eau froide et 6 parties d'eau bouillante. A 100°, il devient anhydre et se décompose au-dessus de 210°.

Pharmacologie. — Employé autrefois contre l'épilepsie et abandonné maintenant. Il ne sert plus qu'à la préparation de l'acide lactique pur.

VALÉRIANATE DE ZINC $(C^5H^9O^2)^2Zn,6H^2O = 483$.

Préparation. — On étend de l'acide valérianique de 30 parties d'eau distillée ; on y ajoute peu à peu de l'hydrocarbonate de zinc en excès. On chauffe, on filtre et on laisse évaporer à l'étuve.

Propriétés. — Paillettes nacrées, solubles dans 50 parties d'eau froide, 5 parties d'eau bouillante, 18 parties d'alcool froid, insolubles dans l'éther. Son odeur est celle de l'acide valérianique. Par ébullition de sa solution, il se dédouble en valérianate basique insoluble et valérianate acide soluble. Chauffé à 250°, il se transforme en un liquide huileux qui paraît être du valérianate anhydre.

Pharmacologie. — Antispasmodique dont l'efficacité n'est pas démontrée. Il n'agit pas mieux que l'oxyde de zinc. On le donne à la dose de 0 gr. 10 à 0 gr. 40, en pilules.

DÉRIVÉS DU CADMIUM — Cd = 112

IODURE DE CADMIUM CdI² = 366.

Préparation. — On l'obtient en faisant agir à chaud, dans un ballon, deux parties d'iode sur une partie de cadmium en présence d'un peu d'eau. On filtre, on évapore et on fait cristalliser.

On peut encore précipiter l'iodure de baryum par le sulfate de cadmium.

Propriétés. — Cristaux hexagonaux, incolores, d'un vif éclat nacré, très solubles dans l'eau et l'alcool. Il forme de nombreux sels doubles avec les iodures alcalins.

Pharmacologie. — Étant soluble dans l'eau, on l'a proposé comme préférable à l'iodure de plomb, pour l'usage *externe*, lorsqu'on veut faire de la médication iodée. Il donne une pommade ($^1/_{40}$) inaltérable à l'air, applicable au traitement des engorgements ganglionnaires de nature scrofuleuse et de diverses affections chroniques de la peau. Il sert aussi en ophtalmologie.

SULFATE DE CADMIUM SO⁴Cd,4H²O = 280.

Préparation. — On dissout du cadmium dans l'acide azotique à chaud ; il se fait de l'azotate de cadmium qu'on précipite par du carbonate de soude. Le carbonate de cadmium obtenu est lavé et dissous dans l'acide sulfurique étendu. On concentre pour faire cristalliser.

Propriétés. - - Cristallise en prismes incolores, efflorescents, solubles dans moins de deux parties d'eau froide, très solubles dans l'eau bouillante, insolubles dans l'alcool.

Pharmacologie. — Le sulfate de cadmium est astringent, antiseptique, émétique au même titre et aux mêmes doses que le sulfate de zinc; il est même plus actif que lui. On l'emploie en collyre et pommade. Une solution au $1/1000$ serait efficace dans la blennhorragie.

DÉRIVÉS DU CUIVRE CU = 63,50.

COMPOSÉS MINÉRAUX

SULFATE DE CUIVRE $SO^4Cu, 5 H^2O = 249,50.$

Syn. : Couperose bleue. — Vitriol bleu.

Préparation. — 1° PROCÉDÉ DE LABORATOIRE. — On attaque à chaud du cuivre en tournures ou en plaques par de l'acide sulfurique concentré. Il se dégage de l'anhydride sulfureux et il se fait du sulfate de cuivre. L'attaque est quelquefois lente au début; on la facilite en ajoutant quelques grammes d'acide azotique. Quand la réaction est terminée, on filtre, on concentre à 1,25 (30° Bé) et on fait cristalliser.

2° PROCÉDÉS INDUSTRIELS. — a) On grille les pyrites cuivreuses à l'air ; le sulfure de cuivre se transforme en sulfate. On lessive et on fait cristalliser.

b) On expose à l'air des rognures de cuivre, arrosées d'acide sulfurique.

c) On peut encore attaquer du cuivre par de la fleur de soufre, en grillant à l'air pour transformer le sulfure en sulfate qu'on enlève par des lavages.

Purification. — Le sulfate de cuivre commercial est toujours ferrugineux, il contient quelquefois du zinc. Pour le purifier, on porte un instant à l'ébullition sa solution aqueuse additionnée d'acide azotique pour peroxyder le fer, puis on y ajoute un excès d'hydrate de cuivre qui précipite l'oxyde ferrique. On filtre et on fait cristalliser après concentration à 1,25 (30° Bé). On peut éviter la préparation préalable de l'hydrate de cuivre en ajoutant dans la solution précédente après l'ébullition, quelques grammes de solution de soude caustique jusqu'à précipité bleu persistant. Il se fait de l'hydrate de cuivre, lequel à son tour précipite l'oxyde de fer ; mais le produit obtenu retient un peu de sulfate de soude.

Propriétés. — Prismes bleus, volumineux, clino-rhombiques, de saveur âcre et styptique, D = 2,27. Il est soluble dans 2,5 d'eau froide, 1/2 partie d'eau bouillante, 3,5 de glycérine, insoluble dans l'alcool. Il est efflorescent et perd facilement $2H^2O$ à l'air. Chauffé à 100°, il perd $4H^2O$ et devient anhydre (SO^4Cu) vers 250°, en se

transformant en une poudre blanche, qui redevient
bleue au contact de l'eau. Au rouge, il donne de l'oxyde
cuivrique noir, de l'acide sulfurique et de l'oxygène. Sa
solution aqueuse rougit le tournesol et dépose du cuivre
métallique rouge sur une lame de zinc.

Impuretés. — Le sulfate de cuivre contient souvent
du fer et quelquefois du zinc.

Essai. — On trouve le *fer*, en traitant la solution du
sel de cuivre par l'ammoniaque en excès qui redissout
l'oxyde de cuivre, mais précipite l'oxyde de fer ; le précipité ocreux, dissous dans l'acide azotique, donnera un
précipité bleu avec le ferrocyanure de potassium.

Le *zinc* se reconnaît en ajoutant à la solution cuivrique un excès de potasse qui précipite l'oxyde de
cuivre et dissout l'oxyde de zinc, on filtre; la liqueur
acidulée par l'acide acétique donnera un précipité blanc
par l'hydrogène sulfuré.

On peut encore faire passer un courant d'hydrogène
sulfuré dans la solution cuivrique acidulée par l'acide
chlorhydrique. Tout le cuivre est précipité à l'état de
sulfure. On filtre, on fait bouillir avec un peu d'acide
azotique et on ajoute de l'ammoniaque en excès qui
précipite de l'oxyde de fer ocreux que l'on peut recueillir
et caractériser. On filtre encore, on acidule par l'acide
acétique et on fait passer l'hydrogène sulfuré, on aura
un précipité blanc de sulfure de zinc, s'il y a du zinc.

Pharmacologie. — Le sulfate de cuivre, administré
à l'*intérieur*, est un excellent vomitif; à haute dose, il
est vénéneux. Comme vomitif, on le donne à la dose de
0 gr. 50 dans 125 grammes d'eau, à prendre par cuillerée
à dessert toutes les dix minutes jusqu'à production de

romissements, ou encore : sulfate de cuivre 0,50 ; amidon 2 grammes, en cinq cachets ; un toutes les dix minutes.

A l'*extérieur*, il agit comme caustique, et à ce titre, on en fait des crayons cylindriques, des collyres, des solutions. Il entre dans la préparation de la pierre divine et de la *liqueur de Villate*. C'est un excellent antiseptique et un désinfectant instantané. Sa solution à 50 p. 1000 doit être employée pour désinfecter les matières fecales des contagieux ou les cabinets d'aisance. Elle agit mieux que le sulfate de fer, le chlorure de zinc,etc. Sous forme de *bouillie bordelaise*(avec chaux) ou *bourguignonne* (avec carbonate de soude), il est recommandé contre les parasites de la vigne.

Pour obtenir les crayons de sulfate de cuivre,on prend du sulfate de cuivre anhydre que l'on met dans un cylindre fait avec une carte à jouer et on arrose d'un peu d'eau. Le sulfate s'hydrate, cristallise et constitue un cylindre solide. On peut aussi user simplement un gros cristal de cristal de cuivre sur une pierre, avec un peu de sable fin ou d'émeri.

SULFATE DE CUIVRE AMMONIACAL

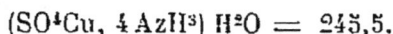

$$(SO^4Cu, 4AzH^3) H^2O = 245,5.$$

Préparation. — On dissout au mortier du sulfate de cuivre pulvérisé, dans la plus faible quantité possible d'ammoniaque concentrée. On place la liqueur dans un vase cylindrique très profond, et on ajoute volume égal d'alcool à 90°, en ayant soin de ne pas mélanger les deux liquides. On laisse vingt-quatre heures. L'alcool s'empare peu à peu de l'eau et le sel cristallise en belles aiguilles.

On sèche rapidement les cristaux dans du papier filtre et on conserve en flacons bien bouchés.

Propriétés. — Aiguilles orthorhombiques, transparentes, d'un bleu violet foncé, solubles dans 1,5 d'eau, s'effleurissant à l'air. L'eau en excès le décompose avec formation d'un dépôt de sulfate basique de cuivre. Chauffé, il perd son ammoniaque.

Pharmacologie. — C'est un excitant énergique qui a été proposé contre l'épilepsie, la danse de Saint-Guy et la névralgie faciale. On le donne généralement à la dose de 0 gr. 15 par jour.

COMPOSÉS ORGANIQUES

ACÉTATE NEUTRE DE CUIVRE

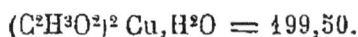

$(C^2H^3O^2)^2 Cu, H^2O = 199,50.$

Syn. : *Acétate cuivrique.* — *Verdet.*

Préparation. — Par double décomposition entre l'acétate de soude et le sulfate de cuivre. L'acétate de cuivre se dépose par refroidissement de la liqueur.

Propriétés. — Prismes rhomboïdaux obliques, vert foncé, solubles dans 5 parties d'eau bouillante, 13 parties d'alcool bouillant. La solution aqueuse se décompose à l'ébullition en donnant de l'acétate tribasique et de l'acide acétique. Ses propriétés thérapeutiques sont celles du sulfate de cuivre. Il est inusité.

ACÉTATE BASIQUE DE CUIVRE

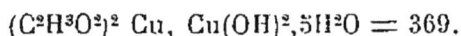

$(C^2H^3O^2)^2$ Cu, $Cu(OH)^2, 5H^2O = 369$.

Syn. : Vert-de-gris. — *Sous-acétate de cuivre.*

Préparation. — On l'obtient industriellement, aux environs de Montpellier, en abandonnant à l'air des lames de cuivre, recouvertes de marc de raisin. Au bout de quelques semaines, on détache les croûtes qui se sont formées sur le métal et on en fait des boules qu'on livre au commerce. Dans cette préparation, l'alcool du raisin s'est transformé en acide acétique qui a attaqué le cuivre.

Le plus souvent, on attaque des rognures de cuivre (vieilles plaques de navires) par de l'acide acétique ordinaire à 40 %.

Propriétés. — L'acétate basique est en masses amorphes, d'un vert bleuâtre, sans odeur, en partie soluble dans l'eau, qui le décompose, soluble dans l'ammoniaque et dans les acides. Il peut cristalliser en aiguilles bleues qui se déshydratent à 60°, en se convertissant en acétate tribasique et acétate neutre.

Pharmacologie. — C'est un toxique et un caustique, dont on se sert pour préparer des emplâtres et onguents qui ne sont utilisés qu'en médecine vétérinaire Il fait partie de l'*onguent ægyptiac* et de la *mixture cathérétique.*

MERCURE. — Hg = 200.

Préparation. — On l'extrait par grillage du cinabre
ou sulfure de mercure. On obtient de l'anhydride sulfureux, le mercure distille et vient se condenser dans
des récipients appropriés.

Purification. — Le mercure contient souvent
d'autres métaux, tels que : plomb, cuivre, zinc, bismuth,
et des matières grasses. Pour le purifier, on a indiqué
plusieurs procédés. On lui fait subir une première purification mécanique par simple filtration à travers une
peau de chamois ou à travers la moelle d'un jonc, les
poussières et les matières grasses sont retenues.

1º Le Codex indique de prendre :

    Mercure ordinaire. . . . . 2.000 gr.
    Acide azotique officinal . . . . .   20 —
    Eau . . . .   40 —

On laisse en contact 24 heures, en agitant. On décante
la liqueur qui surnage, on lave à grande eau et on sèche
le métal. Les métaux étrangers sont ainsi enlevés à
l'état de nitrates.

2º On le purifie aussi par distillation, en le chauffant
soit dans une cornue de terre, soit dans les vases de
fer qui servent à le transporter. Le tube à dégagement
se termine par un linge enroulé qui plonge dans une
terrine d'eau. Les vapeurs mercurielles se condensent
au contact du linge humide et tombent dans la terrine.
Ce procédé n'enlève pas le bismuth, ni l'étain, il vaut
mieux employer celui du Codex.

Propriétés. — Métal liquide à la température ordinaire, d'un blanc d'argent, de densité = 13,59. Il se solidifie à — 40° et bout à 350°, sans laisser de résidu. Il est insoluble dans l'eau ; cependant en le faisant bouillir quelques heures avec de l'eau distillée ou encore mieux avec de l'eau ordinaire contenant des chlorures, le liquide obtenu donne les réactions des solutions mercurielles. L'acide azotique concentré le dissout à froid ; l'acide sulfurique monohydraté le dissout à chaud ; l'acide chlorhydrique ne l'attaque pas sensiblement. Il se combine avec le soufre, le chlore, le brome, l'iode, et avec la plupart des métaux en donnant des amalgames. L'oxygène ne l'oxyde qu'à 350°.

Il émet des vapeurs à toute température, même à — 40°, comme l'a constaté Merget, et ces vapeurs sont très diffusibles: on les retrouve dans toute l'atmosphère d'une vaste pièce où on a placé très peu de mercure. On se sert comme réactif, dans ce cas, de papiers trempés dans de l'azotate d'argent ammoniacal ou dans du chlorure de palladium. Ces papiers noircissent au contact des vapeurs mercurielles.

Impuretés. — Le mercure peut contenir du plomb, du cuivre, du zinc et quelquefois du bismuth.

Essai. — On le dissout dans l'acide azotique et on cherche les métaux étrangers par les procédés classiques. De plus, il doit être volatil sans résidu. Sa solution dans l'acide azotique ne doit pas non plus laisser de residu après calcination.

Pharmacologie. — Le mercure a de nombreuses applications en thérapeutique, soit seul, soit surtout à l'état de combinaisons. Il est absorbé par la peau saine à l'état de vapeurs et à la suite de frictions avec la pommade mercurielle. La muqueuse gastro-intestinale l'absorbe également; mais on ignore sous quelle forme il circule dans l'économie. GUIBOURT admettait son oxydation. Pour MIALHE, il se transforme, au contact des liquides de l'estomac, en chlorure mercurique qui se combine avec le chlorure de sodium pour donner un sel double soluble. Pour d'autres, il se transforme en albuminate. RABUTEAU veut qu'il soit absorbé en nature et d'autant plus vite qu'il est plus divisé.

Son élimination se fait par les urines, la salive, le lait, les mucus. A la suite d'une seule dose, elle commence souvent après deux heures; si l'administration du mercure a été prolongée, l'élimination persiste après cessation du traitement; l'iodure de potassium l'accélère.

Le mercure est un antiparasitaire et un antiseptique. Il agit à la fois pour tuer les microbes ou les affaiblir dans leur action nocive et pour modifier le terrain et le rendre impropre à leur vie. C'est l'antisiphylitique par excellence.

On le donne quelquefois à dose élevée, 7 à 800 grammes et sans inconvénient dans certains cas d'obstruction intestinale. A l'état métallique on l'emploie surtout pour *l'usage externe*, sous forme de pommade mercurielle (*emplâtre de Vigo*). Il fait encore partie des *pilules bleues*, des *pilules de Belloste, de Sédillot*, etc. Il est toxique pour tous les animaux; aussi s'en sert-on pour préserver des insectes les plantes ou les racines. Il suffit de mettre quelques globules au fond des vases qui les contiennent.

COMPOSÉS MINÉRAUX NON OXYGÉNÉS

CHLORURE MERCUREUX. $Hg^2Cl^2 = 471$.

Syn. : *Protochlorure de mercure* — *Calomel.* — *Mercure doux.* — *Précipité blanc.*

Préparation. — Le chlorure mercureux se présente sous trois états différents dépendant du mode de préparation : le chlorure cristallisé, le calomel à la vapeur, le précipité blanc.

1° *Chlorure cristallisé.* — On le prépare par voie sèche, en combinant du mercure au sublimé. On triture dans un mortier.

Chlorure mercurique . . . . . . 400 grammes
Mercure 300   —

jusqu'à disparition du métal ; on sèche à l'étuve et on place le mélange dans un ballon que l'on remplit à moitié. On chauffe peu à peu, au bain de sable. Le calomel se sublime et cristallise à la partie supérieure du ballon. On casse celui-ci avec précaution et on recueille la masse cristalline qui contient toujours un peu de sublimé.

2° *Calomel à la vapeur.* — On dispose le produit précédent, en fragments, dans un tube de terre fermé à un bout et placé dans un fourneau allongé ; on le fait communiquer par l'autre extrémité avec un grand récipient en grès, en lutant la jointure. Ce récipient est placé près du fourneau et un diaphragme empêche la chaleur d'arriver jusqu'à lui. On chauffe le tube au rouge sombre en commençant par la partie voisine du récipient. Quand la volatilisation est complète, on démonte l'appareil et on recueille le calomel. Il faut environ deux heures pour volatiliser 10 kilos de produit. Autrefois on faisait arriver dans le récipient de grès des vapeurs de calomel, mélangées à de la vapeur d'eau ; celle-ci avait pour .but de diviser le calomel et de le réduire en poudre impalpable. Soubeyran a démontré l'inutilité de la vapeur d'eau, quand on reçoit les vapeurs mercurielles dans de grands récipients où l'air suffit à diviser le chlorure mercureux.

3° *Précipité blanc.* — On l'obtient avec :

Azotate mercureux cristallisé. . . . 100 grammes.
Acide chlorhydrique officinal. . . . 50   —
Acide azotique . } . . . . Q. S.
Eau . . . . . . }

L'azotate mercureux est broyé au mortier et dissous dans de l'acide azotique étendu au 1/10. On additionne l'acide chlorhydrique de quatre fois son poids d'eau et on l'ajoute à la solution précédente. Il se fait un précipité de protochlorure qu'on lave par décantation et qu'on dessèche à l'étuve.

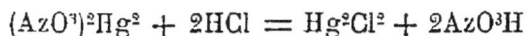

$$(AzO^3)^2Hg^2 + 2HCl = Hg^2Cl^2 + 2AzO^3H$$

Purification. — Le calomel peut contenir du bichlorure de mercure. Pour le purifier, on le lave à plusieurs reprises avec de l'eau bouillante, jusqu'à ce que l'eau de lavage ne précipite plus par l'ammoniaque ni par l'hydrogène sulfuré. Le bichlorure soluble est entraîné.

Propriétés. — Le *chlorure cristallisé* est en prismes droits à base carrée ; sa densité est de 6,56.

Le *calomel à la vapeur* est une poudre blanche, fine, présentant au microscope un aspect cristallin.

Le *précipité blanc* est une poudre blanche, amorphe, onctueuse au toucher, très dense (D = 7,1), très divisée.

Le chlorure mercureux, quel que soit son état, est insoluble dans l'eau, l'alcool et l'éther. Il se volatilise sans fondre, entre 440° et 500°. L'eau bouillante le dissocie en mercure et sublimé ; la lumière agit de même. Les alcalis le colorent en noir. L'acide chlorhydrique, les chlorures, les carbonates alcalins, le chlore, l'acide azotique, les albuminoïdes le font passer à l'état de sel mercurique. Les réducteurs (acide sulfureux, chlorure stanneux) en séparent du mercure. L'iodure de potassium donne de l'iodure mercureux et, en excès, de l'iodure mercurique. Le chlorure de sodium n'agit pas aussi énergiquement qu'on l'a prétendu jusqu'à présent et la formation de chlorure mercurique est faible et difficile à obtenir.

Avec l'acide cyanhydrique, il se fait, non pas comme l'ont admis Bussy et Buignet, du mercure métallique et du sublimé mais bien, comme l'ont démontré Fouquet et Cheynet et comme Scheele l'avait indiqué, du mercure métallique et du cyanure mercurique avec de l'acide chlorhydrique libre, que l'on peut mettre en évidence par la tropéoline ; ceci est en conformité avec les données thermiques.

La chaux, le sucre, les matières organiques, produisent des transformations analogues. Avec le gaz ammoniac, il se forme du chlorure de mercuroso-diammonium

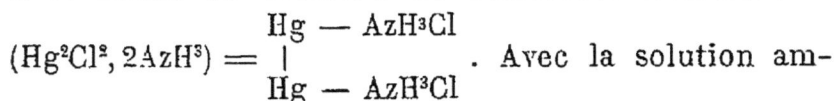

$$(Hg^2Cl^2, 2AzH^3) = \begin{array}{c} Hg - AzH^3Cl \\ | \\ Hg - AzH^3Cl \end{array}$$. Avec la solution am-

moniacale, il se fait du chlorure de mercuroso-ammo-
nium $Hg^2Cl.AzH^2 = \begin{matrix} Hg\diagdown \\ | \\ Hg\diagup \end{matrix} AzH^2Cl.$ C'est ce produit qui
noircit par la chaleur ou par les alcalis.

Le chlorure mercureux contient 84,93 p. 100 de mercure.

Impuretés et falsifications. — Le calomel peut
contenir du bichlorure de mercure : on l'additionne
quelquefois d'amidon, de sulfate de baryte ou de chaux,
de talc, etc.

Essai. — Pour déceler le *chlorure mercurique*, on
dispose de plusieurs moyens.

1° On traite le sel par de l'eau bouillante, on filtre ; la
liqueur qui passe ne précipite par aucun réactif. si le sel
est pur ; elle donne, au contraire, un précipité noir
avec l'hydrogène sulfuré, s'il y a du bichlorure.

2° On dépose un peu de calomel à examiner sur une
lame de cuivre bien décapée et on fait tomber dessus
une goutte d'alcool ou d'éther. La lame noircit s'il y a du
sublimé. La tache devient argentée par frottement et
disparaît sous l'action de la chaleur.

3° Le Codex indique d'agiter le sel avec de l'éther, qui
dissout le bichlorure, de décanter et de laisser évaporer
l'éther qui ne laisse rien, si le sel est pur, et, au contraire
un résidu noircissant par le sulfure d'ammonium, s'il y
a du sublimé.

On trouve les *sels fixes* et les *matières organiques*,
en soumettant le sel à l'action de la chaleur. Le calomel
pur est complètement volatil. Les sels fixes resteront
comme résidu, les matières organiques charbonneront.

Pharmacologie. — On trouve en pharmacie le chlorure mercureux sous trois formes différentes et différemment actives :

Le *mercure doux* n'est que du chlorure cristallisé et porphyrisé ; il est sans usage.

Le *précipité blanc*, qui est très ténu, est le plus actif ; on le délaisse cependant, sous prétexte qu'il contient de l'acide azotique, ce qui est faux ; il sert quelquefois pour l'usage externe, en pommade.

Le *calomel à la vapeur* est de beaucoup le plus employé ; il est purgatif et vermifuge. Dans l'économie, il semble se transformer, au contact des chlorures alcalins, en sublimé et mercure métallique ; mais cette transformation n'est que partielle, si même elle existe, ce qui est peu probable, le calomel agissant autrement que le sublimé.

Doses et modes d'administration. — On le donne, à *l'intérieur,* à la dose de 0,10 à 0,20, comme vermifuge ; de 0,50 à 1 gramme et 1 gr. 50, comme purgatif.

Bien que la transformation du calomel en sublimé, dans l'estomac, au contact du chlorure de sodium, ne soit pas admise par tout le monde et que certains cliniciens n'y attachent aucune importance, il vaut mieux, par précaution, prévenir le malade de s'abstenir d'aliments salés, après l'ingestion de calomel.

Pour *l'usage externe*, on emploie le calomel comme caustique léger, en poudre ou sous forme de pommade (4/30) dans les affections de la peau et en ophtalmologie.

Incompatibilités. — Ce qu'il ne faut pas oublier, c'est que le calomel ne doit jamais être associé à des préparations à base d'acide cyanhydrique (looch, eau de laurier-cerise, lait d'amandes), non plus qu'aux alcalins.

CHLORURE MERCURIQUE HgCl² = 271.

Syn. : Bichlorure de mercure. — Sublimé corrosif.

Préparation. — On décompose le sulfate mercurique par le chlorure de sodium. Il se fait du chlorure
mercurique et du sulfate de soude.

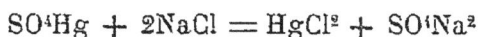

$$SO^4Hg + 2NaCl = HgCl^2 + SO^4Na^2$$

On prend :

> Sulfate mercurique pur. . . . . . 500 gr.
> Chlorure de sodium décrépité. . 500 gr.

On mélange exactement ces deux substances pulvé-
risées séparément et on en remplit à moitié des ballons
à fond plat, placés au bain de sable et recouverts jusqu'au
col. On laisse les ballons ouverts et on chauffe tant
qu'il se dégage de la vapeur d'eau. On découvre ensuite
la moitié du matras dont on ferme l'orifice par une
petite capsule de porcelaine.

On augmente le feu pour sublimer le chlorure mercurique. A la fin de l'opération, il faut recouvrir de sable
et chauffer plus fort, pour agglomérer les cristaux. Cette
opération doit être faite avec précaution, pour ne pas
fondre la couche de sublimé qui touche au verre et
détacher le pain qui en tombant briserait le ballon et
donnerait un torrent de vapeur toxiques.

Actuellement, l'industrie opère en faisant passer un
courant de chlore sur du mercure chauffé

Propriétés. — Le sublimé est en petits cristaux
blancs, octaédriques, anhydres. Sa densité est 5,32 ; il
fond à 265° et bout à 295° ; il est soluble dans 15 parties

d'eau froide, 2 parties d'eau bouillante, 3 parties
d'alcool froid à 90°, 4 parties d'éther et 13,3 parties de
glycérine. L'éther l'enlève à sa dissolution aqueuse.
Les chlorures alcalins, le chlorure ammonique, l'acide
chlorhydrique facilitent sa dissolution dans l'eau.

- Les solutions aqueuses s'altèrent à la lumière, en
déposant du chlorure mercureux ; le protochlorure
d'étain le noircit ; les matières organiques le réduisent,
l'albumine le précipite, mais le précipité est soluble
dans un excès d'albumine et dans les chlorures alcalins.

L'ammoniaque donne un précipité blanc de chlorami-
dure de mercure $(HgCl.AzH^2) = Cl - Az \overset{\displaystyle /H}{\underset{\displaystyle \backslash Hg}{-} } H$ ou chlorure
de mercure-ammonium (*précipité blanc des Allemands*)
qui ne vire pas au noir par les alcalis. Le sublimé
forme de nombreux sels doubles avec les chlorures
alcalins. Il contient 73,80 p. 100 de mercure.

Impuretés. — Sel rarement falsifié.

Essai. — Il doit être complètement volatil et soluble
dans cinq parties d'éther.

Pharmacologie. — Le chlorure mercurique est
d'un emploi fréquent comme parasiticide, antiseptique,
antisyphilitique. Administré à l'*intérieur*, il ne produit pas
de salivation, comme le calomel ; il est très toxique. A
l'*extérieur*, il sert journellement pour le pansement des
plaies ; il n'est pas absorbé par la peau saine, mais il
peut agir sur elle comme caustique.

Doses et modes d'administration. — On le
donne à l'*intérieur* à la dose de 0,01 à 0,05 par jour, en
pilules de 0,01 (*pilules de Dupuytren*), ou sirop.

A l'extérieur, on se sert surtout de la *liqueur de Van Swieten* à 1 °/₀, (qui peut être obtenue sans alcool, en chauffant, jusqu'à dissolution, le sublimé avec 50 grammes d'eau distillée, environ, et ajoutant le reste de l'eau). Pour que cette liqueur reste -claire, -il faut employer de l'eau distillée, les carbonates et les sulfates de l'eau ordinaire la rendant louche au bout de quelque temps, par formation de carbonate et de sulfate mercuriques. Il est bon, par prudence, de la colorer avec un peu de violet de méthyle ou de carmin d'indigo.

On fait encore, avec le sublimé, des pommades, lotions, gargarismes, injections, bains, etc. On peut obtenir une solution concentrée de sublimé à l'aide du chlorhydrate d'ammoniaque ou du chlorure de sodium.

Incompatibilités. — Il ne faut pas l'associer aux alcalis libres, carbonates, sulfures, ni au tannin. On doit toujours manipuler ou délivrer avec précaution toutes ses préparations.

Sel d'Alembroth. — Chlorure double de mercure et d'ammonium : $2\,AzH^4Cl.HgCl^2,H^2O$. On l'obtient en solution en mélangeant parties égales de sublimé et de sel ammoniac. Cristaux s'effleurissant à l'air, très solubles (dans 0,7 parties d'eau). Ce sel se produit quand on dissout le sublimé à la faveur du sel ammoniac.

IODURE MERCUREUX. $Hg^2I^2 = 654$.

Syn. : Protoiodure de mercure.

Préparation. — 1° Par l'action de l'iode sur le mercure.

On prend :

Mercure. . . . .   10 gr.
Iode . . . .   6 gr.
Alcool à 90°. . . . . . .   Q. S.

Le tout est mélangé dans un mortier avec la quantité
d'alcool nécessaire pour former une pâte homogène et
trituré jusqu'à ce que le mercure ait entièrement disparu
et que la poudre soit devenue vert foncé. On la met
dans un ballon, on la lave à l'alcool bouillant ou avec
une solution concentrée de chlorure de sodium, pour
enlever le biiodure qui a pu se former, et on sèche.

Il se fait d'abord de l'iodure mercurique qui passe à
l'état de sel mercureux en présence de l'excès de mercure. L'alcool a pour but de dissoudre l'iode et aussi
d'empêcher l'élévation de température qui projetterait la
masse hors du mortier. On ne doit préparer que de
petites quantités à la fois.

Rendement approximatif, 16 grammes.

2° Pour avoir l'iodure mercureux cristallisé, Yvon met
en présence, des vapeurs d'iode et de mercure en excès.

On place dans un ballon du mercure et on y suspend
un tube contenant de l'iode. Le ballon est scellé et
chauffé au bain de sable vers 250°. Après refroidissement, on trouve la partie superieure du ballon garnie
de cristaux d'un beau jaune.

3° On décompose par l'iodure de potassium soit
l'azotate, soit l'acétate mercureux en solution.

On peut faire cristalliser le protoiodure en utilisant les
indications de François. On dissout le protoiodure en
excès dans de l'aniline à l'ébullition. On filtre et on
laisse cristalliser.

Propriétés. — L'iodure mercureux du commerce
est amorphe, vert jaunâtre ; le sel cristallisé est jaune. Il

est insoluble dans l'eau et l'alcool. Chauffé, il devient rouge dès 70° et fond à 290° en un liquide noir qui bout à 310° ; il est complètement volatil. La lumière le colore en vert foncé puis en noir. Les iodures alcalins le transforment en iodure mercurique et mercure métallique ; les chlorures agissent de même. Il contient 61,16 %, de mercure.

Essai. — L'iodure mercureux est complètement volatil. Traité par l'alcool bouillant, il ne doit pas rester de résidu rouge après évaporation de ce liquide (*biiodure*). Sa couleur doit être vert jaunâtre et non pas grise (*mercure*).

Pharmacologie. — L'iodure mercureux est surtout employé contre la syphilis, en pilules de 0,01, ou en pommade. La dose prescrite est de 0,02 à 0,10 par jour.

IODURE MERCURIQUE $HgI^2 = 454$.

Syn. : Biiodure de mercure.

Préparation. — Par double décomposition entre le bichlorure de mercure et l'iodure de potassium, il se fait de l'iodure mercurique et du chlorure de potassium.

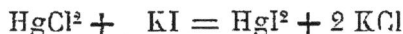

$$HgCl^2 + KI = HgI^2 + 2 KCl$$

On dissout séparément dans un litre d'eau :

Chlorure mercurique . . . . 80 gr.
Iodure de potassium . . . . 100 gr.

On verse l'iodure dans le chlorure et on obtient un beau précipité rouge vif qu'on lave à l'eau et qu'on sèche à une douce chaleur, à l'abri de la lumière.

Rendement : 120 grammes.

Quand on opère ainsi, on n'obtient tout d'abord qu'un précipité rose pâle de chloro-iodure $HgI^2.HgCl^2$; mais l'addition d'iodure de potassium détruit ce corps et le biiodure prend naissance.

Si on verse le chlorure dans l'iodure, le précipité d'abord produit se redissout, en donnant de l'iodhydrargyrate de potassium $HgI^2.KI$, sel double qu'un excès de sublimé détruit.

Les proportions indiquées au Codex laissent un léger excès d'iodure alcalin qui assure la décomposition totale du sublimé.

Propriétés. — Poudre amorphe, d'un beau rouge, très peu soluble dans l'eau, plus soluble dans l'alcool, les matières grasses, la benzine, les iodures, les chlorures alcalins et l'acide chlorhydrique qui le laisse déposer par refroidissement en cristaux d'un éclat adamantin. $D = 6,32$. Point de fusion 250°.

L'iodure mercurique est dimorphe : il est en octaèdres d'un beau rouge, quand il se dépose d'une solution bouillante d'iodure de potassium, et en prismes jaunes, quand il est fondu et sublimé. Les cristaux jaunes deviennent rouges par frottement.

Il forme des sels doubles avec les iodures et les chlorures. Avec l'iodure de potassium il donne 2 iodures doubles : $HgI^2.KI$, cristallisable et $HgI^2.2KI$. Avec le bichlorure de mercure, il donne deux chloro-iodures, l'un incolore $2HgCl^2.HgI^2$, l'autre jaune $HgCl^2.HgI^2$.

L'iodure mercurique contient 44,05 % de mercure.

Essai. — Il doit être complètement volatil et entièrement soluble dans l'alcool et l'iodure de potassium.

Pharmacologie. — Le biiodure est plus toxique que le protoiodure. Appliqué sur la peau, il est irritant et même caustique. C'est un agent antiseptique, analogue au sublimé.

On le donne à l'*intérieur*, comme antisyphilitique, à la dose de 5 à 20 milligrammes, en pilules de 0,01, en solution dans l'iodure de potassium ou en sirop (*sirop de Boutigny-Gibert*). A l'*extérieur*, on l'emploie en pommade ou lotions, en le dissolvant à l'aide de l'alcool ou de l'iodure de potassium.

SULFURE MERCURIQUE HgS = 232.

Syn. : Cinabre. — Vermillon.

Préparation. — Le sulfure mercurique est tantôt noir (*Ethiops minéral*), tantôt rougeâtre (*Cinabre*), tantôt d'un beau rouge vif (*Vermillon*).

On obtient l'éthiops minéral en triturant dans un mortier une partie de mercure et deux parties de soufre, jusqu'à disparition du mercure. Le mélange a une teinte noire uniforme.

Le cinabre se prépare en sublimant dans des vases en fonte l'éthiops minéral ; on obtient des aiguilles rougeâtres.

Le vermillon s'obtien en traitant à chaud le sulfure noir de mercure par un pentasulfure alcalin. Voici comment on opère, d'après CROLAS :

On triture dans un mortier, jusqu'à extinction, 120 parties de mercure et 36 parties de soufre lavé. On ajoute ensuite peu à peu 60 c.c. d'une solution de polysulfure de potassium marquant 22° Bé et dont on fait remonter le titre à 40° Bé par addition de potasse.

On met à l'étuve à 60° en délayant de temps en temps avec de la potasse, pour que la substance reste demi-fluide. La couleur varie de l'orangé au rouge selon la durée d'exposition à l'étuve. Le produit obtenu présente une couleur solide et se réduit difficilement.

Propriétés. — Préparé par trituration, le sulfure mercurique est noir; il est rouge s'il a été sublimé ou obtenu par voie humide. L'eau ne le dissout pas; la chaleur le volatilise sans le fondre. Sa densité est 8,12. Il s'oxyde à l'air en donnant de l'acide sulfureux et du mercure. L'eau régale et l'acide sulfurique bouillant le dissolvent; l'acide azotique ne l'attaque pas.

Essai. — Il doit être volatil sans résidu.

Pharmacologie. — Le sulfure mercurique, très employé dans l'industrie des couleurs, est presque inusité en thérapeutique. On s'en est servi pour faire des fumigations mercurielles. Il fait partie de la *poudre tempérante de Stahl.*

COMPOSÉS MINÉRAUX OXYGÉNÉS

AZOTATE MERCUREUX

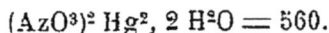

$(AzO^3)^2 Hg^2, 2 H^2O = 560.$

Syn. : *Azotate de protoxyde de mercure.*

Préparation. — On l'obtient en mettant de l'acide azotique en contact, à froid, avec un excès de mercure.

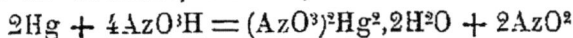

$$2Hg + 4AzO^3H = (AzO^3)^2Hg^2, 2H^2O + 2AzO^2$$

Le Codex recommande :

Mercure . . . . 100 gr.
Acide azotique officinal. . 100 gr.
Eau . . . . 50 gr.

On place ce mélange dans une capsule et on l'abandonne dans un endroit frais. Au bout de deux ou trois
jours, les cristaux sont formés; on les enlève par décantation, on les lave avec un peu d'acide nitrique étendu,
on égoutte et on conserve à l'abri de la lumière.

L'eau-mère contient un mélange d'azotate mercureux
et mercurique qu'on peut utiliser pour la préparation
de l'oxyde rouge de mercure.

Propriétés. — Cristaux prismatiques incolores, de
réaction acide, solubles dans l'acide azotique dilué. La
chaleur les décompose en vapeurs nitreuses et oxyde
mercurique. L'eau, en grande quantité, les dissocie en
acide azotique et azotate basique insoluble $(AzO^3)^2Hg^2, Hg^2O$.
Si on opère à froid, le précipité est blanc : avec l'eau
chaude le précipité est jaune : c'est du turbith nitreux.

L'azotate mercureux ne sert qu'à la préparation du
turbith nitreux.

SOUS-AZOTATE MERCUREUX

$(AzO^3)^2Hg^2, Hg^2O, H^2O = 958$ ou $AzO^3 - Hg - Hg - OH = 479.$

Syn. : Turbith nitreux. — Azotate mercureux basique.

Préparation. — On pulvérise finement de l'azotate
mercureux et on le délaye, en agitant, dans dix parties
d'eau bouillante ; il se dépose une poudre jaune verdâtre
qu'on lave à l'eau froide, par décantation, et qu'on fait
sécher.

Au contact de l'eau bouillante, l'azotate mercureux

se dédouble en sel basique insoluble qui est le turb th et en un sel neutre soluble $(AzO^3)^2Hg$. On ne doit pas prolonger trop longtemps les lavages, sans quoi le produit deviendrait grisâtre, par suite de la production de mercure métallique.

Propriétés — Poudre amorphe, jaune verdâtre, insoluble dans l'eau, soluble dans l'acide azotique, complètement volatile. Employée quelquefois en pommade contre les maladies de la peau.

AZOTATE MERCURIQUE LIQUIDE

Syn. : Nitrate acide de mercure.

Préparation. — On attaque le mercure par l'acide nitrique. On opère avec :

Mercure	100 gr.
Acide azotique officinal . . .	165 gr.
Eau distillée.	35 gr.

On chauffe ce mélange : le mercure se dissout et on évapore jusqu'à obtention de 225 grammes de produit. Le liquide ainsi obtenu n'est pas une substance définie; c'est un mélange de plusieurs azotates mercuriques plus ou moins basiques, tels que : $(AzO^3)^2Hg + 1/2 H^2O$ et $(AzO^3)^2Hg, HgO, 3H^2O$.

Propriétés.—Liquide incolore, très dense ($D=2,246$), très caustique. Concentré, [il abandonne des cristaux d'azotate basique $(AzO^3)^2Hg, HgO$. La chaleur le décompose, l'eau également; elle donne un azotate tribasique jaune que l'on a confondu avec le turbith nitreux.

C'est un caustique violent et très douloureux. On s'en sert comme cautérisant ; il fait la base de la pommade citrine.

OXYDE MERCURIQUE HgO = 216.

Syn. : *Bioxyde de mercure.*

L'oxyde mercurique se présente sous deux aspects différant suivant le mode de préparation. Obtenu par voie sèche, il est rouge ; par voie humide, il est jaune.

Préparation. — 1° *Oxyde rouge* ou *précipité rouge.* — On l'obtient, par *voie sèche,* en calcinant de l'azotate mercurique.

On prend :

Mercure pur	100 gr.
Acide azotique officinal	80 gr.
Eau distillée	20 gr.

On met le tout dans un ballon à fond plat et on chauffe au bain de sable. Quand le mer-dissous, on augmente la chaleur pour vaporiser le liquide, puis on calcine. Lorsqu'il ne se dégage plus de vapeurs nitreuses on s'arrête et on enlève l'oxyde après refroidissement.

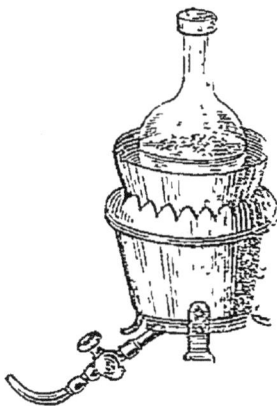

Dans cette opération, le mercure est d'abord transformé par l'acide azotique en un mélange de nitrate mercureux et mercurique qui, par calcination, donne de l'oxyde mercurique et des vapeurs nitreuses. On suit la marche de l'opération en enfonçant de temps en temps une baguette de verre

Fig. 15. — Préparation de l'oxyde rouge de mercure.

dans le ballon; dès qu'elle pénètre sans difficulté et qu'on la retire couverte d'une poudre rouge, l'opération est terminée; à ce moment, il ne doit plus se dégager de vapeurs nitreuses. Il vaut mieux chauffer trop longtemps que pas assez pour ne pas laisser d'azotate dans le produit. CARLES conseille, pour enlever l'excès d'azotate, de laver à plusieurs reprises l'oxyde avec de l'eau alcalinisée par de la potasse, puis à l'eau distillée.

2° *Oxyde jaune*. — On opère par *voie humide* en traitant du sublimé par de la potasse.

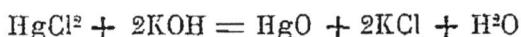

$$HgCl^2 + 2KOH = HgO + 2KCl + H^2O$$

Chlorure mercurique . . . . , . .	100 gr.
Eau distillée	3.000 gr.
Potasse à l'alcool	60 gr.

On dissout séparément les deux sels dans l'eau chaude, et on verse la solution de sublimé dans la potasse en agitant. On lave le précipité par décantation jusqu'à ce que l'eau de lavage ne précipite plus l'azotate d'argent (ce qui indique qu'elle n'enlève plus de sublimé). On recueille sur un filtre le produit que l'on sèche à une douce chaleur.

Un excès d'alcali est nécessaire pour empêcher la formation d'oxychlorure de couleur rosée.

Propriétés. — L'*oxyde rouge* est une poudre cristalline d'une belle couleur rouge, et dont la teinte s'affaiblit par pulvérisation. La chaleur le rend rouge vif, puis noir. Sa densité est 11,29. Il est presque insoluble dans l'eau.

L'*oxyde jaune* est amorphe, d'une belle couleur jaune.

Ces deux corps ont même formule et constituent deux états allotropiques de l'oxyde mercurique.

Cet oxyde mercurique, quelle que soit sa couleur, est coloré en noir par la lumière ; la chaleur le dissocie en mercure et oxygène vers 400° et le volatilise complètement. C'est un oxydant énergique. L'oxyde jaune entre plus facilement en réaction que l'oxyde rouge; il se combine à froid avec l'ammoniaque et l'acide oxalique.

Impuretés et falsifications. — L'oxyde rouge peut contenir du nitrate non décomposé ; l'oxyde jaune du sublimé. On les additionne quelquefois d'ocre, de brique pilée, de minium.

Essai. — On reconnaîtra le *nitrate*,en chauffant dans un tube à essai un peu d'oxyde : il se dégagera des vapeurs nitreuses; ou en traitant par de l'eau qui, déposée ensuite sur une lame de cuivre, donnera une tache blanche volatile.

Le *sublimé* se trouve en lavant à l'eau chaude l'oxyde jaune ; l'eau de lavage donnera un précipité blanc avec l'azotate d'argent et un précipité jaune par la potasse.

Les autres substances sont facilement reconnues en chauffant l'oxyde qui doit être volatil sans résidu.

Pharmacologie. — L'oxyde mercurique est exclusivement employé pour l'usage externe. Il est légèrement caustique. L'oxyde rouge est plus souvent prescrit ; il doit être porphyrisé avec soin. Il entre dans la composition de pommades ophtalmiques telles que *pommades de Lyon*, du *Régent*, de la *veuve Farnier*.

L'oxyde jaune devrait toujours lui être préféré comme ayant une action plus constante et une activité plus grande qu'il doit à son extrême ténuité. Il sert aussi à la préparation de pommades ophtalmiques et fait la base de l'eau phagédénique.

SULFATE MERCURIQUE $SO^4Hg = 296$

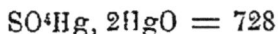

Syn. : *Sulfate de bioxyde de mercure.*

Préparation. — On le prépare en dissolvant 60 gr. de mercure dans 80 grammes d'acide sulfurique concentré. On chauffe dans une capsule de porcelaine jusqu'à dessiccation complète. Il se fait du sulfate mercurique et de l'acide sulfureux se dégage.

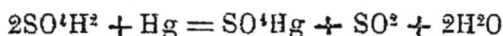

$$2SO^4H^2 + Hg = SO^4Hg + SO^2 + 2H^2O$$

Propriétés. — Poudre blanche, cristalline, très lourde, inaltérable à l'air, noircissant à la lumière, très peu soluble dans l'eau qui la transforme en sulfate basique, ou turbith minéral, et acide sulfurique. La chaleur le décompose en mercure, acide sulfureux et oxygène et ne laisse aucun résidu.

Essai. - On le traite par l'eau ; la liqueur additionnée d'acide chlorhydrique ne donne pas de précipité, si le sel est pur, et un précipité blanc de calomel s'il y a du sulfate mercureux.

Pharmacologie. — Sert à la préparation du sublimé, du turbith minéral, et pour actionner certaines piles (MARIÉ-DAVY).

SULFATE MERCURIQUE BASIQUE
$SO^4Hg, 2HgO = 728$

Syn. : *Turbith minéral.* — *Sous-sulfate mercurique.*

Préparation. — On l'obtient en traitant le sulfate mercurique par l'eau bouillante.

On pulvérise le sulfate mercurique (100 grammes) et on le délaye dans 15 parties d'eau bouillante ; la poudre jaune qui se dépose est lavée plusieurs fois à l'eau bouillante par décantation et mise à sécher. Le rendement est de 60 grammes. Pour obtenir un beau produit, il faut que le sulfate mercurique soit exempt de sulfate mercureux.

Propriétés. — Poudre amorphe, jaune, insoluble dans l'eau, inaltérable à l'air, décomposable par la chaleur en mercure, oxygène et acide-sulfureux sans laisser de résidu.

Pharmacologie. — Antiherpétique, exclusivement réservé pour l'usage externe. On l'emploie en pommade (1/30).

COMPOSÉS ORGANIQUES

ACÉTATE MERCUREUX $(C^2H^3O^2)^2Hg = 518$

Préparation. — On dissout de l'azotate mercureux dans l'acide azotique étendu et on verse cette liqueur dans de l'acétate de sodium en excès. Le précipité d'acétate mercureux est lavé à l'eau froide ; on le sèche à l'abri de la lumière.

Propriétés. — Sel blanc, en paillettes micacées, de toucher gras, soluble dans 333 parties d'eau froide, plus soluble dans l'eau chaude qui le décompose dès 40° en acétate mercurique et mercure. On l'administre quelquefois en pilules.

ACÉTATE MERCURIQUE $(C^2H^3O^2)^2Hg = 318$

Préparation. — On dissout de l'oxyde mercurique dans l'acide acétique, on concentre pour faire cristalliser.

Propriétés. — Lames incolores, anhydres, solubles dans quatre parties d'eau froide. La solution dépose rapidement de l'oxyde mercurique.

AMIDO-PROPIONATE DE MERCURE

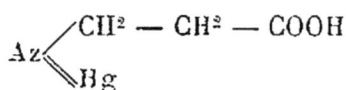

$$Az\Big\langle \begin{matrix} CH^2 - CH^2 - COOH \\ Hg \end{matrix}$$

Syn. : Alaninate de mercure.

Propriétés. — Poudre cristalline, blanche, sans odeur, soluble dans l'eau en donnant une solution inaltérable. On l'emploie comme antisyphilitique à la dose de 0 gr. 005 à 0 gr. 015 en injections hypodermiques.

BENZOATE DE MERCURE $(C^6H^5—CO^2)^2Hg.$

Préparation. — On l'obtient par double décomposition avec le chlorure mercurique et le benzoate de soude. On lave avec soin.

Propriétés. — Substance blanche, cristallisée, insipide et inodore, presque insoluble dans l'eau, soluble dans les iodures et chlorures alcalins. On la donne à l'*intérieur*, contre la syphilis, à la dose de 0 gr. 01 à 0 gr. 02 par jour.

PEPTONATE DE MERCURE

Préparation. — On l'obtient par l'action de la peptone sèche sur le sublimé.

PROCÉDÉ PETIT. — On triture au mortier :

Sublimé. . . . . 1 gramme.
Chlorure de sodium. 2   —
Peptone. 1   —

On dissout dans la plus faible quantité possible d'eau et on évapore dans le vide.

DELPECH prépare une peptone mercurique en mélangeant intimement :

Peptone sèche. . . . . 9 grammes.
Chlorure d'ammonium. 9   —
Chlorure mercurique 6   —

Ces deux préparations contiennent 1/4 de leur poids de sublimé.

Propriétés. — Le peptonate de mercure est en masses spongieuses, de couleur jaune brunâtre, à saveur métallique désagréable, à odeur de peptone. Il est soluble dans l'eau et l'alcool. On l'emploie en injections hypodermiques dans le traitement de la syphilis, à la dose de 0,01 à 0,05 par jour.

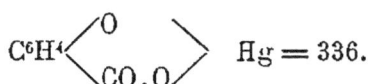

On prépare les injections hypodermiques sous les deux formes suivantes :

    1° Peptone mercurique. . . . .   0 gr. 50
        Eau distillée . . . .   25 gr.
        Glycérine pure . . . .   5 gr.

1 c.c. représente 0,00416 de sublimé soit 0,003 de mercure. On peut aussi prendre :

    2° Peptone mercurique. . . . .   0 gr. 50
        Eau distillée. . . . .   20 g.
        Glycérine. . . . .   5 gr.

1 c.c. égale 0,005 de sublimé soit 0,0037 de mercure.

SALICYLATE BASIQUE DE MERCURE

$$C^6H^4 \begin{matrix} O \\ CO.O \end{matrix} \Big\rangle Hg = 336.$$

Préparation. — On l'obtient en précipitant à froid le salicylate basique de sodium $C^6H^4 \begin{matrix} ONa \\ CO^2Na \end{matrix}$ par le bichlorure de mercure.

Propriétés. — C'est une poudre blanche, amorphe, sans odeur ni saveur, insoluble dans l'eau et l'alcool, soluble dans la solution de chlorure de sodium. On l'emploie à l'intérieur à la dose de 0 gr. 05 à 0 gr. 10 par jour et pour l'usage externe, en solution dans l'eau à 0 gr. 01 %. Il contient 59,52 % de mercure.

TANNATE DE MERCURE

Préparation. — On l'obtient par le procédé de GAY en triturant dans un mortier :

> Tannin à l'éther pulvérisé 76,20
> Oxyde jaune de mercure pulvérisé. . 25,70

puis on ajoute 50 c.c. d'eau distillée pour obtenir une pâte fluide. On abandonne le mélange dans un mortier pendant deux jours, on pulvérise la masse et on l'expose pendant vingt-quatre heures dans un dessiccateur à acide sulfurique.

Propriétés. — Ainsi préparé, le tannate de mercure est une poudre vert olive, insoluble dans l'eau, décomposable dès 40° en devenant noire. Traité par l'eau froide, il abandonne peu à peu tout l'acide tannique combiné.

On l'emploie dans le traitement de la syphilis comme étant mieux supporté que le proto-iodure et les autres mercuriaux. La dose est de 0 gr. 10 à 0 gr. 20 par jour. Il contient 23,80 % de mercure.

Pour les injections hypodermiques on a proposé toute une série de dérivés organiques du mercure tels que le bichlorure-éthyle $(Cl - Hg - C^2H^5)$, la formiamide mercurique $(H - CO - AzH)^2Hg$, la carbamide mercurique $CO \begin{matrix} \diagup AzH \diagdown \\ \diagdown AzH \diagup \end{matrix} Hg$, la succinimide mercurique $\left(C^2H^4 \begin{matrix} \diagup CO \diagdown \\ \diagdown CO \diagup \end{matrix} Az \right)^2 Hg$. Les solutions que donnent ces corps sont moins irritantes que les solutions des sels minéraux ou organiques.

Métaux triatomiques

Dans ce groupe, nous étudions les principaux dérivés de l'or, dont les applications thérapeutiques ont des tendances à diminuer, le bismuth ainsi que ses dérivés dont quelques-uns sont très importants.

DÉRIVÉS DE L'OR — $Au = 197$

BROMURE D'OR $AuBr^3 = 437$

Propriétés. — Masses gris-noirâtres cristallisables en aiguilles écarlates, soluble dans l'alcool, l'éther et l'eau en donnant une solution rouge, de pouvoir colorant considérable. Préconisé comme antiépileptique et antinévralgique, à la dose de 0,008 à 0,01 pour les adultes. Ne pas l'associer aux matières organiques (sucres, sucs acides) ni aux alcalis et oxydes de fer.

CHLORURE D'OR $AuCl^3 = 303.50$

Syn. : *Tri-chlorure d'or. – Sesqui-chlorure d'or. — Chlorure aurique.*

Préparation. — On prend :

Or laminé.	10 gr.
Acide azotique off.	8 gr.
Acide chlorhydrique.	40 gr.
Eau distillée	2 gr.

On chauffe doucement jusqu'à dissolution, puis on évapore à siccité dans une capsule en porcelaine jusqu'à ce que des traces de chlore libre commencent à se dégager ; on laisse alors refroidir. Le sel se prend en masses cristallines que l'on enferme.

Propriétés. — Produit cristallin jaune brun, déliquescent, très soluble dans l'eau, l'alcool, l'éther. Sa solution aqueuse est réduite avec précipité noir d'or métallique par la lumière, les matières organiques, l'acide sulfureux, le phosphore, l'acide oxalique, le sulfate ferreux et la plupart des métaux ; elle colore la peau en violet.

Le chlorure d'or forme des sels doubles avec les chlorures alcalins. Calciné, il donne de l'or métallique.

100 grammes de produit sec doivent laisser par réduction ou calcination 65 gr. 18 d'or métallique.

Pharmacologie. — A l'*intérieur*, il est antisyphilitique à la dose de 0,01 à 0,02.

Pour l'*usage externe*, on l'emploie comme caustique énergique.

CHLORURE D'OR ET DE SODIUM

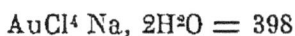

$$AuCl^4 Na, 2H^2O = 398$$

Préparation. — On l'obtient en dissolvant de l'or dans l'eau régale aux mêmes doses que précédemment, puis on évapore en consistance sirupeuse, on ajoute au liquide son volume d'eau et 3 grammes de chlorure de sodium en agitant; on concentre à siccité. Mêmes propriétés chimiques et thérapeutiques que le chlorure d'or.

BISMUTH Bi = 208

Préparation. — Le bismuth se trouve à l'état métallique dans une gangue quartzeuse ; parfois aussi à l'état de sulfure ou bismuthine Bi^2S^3. On le prépare en fondant son minerai dans des cylindres de fonte un peu inclinés. Le métal fond et coule dans des récipients, laissant sa gangue infusible dans les cylindres.

Purification. — Ainsi préparé, le bismuth peut contenir du soufre, de l'argent, du plomb, du cuivre, de l'arsenic, du fer, du nickel.

Pour le purifier, on peut le fondre avec le dixième de son poids de nitrate de potasse, qui oxyde l'arsenic et le soufre, mais ce procédé est insuffisant. Le procédé suivant dû à MÉRU est préférable. On chauffe le métal au-dessus de son point de fusion dans un vase large, jusqu'à ce que le quart environ soit oxydé. Le soufre et l'arsenic s'oxydent et se volatilisent. Après refroidissement, la masse est pulvérisée, pour mélanger l'oxyde au métal, et additionnée du quart de son poids de carbonate de potasse pur et de savon desséché. On introduit le tout dans un creuset qu'on achève de remplir avec du charbon en poudre lavé. On ferme le creuset et on chauffe au rouge vif pendant une heure. Après refroidissement, le fond du creuset est occupé par un alliage de bismuth et de potassium que l'on fond dans un large vase en terre : le potassium s'oxyde, et quand le métal commence à se couvrir d'une pellicule jaune d'oxyde de bismuth, on s'arrête. Une seule opération ne suffit pas toujours. Pour obtenir le métal tout à fait pur, il faut réduire, par le charbon, le sous-nitrate de bismuth obtenu au moyen de l'azotate neutre de bismuth cristallisé.

Propriétes. — Métal blanc rosé, très cassant, à texture lamelleuse, cristallisant par fusion, en rhomboèdres superposés en trémies, qui se recouvrent d'une mince couche d'oxyde leur donnant un aspect irisé. Sa densité est 9,8 ; il fond vers 265°. Il se ternit à l'air humide et s'oxyde quand on le chauffe. Les acides le dissolvent et ces solutions sont précipitées par l'eau avec formation d'un sel basique.

Impuretés. — Le bismuth peut contenir du soufre, de l'argent, du plomb, de l'arsenic, du cuivre, du fer et du nickel.

Essai. — On dissout un peu du métal dans de l'acide azotique étendu ; à une faible partie de la dissolution on ajoute de l'acide chlorhydrique qui donnera un précipité blanc, soluble dans l'ammoniaque s'il y a de l'*argent ;* insoluble, s'il y a du *plomb*.

Le reste de la dissolution est étendu d'eau, qui précipite la majeure partie du bismuth, et on y fait passer un courant d'hydrogène sulfuré qui précipite le bismuth, le cuivre, le plomb, l'arsenic. On traite ce précipité par le sulfhydrate d'ammoniaque qui enlève le sulfure d'*arsenic*, facile à caractériser par sa couleur jaune et sa solubilité dans l'ammoniaque. Les sulfures de plomb, de cuivre et de bismuth sont dissous dans l'acide azotique et dans cette solution, l'acide sulfurique donnera un précipité blanc s'il y a du *plomb*, et l'ammoniaque une coloration bleue s'il y a du *cuivre*.

Le liqueur débarrassée des sulfures et portée à l'ébul-

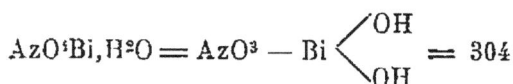

lition avec de l'acide azotique produira, par addition de chlorhydrate d'ammoniaque et d'ammoniaque, un précipité rouge ocreux, s'il y a du *fer* et après filtration, la potasse donnera un précipité vert, s'il y a du *nickel*.

Pharmacologie. — Le bismuth sert à la préparation du sous-nitrate de bismuth.

AZOTATE BASIQUE DE BISMUTH

$$AzO^5Bi,H^2O = AzO^3 - Bi \begin{cases} OH \\ OH \end{cases} = 304$$

Syn. : *Sous-nitrate de bismuth.*

Préparation. — On dissout le bismuth dans l'acide azotique et on précipite par un excès d'eau.

Le Codex indique :

Bismuth purifié	200
Acide nitrique officinal	460
Eau distillée	440

Mélanger l'eau et l'acide, ajouter le bismuth concassé et laisser agir à froid. Chauffer vers la fin pour terminer la dissolution ; ajouter de l'eau jusqu'à commencement de précipitation, concentrer à pellicule et faire cristalliser ; on obtient ainsi de l'azotate neutre. On lave les cristaux à l'acide azotique étendu au cinquième, on les broie dans un mortier avec 4 parties d'eau, et on jette cette bouillie dans 20 parties d'eau bouillante en agitant. Le précipité est alors lavé avec 5 parties d'eau froide et séché à l'étuve à une douce chaleur.

Dans cette opération, le bismuth se transforme d'abord

en azotate neutre que l'eau décompose, en azotate basique insoluble et acide azotique qui reste dans la liqueur.
A mesure que la transformation s'effectue, la quantité
d'acide azotique libre grandit ; quand elle est de 83
grammes par litre, la décomposition ne se fait plus ; car
au-dessus de cette concentration, l'azotate basique se
dissout pour repasser à l'état de sel neutre. Si, à ce moment, on ajoute une nouvelle quantité d'eau, une nouvelle quantité de sel neutre se décompose en sel basique et acide azotique, et ainsi de suite jusqu'à ce que
la totalité de l'azotate neutre ait été décomposée. Il faut
environ 24 parties d'eau pour une partie de sel. Si la
quantité d'eau devient plus grande, le sel basique se
décompose lui-même, pour donner un autre sel plus
basique encore.

100 grammes d'azotate neutre, traités par 2.400 d'eau,
donnent 45,5 de sous-nitrate. En opérant avec de l'eau
froide il faut une plus grande quantité d'eau ; mais le
produit obtenu est plus ténu.

On doit se servir d'eau distillée et éviter l'eau calcaire qui donnerait un produit lourd et jaunâtre.

Pour faire servir le bismuth impur à la préparation du sous-nitrate, DESCAMPS le dissout dans l'acide
azotique, qui transforme l'étain en acide stannique
insoluble. On décante, on ajoute un excès d'ammoniaque
qui précipite l'oxyde de bismuth et dissout les oxydes
d'argent et de cuivre. Cet oxyde de bismuth est chauffé
avec une solution à 2 °/₀ de soude qui enlève le plomb
et l'arsenic. On termine en dissolvant l'oxyde, 4 parties
dans 1 partie d'acide azotique et on précipite par l'eau
comme précédemment.

Propriétés. — Poudre d'un blanc mat, inaltérable
à l'air et à la lumière qui ne le noircit que s'il contient

des matières organiques. Il est soluble sans effervescence dans l'acide azotique et insoluble dans l'eau qui le décompose, même à froid, en lui enlevant de l'acide azotique et le transformant en sel plus basique.

À chaud, la decomposition est plus rapide ; chauffé à 100° il perd son eau ; à 260°, il perd son acide azotique et il reste de l'oxyde de bismuth.

Impuretés et falsifications. — Les impuretés peuvent provenir de l'emploi de bismuth impur ou mal purifié. On y trouve de l'arsenic, du plomb, du fer et du cuivre. On le falsifie très fréquemment à cause de son prix élevé, avec du carbonate, du sulfate ou du phosphate de chaux, de l'oxyde ou du carbonate de bismuth, du talc, de l'amidon, de la farine.

Essai. — L'*arsenic* se trouve en chauffant un échantillon du sel avec de l'acide sulfurique, pour enlever l'acide azotique, puis on essaie à l'appareil de Marsh. Il est plus simple de suivre les indications de Glénard en calcinant 1 gramme du sel, pour chasser l'acide azotique, puis chauffer de nouveau après addition de 0 gr. 10 d'acétate de potasse : il se dégage l'odeur infecte de cacodyle.

Le *plomb*, en traitant la solution azotique par l'acide sulfurique, qui donnera un précipité blanc insoluble dans les acides ; ou mieux par le procédé Chapuis et Linossier, qui consiste à faire bouillir un échantillon avec du chromate de potasse : il se fait du chromate de plomb. On ajoute un peu de solution de soude pour le dissoudre, on filtre et on acidule par l'acide acétique ; le chromate de plomb se précipite sous forme de poudre jaune.

Le *fer* se trouve dans la solution chlorhydrique avec le ferrocyanure de potassium.

Le *cuivre*, par l'ammoniaque en excès dans la solution : coloration bleue.

Les *carbonates* feront effervescence, en arrosant le sel avec un acide.

Le *sulfate de chaux*, en traitant le sel par l'eau bouillante, cette eau donnera, par l'azotate de baryte, la réaction des sulfates.

Le *phosphate de chaux*, en ajoutant à la solution nitrique du molybdate d'ammoniaque : précipité jaune soluble dans l'ammoniaque.

L'*amidon* et la *farine*, par ébullition du sel avec l'eau, puis addition d'eau iodée : précipité bleu d'iodure d'amidon.

Le *talc*, par ébullition avec l'acide sulfurique, et dans la liqueur on recherchera la magnésie.

Le sous-nitrate de bismuth pur doit contenir 17,42 °/₀ d'anhydride azotique Az^2O^5 ; 76,78 d'oxyde de bismuth. et 5,80 d'eau.

Pharmacologie. — Le sous-nitrate de bismuth, médicament très employé, surtout en France, agit à la fois par ses deux éléments, bismuth et acide azotique, auquel il doit, sans doute, son action antiseptique.

Introduit dans l'estomac, une faible proportion est absorbée ; le reste traverse les voies digestives et dans le gros intestin, en présence de l'hydrogène sulfuré, donne du sulfure de bismuth et met en liberté l'acide azotique. Il agit alors comme topique et comme absorbant.

Comme topique, il modifie le fonctionnement des surfaces sur lesquelles il se trouve, en diminue les sécrétions et cicatrise les ulcérations ; comme absorbant, il s'empare de l'hydrogène sulfuré.

Il n'est pas toxique dans les conditions ordinaires, à cause de son insolubilité. mais, appliqué sur une plaie,.

il est absorbé, parce qu'il forme avec la matière albumi-
noïde, une combinaison soluble dans les alcalis, les
acides organiques et un excès d'albumine. Il en est de
même quand on procède par injections hypodermiques,
et l'intoxication produite présente des symptômes rappelant l'empoisonnement mercuriel, tels que *stomatite,
liseré brun des gencives*, etc.

On l'emploie, à l'*intérieur*, contre les dyspepsies (associé
souvent dans ce cas à de la magnésie qui neutralise son
action constipante) et contre la diarrhée. Son action
anti-diarrhéique serait due, pour les uns, à ce qu'il
tapisse les muqueuses d'une matière inerte arrêtant les
sécrétions ; pour d'autres, à la mise en liberté d'acide
azotique, sous l'influence de l'hydrogène sulfuré. Son
action est d'autant plus énergique qu'il est plus finement divisé.

A l'*extérieur*, on le conseille dans les affections sèches
de la peau, contre le coryza, et pour le pansement des
plaies ; dans ce cas, à cause de l'absorption possible, la
quantité employée ne doit pas dépasser 2 à 4 gr.

Doses et modes d'administration. — On
l'administre, à l'intérieur, en poudre, potions, cachets,
tablettes, à la dose de 1 à 5 grammes par jour et même
20 grammes, sans inconvénients. Comme remède
externe, on l'utilise en pommades, glycérés, ou mélangé
à l'amidon, au talc, etc.

Un mélange d'une partie de sous-nitrate de bismuth
et quatre parties de glycérine donne une émulsion
titrée parfaite et se maintenant bien.

Les sous-nitrates légers du commerce doivent être
rejetés, car ils contiennent beaucoup de carbonate qui
diminue leur action thérapeutique.

Le sous-nitrate de bismuth est incompatible avec les
sulfures solubles et le soufre.

SALICYLATE BASIQUE DE BISMUTH

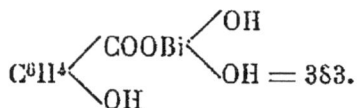

$$C^6H^4\begin{cases}COOBi\begin{cases}OH\\OH\end{cases}\\OH\end{cases}=383.$$

Préparation. — Procédé Duyk. — 100 grammes de sous-nitrate de bismuth sont mis à digérer dans un litre d'eau additionnée de 50 grammes d'ammoniaque, pendant un jour ou deux, en agitant de temps en temps. Le sous-nitrate de bismuth est entièrement décomposé avec production de nitrate d'ammoniaque soluble et d'oxyde de bismuth insoluble que l'on recueille et lave avec soin. Après l'avoir exprimé, on le chauffe au bain-marie dans une capsule en porcelaine avec 25 grammes d'acide salicylique pulvérisé. Quand la combinaison est obtenue, ce que l'on vérifie par le papier de tournesol bleu qui ne rougit plus, on lave le salicylate de bismuth à l'eau et on le sèche à une douce chaleur. Ce procédé donne un produit ne contenant ni excès de base, ni excès d'acide.

Procédé Causse. — D'après Causse on ne peut obtenir un salicylate de bismuth de composition régulière qu'en opérant en liqueur neutre et en évitant l'action décomposante de l'eau.

On dissout 35 grammes d'oxyde de bismuth dans 40 c. c. d'acide chlorhydrique concentré, on ajoute 500 c. c. de solution saturée à froid de chlorure de sodium, et on neutralise avec de la soude jusqu'à formation de précipité persistant d'oxyde de bismuth.

D'autre part, dans 500 c. c. de solution de chlorure

de sodium on dissout 22 grammes de salicylate de soude, et 9 grammes de soude caustique.

On mélange les deux solutions, il se forme un précipité blanc de salicylate de bismuth, on jette ensuite le tout sur une toile, on laisse égoutter, on lave à l'eau distillée, pour enlever le sel marin ; enfin, on sèche à l'air et à l'abri de la lumière.

Propriétés. — Poudre blanche cristalline, inodore et insipide, insoluble dans l'eau, l'alcool et l'éther ; les acides le décomposent en mettant en liberté l'acide salicylique.

On lui a substitué un mélange d'acide salicylique et de sous-nitrate de bismuth ou d'oxyde de bismuth. Le sel pur, traité par l'alcool ou l'éther même bouillant, ne doit pas céder d'acide salicylique, qui se colore en violet par le perchlorure de fer, et ces dissolvants évaporés ne doivent laisser aucun résidu.

Pharmacologie. — On l'emploie, comme réunissant à la fois les propriétés de ses deux composants, à la dose de 2 à 5 grammes par jour, par cachets de 1 à 2 grammes ou en potion. Il agit comme antiseptique et anti-diarrhéique.

THIOFORME

$$\left.\begin{array}{l} S - C^6H^4(OH) - COO \\ | \\ S - C^6H^4(OH) - COO \end{array}\right\rangle BiO - Bi \left\langle\begin{array}{l} O - BiO \\ O - BiO \end{array}\right. + 2H^2O$$

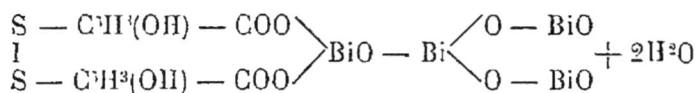

Syn. : Dithiosalicylate basique de bismuth.

Propriétés. — Poudre inodore, jaune brunâtre, insoluble dans l'eau, l'alcool et l'éther, partiellement soluble dans les alcalis. On l'utilise en poudre, comme hémostatique, pour les plaies saignantes et comme anesthésique local.

On peut encore signaler toute une série de sels de bismuth nouveaux tels : que *phosphate*, *citrate*, *lactate*, *tannate*, *valérianate*, qui ne sont pas encore d'un emploi courant et des composés organiques tels que l'*airol* ou *iodogallate de bismuth*, le *dermatol* ou *sous-gallate de bismuth*, le *dermol* ou *chrysophanate de bismuth*, l'*iodure double de bismuth et de cinchonidine*, etc., qui seront étudiés avec les médicaments organiques.

Métaux tétratomiques

Sous ce titre, nous étudierons les dérivés de l'*aluminium* et du *chrome* qui ne fournissent d'ailleurs que peu de composés employés en pharmacie, le *fer* et ses nombreux dérivés, les composés du *manganèse*, de l'*étain* et du *plomb*.

DÉRIVÉS DE L'ALUMINIUM Al = 27,5.

ALUNS

On désigne sous le nom d'*aluns*, des sulfates doubles obtenus par combinaison d'un sulfate alcalin et d'un sulfate de métal hexatomique.

Tous ces corps cristallisent en cubes ou en octaèdres cubiques et retiennent 24 H^2O ; ils ont comme type l'alun ordinaire : $SO^4K^2 + (SO^4)^3Al^2 + 24 \ H^2O$.

On peut, dans cette formule, remplacer chacun des composants par un corps isomorphe et d'atomicité semblable : c'est ainsi qu'on peut remplacer le potassium par le sodium, l'ammonium et les bases organiques voisines de l'ammoniaque. De même, on peut remplacer l'aluminium par le fer, le chrome, le manganèse, etc.

En somme, les principaux aluns connus sont :

Alun ordinaire. ou . . . . Sulfate d'alumine et de potassium.

Alun de soude, ou . . . . Sulfate d'alumine et de sodium.

Alun d'ammonium, ou. . . . . . . Sulfate d'alumine et d'ammonium.

Alun de potassium et de fer, ou. . Sulfate de fer et de potassium.

Alun d'ammonium et de fer, ou. . Sulfate de fer et d'ammonium.

Alun de potassium et de chrome, ou Sulfate de chrome et de potassium.

Alun de sodium et de chrome, ou Sulfate de chrome et de sodium.

Alun d'ammonium et de chrome, ou Sulfate de chrome et d'ammonium.

De tous ces corps, l'alun ordinaire seul est un médicament.

SULFATE D'ALUMINIUM et de POTASSIUM

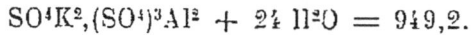

$$SO^4K^2, (SO^4)^3Al^2 + 24 H^2O = 949,2.$$

Syn. : *Alun ordinaire.*

Préparation. — 1° On soumet à la calcination une roche nommée *alunite* ; le résidu est traité par l'eau bouillante, qui laisse l'oxyde de fer et l'excès d'alumine et donne, par évaporation, ce qu'on appelle l'*alun de Rome* En attaquant l'alunite par l'acide sulfurique, puis ajoutant du sulfate de potasse, on obtient un rendement supérieur.

L'alun de Rome ne contenant pas de fer est plus estimé que les autres aluns, pour la peinture.

2° On calcine de l'argile ou silicate d'alumine et le résidu est attaqué par l'acide sulfurique ; il se fait du sulfate d'alumine qu'on mélange à une solution bouillante de sulfate de potasse et on laisse cristalliser.

3° Les schistes argileux ou pyriteux donnent, par exposition à l'air ou par grillage, du sulfate de fer et du sulfate d'alumine. On lessive la masse et on sépare les deux sels par cristallisation ; le sulfate de fer se dépose. Puis, on mélange la solution de sulfate d'alumine à une solution bouillante et concentrée de sulfate de potasse ; il se dépose de l'alun par refroidissement.

4° La majeure partie de l'alun provient aujourd'hui de l'attaque par l'acide sulfurique, d'un mélange de chlorure de potassium et de *bauxite*, hydrate d'alumine plus ou moins ferrugineux, qu'on trouve dans le midi de la France, tout spécialement à Villeveyrac (Hérault).

Propriétés. — Sel incolore, cristallisé en cubes ou en octaèdres, acide au tournesol, de densité $D = 1,75$; sa saveur est astringente. Il est soluble dans 10 parties d'eau froide, dans 0,3 parties d'eau bouillante et 2,5 de glycérine, insoluble dans l'alcool. Il est efflorescent à l'air. Chauffé à 92°, il éprouve la fusion aqueuse et par refroidissement, se prend en une masse vitreuse transparente appelée : *alun de roche*. A 100°, il perd 10 H_2O ; à 120°, il perd encore 9 H_2O ; à 200°, il devient anhydre : c'est l'*alun calciné*.

Chauffé au rouge, le sulfate d'alumine perd son acide sulfurique, et l'alumine libre se porte sur la potasse pour donner de l'aluminate de potasse.

Impuretés. — On le mélange quelquefois d'alun de soude et d'ammonium ; il peut aussi contenir du fer et du zinc.

Essai. — L'*alun de soude* se reconnaît avec le biméta-antimoniate de potasse : précipité blanc et coloration jaune de la flamme du chalumeau.

L'*alun d'ammoniaque* dégage des vapeurs ammoniacales avec la potasse.

Le *fer* se reconnaît, dans la dissolution aqueuse, par le ferrocyanure de potassium, qui donne une coloration bleue.

Le *zinc*, en faisant bouillir la solution avec un excès de soude, puis ajoutant du sulfhydrate d'ammoniaque ou de l'hydrogène sulfuré : précipité blanc.

100 grammes d'alun cristallisé contiennent 54,5 d'alun anhydre ou 10,85 d'alumine anhydre et 45 gr. 5 d'eau.

Pharmacologie. — L'alun n'est guère employé qu'à l'*extérieur*, comme astringent et antiseptique. Appliqué sur les muqueuses, il les dessèche rapidement.On s'en sert comme hémostatique.

On le donne en solutions, gargarismes, collyres, injections ; il entre dans la préparation de l'*Eau de Pagliari*.

SULFATE D'ALUMINIUM ET DE POTASSIUM DESSÉCHÉ

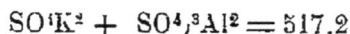

$$SO^4K^2 + SO^4{}_{}{}^3Al^2 = 517,2$$

Syn : *Alun calciné*. — *Alun desséché*.

Préparation. — On concasse de l'alun de potasse avec lequel on remplit à moitié un creuset de terre ; on chauffe modérément. Le sel se boursoufle en perdant son eau et se transforme en une masse blanche, poreuse, qui souvent s'élève au-dessus du creuset. On maintient la chaleur jusqu'à ce que toute l'eau de cristallisation soit évaporée. On ne doit pas dépasser 240°, au-dessus le sel serait décomposé.

100 grammes d'alun ordinaire donnent 50 grammes d'alun calciné.

Propriétés. — Masse spongieuse blanche, difficilement soluble dans l'eau ; car il faut d'abord qu'elle s'hydrate

On s'en sert peu ; il est plus caustique et plus astringent que l'alun ordinaire.

———

On a récemment préconisé de nouveaux sels d'aluminium comme astringents et antiseptiques et on leur a donné des noms spéciaux. C'est ainsi que le gallate d'alumininm a été appelé *gallol*, — le tannate *tannol*, — le salycilate, *salumine*, — le sulfonaphtolate, *alumnol*, — le borotartrate, *boral*.

DÉRIVÉS DU CHROME Cr = 52,40

ANHYDRIDE CHROMIQUE CrO³ = 100,40.

Préparation. — On décompose le bichromate de potasse par l'acide sulfurique ; il se fait de l'anhydride chromique et du sulfate acide de potassium.

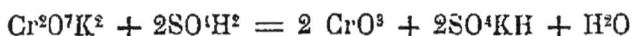

$$Cr^2O^7K^2 + 2SO^4H^2 = 2\,CrO^3 + 2SO^4KH + H^2O$$

On prend :

Bichromate de potasse crist., . .	100
Eau	1 000
Acide sulfurique à 1,84.	2.000

On fait dissoudre le sel dans l'eau, au bain-marie, et on verse dans la liqueur encore chaude, l'acide sulfurique, par petites parties, en agitant. On laisse vingt-quatre heures : l'acide chromique cristallise. Après décantation, les cristaux sont égouttés sur un entonnoir et séchés à l'étuve vers 35°.

Purification. — L'acide chromique retient souvent du sulfate de potasse et un peu d'acide sulfurique.

1° On le fond en le portant à 170°, mais sans dépasser 190°. Par fusion, il se sépare des impuretés qui gagnent la partie supérieure avec l'acide sulfurique. Par décantation ménagée on enlève d'abord ces impuretés, puis on coule l'anhydride chromique sur des plaques en porcelaine. On l'enferme dans des flacons secs. On a ainsi de *l'anhydride chromique*.

2° On ajoute à la solution d'acide chromique du chromate de baryum qui absorbe l'acide sulfurique. On décante et on fait cristalliser. On obtient ainsi l'*acide chromique hydrate*.

Propriétés. — *L'anhydride chromique* est en aiguilles rouge cramoisi ; l'*acide hydraté* fournit des cristaux rouge orange.

L'un et l'autre sont inodores, deliquescents, très solubles dans l'eau et l'alcool, insolubles dans l'éther et le chloroforme purs. L'acide chromique teint la peau en jaune; il a pour densité 2,78. C'est un oxydant énergique; en contact avec l'alcool absolu, il l'enflamme ; les matières organiques le réduisent en sesqui-oxyde de chrôme; l'acide sulfurique le dissout; l'acide chlorhydrique le transforme en acide chlorochromique puis en sesqui-chlorure de chrome. Mélangé à la glycerine, il peut produire une explosion.

Pharmacologie. — On l'emploi, à l'*extérieur*, comme caustique, à l'état solide ou en solution concentrées. Appliqué sur les tissus vivants, il les noircit et les desorganise, avec élévation de température.

On se sert surtout de la solution officinale du Codex, obtenue avec :

Acide chromique cristallisé. · . 100
Eau distillée 100

et dont la densité est de 1,47.

On l'applique avec un pinceau de charpie ou mieux d'amiante.

L'acide chromique présente des propriétés antiseptiques et coagule l'albumine. Sa solution étendue conserve les pièces anatomiques.

FER ET SES COMPOSÉS Fe = 56

FER MÉTALLIQUE

Préparation. — Les principaux minerais de fer
sont : le *fer oligiste* (sesquioxyde crist.), l'*hématite
brune*, la *sidérose* (carbonate de fer).

Pour extraire le fer, on réduit ses oxydes par le
charbon, soit par la méthode catalane (au bois), qui
donne directement du fer doux, soit par les hauts fourneaux (au coke), qui fournissent de la fonte, à laquelle
il faut enlever du carbone, par une oxydation ménagée,
pour avoir du fer doux.

Propriétés. — Le fer est un métal gris bleuâtre, à
texture cristalline, très ductible, malléable et très
tenace. Il est attirable à l'aimant, propriété qu'il perd à
750°. Sa densité est 7,86; il fond vers 1500°, en passant
d'abord par l'état pâteux qui permet de le marteler.
Exposé à l'air humide, il se recouvre d'un enduit rougeâtre d'oxyde de fer ou rouille.

Pour l'usage médical, on emploie la limaille de fer et
le fer réduit, soit par l'hydrogène, soit par l'electrolyse.

LIMAILLE DE FER

Préparation. — On l'obtient en soumettant le fer
doux à l'action d'une lime d'acier. La limaille ainsi

obtenue est brillante et complètement attirable par l'aimant, c'est la *limaille préparée*. En la broyant à sec sur un porphyre on obtient la *limaille porphyrisée*, qui est terne et très oxydable.

Impuretés — Elle contient souvent de la rouille, de la terre, du sable, du cuivre, de la limaille de zinc ou de fonte.

Essai. — On dissout la limaille dans l'acide azotique, qui laisse comme résidu les *matières terreuses*, s'il y en a.

Dans la solution, on ajoute un excès d'ammoniaque qui précipite l'oxyde ferrique et dissout le cuivre, avec coloration bleue, et le zinc. Il est ensuite facile de séparer ces deux métaux, en additionnant d'acide chlorhydrique et traitant par l'hydrogène sulfuré, qui précipite le *cuivre* seul. Dans la solution, on recherche le *zinc* par ses réactions ordinaires.

La *fonte* se reconnaît, en attaquant par l'acide sulfurique étendu de six fois son poids d'eau. Le carbone et le silicium restent insolubles.

La limaille rouillée tache le papier.

FER RÉDUIT PAR L'HYDROGÈNE

Préparation. — On réduit le sesquioxyde de fer pur par l'hydrogène pur. On prend du sesquioxyde de fer pur, obtenu par précipitation du perchlorure de fer par l'ammoniaque. On le dessèche complètement par calcination et on le place dans un tube de fer ou de porcelaine dans lequel on fait passer un courant d'hydrogène pur [fig. 16]. Quand tout l'air du tube est chassé par l'hydrogène, on chauffe au rouge obscur ; le peroxyde de fer est réduit et passe à l'état métallique et il se dégage de la vapeur d'eau.

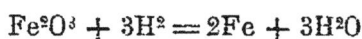

$$Fe^2O^3 + 3H^2 = 2Fe + 3H^2O$$

Il est nécessaire de bien régler la température : si l'on chauffe au-dessous du rouge obscur, le produit est noir et pyrophorique ; si l'on arrive au rouge vif, les particules s'agglutinent et le fer n'a pas la ténuité ni la solubilité voulues.

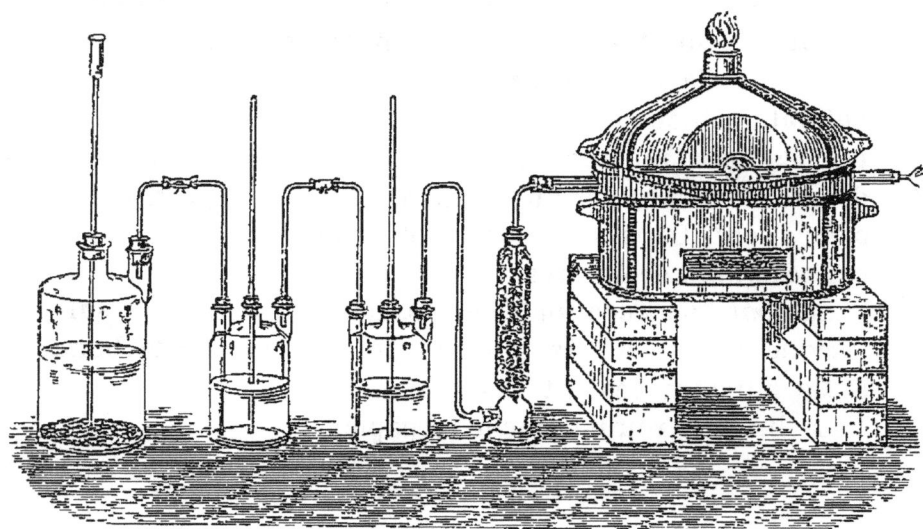

Fig. 16. — Préparation du fer réduit par l'hydrogène.

On s'arrête, quand la vapeur d'eau cesse de se dégager, on laisse refroidir dans le courant d'hydrogène et on porphyrise la poudre au sortir du tube. On doit le conserver dans des flacons bien secs, à l'abri de l'air.

Il faut rejeter, dans cette préparation, l'oxyde de fer préparé avec le sulfate ferreux, car il contient un sulfate basique que l'hydrogène transformerait en sulfure. Il est

préférable de préparer l'oxyde en calcinant le protoxalate de fer bien lavé. On obtient ainsi facilement de
l'oxyde privé de sulfate

L'hydrogène employé doit être absolument pur et ne
pas contenir d'hydrogène arsénié, sulfuré, phosphoré,
qui souilleraient le produit. Pour avoir du gaz très pur,
on le fait passer dans deux flacons laveurs contenant
une solution de permanganate de potasse, rendue acide
dans l'un des flacons et alcaline dans l'autre, pour
oxyder et retenir les impuretés

On peut encore faire passer l'hydrogène impur, selon
les indications de Crolas, d'abord dans un flacon contenant de l'eau régale, pour oxyder les impuretés, puis
dans de la potasse, qui retient les acides entraînés, et
enfin dans un tube plein de tournure de cuivre portée
au rouge sombre ; on obtient ainsi de l'hydrogène très
pur.

Propriétés. — Bien préparé, le produit est en
poudre grise, entièrement soluble dans les acides. Celui
qui est noir, est mélangé de protoxyde de fer ou de
produits de sophistication.

Impuretés et falsifications. — Le fer réduit
peut contenir, si l'hydrogène était impur, de l'arséniure,
du phosphure, du sulfure de fer, ou encore de
l'oxyde de fer.

Comme falsifications, on l'additionne d'ardoise pilée,
de sulfure d'antimoine, de sulfure de fer, de plombagine,
de bioxyde de manganèse, de limaille de fer.

Essai. — On dissout le fer réduit dans l'acide chlorhydrique ; s'il reste un résidu insoluble on l'examine
(*ardoise, plombagine*).

Les *sulfures* laisseront dégager. sous l'action de
l'acide, de l'hydrogène sulfure qui noircira un papier
plombique. Dans la solution, on recherchera les métaux
par les procédés ordinaires.

La *limaille de fer* se reconnaîtra à la loupe qui y
montrera des paillettes brillantes.

L'essai le plus simple est le suivant : 1 gramme de
fer pur, traité par de l'acide chlorhydrique dilué, doit
donner 400 c. c. d'hydrogène pur et sans odeur.

On opère dans un tube gradué. sur la cuve à mercure,
en n'employant que 0 gr. 10 de substance.

FER RÉDUIT PAR L'ÉLECTRICITÉ

Ce moyen a été indiqué par COLLAS pour avoir du fer
pur. On fait passer un faible courant électrique, dans une
solution de chlorure ferreux à $35°B^e$ (D = 1,30), en se
servant d'électrodes en acier. Le fer réduit se dépose
sur l'électrode négative. On le sèche rapidement et on
le porphyrise.

Il est très pur, d'un gris d'acier, très oxydable, plus
soluble dans les acides que le fer réduit par l'hydrogène, sur lequel il offre une supériorité certaine.

On a proposé d'autres variétés de fer, telles que le fer
HENRY obtenu par calcination du pyrolignite de fer, le
fer obtenu par calcination de l'acétate ou de l'oxalate
de fer ; mais ces produits sont inférieurs au fer réduit.

Pharmacologie. — Le fer, sous toutes ses formes,
à l'état libre ou à l'état de combinaison, constitue un
médicament de grande valeur et couramment employé.
On a discuté longtemps et on discute encore pour

savoir sous quelle forme le fer est absorbé par les voies digestives. Pour RABUTEAU, il pénètre sous forme de proto-chlorure, toutes les fois que l'acide chlorhydrique de l'estomac peut produire ce sel. Les Allemands admettent plus volontiers, d'après BUNGE, qu'il se fait une combinaison très stable avec les albuminoïdes, dans laquelle le fer se substitue à l'hydrogène. Toujours est-il que le fer existe dans l'hémoglobine du sang et qu'il y joue un rôle très important. Son action sur l'organisme serait de relever l'activité de toutes les fonctions, de celles surtout que la maladie avait déprimées, en d'autres termes il agit comme tonique général.

Le fer alimentaire s'élimine surtout par la bile, sous forme de phosphate. On a calculé que la perte moyenne en fer, serait de 0 gr. 05 par jour ; or, l'alimentation suffit, à elle seule, pour remplacer ce fer, à mesure qu'il s'élimine.

Doses et modes d'administration. — Les ferrugineux insolubles sont généralement les mieux supportés ; mais, parmi eux, il faut choisir ceux qui sont le plus facilement attaqués par le suc gastrique et les donner à faibles doses ,0,05 à 0,10), qui sont plus sûrement curatives.

Les préparations ferrugineuses sont surtout employées pour combattre l'anémie, la chlorose et toutes les maladies qui en dépendent. Elles ont l'inconvénient de noircir les dents, par suite de l'action du tannin des aliments ; avec le protochlorure, cette action est peu intense.

Quant à la limaille de fer ou au fer réduit, on les donne, l'un et l'autre, en cachets ou délayés dans un peu d'eau, à la dose de 0 gr. 05 avant le repas ; on les mélange aussi à du miel, à de la conserve de roses, ou à de la gelée de groseille, pour obtenir des confitures ferrugineuses.

Pendant l'administration des ferrugineux, on donne souvent, comme adjuvants, des amers ou de la rhubarbe, pour éviter la constipation.

COMPOSÉS MINÉRAUX NON OXYGÉNÉS

BROMURE FERREUX. $FeBr^2 = 216$.

Syn. : *Protobromure de fer.*

Préparation. — Le bromure ferreux est trop instable pour se conserver à l'état solide ; aussi le Codex ne le fait-il préparer qu'en solution officinale.

On l'obtient avec :

Eau distillée. . . . . . 100 gr.
Brôme. . . . . 40 gr. (13 c.c. environ)
Limaille de fer. . . . . 20 gr.

On met dans un ballon l'eau d'abord, puis le brôme et peu à peu, en agitant, la limaille de fer ; on chauffe vers la fin pour compléter la réaction. On verse le tout (excès de fer compris) dans un flacon à l'émeri.

La solution ainsi préparée, renferme 1/3 de son poids de bromure ferreux. Elle se conserve mal, et il est préférable de ne la préparer qu'au moment du besoin. En concentrant cette solution, il se dépose des cristaux de bromure ferreux hydraté. Par évaporation à siccité, il reste du bromure anhydre.

Propriétés. — Anhydre, le bromure ferreux est cristallin, jaune pâle, très soluble dans l'eau, en donnant une solution peu colorée, qui se fonce à l'air.

Hydraté, il est vert, très soluble dans l'eau, très alté_rable à l'air. Il a l'aspect du chlorure ferreux ; sa solution dans l'eau est d'une belle couleur verte.

Pharmacologie. — Il sert à la préparation d'autres bromures tels que : bromure de calcium. On l'administre, comme ferrugineux, en pilules, sirop, dragées, à la dose de 0,10 à 0,30. Ses préparations sont très alterables.

CHLORURE FERREUX $FeCl^2$, 4 $H^2O = 199$

Syn : *Proto-chlorure de fer.*

Préparation. — 1º Voie sèche. — Par voie sèche, on l'obtient anhydre. en faisant passer un courant de gaz chlorhydrique sec, sur du fer porté au rouge, dans un tube de porcelaine ; ou encore, en sublimant dans une cornue, le chlorure cristallisé hydraté : le protochlorure se condense sur les parties froides de l'appareil.

2º Voie humide : *a)* On chauffe doucement :

Tournures de fer ou pointes de Paris.. . .	100 grammes.
Acide chlorhydrique officinal	300 grammes.

Quand l'attaque cesse, on filtre, on évapore rapidement jusqu'à 1,38 (42º Bᵉ) et on laisse cristalliser. Les cristaux, lavés à l'eau bouillie ou à l'alcool, sont rapidement séchés au papier et enfermés dans des flacons.

b) Le protochlorure de fer reste comme résidu de la préparation de l'hydrogène sulfuré, par l'action de l'acide chlorhydrique sur le sulfure de fer. Il suffit de filtrer le liquide, de concentrer et de laisser cristalliser.

Propriétés. — Le sel anhydre ($FeCl^2$) est blanc, volatil, très soluble dans l'alcool et dans l'eau en s'hydratant.

Le sel hydraté est cristallisé en prismes rhomboïdaux obliques, vert clair, retenant 4 molécules d'eau, qu'il perd par la chaleur. Il est déliquescent, soluble dans son poids d'eau et dans l'acool faible, insoluble dans l'éther. Il forme, avec l'ammoniaque, une combinaison ($FeCl^2,AzH^3$). L'air l'oxyde rapidement et le transforme en perchlorure et oxychlorure de fer, en le colorant en jaune. Il renferme 36,15 °/₀ d'eau.

Pharmacologie. — Le chlorure ferreux ne coagule ni l'albumine, ni le sang, dont il augmente au contraire la fluidité. RABUTEAU admet que la plupart des préparations ferrugineuses (fer, oxydes, carbonates, etc.) sont absorbées sous forme de chlorure ferreux ; d'où l'indication d'employer ce sel, de préférence aux autres, puisqu'il n'a pas de modification à subir dans l'estomac. On l'administre à la dose de 0 gr. 10 à 0 gr. 30, en pilules, sirop ; mais il s'altère rapidement. Il se conserve mieux en solution alcoolique.

CHLORURE FERRIQUE $Fe^2Cl^6 = 325$

Syn. : Sesqui-chlorure de fer.— Perchlorure de fer.

Préparation. — 1° *Perchlorure anhydre.* — On obtient le perchlorure de fer anhydre, en faisant passer un courant de chlore sur du fer chauffé au rouge, dans un tube de porcelaine. Le chlorure se produit avec incandescence et va se déposer sur les parties froides de l'appareil.

CROLAS ET MOREAU. 22

2° *Perchlorure hydraté.* — On évapore la solution officinale de perchlorure de fer. Si la concentration est faible, il se dépose, par refroidissement, des cristaux jaune orangé, représentant l'hydrate Fe^2Cl^6 12H-O. Dans la liqueur de consistance sirupeuse, c'est l'hydrate Fe^2Cl^6, 6H²O qui cristallise.

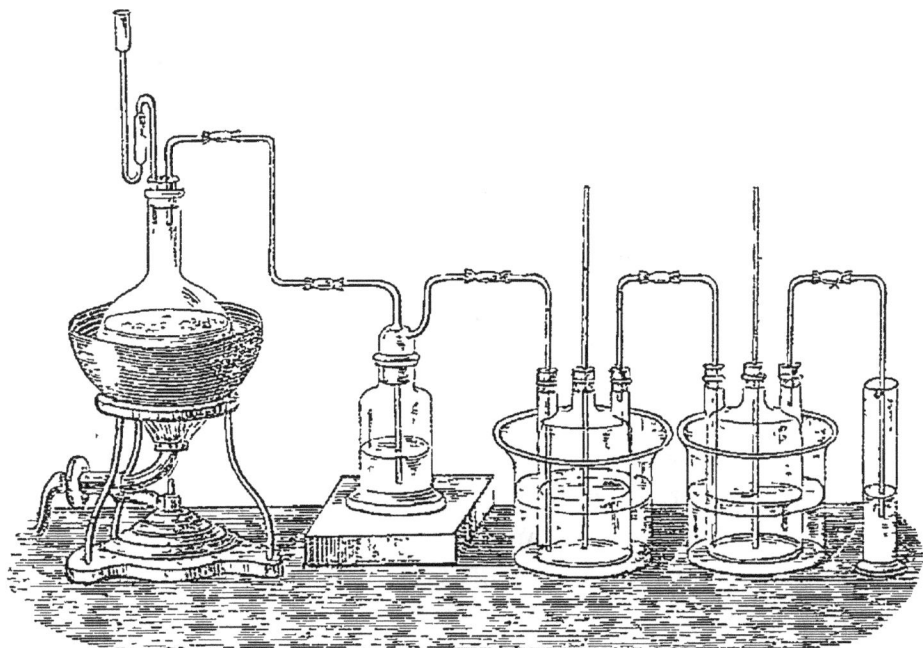

Fig. 15

Préparation de la solution officinale de perchlorure de fer

3° *Solution officinale de perchlorure de fer.*

a) Procédé Adrian, adopté par le Codex. — On fait passer un courant de chlore dans une solution de chlorure ferreux.

On prépare du chlorure ferreux cristallisé. par l'action de l'acide chlorhydrique sur la tournure de fer ; puis on dissout ces cristaux dans de l'eau distillée pour avoir une solution marquant 1,10 (14ºBe) au densimètre. On place cette solution dans des flacons de WOOLFF, plongeant dans l'eau froide et on y fait passer un courant de chlore, jusqu'à ce qu'un échantillon du liquide ne donne plus de précipité bleu par le ferricyanure de potassium, ce qui indique que tout le chlorure ferreux est devenu ferrique. Pour saturer l'excès de chlore libre, on ajoute peu à peu une solution concentré de chlorure ferreux, jusqu'à ce que toute odeur de chlore ait disparu, mais sans excès de chlorure ferreux ce que le ferricyanure indiquera par un précipité bleu, en faisant de temps en temps quelques essais. On ramène alors le liquide à la densité 1,26 (30ºBe) par addition d'eau distillée. Dans cette réaction, le chlore transforme le chlorure ferreux en chlorure ferrique.

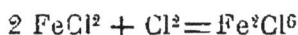

$$2 \; FeCl^2 + Cl^2 = Fe^2Cl^6$$

La solution verte de chlorure ferreux passe d'abord, sous l'influence du chlore, à une teinte brune, puis noire et safranée à la fin de l'opération. Le courant de chlore doit passer lentement, et il faut éviter l'élévation de température.

b) JEANNEL prépare le chlorure ferrique, en dissolvant à froid et par trituration, 94 parties d'hydrate ferrique· exempt de sulfate, dans 100 parties d'acide chlorhydrique à 1,16. Cette solution possède les caractères de celle du Codex.

c) Enfin, on peut dissoudre 26 grammes de perchlorure anhydre, dans 100 parties d'eau distillée.

Propriétés. — Le *sel anhydre* Fe^2Cl^6 est en lames violacées, volatiles au–dessus de 100º. Il est très soluble dans l'eau, l'alcool et l'éther et déliquescent. La lumière réduit ses solutions alcooliques, en donnant du protochlorure, du chlore et du chlorure d'éthyle.

Le *sel hydraté* cristallise avec des quantités d'eau variables, suivant la température et la concentration des liqueurs dans lesquelles il s'est déposé. Il fond entre 31° et 42°, suivant son hydratation ; il est soluble dans l'eau, l'alcool et l'éther. L'hydrogène, le fer, le zinc, le sucre, l'alcool, l'éther et les agents réducteurs le transforment en chlorure ferreux. Il coagule l'albumine et se combine à l'ammoniaque.

La *solution officinale* ou *perchlorure de fer liquide*, est un liquide limpide, jaune rougeâtre, de densité 1,26 (30°Bé), inaltérable à l'air et à la lumière, Les solutions plus étendues se dissocient à la lumière, surtout à chaud, avec production d'oxychlorure. Elle précipite les gommes et coagule l'albumine et le sérum du sang; mais le précipité est soluble dans un excès de perchlorure.

Elle est ramenée à l'état de solution de protochlorure par les agents réducteurs (sucre, corps organiques).

Elle contient 26 % de chlorure ferrique anhydre, soit 8,96 % de fer métallique et 12,40 % de sesquioxyde de fer (Fe^2O^3).

On peut obtenir des solutions de concentration moindre à l'aide du tableau suivant :

Solution officinale a 1,26	+	Eau distillée	donnent	Solutions marquant
20 gr.	+	5 gr.	»	1,21 = 25° Bé
20 gr.	+	10 gr.	»	1,16 = 20°
20 gr.	+	20 gr.	»	1,11 = 15°
20 gr.	+	40 gr.	»	1,07 = 10°

Impuretés. — La solution officinale ne doit contenir ni chlore, ni acide chlorhydrique libre, ni chlorure ferreux, ni eau en excès.

Essai. — Le *chlore* se trouve en chauffant légèrement la solution et recevant le gaz qui se dégage, dans
une solution d'indigo, qui sera décolorée, s'il y a du chlore.
On peut aussi ajouter à la solution officinale un peu
d'iodure de potassium et d'empois d'amidon ; on agite et
le mélange bleuit, par suite de l'iode mis en liberté par le
chlore.

Pour l'*acide chlorhydrique*, on ajoute de la limaille de
fer, il se dégage de l'hydrogène. On peut encore ajouter
de l'acide phénique : en l'absence d'acide chlorhydrique,
coloration bleue; en présence d'acide chlorhydrique,
pas de coloration.

Le *protochlorure* se reconnaît par le ferricyanure de
potassium qui donnera un précipité bleu.

Le *perchlorure de fer liquide* doit marquer 1,26
(30°Bé) au densimètre, à + 15°.

Pharmacologie. — On donne la solution officinale, à l'*intérieur*, contre l'hémoptysie, à la dose de 10
à 20 gouttes dans de l'eau sucrée.

A l'*extérieur*, c'est un astringent et un hémostatique
précieux, mais dont il faut surveiller l'emploi. Il arrête
une hémorragie par coagulation du sang ; mais on ne
doit pas oublier que ce coagulum est soluble dans un
excès de perchlorure, d'où l'indication de ne pas employer une solution trop concentrée, qui d'ailleurs
serait caustique. Il est encore antiseptique.

Incompatibilités. — Il ne faut jamais l'associer
à la *gomme*, à l'*albumine*, aux *mucilages*, au *tannin*, avec
lesquels il est incompatible.

IODURE FERREUX FeI² = 310

Syn : *Protoiodure de fer.*

Préparation. — On fait agir l'iode sur le fer, en présence de l'eau

Tournure de fer.	20
Eau.	100
Iode.	80

L'eau et la tournure de fer sont mises dans un ballon et additionnées, peu à peu, d'iode, en agitant. On chauffe légèrement et on filtre dès que la liqueur est verte. On évapore dans une capsule, en presence d'une lame de fer, jusqu'à ce que la masse se solidifie par refroidissement. On coule sur une assiette et on enferme le produit dans des flacons secs. On obtient ainsi le sel anhydre. Rendement : 97 gr. environ. Théoriquement 8 gr. 20 d'iode, en présence d'un excès de fer, 2 grammes, donnent 10 grammes d'iodure ferreux.

Propriétés. — Le sel anhydre est blanc, quand il est pur ; mais il se teinte facilement en vert. Il est deliquescent, de saveur styptique, soluble dans la glycérine et dans l'eau, en donnant des hydrates dont l'un cristallisé $FeI^2, 4\,H^2O$. La chaleur le décompose en volatilisant l'iode ; l'air humide le colore en brun avec formation d'oxy-iodure. C'est un produit très altérable et qui se conserve mal.

Pharmacologie. — L'iodure ferreux est très usité et possède à la fois les propriétés de l'iode et du fer. Il est très employé dans le traitement de la chloro-anémie et de la scrofule, chez les enfants.

Doses et modes d'administration. — On l'administre, à l'*intérieur*, à la dose de 0,10 à 1 gramme, en dragées. tablettes, pilules, mais surtout en sirop. L'altération facile de ce sel à l'air fait qu'on a indiqué un certain nombre de formules de solutions titrées d'iodure de fer, permettant de préparer extemporanément le sirop. Ces solutions se conservent mal et l'iode y est rapidement mis en liberté, bien qu'on y laisse un excès de fer métallique. On a indiqué, pour faciliter leur conservation, d'y ajouter du sulfure de fer hydraté ou de l'acide hypochloreux, ou un peu d'acide citrique, pour empêcher l'oxydation et par suite la coloration du liquide La formule que nous conseillons est la suivante; elle donne une solution d'iodure ferreux au cinquième :

Iode	20 gr. 50
Limaille de fer. . .	5 gr.
Glycérine à 30⁰. . .	75 gr.
Eau distillée	Q. S. pour faire 125 gr.

On fait réagir, à chaud, l'iode sur le fer en présence de 25 grammes d'eau environ ; on filtre et on reçoit la liqueur dans la glycérine. On complète avec de l'eau distillée pour obtenir 125 grammes de produit. Cette solution est verte au moment de sa préparation et se conserve bien, mais en flacon bouché et à l'abri de la lumière. Il en faut 30 grammes pour préparer un litre de sirop d'iodure de fer (pesant 1,200 grammes), soit 7 gr. 50 pour une topette de 300 grammes.

SULFURE FERREUX FeS = 88

Syn. : Protosulfure de fer.

Préparation. — 1º Le *sulfure anhydre* s'obtient par voie sèche, en chauffant doucement, dans un creuset, un mélange de :

Limaille de fer.	600 gr.
Soufre sublimé.	400 gr.

Il se fait une vive réaction avec dégagement de vapeurs sulfureuses. On augmente le feu, pour liquéfier le produit, que l'on coule sur une plaque de fonte. On obtient ainsi le sulfure anhydre.

On se contente le plus souvent de chauffer sur une plaque de fer, un mélange intime de : soufre 2 parties, limaille de fer 3 parties.

2º Le *sulfure hydraté* s'obtient par voie humide, en précipitant une solution de sulfate ferreux par une solution de mono-sulfure de sodium; il se fait du sulfure de fer et du sulfate de soude.

On prend :

Sulfate ferreux cristallisé	139
Monosulfure de sodium cristallisé	120
Eau bouillie	Q.S.

On lave le précipité avec de l'eau chargée d'hydrogène sulfuré et on le conserve sous l'eau bouillie.

On le prépare encore en chauffant à une douce chaleur un mélange de soufre (1 partie), de limaille de fer (2 parties) et eau (Q. S.), pour faire une pâte liquide. Ainsi obtenu, il est mélangé de fer métallique.

Propriétés. — Le *sulfure anhydre* est brun noir, de densité D = 4,69. Chauffé à l'air, il se transforme en sulfate.

Le *sulfure hydraté* est noir, gélatineux, insoluble dans l'eau, soluble dans les alcalis, les sulfures alcalins et l'acide chlorhydrique, avec dégagement d'hydrogène sulfuré. Il est très oxydable à l'air humide.

Pharmacologie. — Le sulfure anhydre ne sert qu'à préparer l'hydrogène sulfuré.

Le sulfure hydraté a été proposé comme contre-poison de la plupart des métaux : mercure, plomb, cuivre, zinc, étain, avec lesquels il forme un sulfure insoluble. On doit le conserver sous l'eau bouillie et à l'abri de l'air.

COMPOSÉS MINÉRAUX OXYGÉNÉS

ARSÉNIATE FERREUX $AsO^4HFe = 196$

Préparation. — On décompose l'arséniate de soude par le sulfate ferreux.

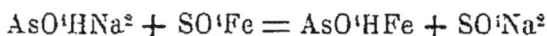

$$AsO^4HNa^2 + SO^4Fe = AsO^4HFe + SO^4Na^2$$

On mélange à froid les deux solutions suivantes :

1° Arséniate de soude cristallisé . . .	50
Eau distillée.	500
2° Sulfate ferreux cristallisé	10
Eau distillée.	100

L'arséniate ferreux se précipite; on le lave par décantation, on le sèche rapidement et on le conserve en flacons bien bouchés.

Propriétés. — L'arséniate de fer est amorphe, hydraté, d'un vert pâle, au moment de sa préparation. Il se fonce à l'air en s'oxydant et se transforme en sel ferroso-ferrique. A 100°, il perd son eau. Il est insoluble dans l'eau, soluble dans l'ammoniaque, en donnant une solution verte, soluble dans les acides et le pyrophosphate de soude. Sa composition varie avec la durée de sa dessiccation. C'est un arséniate ferroso-ferrique.

Essai. — Épuisé par l'eau, il fournit un liquide qui ne doit pas précipiter les sels de baryte, si le sel est bien lavé ; sinon, il contiendrait du sulfate ou de l'arséniate de soude.

Pharmacologie. — C'est à peu près le seul arséniate insoluble employé. Son peu de solubilité le rend moins actif que les arséniates alcalins ; il possède cependant une efficacité incontestable.

On le donne à l'*intérieur* en pilules de 0 gr.001. On peut le dissoudre et en faire une solution titrée ou un sirop à l'aide du pyrophosphate de soude ou d'un citrate alcalin.

CARBONATE FERREUX $CO^3Fe = 116$

Préparation. — En mélangeant une solution de sulfate ferreux à une solution de carbonate de soude. Le carbonate ferreux se précipite et le sulfate de soude reste en solution. Ce carbonate ferreux s'oxyde rapidement, si l'on n'a pas soin de se servir d'eau bouillie et même d'eau additionnée de 1/20 de sucre.

Propriétés. — Sel blanc, quand il est pur, mais qui à l'air devient rapidement vert, puis rouge, par formation de sesquioxyde de fer. Il est insoluble dans l'eau pure, soluble dans l'eau gazeuse et décomposable par la chaleur en acide carbonique et oxyde ferroso-ferrique.

Pharmacologie. — Le carbonate ferreux ne pouvant pas être conservé, on doit l'employer immédiatement. Il entre dans la préparation des pilules VALLET et BLAUD. On a proposé de le produire à l'état naissant dans l'estomac, en faisant absorber au malade une solution de sulfate ferreux, puis une solution de bi-carbonate de soude ou de mélanger les deux solutions dans un verre et d'avaler rapidement.

Dans la plupart de ses préparations, il se transforme en sesquioxyde de fer.

GLYCÉRO-PHOSPHATE DE FER

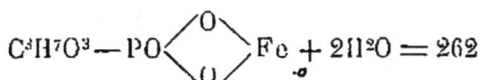

$$C^3H^7O^3 - PO {\Large\langle}{}^{O}_{O}{\Large\rangle} Fe + 2H^2O = 262$$

Préparation. — On mélange une solution concentrée de glycérophosphate de chaux, à une solution de sulfate de fer; il se précipite du sulfate de chaux. On filtre, on évapore la liqueur jusqu'à consistance sirupeuse, on l'étend sur des vitres et on la sèche à l'étuve.

Propriétés. — Il se présente en paillettes gris verdâtre, solubles dans 10 parties d'eau, plus à chaud qu'à froid, en donnant une solution brune à réaction acide, qui ne doit pas précipiter par les réactifs des phosphates. Il contient toujours du sulfate de fer et

du sulfate de chaux. On le donne à la dose de 0 gr. 20
à 0 gr. 30 en poudre, solution, sirop, comme tonique et
reconstituant.

OXYDES DE FER

Les oxydes de fer employés en pharmacie constituent
une série importante qu'il est nécessaire de bien classer. On utilise :

1° Le *Sesquioxyde anhydre* I^2O^3, qui est représenté par
le *colcothar* et le *safran de Mars astringent*.

2° Le *Sesquioxyde hydraté* $Fe^2O^3, n\, H^2O$, comprenant l'*hydrate ferrique* $Fe^2O^3, 2\, H^2O$, le *safran de Mars apéritif*
$Fe^2O^3, 3/2\, H^2O$, l'hydrate colloïdal, ou *fer dialysé* Fe^2O^3, H^2O.

3° L'*oxyde ferroso-ferrique hydraté* Fe^3O^4, H^2O, ou
Éthiops martial.

1° Sesquioxyde de fer anhydre ou peroxyde de fer anhydre $Fe^2O^3 = 160$

A). — COLCOTHAR

Préparation. — On dessèche du sulfate ferreux,
puis on le calcine dans un creuset en terre, jusqu'à ce
qu'il ne se dégage plus de vapeurs. On pulvérise le
résidu, on le lave à l'eau bouillante et on le porphyrise.

Il se dégage de l'anhydride sulfurique, de l'anhydride sulfureux et du colcothar reste.

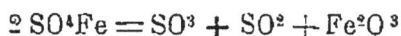

$$2\, SO^4Fe = SO^3 + SO^2 + Fe^2O^3$$

On peut encore l'obtenir par calcination à l'air de
l'oxalate ferreux ; il est alors très ténu.

Propriétés. — Poudre amorphe, rouge foncé, insoluble dans l'eau, lentement soluble dans les acides, inaltérable à l'air. Au rouge blanc, il se transforme en oxyde magnétique Fe^3O^4. Il entre dans la composition de l'*onguent Canet*.

B). — SAFRAN DE MARS ASTRINGENT

Préparation. — Pour l'obtenir, on calcine au rouge le safran de Mars apéritif, ou sous-carbonate de fer, et on porphyrise le produit.

Propriétés. — Ce corps est du sesquioxyde de fer anhydre, insoluble dans l'eau et très peu attaquable par les acides. Il possède les propriétés du colcothar. Il est presque inusité.

2e Sesquioxyde de fer hydraté ou peroxyde de fer hydraté

A). — [HYDRATE FERRIQUE $Fe^2O^3, 2H^2O = 196$
Syn. : Peroxyde de fer gélatineux.

Préparation. — 1° Le Codex fait prendre :

Solution officinale de perchlorure de fer	100 gr.
Ammoniaque liquide officinale	40 gr.

On dilue le perchlorure de fer dans cinq litres d'eau environ et on verse peu à peu et en agitant cette solution dans l'ammoniaque, préalablement étendue dans un litre d'eau. Le mélange doit être franchement alcalin. Il se fait un précipité gélatineux rougeâtre d'hydrate ferrique. qu'on lave par décantation jusqu'à ce que les eaux de lavage ne donnent plus rien par l'azotate d'argent additionné d'acide azotique (ce qui indique qu'il n'y a plus de chlorure). On conserve le produit sous l'eau et à la cave, pour qu'il ne subisse pas les variations de la température.

Dans cette réaction, il se fait de l'hydrate ferrique et du chlorhydrate d'ammoniaque.

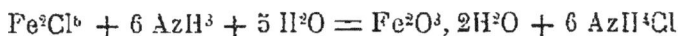

$$Fe^2Cl^6 + 6 AzH^3 + 5 H^2O = Fe^2O^3, 2H^2O + 6 AzH^4Cl$$

On ne doit pas employer la soude ou la potasse, car, dans ce cas, le produit retient un peu d'alcali ; mais, d'après SOUBEYRAN, le bicarbonate de potasse donnerait un produit très pur.

2° On mélange poids égaux de sirop de sucre et de solution de perchlorure de fer à 15 °/₀ de métal et on précipite par de la soude jusqu'à redissolution du précipité. On étend d'eau et on porte à l'ébullition. Puis, par addition de chlorure de sodium, du sesquioxyde de fer, sous sa modification soluble, se précipite ; on le lave et on le sèche.

Propriétés. — Le peroxyde gélatineux est brun, insoluble dans l'eau, très soluble dans les acides dilués.

Fraîchement préparé, il se dissout également dans le sirop de sucre. Sa solubilité diminue au bout de quelque temps, surtout sous l'influence de la chaleur, qui le fait passer à l'état d'hydrate à 3/2 H^2O. L'eau bouillante agit de même. Le peroxyde, obtenu en présence du sirop de sucre, est soluble dans l'eau et dans la glycérine.

Pharmacologie. — Le peroxyde gélatineux étant, insipide, est facilement accepté par les malades. On l'emploie comme contre-poison de l'anhydride arsénieux, avec lequel il forme un arsénite insoluble. Mais lorsqu'on le destine à cet usage, il est utile de le conserver sous l'eau distillée et à la cave pour que sa température varie peu, sans quoi il perdrait de sa solubilité; il vaut encore mieux qu'il soit fraîchement préparé. On le remplace d'ailleurs aujourd'hui, pour cet usage, par l'hydrate de magnésie.

Il sert aussi à préparer le citrate et le tartrate de fer.

B). — SAFRAN DE MARS APÉRITIF

Syn. : *Sous-carbonate de fer.*

Préparation. — On l'obtenait autrefois en exposant de la limaille de fer à la rosée du mois de mai.

Le Codex indique :

Sulfate ferreux cristallisé	100
Carbonate de soude cristallisé	120
Eau distillée	1.400

On dissout séparément les deux sels et on verse peu à peu la solution de carbonate, dans celle de sulfate, en agitant. Il se dépose un précipité blanc qu'on lave à froid par décantation et qu'on sèche à l'air à la température ordinaire, en remuant souvent.

Au contact de l'air, ce produit ne tarde pas à s'oxyder; de blanc il devient vert, par formation d'oxyde ferrosoferrique, puis il perd de l'acide carbonique et se transforme en grande partie en sesquioxyde hydraté.

Propriétés. — Poudre jaune rougeâtre, amorphe, insoluble dans l'eau, soluble dans les acides. Il est constitué par un mélange de sesquioxyde de fer et de carbonate de fer. Ce dernier corps s'y trouve en proportion d'autant plus faible que le produit est plus ancien.

Essai. — On peut le mélanger de colcothar ou de brique; mais ces corps sont insolubles dans les acides. Le safran de Mars apéritif doit au contraire s'y dissoudre en entier et facilement.

Pharmacologie. — Bonne préparation, souvent prescrite avec addition de rhubarbe. On la donne en poudre, cachets ou pilules, à la dose de 0 gr. 20 à 1 gramme par jour.

C). — HYDRATE COLLOIDAL Fe^2O^3, H^2O
Syn. : *Fer dialysé.*

Préparation. — On ajoute 35 grammes d'ammoniaque, de densité 0,923 (22°B°), à 100 grammes de solution officinale de perchlorure de fer. Il se forme un précipité qui se redissout. Ce mélange est placé sur un dialyseur et laissé jusqu'à ce qu'il ne précipite plus par l'azotate d'argent et qu'il ne soit plus acide. On renouvelle fréquemment l'eau de lavage du vase inférieur, qui entraîne la presque totalité de l'acide chlorhydrique.

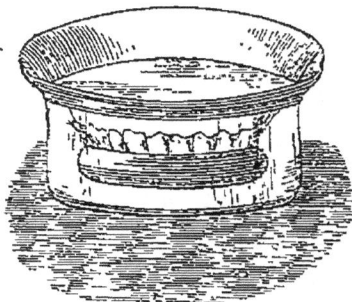

Fig. 18
Préparation du fer dialysé

Il reste sur le dialyseur une solution très colorée, retenant seulement des traces de chlorures.

On peut aussi saturer le perchlorure de fer d'hydrate gélatineux et placer ce liquide limpide sur le dialyseur ; on aura un rendement plus élevé.

Propriétés. — Liquide jaune brun foncé, à réaction acide, soluble dans l'eau, et n'ayant pas la saveur désagreable des autres préparations ferrugineuses.

L'acide sulfurique, le chlorure de sodium, les alcalis, en précipitent un corps colloïdal, insoluble dans les acides, mais se divisant assez dans l'eau pour faire croire à une dissolution. Il ne précipite ni par l'alcool, ni par le sucre et ne présente pas les réactions du fer. Sa constitution est celle d'un hydrate de fer retenant des traces de chlorures.

Pharmacologie. — On le donne à la dose de 5 à 10 gouttes, dans un peu d'eau, avant les repas.

3° Oxyde ferroso-ferrique hydraté

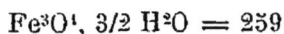

$$Fe^3O^4, 3/2\ H^2O = 259$$

Syn. : *Éthiops martial.*

Préparation. — 1° L'ancien procédé de CAVEZALLI consistait à oxyder la limaille de fer, en l'exposant plusieurs jours à l'air, en présence de l'eau.

2° SOUBEIRAN indique de précipiter une dissolution bouillante de carbonate de soude par une dissolution contenant poids moléculaires égaux de sulfate ferreux et de sulfate ferrique. Il se fait de l'oxyde ferroso-ferrique, du sulfate de soude et de l'acide carbonique. On filtre, on lave le précipité et on le dessèche rapidement.

CROLAS ET MOREAU.   23

Propriétés. — Poudre amorphe, magnétique, noire. soluble sans effervescence dans les acides et formée par l'union du protoxyde et du sesquioxyde de fer FeO,Fe^2O^3 et pouvant devenir anhydre à 90°.

Bon ferrugineux, administré en poudre, pilules, tablettes, électuaire, à la dose de 0 gr.10 à 1 gramme par jour.

PHOSPHATE FERROSO-FERRIQUE

Préparation. — On verse une solution de phosphate de soude dans une solution de sulfate ferreux, jusqu'à cessation de précipité On laisse pendant vingt-quatre heures. Le précipité, d'abord blanc gélatineux, devient gris bleuâtre et pulvérulent à l'air. On le lave par décantation, jusqu'à ce que l'eau de lavage ne trouble plus par l'azotate de baryte (absence de sulfate de soude) et on sèche.

Dans cette opération, il se fait du sulfate de soude soluble et du phosphate ferreux insoluble. Ce phosphate ferreux blanc s'oxyde à l'air en passant partiellement à l'état de sel ferrique ; finalement, on obtient un phosphate ferroso-ferrique.

Propriétés — Poudre amorphe, d'un bleu ardoisé foncé, contenant environ un quart de son poids d'eau d'hydratation. Il est insoluble dans l'eau, soluble dans les acides, même dans l'acide carbonique. Sa composition est variable : c'est un mélange de phosphate ferreux et de phosphate ferrique, dont les proportions dépendent du temps d'exposition à l'air, de la température, de la rapidité plus ou moins grande de l'oxydation, etc L'air humide lui donne une teinte ocracée.

Pharmacologie. — Ferrugineux employé à la dose de 0 gr. 25 à 0 gr. 50, en pilules ou cachets.

PYROPHOSPHATE FERRIQUE
$$(Fe^2)^2 (P^2O^7)^3 = 746$$

Préparation. — On précipite à une température qui ne doit pas dépasser 15°, la solution officinale de perchlorure de fer par une solution de pyrophosphate de soude. On obtient un précipité gélatineux blanc jaunâtre, qui est lavé à froid par décantation et séché à l'air.

Propriétés. — Corps amorphe, blanc jaunâtre, insoluble dans l'eau, soluble dans une solution de pyrophosphate de sodium, s'il a été obtenu au-dessous de 15°.

On l'emploie à l'état de pyrophosphate double de fer et de sodium.

PYROPHOSPHATE DE FER ET DE SODIUM

Préparation. — On l'obtient en chauffant au bain-marie 100 parties de pyrophosphate de soude avec 400 parties de pyrophosphate ferrique. Le mélange se liquéfie; on l'étend sur des assiettes et on le met à l'étuve.

On le prépare plus facilement en mélangeant, à froid, une solution de 17 grammes de sulfate ferrique à une solution de 60 grammes de pyrophosphate de sodium. Le précipité de pyrophosphate ferrique qui se produit se redissout à mesure dans le sel alcalin. On évapore et on étend sur des assiettes, que l'on met à l'étuve.

Propriétés. — Écailles ou paillettes d'un blanc ver-
dàtre, solubles dans l'eau en donnant une solution
presque incolore

On l'administre, à l'*intérieur*, à la dose de 0 gr. 20
à 1 gramme par jour, en solution et en sirop.

Pour certains auteurs, ce sel est peu absorbé et traverse l'économie sans se décomposer, n'agissant que
comme diurétique ; pour d'autres, au contraire, il a une
action énergique et peut devenir un poison musculaire.

PYROPHOSPHATE DE FER CITRO-AMMONIACAL

Préparation. — Par dissolution du pyrophosphate
ferrique dans le citrate d'ammonium.

On prépare d'abord du pyrophosphate ferrique, comme
il a été dit précédemment, avec :

Solut. officin. de perchlorure de fer. . . 156 gr.
Pyrophosphate de soude cristallisé. . . . 84 gr.

Le pyrophosphate étant dissout, on le verse dans la
solution de perchlorure étendue d'eau ; on lave le précipité sans le sécher. D'autre part, on dissout dans un peu
d'eau 26 grammes d'acide citrique et on ajoute de l'ammoniaque en excès, pour avoir une liqueur franchement
alcaline dans laquelle on verse le précipité de pyrophosphate ferrique. On obtient une dissolution jaunâtre que
l'on concentre à basse température (55° au maximum)
et que l'on étend sur des assiettes ou des lames de verre
placées ensuite à l'étuve à 55° ou exposées à l'air.

Propriétés. — Écailles jaune verdâtre, brillantes, solubles dans l'eau, de saveur presque nulle, décomposables par la chaleur. Il contient environ 18 $^0/_0$ de fer.

Pharmacologie. — Proposé par Robiquet, à cause de sa solubilité et de sa saveur faible, pour remplacer les autres pyrophosphates de fer. On le donne en pilules, solution, sirop, à la dose de 0 gr. 10 à 0 gr. 50 par jour.

SULFATE FERREUX $SO^4Fe, 7H^2O = 278$

Syn. : Sulfate de protoxyde de fer. — Protosulfate de fer. Vitriol vert. — Couperose verte.

Préparation. — Procédé de laboratoire. — On obtient le sulfate ferreux en attaquant le fer par l'acide sulfurique étendu.

Le Codex indique :

Pointes de Paris ou tournure de fer . . .	100 gr.
Acide sulfurique officinal.	160 gr.
Eau	800 gr.

Introduire dans un ballon le mélange d'eau et d'acide et ajouter par parties la tournure de fer ; de l'hydrogène se dégage. Quand le dégagement s'arrête, porter à l'ébullition, filtrer rapidement, en évitant le contact de l'air. Ajouter au liquide 20 grammes d'acide sulfurique dilué, concentrer jusqu'à 1,29 (33° Bé) et laisser cristalliser. Les cristaux, égouttés sur un entonnoir, sont lavés avec un peu d'alcool à 60° et séchés rapidement sur du papier à filtrer ; puis, on les enferme dans des flacons secs et bien bouchés. — Rendement : 200 grammes.

PROCÉDÉ INDUSTRIEL. — Dans l'industrie, on obtient de grandes quantités de sulfate très impur, en grillant des pyrites de fer et lessivant ensuite avec de l'eau qu'on abandonne à cristallisation.

Purification. — Le sulfate commercial ordinaire contient toujours de l'arsenic, du cuivre, du sulfate ferrique, du zinc, de la chaux, de la magnésie, de l'alumine.

Pour le purifier, on dissout le sel dans l'eau et on y ajoute de la limaille de fer et un peu d'acide sulfurique. On chauffe. Il se dégage de l'hydrogène qui réduit le sulfate ferrique en sulfate ferreux, en même temps que le fer précipite le cuivre et une partie de l'arsenic. On filtre et on fait cristalliser.

Cette méthode n'enlève pas le zinc, l'alumine, la chaux, etc. La purification complète du produit serait laborieuse ; il est préférable de le préparer directement par le procédé du Codex.

Propriétés. — Le sulfate de fer pur se présente en gros prismes rhomboïdaux, obliques, de saveur styptique désagréable ; D = 1,88. Les cristaux obtenus en liqueur neutre sont vert clair, en liqueur acide vert bleuâtre ; la couleur vert émeraude indique la présence d'un peu de sulfate ferrique. Il est soluble dans 2 parties d'eau froide et 0,3 d'eau bouillante, insoluble dans l'alcool. Il cristallise avec 7 H^2O à la température ordinaire ; à 40°, il contient 5 H^2O ; à 80°, 3 H^2O. Chauffé à 300°, il devient anhydre et forme une poudre blanche hygrométrique ; au rouge sombre, il donne du colcothar et des anhydrides sulfureux et sulfurique ; ce dernier, en présence d'un peu de vapeur d'eau, se transforme en acide de Nordhausen. Aban-

donné à l'air, le sulfate ferreux s'effleurit et devient jaune
à la surface, par dépôt d'un sulfate ferrique et de sesquioxyde de fer. Sa solution aqueuse se trouble à l'air, en
donnant le même dépôt. La gomme, le sucre, l'alcool
retardent cette altération ; les oxydants (chlore, acide
azotique) la produisent immédiatement,

Le sulfate ferreux réduit les sels d'or et absorbe les
vapeurs nitreuses en se colorant en brun.

Impuretés. – Le sulfate de fer peut contenir du
cuivre, du zinc, de l'arsenic, du sulfate ferrique, du
sesquioxyde de fer.

Essai. — Le *cuivre* se reconnaît en plongeant dans
la solution une lame de fer qui se recouvre d'un dépôt
rougeâtre de cuivre métallique.

Pour le *zinc*, faire bouillir la solution avec quelques
gouttes d'acide azotique, ajouter un excès de potasse,
filtrer, ajouter du sulfure ammonique : il se fait un précipité blanc de sulfure de zinc, insoluble dans l'acide
acétique.

Pour l'*arsenic*, précipiter la solution aqueuse par le
sulfure ammonique en excès, qui dissout le sulfure
d'arsenic, filtrer. L'addition d'acide chlorhydrique à la
liqueur donnera un précipité jaune, soluble dans l'ammoniaque.

Le *sesquioxyde* se reconnaît, en dissolvant à froid le
sulfate dans un peu d'acide chlorhydrique étendu.
Ajouter du sulfocyanate de potassium qui donnera une
coloration rouge, s'il y a du sel ferrique.

Pharmacologie. — Le sulfate de fer est un astringent énergique et un désinfectant puissant. On l'emploie
rarement à *l'intérieur*, à cause de sa saveur désagréable.

A l'*extérieur*, il sert comme antiseptique ; il agirait en cédant son oxygène et brûlant ainsi les matières organiques. Il absorbe l'hydrogène sulfuré et le sulfhydrate d'ammoniaque, ce qui le rend propre à désinfecter les matières fécales des contagieux Mais, sous ce rapport, il est très inférieur au sulfate de cuivre

On l'administre, à l'*intérieur*, à la dose de 0 gr. 05 à 0,50 centigrammes par jour, à l'état de vin de quinquina ferrugineux et sous forme d'eau minérale artificielle.

On peut le conserver cristallisé et sans crainte d'oxydation en le laissant plongé dans l'alcool à 95°.

Le sulfate de fer ordinaire du commerce, en masses vertes couvertes de dépôt blanc jaunâtre, est très impur ; il ne doit servir que comme désinfectant et à doses élevées.

COMPOSÉS ORGANIQUES

ALBUMINATE DE FER

Préparation. — On le prépare en saturant de chlorure de sodium une solution d'albumine, et ajoutant un excès de perchlorure de fer : l'albuminate se précipite. C'est une combinaison soluble, contenant environ 5 $^0/_0$ de fer.

On l'obtient encore avec une solution de :

Albumine . . . . 30 gr.
Eau distillée. . . . . 170 gr.

dans laquelle on verse le mélange suivant :

Perchlorure de fer liquide . . . . . . 10 gr.
Eau. . . . . 45 gr.
Glycérine . . . . 45 gr,

Le précipité d'abord formé se redissout en donnant une liqueur brun rouge, limpide, que l'on filtre et qui renferme environ 5 % d'oxyde de fer.

CITRATE DE FER AMMONIACAL

Préparation. — 1° Procédé du Codex. — On l'obtient en dissolvant du peroxyde de fer dans du citrate d'ammoniaque.

On prend :

            Acide citrique crist. . . . . . 100 gr.
            Ammoniaque liquide. . . . . 18 gr. environ
            Peroxyde de fer gélatineux . . Q. S.

On met dans une capsule de porcelaine l'acide et une quantité de peroxyde, correspondant à 53 grammes d'oxyde sec (ce que l'on détermine d'avance par dessiccation à l'étuve) ; on ajoute l'ammoniaque et on laisse quelques heures à 60°. Après refroidissement, on filtre, on concentre et on verse la liqueur en couche mince sur des assiettes ; puis, on sèche à l'étuve, à 40°-50°.

Pour obtenir le produit sous forme d'écailles, on étend au pinceau la solution sirupeuse, sur des plaques de verre chauffées à l'étuve. Dès qu'une couche est évaporée, on passe de nouveau une autre couche au pinceau et cela plusieurs fois. On détache le sel, en donnant un coup sec sur la plaque inclinée.

2° Procédé Méhu. — On dissout, dans l'ammoniaque, du citrate ferreux cristallisé et on laisse le mélange s'oxyder à l'air.

Ce citrate ferreux s'obtient en chauffant à l'ébullition un mélange, à poids égaux, de fil de fer, d'acide citrique et d'eau ; de l'hydrogène se dégage et le citrate ferreux se précipite sous forme de poudre blanche cristalline, très dense, qu'on sépare du reste du fer. On le lave rapidement à l'eau bouillante, sur un filtre et, sans le sécher, on l'arrose avec de l'ammoniaque, dans laquelle il se dissout avec élévation de température. La liqueur, d'abord verte, presque noire, passe au jaune. On l'étend sur des assiettes et on l'expose à l'air deux jours. Le produit, desséché à l'étuve ou étendu au pinceau sur des lames de verre, donne le citrate double.

Propriétés. — Sel cristallisable, obtenu en paillettes transparentes d'un brun rouge, ressemblant à des éclats de verre coloré ; il est soluble dans l'eau, insoluble dans l'alcool.

Le procédé Méhu donne un produit peu hygroscopique et une solution aqueuse non décomposable par l'ébullition.

Falsifications. — Dans le commerce, on substitue quelquefois au citrate de fer du tartrate de fer et de potasse, ou bien, on fait un mélange des deux.

Essai. — On peut reconnaître cette falsification à l'aide des deux procédés suivants :

1° On dissout un peu du citrate à examiner dans de l'eau bouillante et on traite par de la potasse à l'ébullition, pour précipiter la plus grande partie du fer. On filtre, on évapore le filtratum à siccité. Une ou deux gouttes de solution de 1 gr. de resorcine dans 100 gr. d'acide sulfurique, placées sur le résidu, donnent une coloration rouge groseille, quand il y a du tartrate.

2° La solution du sel suspect, traitée à chaud par le bioxyde de manganèse et l'acide sulfurique, laisse dégager l'odeur d'acétone, dans le cas du mélange avec le tartrate.

Pharmacologie. — Le citrate de fer ammoniacal est assez employé en pilules, solution, sirop ou associé au vin de quinquina ou de malaga, à la dose de 0 gr. 50 à 1 gr. 50 par jour. Sa saveur n'est pas désagréable. Ses solutions s'altèrent et se troublent avec dépôt d'oxyde de fer.

LACTATE FERREUX $(C^3H^5O^3)^2Fe, 3H^2O = 288$

Préparation. — 1° On décompose le lactate de chaux par le sulfate de fer; il se fait du lactate de fer et du sulfate de chaux.

Lactate de calcium.	1.000
Sulfate ferreux cristallisé . .	980

On dissout séparément les deux sels et on mélange les solutions; du sulfate de chaux se dépose. Ce dépôt est facilité par l'addition, à la liqueur, d'un quart de son volume d'alcool à 95°. On filtre, on concentre au bain-marie et on abandonne à l'étuve. Le lactate se précipite en croûtes verdâtres, qu'il faut conserver à l'abri de l'air et de la lumière.

En faisant bouillir les eaux-mères avec de la chaux qui précipite le fer, il se fait du lactate de chaux qui peut être utilisé pour la préparation précédente.

2° SOUBEIRAN a proposé :

Lactate de chaux.	1.000
Sulfate ferreux.	900
Eau	2.000

Le lactate est dissous à chaud dans l'eau; on porte à l'ébullition et on ajoute en une fois les cristaux de sulfate ferreux. Quand tout est dissous, on retire du feu; on exprime rapidement dans une toile et on laisse cristalliser la solution.

3° La dissolution du fer dans l'acide lactique est un mauvais procédé donnant un mélange de sel ferreux et de sel ferrique.

Propriétés. — Aiguilles verdâtres, solubles dans 48 parties d'eau froide et 12 parties d'eau bouillante, peu solubles dans l'alcool. Sec, il est inaltérable à l'air; mais, en solution, il s'oxyde avec formation de lactate ferrique; la chaleur le colore en brun avec dégagement de vapeurs empyreumatiques.

Pharmacologie. — Le lactate ferreux n'offre que le seul avantage de se conserver à l'air et d'avoir une saveur peu prononcée.

Il a été conseillé au moment où l'acide lactique était regardé comme l'acide normal du suc gastrique; on supposait alors que les préparations ferrugineuses étaient absorbées sous formes de lactates.

On le donne, à l'*intérieur*, en poudre, pilules, dragées ou tablettes, à la dose de 0 gr. 10 à 1 gramme par jour.

OXALATE FERREUX $C^2O^4Fe + 2 H^2O = 180$

Syn. : Protoxalate de fer.

Préparation. — On le prépare en versant, dans une solution concentrée de sulfate ferreux, une solution d'oxalate d'ammoniaque; le précipité ne se forme qu'au bout d'un instant. On le facilite par l'agitation ou mieux en ajoutant un peu d'alcool à 95°.

On obtient un meilleur rendement, en ajoutant à une

solution de sulfate ferreux, un peu d'ammoniaque qui
produit un précipité vert, d'hydrate ferreux, puis
quelques grammes d'alcool, qui empêche l'oxydation et
enfin une solution d'acide oxalique, jusqu'à ce que le
précipité vert soit devenu complètement jaune. On le
recueille par filtration, on le lave et on le sèche.

Propriétés. —Poudre jaune, très fine, insoluble
dans l'eau, facilement soluble dans les acides et le suc
gastrique acide. S'emploie à la dose de 0 gr. 10 à 0 gr. 20,
avant chaque repas. C'est le ferrugineux préfére par
Hayem, dans le traitement de la chlorose.

PEPTONATE DE FER

Préparation. — Obtenu par l'action de la peptone
sèche sur le perchlorure de fer.

Jaillet et Quillart l'obtiennent en solution de la façon
suivante : On dissout 5 gr. de peptone sèche dans 50 gr.
d'eau distillée ; on y ajoute 12 gr. de solution officinale de
perchlorure de fer bien neutre ; il se fait un coagulum
que l'on redissout à l'aide d'une solution de 5 gr. de
chlorhydrate d'ammoniaque dans 5 gr. d'eau distillée,
puis on ajoute 75 gr. de glycérine et on complète à
200 c.c. avec de l'eau distillee. On rend le liquide légèrement alcalin par quelques gouttes d'ammoniaque.

100 gr. de cette solution contiennent 0 gr. 50 de fer.

Propriétés. — Le peptonate solide est en masses
spongieuses, légères, de couleur brun verdâtre, de saveur
métallique astringente et à odeur de peptone ; il est
soluble dans l'eau et dans l'alcool. C'est un tonique
reconstituant, à la dose de 0 gr. 50 à 2 gr. par jour.

SACCHARATE DE FER

Préparation et Propriétés.—On prépare d'abord un sirop de saccharate de fer, d'après la formule de Duquesnel, avec :

Solut. offic. de perchlorure de fer à 1,26.   5 gr.
Sirop de sucre . . . . , . . . 100 gr.
Solution de soude caustique au 1/10 . . .   Q.S.

On mélange le perchlorure au sirop et on ajoute la solution de soude, goutte à goutte, jusqu'à réaction alcaline. Une cuillerée à bouche de ce sirop représente 0 gr. 10 de fer.

Pour avoir le sel sec, on additionne ce sirop d'un grand excès d'alcool à 90°. On obtient un précipité rougeâtre qu'on lave à l'alcool et qu'on sèche.

Le saccharate de fer ainsi préparé est très soluble dans l'eau, en donnant une solution rouge foncé, ne présentant pas tous les caractères des sels de fer. Sa saveur est légèrement sucrée et non astringente; il contient 20 % d'oxyde de fer.

Suivant Evers, on dissout 12 gr. de sucre de canne dans un mélange de 100 gr. de solution officinale de perchlorure de fer et 200 gr. d'eau, et l'on verse en une fois cette solution dans un excès de lessive de soude à 7,5 %. Avant que le précipité formé ait pu se redissoudre, on étend d'eau. On lave le précipité avec de l'eau sucrée à 1 %, puis à l'eau, tant qu'il y a de l'alcali. On sèche à basse température.

On obtient une poudre cristalline, brune, renfermant 48,5 % de fer et soluble à chaud dans les solutions de sucre. Séché à l'air, sa solubilité diminue.

TARTRATE FERRICO-AMMONIQUE

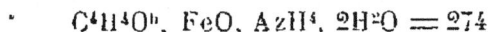

$$C^4H^4O^h, FeO, AzH^4, 2H^2O = 274$$

Préparation. — On dissout de l'hydrate ferrique dans de l'acide tartrique, en présence d'ammoniaque.

> Solut. officin. de perchlorure de fer. 625 gr.
> Acide tartrique pulvérisé . . . . . . 150 gr.
> Ammoniaque liquide . . . . Q. S.

On prépare d'abord du peroxyde de fer gélatineux par précipitation du perchlorure par l'ammoniaque ; le précipité, bien lavé, est dissous à une douce chaleur dans l'acide tartrique. Quand le mélange est devenu jaune ocreux, on y ajoute la quantité nécessaire d'ammoniaque pour le rendre limpide. On concentre sans dépasser 60°, et l'on étend la solution à l'aide d'un pinceau sur des plaques de verre que l'on sèche ensuite à l'étuve.

Propriétés. — Écailles brunes, transparentes, de saveur faible, solubles dans l'eau, hygrométriques et facilement décomposées par la chaleur.

Pharmacologie. — On l'administre à la dose de 0 gr. 50 à 4 gr. par jour, en solutions aqueuses, qui se conservent mal, en sirop et en tablettes ; il est plus soluble que le tartrate ferrico-potassique. En Angleterre, il est très employé.

TARTRATE FERRICO-POTASSIQUE

$$C^4H^4O^6.FeO.K = 259$$

Préparation. — PROCÉDÉ DU CODEX. — On dissout de l'hydrate ferrique dans du tartrate acide de potassium.

Bitartrate de potasse pulvérisé . . . . . . 100 gr.
Peroxyde de fer gélatineux. . . . . Q. S.

Mettre dans une capsule le bitartrate et y ajouter la quantité de peroxyde humide qui correspond à 43 grammes d'oxyde desséché (ce que l'on détermine à l'avance, en séchant à l'étuve 10 grammes de peroxyde gélatineux et pesant le résidu).

Faire digérer pendant deux heures à 60°, filtrer et verser la liqueur en couches minces sur des assiettes, ou mieux, l'étendre au pinceau sur des plaques de verre que l'on place ensuite à l'étuve, vers 40°. Quand une première couche est presque sèche, on en passe une deuxième, on dessèche de nouveau puis une troisième et ainsi de suite. On détache le produit sec en frappant quelques coups sur la plaque de verre. Pour obtenir un produit plus beau et plus soluble, on donne au liquide, avant de l'étendre sur les plaques, une faible réaction alcaline avec l'ammoniaque.

PROCÉDÉ YVON. — On dissout directement l'hydrate ferrique dans une solution d'acide tartrique et on ajoute au tartrate de fer ainsi formé, du carbonate acide de potassium en excès ; on filtre et on opère comme précédemment.

Propriétés. — Écailles transparentes, grenat foncé, de saveur faible, solubles dans l'eau. quand elles n'ont pas été trop chauffées, insolubles dans l'alcool. L'addition d'un peu d'ammoniaque facilite leur solubilité dans l'eau. Les solutions aqueuses déposent, au bout de quelque temps, du sesquioxyde de fer.

Essai. — Traité par une solution de potasse, il ne doit pas dégager de vapeurs ammoniacales, ce qui le distingue du citrate de fer ammoniacal et du tartrate ferrico-ammonique. Il contient 21 % de fer.

Pharmacologie. — C'est le sel soluble de fer le plus employé. On le prescrit à la dose de 0 gr. 50 à 4 gr. par jour, en solution, sirop, vin, tablettes, pilules et en dissolution dans l'eau gazeuse. Sa solution aqueuse remplace l'ancienne teinture de Mars tartarisée.

DÉRIVÉS DU MANGANÈSE — Mn = 55,2

COMPOSÉS MINÉRAUX

CARBONATE DE MANGANÈSE
$$CO^3Mn, H^2O = 133,20$$

Syn. : Carbonate manganeux.

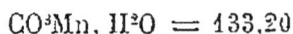

Préparation. — Par double décomposition entre le sulfate de manganèse et le carbonate de soude.

Le Codex fait prendre :

Sulfate de manganèse cristallisé 200
Carbonate de soude cristallisé. 260

Les deux sels sont dissous séparément dans l'eau chaude et on mélange les solutions. On lave le dépôt à l'eau chaude, par décantation, jusqu'à ce que l'eau de lavage ne trouble plus par le chlorure de baryum, ce qui indique que tout le sulfate de manganèse et tout le carbonate de soude en excès ont été enlevés ; on sèche.

Dans cette opération, l'eau chaude employée ne doit jamais dépasser la température de 70°, sous peine de souiller le produit d'oxyde de manganèse.

Propriétés. — Le carbonate de manganèse est une poudre rosée, insoluble dans l'eau, soluble dans les acides. Dès 70°, il se décompose en acide carbonique et oxyde de manganèse. Calciné, il devient brun et laisse comme résidu de l'oxyde salin Mn^3O^4. Il contient 13,50 % d'eau. Le commerce livre souvent, comme carbonate de manganèse, une poudre jaunâtre ou grise dont la teinte est due à une dessiccation à température trop élevée.

Essai. — Il doit se dissoudre complètement dans l'acide acétique et cette dissolution ne doit pas précipiter par l'hydrogène sulfuré (absence de zinc, cuivre, plomb) ; elle doit donner un précipité saumon avec le sulfhydrate d'ammoniaque (absence de fer). Calciné, le sel laisse 57 % d'oxyde salin

Pharmacologie. — On l'a proposé, probablement à tort, comme succédané des sels ferreux. On le donne à la dose de 0 gr. 10 à 0 gr. 30 par jour en pastilles ou pilules.

BIOXYDE DE MANGANÈSE $MnO^2 = 87$

Syn. : Peroxyde de Manganèse.

Préparation. — On le trouve dans la nature à l'état de *pyrolusite*, que l'on pulvérise. On peut l'obtenir par calcination modérée de l'azotate de manganèse ; on épuise le résidu par de l'acide azotique étendu qui ne dissout pas le bioxyde.

Propriétés. — Le produit naturel est en masses composées d'aiguilles brillantes, d'un gris noirâtre ; il est inodore, friable et tache les doigts en noir. Sa densité est 4,85. Il est insoluble dans l'eau et soluble dans l'acide chlorhydrique en dégageant du chlore. 1 kilog. de bi-oxyde, traité par 5 kilogs d'acide chlorhydrique commercial, donne 245 litres de chlore.

La chaleur le décompose en oxyde salin Mn^3O^4 et oxygène. L'acide sulfurique le dissout, en donnant du sulfate de manganèse et de l'oxygène. Fondu avec la potasse ou la soude, il donne des manganates alcalins vert foncé. Avec l'eau, il forme un hydrate, MnO^2, H^2O.

Impuretés. — Il peut contenir de l'oxyde de fer, de la silice, de l'argile, des sels de chaux et de baryte. On y ajoute, souvent, du charbon, de la suie, du sable, de la limaille de fer.

Essai. — On dose la quantité de chlore qu'il peut dégager. Pour cela, on le traite à chaud par de l'acide chlorhydrique et on reçoit le chlore qui se dégage dans une solution alcaline que l'on titre comme l'hypochlorite de chaux.

Le bioxyde de manganèse doit titrer 95° chlorométriques, c'est-à-dire contenir 95 °/₀ de bioxyde pur.

Pharmacologie. — Il sert à fabriquer le chlore et le sulfate de manganèse. On le prescrit quelquefois, à l'*intérieur*, comme succédané du fer, à la dose de 0 gr.10 à 0 gr. 50 par jour, en prises ou associé à d'autres substances.

SULFATE DE MANGANÈSE

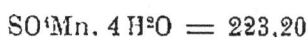

SO⁴Mn. 4 H²O = 223,20

Syn. : Sulfate manganeux. — Sulfate de protoxyde de manganèse.

Préparation. — Voie sèche. — On décompose au rouge sombre, dans un creuset, un mélange, à parties égales, de sulfate ferreux et de bioxyde de manganèse ; on épuise par de l'eau bouillante, on filtre et on fait cristalliser. Le résidu insoluble de la calcination est de l'oxyde de fer.

Voie humide. — 1° On dissout à chaud du bioxyde de manganèse dans de l'acide sulfurique. Ce procédé donne un sel ferrugineux.

2° On dissout du carbonate de manganèse dans l'acide sulfurique étendu, on filtre, on concentre à 1,44 (45°Bé) et on laisse cristalliser. On obtient du sulfate retenant 4 H²O. Cette solution se sursature facilement.

Propriétés. — Cristaux volumineux, transparents, de couleur rosée, solubles dans 0,8 d'eau froide et moins solubles dans l'eau bouillante. Le maximum de solubilité est vers 75°. Densité $D = 2,09$.

Ces cristaux retiennent une quantité d'eau variable avec la température à laquelle ils se sont formés; à 0°, on a le sel à $7 H^2O$, efflorescent; à 5°, il retient $5 H^2O$; entre 20° et 30°, $4 H^2O$; au-dessus de 30°, $3 H^2O$. Le sel à quatre molécules d'eau est inaltérable à l'air. Il peut donner des sulfates doubles.

Pharmacologie. — Le sulfate de manganèse a été regardé longtemps comme un tonique analogue au fer; les recherches faites sur le sang n'y ont pas démontré sa présence, aussi l'a-t-on à peu près oublié aujourd'hui. Il entre dans la composition de quelques eaux minérales naturelles ferrugineuses. On le donne, comme antichlorotique et emménagogue, à la dose de 0 gr. 05 à 0 gr. 50 par jour, en pilules.

DÉRIVÉS DU NICKEL Ni = 59

BROMURE DE NICKEL
$NiBr^2, 3 H^2O = 273$

Préparation. — En mélangeant une solution de bromure de baryum à une solution de sulfate de nickel. On concentre; le bromure de nickel, peu soluble, se dépose par refroidissement.

Propriétés. — Cristaux verts, inodores, de saveur âcre et brûlante, peu solubles dans l'eau, l'alcool et l'éther.

On l'a préconisé, comme antiépileptique, à la dose de 0 gr. 30 à 0 gr. 60 par jour.

ÉTAIN Sn = 118

Préparation. — Le principal minerai d'étain est la *cassitérite* ou bioxyde d'étain. On le grille avec du charbon, dans un four à manche. Le métal fond et coule d'abord dans des bassins latéraux, puis dans des moules.

Purification. — L'étain commercial est presque toujours allié au fer, cuivre, plomb, zinc, antimoine, arsenic. Pour le purifier, on le fond dans un courant d'air ménagé, qui oxyde les autres métaux, ou bien, on le soumet à des fusions très lentes et répétées. Pour l'avoir bien pur, il faut réduire l'acide stannique par du charbon de sucre.

Propriétés. — Métal blanc, argentin, brillant, mou, très malléable, faisant entendre, quand on le plie sur lui-même, un bruit particulier appelé *cri de l'étain*, et dû au froissement réciproque des cristaux contenus dans la masse. Sa densité est 7,29. Il fond à 228°. Il est presque inaltérable à l'air, mais s'oxyde par la chaleur. Les alcalis le dissolvent en donnant de l'hydrogène et des stannates. Les acides le dissolvent aussi, sauf l'acide azotique, qui le transforme en acide métastannique insoluble.

Impuretés. — L'étain peut contenir du fer, du cuivre, du zinc, de l'antimoine, mais surtout du plomb et de l'arsenic.

Essai. — On traite l'étain par l'acide azotique étendu qui dissout tous les métaux et précipite l'étain à l'état d'acide stannique. Dans la liqueur filtrée on recherche les métaux par les procédés ordinaires.

La recherche du plomb et de l'arsenic a une importance toute spéciale.

Pour le *plomb*, on ajoute à la liqueur nitrique de l'acide sulfurique qui donnera un précipité blanc de sulfate de plomb.

Pour l'*arsenic*, on emploie l'appareil de Marsh, ou bien, on fait passer un courant d'hydrogène sulfuré dans la dissolution azotique. Le précipité lavé, est traité par l'ammoniaque qui dissout le sulfure d'arsenic et le laisse, avec sa couleur jaune, par évaporation.

Pharmacologie. — Préconisé autrefois comme vermifuge, l'étain est aujourd'hui abandonné de la matière médicale ; mais il présente, au point de vue industriel et hygiénique, une grande importance. Il entre dans la préparation du fer-blanc, du métal anglais (pour couverts de table), du laiton, de la soudure des plombiers ; il sert à l'étamage des récipients de cuisine et des boîtes de conserve ; à l'état de feuilles minces, il enveloppe certains produits alimentaires

L'étain, destiné aux usages domestiques, doit toujours être de l'étain fin, c'est-à-dire ne contenant pas de plomb, qui serait attaqué par les matières alimentaires acides et produirait des intoxications. On vérifie la pureté des feuilles d'étain par l'essai déjà indiqué. Pour reconnaître la présence du plomb dans un étamage, on peut en racler un peu et le dissoudre dans l'acide azotique à chaud. Dans cette liqueur, on cherche la présence du plomb par l'hydrogène sulfuré, l'acide sulfurique, etc. Un moyen très simple consiste à déposer, sur l'objet étamé suspect, une goutte d'acide acétique ; on chauffe légèrement au-dessus d'une lampe, puis on ajoute une goutte de solution de chromate de potasse. Si l'étamage contient du plomb, il se fait un précipité jaune bien net de chromate de plomb, disparaissant par addition de potasse.

DÉRIVÉS DU PLOMB Pb = 207

COMPOSÉS MINÉRAUX

IODURE DE PLOMB PbI = 461

Préparation. — 1° On précipite le nitrate de plomb par l'iodure de potassium; il se fait de l'iodure de plomb et du nitrate de potassium.

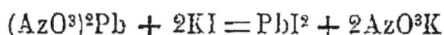

$$(AzO^3)^2Pb + 2KI = PbI^2 + 2AzO^3K$$

On prend :

Azotate de plomb	100 gr.
Iodure de potassium.	100 gr.
Eau distillée.	2,000 gr.

On fait une dissolution séparée de chacun des deux sels et on verse, à froid, la solution d'azotate dans celle d'iodure; on lave à l'eau distillée froide le précipité jaune formé et on le sèche à l'étuve, vers 50°.

2° On peut aussi employer l'acétate de plomb; mais le produit obtenu est jaune pâle et contient de l'oxyde de plomb; il faut alors le laver à l'acide acétique dilué.

On prépare par ces deux procédés de l'iodure de plomb en poudre amorphe. Pour l'avoir cristallisé, il suffit de faire dissoudre cette poudre à saturation dans l'eau bouillante et de laisser refroidir. On l'obtient encore mieux, en traitant la poudre par une solution saturée et bouillante d'acétate de soude ou de potasse, additionnée de quelques gouttes d'acide acétique; par refroidissement de très beaux cristaux se déposent.

Propriétés. — L'iodure précipité est amorphe, d'un beau jaune vif. L'iodure cristallisé est en paillettes hexagonales miroitantes, d'un jaune éclatant. L'un et l'autre deviennent rouges quand on les chauffe, et se transforment en un liquide brun.

L'iodure de plomb se dissout dans 1250 parties d'eau froide et 194 parties d'eau bouillante. Les acétates alcalins, additionnés d'un peu d'acide acétique, en dissolvent 40 °/₀ de leur poids. Il est également soluble dans la potasse et insoluble dans l'alcool. Le chlorure d'ammonium et l'iodure de potassium le dissolvent en donnant des sels doubles. La chaleur et la lumière le décomposent en oxyde de plomb et iode.

Falsifications. — On le fraude avec du chromate et de l'oxyde de plomb.

Essai. — On décèle le *chromate de plomb*, en traitant par la potasse, qui dissout les deux sels; on ajoute de l'acide acétique en excès, qui donne un précipité jaune, s'il y a du chromate de plomb; ou encore par le procédé Lepage, qui consiste à triturer 1 gramme de produit avec 2 grammes de chlorhydrate d'ammoniaque et de l'eau pour faire une pâte qui se décolore, si l'iodure est pur, et reste jaune, s'il y a du chromate.

L'*oxyde de plomb*, en traitant le sel suspect par de l'acide acétique : il prend une teinte plus vive. En outre l'oxyde est insoluble dans l'eau bouillante.

Pharmacologie. — Employé à l'*extérieur*, en pommade à 1/10, comme fondant.

CARBONATE DE PLOMB

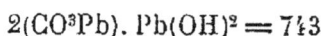

$$2(CO^3Pb).\ Pb(OH)^2 = 743$$

Syn. ; Céruse. — *Blanc de plomb.* — *Hydro-carbonate de plomb.*

Préparation. — L'industrie prépare le carbonate de plomb de deux façons :

1° Par le *procédé hollandais ;* 2° par le *procédé de Clichy.*

Dans le procédé hollandais, on enterre, dans du fumier, des pots contenant du vinaigre et une lame de plomb ; il se fait de l'acétate de plomb, que l'acide carbonique du fumier transforme en carbonate de plomb. Dans le procédé de Clichy ou procédé français, on précipite de l'acétate basique de plomb par un courant d'acide carbonique.

On peut encore obtenir du carbonate de plomb en décomposant une solution d'acétate neutre de plomb par du carbonate de soude.

Propriétés. — Poudre blanche, insoluble dans l'eau, soluble dans l'eau gazeuse, dans l'acide acétique et l'acide azotique. Chauffée, la céruse perd son acide carbonique et se transforme d'abord en *mine orange* ou minium pâle, puis en litharge.

Falsifications. — On a signalé la fraude avec les sulfates de chaux, de baryte, de plomb, la craie, l'oxyde de zinc.

Essai. — Les *sulfates terreux* et le *sulfate de plomb* sont reconnus par l'acide azotique étendu qui ne les dissout pas.

La *chaux*, en traitant la dissolution acétique par l'hydrogène sulfuré, qui enlève le plomb et le zinc ; on filtre et dans la liqueur, l'oxalate d'ammoniaque donnera un précipité blanc d'oxalate de chaux.

L'*oxyde de zinc*, en additionnant la solution nitrique d'ammoniaque, qui précipite le plomb et le fer ; on acidule par l'acide acétique et dans la liqueur, l'hydrogène sulfuré donnera un précipité blanc.

La céruse doit contenir 16,38 % d'acide carbonique qu'il est facile de doser.

Pharmacologie. — Sel vénéneux, comme tous les sels de plomb ; il est employé en pommade et dans les emplâtres. Il sert surtout en peinture.

PROTOXYDE DE PLOMB PbO = 223

Le protoxyde de plomb existe sous deux états :
1° Fondu, c'est la *litharge ;*
2° Non fondu, c'est le *massicot.*

Préparation. — On chauffe du plomb au contact de l'air, ou on calcine l'azotate ou le carbonate de plomb. Quand la température n'a pas dépassé le rouge sombre, le produit reste amorphe : c'est le massicot. En chauffant davantage, l'oxyde de plomb fond et prend, par refroidissement, une apparence cristalline : c'est la litharge. La litharge se produit en abondance dans la coupellation du plomb argentifère.

Propriétés. — Le massicot est en poudre amorphe ; la litharge est en écailles cristallines, tantôt jaunes rougeâtres et tantôt rouges. Le protoxyde de plomb est fusible au rouge et peut cristalliser en octaèdres, à base rhombe, par refroidissement. Il est entièrement soluble, sans effervescence, dans l'acide acétique pur et l'acide azotique officinal. Il joue le rôle d'acide vis-à-vis des bases fortes, et se dissout à chaud, dans la lessive de potasse ou de soude, en donnant des plombites. Avec l'eau, il forme un hydrate insoluble dans l'eau $Pb(OH)^2$. A haute température, il attaque les matières siliceuses, les creusets de terre, en formant un silicate de plomb fusible.

Impuretés et falsifications. — La litharge contient souvent du fer, du cuivre, du carbonate de plomb ; on la fraude fréquemment par addition de sulfate de baryte, ocre, carbonate de chaux, sable, brique pilée.

Essai. — Le *carbonate* fera effervescence par un acide.

Le *fer* et le *cuivre* se décèlent en dissolvant la litharge dans l'acide azotique ; on précipite le plomb par l'acide sulfurique, et, dans la liqueur, l'ammoniaque donnera un précipité ocreux, s'il y a du fer, et une coloration bleue, s'il y a du cuivre.

Le *sulfate de baryte*, l'*ocre*, la *brique pilée* resteront insolubles dans l'acide azotique.

Pharmacologie. — Il sert à la préparation de l'extrait de saturne, de l'emplâtre simple et du minium.

MINIUM Pb³O⁴ = 685

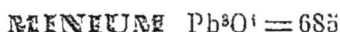

Syn. : Oxyde rouge dé plomb.

Préparation. — On prépare le minium, en chauffant
le massicot dans un courant d'air, à une température de
300° au plus. Le produit est d'autant plus estimé et de
plus belle couleur qu'il a été chauffé un plus grand
nombre de fois ; ce que l'on indique par la désignation :
minium 1,2,3 .... 6 feux. C'est une combinaison de protoxyde et de bioxyde de plomb.

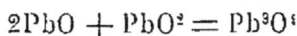

$$2PbO + PbO^2 = Pb^3O^4$$

Propriétés. — Poudre d'un beau rouge orangé, insoluble dans l'eau, se fonçant par la chaleur, qui le convertit en litharge, avec perte d'oxygène. L'acide azotique
le dissout en partie, en donnant un azotate de plomb ;
le résidu brun, qui est de l'oxyde puce ou bioxyde de
plomb, se dissout également, si on ajoute de l'alcool ou
du sucre. L'acide chlorhydrique le dissout en le tranfor-
mant en chlorure avec dégagement de chlore.

Impuretés et falsifications. — Le minium contient les impuretés de la litharge ; il est soumis aux
mêmes falsifications.

Essai. — On le traite par l'acide azotique étendu, qui
le dissout en totalité, en présence du sucre ; l'essai se
pratique comme pour la litharge.

Pharmacologie. — Le minium peut remplacer la
litharge pour la préparation des emplâtres. Il fait partie
de l'*emplâtre de Nuremberg* et du papier chimique.

COMPOSÉS ORGANIQUES

ACÉTATE NEUTRE DE PLOMB
$$(C^2H^3O^2)^2Pb,3H^2O = 379.$$

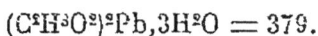

Syn. : Sel de Saturne. — Sucre de Saturne.

Préparation. — On dissout de la litharge dans l'acide acétique, à chaud ; on filtre et on fait cristalliser après concentration à 42°Bᵉ (D = 1,39). On peut aussi exposer à l'air du plomb arrosé d'acide acétique, puis recueillir la liqueur et l'évaporer.

Propriétés. — Petits cristaux blancs, agglomérés, très denses, de saveur sucrée et astringente, solubles dans 1,7 d'eau froide et 8 parties d'alcool. Il s'effleurit à l'air, fond à 72ˈ5 dans son eau de cristallisation et devient anhydre à 100°. Vers 180°, il subit la fusion ignée et se décompose à plus haute température en eau, anhydride carbonique, acide acétique, acetone et plomb. Il dissout facilement l'oxyde de plomb et ne précipite pas les solutions de gomme.

Pharmacologie. — Sel astringent et toxique, se transformant dans l'estomac en chlorure. On le donne en pilules, à la dose de 0 gr. 20 par jour, en lavements, injections, collyres. On l'emploie contre les sueurs nocturnes des phtisiques.

Ses solutions, pour être claires, doivent toujours être faites avec l'eau distillée ; l'eau ordinaire, contenant des sulfates, chlorures et carbonates, donnerait un abondant précipité blanc.

ACÉTATE BASIQUE DE PLOMB

Syn. : Sous-acetate de plomb. Extrait de Saturne.

Préparation. — 1° *De l'acétate basique cristallisé.*
On dissout de l'oxyde de plomb dans une solution concentrée d'acétate neutre de plomb.

On prend :

Acétate neutre de plomb cristallisé. . 15 grammes.
Litharge . . . . 5 —
Eau distillée . . . . 1 —

On chauffe dans une capsule en porcelaine, jusqu'à l'ébullition, en agitant. On filtre au papier dans un entonnoir chauffé au bain-marie et on laisse cristalliser.

2° *De l'acétate basique liquide ou extrait de Saturne.*
On dissout la litharge dans une solution étendue d'acétate neutre de plomb.

Préparation a chaud. — Le Codex indique :

Acétate neutre de plomb cristallisé. 300 grammes.
Litharge pulvérisée. . . . . 100 —
Eau distillée. . . . . 750 —

On dissout l'acétate dans l'eau, au bain-marie ; on ajoute la litharge et on continue à chauffer, en agitant, jusqu'à dissolution complète. La liqueur froide et filtrée doit marquer 1,32 au densimètre (36°B?). Rendement : 1 kilog. 050 environ. Il est indispensable, dans cette préparation, d'employer de l'eau distillée, sans quoi il resterait un résidu insoluble de carbonate, sulfate et chlorure de plomb, dû à l'action des sels de l'eau ordinaire sur l'acétate de plomb.

PRÉPARATION A FROID. — On emploie les mêmes doses que précédemment. en réduisant la proportion d'eau à 700 grammes. On abandonne le mélange dans un flacon, pendant quelques jours, en agitant fréquemment. Quand la litharge est complètement décolorée, on filtre. Rendement 1 kilog. 050.

On peut aussi dissoudre 1 partie de sous-acétate cristallisé, dans 2 parties d'eau distillée. La solution marque 1,32, comme celle du Codex.

Propriétés. — Liquide incolore, constitué par un mélange d'acétates neutre et basique. L'acide carbonique le décompose en partie, en donnant du carbonate de plomb. L'ammoniaque en précipite de l'oxyde de plomb. L'extrait de Saturne précipite les matières extractives, les albuminoïdes et la solution de gomme, ce qui le différencie d'avec l'acétate neutre.

Impuretés. — Il est quelquefois coloré en bleu par des traces de cuivre.

Essai. — L'ammoniaque doit donner un précipité blanc, sans coloration bleue de la liqueur surnageante (*cuivre*).

Pharmacologie — L'acétate basique de plomb est employé exclusivement pour l'usage externe, comme astringent. On en fait des collyres, injections, pommades. Il entre dans la préparation de l'*eau blanche*, de l'*eau de Goulard, du cérat saturné.*

TANNATE DE PLOMB

Obtenu en mélangeant une solution de tannin à de l'acétate de plomb liquide.

C'est une poudre blanche, un peu jaunâtre, employée comme siccatif, en pommade au 1/5, pour l'usage externe.

DEUXIÈME PARTIE

MÉDICAMENTS ORGANIQUES

Nous désignons, sous le nom de médicaments organiques, tous les composés pharmaceutiques qui contiennent du carbone et qui constituent des espèces chimiques à peu près définies. Nous les diviserons en six classes et nous étudierons :

1° *Les composés non cycliques*, c'est-à-dire à chaîne ouverte ou de la série grasse ;

2° *Les composés cycliques*, c'est-à-dire à chaîne fermée ou de la série aromatique ;

3° *Les alcaloïdes végétaux et leurs sels ;*

4° *Les glucosides ;*

5° *Quelques corps non sériés* (tels que thyroïodine, quassine, etc.) ;

6° *Les ferments solubles.*

CHAPITRE PREMIER

Composés non cycliques ou de la série grasse

Nous adopterons, dans l'étude de ces composés, la division habituellement admise en chimie organique, c'est-à-dire que nous les classerons d'après leur fonction chimique et nous traiterons successivement des hydrocarbures, des alcools, des éthers, des aldéhydes, etc.

HYDROCARBURES

VASELINE

Syn. : Pétroléine. — Graisse minérale.

Préparation. — On l'obtient par distillation incomplète des pétroles et purification du résidu.

Les huiles de pétrole sont constituées par toute une série d'hydrocarbures, bouillant à des températures bien différentes. Par distillation on en retire :

1° L'*éther de pétrole* ou *ligroïne*, qui bout entre 45° et 70°, de densité 0,650 et très inflammable ;

2° Le *naphte*, ou *essence minérale* de pétrole, bout entre 75° et 120°. D = 0,702 à 0,740. Un peu moins inflammable que le précédent.

3° Le *pétrole* bout entre 150° et 280°. D = 0,780 à 0,810 ;

4° Les *huiles lourdes* de pétrole, entre autres l'huile de vaseline ou pétrovaseline qui bout au-dessus de 360° et sert à la préparation de la vaseline ;

5° La *paraffine*, qui ne peut distiller sans décomposition.

Pour préparer la vaseline, on distille incomplètement les huiles lourdes de pétroles et le résidu est purifié par addition de 6 parties de noir animal pulvérisé. Après vingt-quatre heures de contact, dans une étuve à 50°, le tout est disposé dans un appareil à déplacement et lavé à l'éther bouillant ou au sulfure de carbone, qui dissolvent la vaseline. La solution obtenue est distillée, pour régénérer le dissolvant, dont on chasse les dernières traces, dans le résidu, en le chauffant, au bain-marie, à l'air. Suivant le degré de purification, on obtient un produit incolore ou plus ou moins coloré, qui est la vaseline.

Otto a indiqué, pour préparer la vaseline, de fondre ensemble de la paraffine et une huile de pétrole rectifiée.

Propriétés. — La vaseline est un mélange de 75 % d'huiles lourdes de pétrole et de 25 % d'hydrocarbures solides à poids moléculaire très élevé, appartenant au groupe des paraffines. Elle est blanche, blonde ou brune, selon son degré de purification, sans saveur, avec une légère odeur de pétrole, amorphe, transparente, onctueuse au toucher, d'un aspect pâteux. Sa densité varie de 0,835 à 0,860. Son point de fusion est 40° environ et son point d'ébullition vers 200°. Elle est inaltérable à l'air, neutre aux réactifs, insoluble dans l'eau, l'alcool froid, la glycérine, peu soluble dans l'alcool bouillant, très soluble dans le chloroforme, l'éther, le sulfure de carbone, les huiles fixes et volatiles. Elle dissout l'iode, le phosphore, le soufre, le phénol, l'acide salicylique, quelques alcaloïdes tels que la nicotine, l'atropine, la cantharidine, etc. Elle est complètement volatile ; l'acide sulfurique ne la colore pas ; les alcalis ne la saponifient pas.

Falsifications. — On la falsifie par addition de paraffine, de cire, de corps gras, de glycérolé d'amidon. On lui substitue souvent un mélange de stéarine et d'huiles lourdes de pétrole, qui constitue les vaselines de prix inférieur.

Essai. — La *paraffine* et la *cire* se reconnaîtront par l'élévation de la densité et du point de fusion qui atteindra 44°.

Le *glycérolé d'amidon*, en faisant bouillir la vaseline avec un peu d'eau. On ajoute quelques gouttes d'eau iodée qui donnera une coloration bleue d'iodure d'amidon, s'il y a du glycérolé.

Les *corps gras* se reconnaîtront en traitant un échantillon de vaseline par de la soude, à chaud, pendant quelques minutes ; les corps gras seront dissous. On laisse refroidir, on décante le liquide et on y ajoute une solution de chlorure de sodium qui précipite le savon. On peut encore ajouter de l'acide sulfurique en excès qui précipite les acides gras, que l'on caractérise ensuite par leur solubilité et leur point de fusion.

Crouzel et Dupin ont indiqué de triturer au mortier 5 grammes de vaseline avec 5 gouttes de solution saturée de permanganate de potasse. Si la vaseline est pure, la coloration rose persiste ; dans le cas contraire, il se fait

une coloration brun marron, due à la réduction du permanganate de potasse et d'autant plus foncée qu'il y a
une plus grande quantité de corps gras. Ce procédé
s'applique à l'huile de vaseline.

La vaseline pure doit être blanche, transparente,
neutre aux réactifs colorés et ne dégager qu'une faible
odeur de pétrole, quand on la chauffe.

Pharmacologie. — La vaseline est un excipient
qu'on a prescrit comme devant supplanter l'axonge. Ce
qui la rend avantageuse, c'est sa neutralité et son inalté-
rabilité. Elle ne peut cependant pas remplacer les corps
gras, dans tous les cas ; car elle n'est pas absorbée par la
peau et avec elle les chances d'absorption des substances actives sont réduites au minimum : elle ne
convient donc que lorsqu'on veut obtenir une action
purement superficielle. D'autre part, elle atténue beaucoup moins que les corps gras l'action des substances
caustiques ou irritantes, telles que l'acide phénique. Les
pommades destinées à faire absorber par la peau une
substance active ou à combattre une affection profonde
doivent donc toujours être faites avec les corps gras
(axonge, lanoline).

La vaseline, seule, adoucit la peau, guérit les enge-
lures, les démangeaisons et peut remplacer le cold-
cream. Elle n'est pas toxique.

HUILE DE VASELINE

Syn. : Vaseline liquide. — Pétro-vaseline.

Préparation. — S'obtient par distillation, au
voisinage de 360°, des pétroles bruts.

Propriétés. — C'est un liquide incolore, volatil, de densité 0,875 à 0,890, insoluble dans l'eau, ne graissant pas et possédant un grand pouvoir dissolvant. Il dissout l'iodoforme, le menthol, le thymol, l'eucalyptol, le sulfure de carbone, le borax, la cocaïne, etc.

On l'emploie surtout à la préparation de solutions pour injections hypodermiques. L'huile de vaseline fondue avec 1/4 de son poids de paraffine reproduit la vaseline.

Essai. — La vaseline liquide, chauffée à 50°, ne doit dégager aucune odeur de pétrole, ne pas se troubler par refroidissement à — 15°, ne communiquer à l'acide sulfurique qu'une légère coloration brune, après vingt-quatre heures de contact, au bain-marie.

DÉRIVÉS DES HYDROCARBURES

Ces dérivés constituent des corps très importants en thérapeutique et qui jouissent de propriétés anesthésiques et antiseptiques très marquées : ce sont le *bromoforme*, le *chloroforme*, le *chloridène*, l'*iodoforme* et le *diiodoforme*.

BROMOFORME $CHBr^3 = 253$

Syn. : Formène tribromé.

Préparation. — On dissout une partie de potasse dans une partie d'alcool ou d'acétone et on y ajoute assez de brome pour que le liquide reste légèrement teinté. Il se dépose, au fond de la liqueur, une couche de bromoforme qu'on lave et qu'on dessèche sur du chlorure de calcium. Pour l'avoir pur, on le distille, en recueillant ce qui passe entre 148° et 152°.

Propriétés. — C'est un liquide limpide, d'odeur agréable, de saveur sucrée. Sa densité est 2,90 ; il bout vers 150°. Il est très peu soluble dans l'eau, soluble dans l'alcool, l'éther, les essences. Il se comporte vis-à-vis des réactifs de la même manière que le chloroforme ; les alcalis le transforment en formiate et bromure. Il contient 94,86 % de brome.

Pharmacologie. — C'est un anesthésique puissant et un antiseptique. On l'a surtout vanté pour combattre la coqueluche ; il diminue le nombre et l'intensité des quintes de toux. On le donne aux enfants à la dose de 5 à 15 gouttes en potion, sirop ou capsules. Son action doit être surveillée.

CHLOROFORME $CHCl^3 = 119,50$

Syn. : Formène trichloré. — Chlorure de méthyle bichloré.

Préparation. — Le chloroforme a été découvert par SOUBEIRAN, en 1831 et, presque en même temps, par LIEBIG en Allemagne.

1° PROCÉDÉ SOUBEIRAN. — On traite l'alcool par le chlorure de chaux sec, en présence de la chaux.

On prend :

Eau	40 litres
Chaux vive	5 kilos
Chlorure de chaux sec . . .	10 kilos
Alcool à 90°	1 kil. 500 gr.

On éteint la chaux vive, on délaye le chlorure de
chaux dans un peu d'eau et on verse le tout dans un
alambic, avec la totalité de l'eau ; on chauffe vers 40°,
puis on ajoute l'alcool et on porte à l'ébullition. Le
chloroforme distille et il se dégage de l'acide carbonique
en abondance. Quand l'opération est terminée, le liquide
distillé est formé de deux couches : l'une supérieure,
mélange d'alcool et d'eau, l'autre inférieure, qui est du
chloroforme que l'on isole par décantation. On le lave
avec de l'eau pour enlever l'excès d'alcool, puis avec une
solution de carbonate de potasse qui absorbe le chlore ;
enfin, on laisse en contact avec du chlorure de calcium
sec pendant vingt-quatre heures et on distille à une
douce chaleur. Le chloroforme, ainsi obtenu, est le
chloroforme rectifié du commerce.

Le procédé SOUBEIRAN nécessite un alambic de grande
dimension ; on peut réduire la proportion d'eau, suivant
les indications de BRUNET, à la quantité juste nécessaire
pour faire, avec les autres substances, une pâte molle
avec laquelle on remplit les 2/3 de l'alambic.

Deux théories sont en présence pour expliquer cette
réaction. Dans la première, on admet que le chlore,
réagissant sur l'alcool, le transforme en alédhyde, puis en
chloral, lequel est dédoublé par la chaux hydratée en
chloroforme et en formiate de calcium.

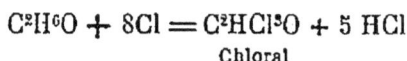

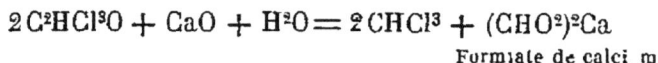

$$C^2H^6O + 8Cl = C^2HCl^3O + 5\ HCl$$
$$\text{Chloral}$$

$$2\ C^2HCl^3O + CaO + H^2O = 2\ CHCl^3 + (CHO^2)^2Ca$$
$$\text{Formiate de calci m}$$

Le formiate de calcium, sous l'influence du chlore,
donne de l'acide carbonique.

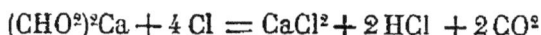

$$(CHO^2)^2Ca + 4\ Cl = CaCl^2 + 2\ HCl + 2\ CO^2$$

La deuxième théorie admet la transformation de l'alcool en acide acétique, par l'action oxydante du chlore, puis en acide trichloracétique, que les alcalis dédoublent en chloroforme et carbonate.

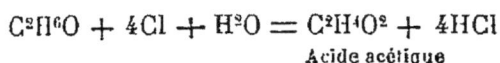

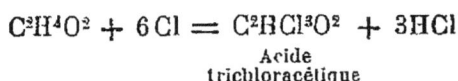

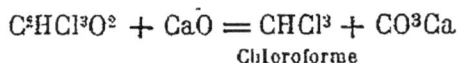

$$C^2H^6O + 4Cl + H^2O = C^2H^4O^2 + 4HCl$$
Acide acétique

$$C^2H^4O^2 + 6Cl = C^2HCl^3O^2 + 3HCl$$
Acide
trichloracétique

$$C^2HCl^3O^2 + CaO = CHCl^3 + CO^3Ca$$
Chloroforme

2° Procédé a l'acétone. — La plus grande partie du chloroforme industriel est aujourd'hui préparée, en traitant l'acétone par le chlorure de chaux. Il se fait du chloroforme, de l'acétate de calcium, de l'hydrate de chaux et du chlorure de calcium. Le produit obtenu n'est pas souillé de produits chlorés, comme avec l'alcool.

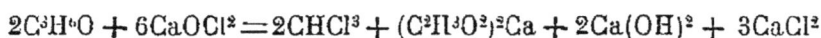

$$2C^3H^6O + 6CaOCl^2 = 2CHCl^3 + (C^2H^3O^2)^2Ca + 2Ca(OH)^2 + 3CaCl^2$$

3° Procédé par électrolyse. — On décompose par électrolyse une solution de chlorure de potassium, en présence de l'alcool. Il se fait du chlore, qui réagit sur l'alcool pour donner du chloroforme.

4° On a encore indiqué de faire agir l'hydrogène sur le tétrachlorure de carbone, composé fourni couramment aujourd'hui par l'industrie : il se fait de l'acide chlorhydrique qui se dégage et du chloroforme, que l'on sépare de l'excès de tétrachlorure par distillation fractionnée, ce dernier corps ne bouillant qu'à 76°.

Purification. — Le chloroforme rectifié du commerce peut contenir de l'alcool, de l'aldéhyde, du chloral, de l'acide acétique, des produits empyreumatiques, du chlore, de l'acide chlorhydrique, des dérivés chlorés, des alcools butylique et amylique, etc., tous ces corps se produisant en même temps que le chloroforme.

On purifie le chloroforme comme suit : le chloroforme est d'abord lavé à l'eau, qui enlève l'alcool en excès, puis additionné de 1 % de son poids d'acide sulfurique pur ; on laisse en contact quarante-huit heures, en agitant souvent. On renouvelle ce traitement tant que l'acide se colore ; puis, on décante le chloroforme qui surnage et on le laisse macérer vingt-quatre heures, avec 3 % de lessive des savonniers (solution de soude à 30 %) en agitant. Ce mélange est ensuite additionné de 5 % d'huile d'œillette et distillé au bain-marie. Le produit distillé est mis en contact vingt-quatre heures, avec 5 % de chlorure de calcium fondu et concassé ; on décante et on distille en rejetant le premier et le dernier dixième. L'acide sulfurique détruit les composés empyreumatiques et les éthers chlorhydriques (chlorure d'éthyle) ; la lessive de soude neutralise l'excès d'acide sulfurique et décompose le chloral ; l'huile d'œillette empêche, pendant la distillation, l'action de la soude sur le chloroforme ; enfin, le chlorure de calcium fondu dessèche le produit On obtient ainsi le chloroforme *pur* ou *anesthésique* (PERSONNE et REGNAULT).

Propriétés. — Liquide incolore, mobile, complètement volatil, d'odeur suave et éthérée, de saveur sucrée et piquante, neutre aux réactifs ; D = 1,50. Il bout à 60°,8. L'eau en dissout environ 1 % de son poids ; il est très soluble dans l'alcool et l'éther, soluble dans 10 parties de glycérine. Il dissout le soufre, l'iode, le phosphore, les résines, les corps gras, le caoutchouc et un grand nombre d'alcaloïdes. Un litre d'air, saturé à

20° de chloroforme. en contient environ 1 gramme, et
à 30°, près de 2 grammes. Il est peu inflammable et brûle
difficilement, avec une flamme fuligineuse bordée de
vert, en dégageant de l'acide chlorhydrique.

L'acide azotique l'attaque à peine ; la potasse à l'ébullition le transforme en formiate et chlorure de potassium. Il réduit à froid la liqueur de Fehling.

Altération. — Le chloroforme, même pur, est très
altérable à la lumière ; il se charge de produits chlorés,
surtout d'acide chlorhydrique et d'acide chloroxycarbonique $COCl^2$, corps très dangereux.

Le chloroforme se conserve bien, quand il est additionné de quelques millièmes d'alcool ou de toluène ; la
benzine ne peut pas remplacer le toluène.

Impuretés. — Le chloroforme peut contenir de
l'alcool, de l'aldéhyde, de l'acide acétique, du chloral,
du chlore, de l'acide chlorhydrique, des alcools supérieurs.

Essai. — L'*alcool* se reconnaît par divers procédés :

a) En agitant le chloroforme avec de l'eau distillée :
il devient opalescent, s'il y a de l'alcool, et reste limpide
s'il est pur.

b) On l'agite avec quelques milligrammes de fuchsine :
le chloroforme alcoolique se colore en rose, le chloroforme pur reste incolore.

En pratique, il est inutile de rechercher la présence
de l'alcool, puisqu'on en ajoute toujours une petite
quantité au chloroforme pour assurer sa conservation.
Un dosage serait nécessaire pour reconnaître une addition trop abondante d'alcool ; on emploierait, dans ce

cas, le procédé indiqué par BÉHAL et FRANÇOIS (*J. Pharm. et Ch.*, mars 1897).

L'*aldéhyde* se décèle en chauffant avec de la potasse caustique : il se produit une coloration jaune ou brune.

Le *chloral* est reconnu, en chauffant avec du sulfure d'ammonium : une coloration rouge sang apparaît.

Le *chlore* précipite en blanc l'azotate d'argent et décolore le tournesol.

L'*acide chlorhydrique* précipite en blanc l'azotate d'argent et rougit le tournesol.

Les *dérivés chlorés des alcools supérieurs* brunissent en présence d'acide sulfurique concentré.

Un essai très simple consiste à verser quelques gouttes de chloroforme sur une feuille de papier et à laisser évaporer ; le produit pur exhale jusqu'à la fin une odeur suave, ni acide, ni irritante.

Le point d'ébullition et la densité donnent de bonnes indications.

Pharmacologie. — Le chloroforme est administré en frictions, en injections sous-cutanées, par la voie digestive et en inhalations.

Pris à l'*intérieur*, à dose thérapeutique, il agit comme antiseptique local, calmant et antipasmodique. En inhalations, il produit l'insensibilité et l'anesthésie. Bien que plus dangereux que l'éther, le chloroforme est l'agent anesthésique le plus fréquemment employé, à cause de la rapidité de son action.

A l'*extérieur*, il agit comme révulsif et comme calmant pour combattre l'élément douleur, dans les névralgies, rhumatismes, etc.

En *injections sous-cutanées*, avec addition d'huile, il est peu irritant et soulage rapidement les névralgies, la sciatique, etc. L'injection de 2 ou 3 gouttes dans la gencive permet l'avulsion d'une dent, sans douleur.

On le donne en capsules, en dissolution dans l'eau
(eau chloroformée), en potion, pommade, liniment, à la
dose de 1 gramme à 4 grammes, à l'intérieur, 4 à
6 grammes et plus, à l'extérieur.

Le chloroforme réservé pour l'usage interne doit être
chimiquement pur; car la présence de produits étrangers et, en particulier, d'acide chloroxycarbonique, le
rend très toxique. On conseille, pour empêcher son
altération, de l'additionner de 1 % d'alcool éthylique
pur, ce qui ramène sa densité à 1,498.

Eau chloroformée. — On peut obtenir très rapidement une eau chloroformée saturée en prenant,
d'après nos indications :

Chloroforme . . . .   5 gr.
Glycérine . . . °. 20 gr.
Alcool à 95. . . . . 10 gr.
Eau distillée. . . . 465 gr.

On dissout le chloroforme dans le mélange de glycérine et d'alcool et on verse cette solution, par petite
quantité à la fois. dans l'eau distillée, en agitant fortement après chaque addition. On obtient ainsi, en
quelques minutes, une dissolution complète contenant
1 % de chloroforme.

CHLORIDÈNE

Syn. : *Bichlorure d'éthylidène.*

Propriétés. — A été préconisé par SOULIER, de
Lyon, comme agent efficace d'anesthésie chirurgicale ;
il endormirait plus vite et à dose plus faible que le

chloroforme, en ne provoquant qu'une faible agitation.
Ses vapeurs ne sont pas irritantes pour la pituitaire et
il est très peu toxique. Il serait supérieur à l'ether,
comme étant moins suffocant, endormant à dose moindre et en produisant moins d'agitation. Avec cet anesthésique, le réveil est plus rapide qu'avec le chloroforme
et l'ether.

IODOFORME $CHI^3 = 394$

Syn. : Formène triiodé.

Préparation. — Découvert par Sérullas en 1824.

Procédé de laboratoire.   On fait agir de l'iode sur
l'alcool en présence de carbonate de soude.
On prend :

> Carbonate de soude cristallisé.   2 p.
> Alcool à 84° . . . .   1 p.
> Eau distillée . . . .   10 p.

On introduit le tout dans un ballon ; on chauffe à
60°-80° et on projette dans la liqueur, par petites portions,
de l'iode jusqu'à coloration légère ; à la fin de l'ope-
ration, l'iodoforme se dépose au fond de la liqueur
chaude. On filtre, on ajoute au liquide deux nouvelles
parties de carbonate de sodium et une partie d'alcool,
on maintient à 60°-80° et on y fait passer un courant
rapide de chlore, qui décompose l'iodure et l'iodate
qui s'étaient formés ; l'iodoforme se produit en abondance. Quand le précipité n'augmente plus, on l'enlève
par filtration. En traitant l'eau-mère, comme précédemment, on peut obtenir une troisième dose d'iodoforme.
    Le produit obtenu est lavé à l'eau froide et séché au

papier buvard. On peut l'avoir en gros cristaux, en le dissolvant dans l'alcool bouillant et laissant refroidir.

Pour expliquer la formation d'iodoforme, on peut admettre qu'il se fait d'abord de l'iodal par action de l'iode sur l'alcool :

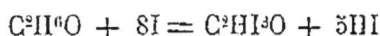

$$C^2H^6O + 8I = C^2HI^3O + 5HI$$

Cet iodal est transformé, par l'alcali, en iodoforme et formiate :

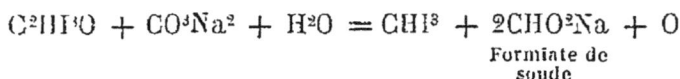

$$C^2HI^3O + CO^3Na^2 + H^2O = CHI^3 + 2CHO^2Na + O$$
Formiate de soude

D'autre part, l'iode, en agissant sur le carbonate de soude ou le formiate, donne un mélange d'iodure et d'iodate que le chlore décompose pour régénérer l'iode.

PROCÉDÉ INDUSTRIEL. — Dans l'industrie, on emploie surtout le procédé suivant, dû à SUILLOT ET RAYNAUD.

1° On fait agir un hypochlorite, sur un iodure alcalin de façon à obtenir un hypoiodite alcalin.

2° On fait agir cet hypoiodite alcalin sur l'acétone. On obtient ainsi un rendement considérable en iodoforme ; il se fait en même temps de l'acétate de potassium et de la potasse.

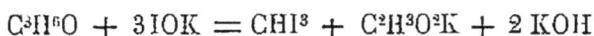

$$C^3H^6O + 3IOK = CHI^3 + C^2H^3O^2K + 2KOH$$

L'iodoforme se produit encore par action de l'iode ou d'un hypochlorite sur l'éther, l'alcool méthylique, le sucre, la gomme, les essences, etc.

Propriétés. — L'iodoforme se présente en paillettes nacrées, d'un jaune citron, douces au toucher, complètement volatiles, d'odeur spéciale très intense et très persistante. Sa densité est 2,05. Il est insoluble dans l'eau,

soluble dans 80 parties d'alcool à 90° froid, 12 parties
d'alcool bouillant, 6 parties d'éther, soluble encore dans
le chloroforme, la benzine, la glycérine, les huiles fixes
et volatiles, la vaseline liquide.

Il se volatilise sans décomposition vers 100° et fond à
120°; au-dessus il se décompose. La potasse le transforme en formiate alcalin. Un certain nombre de corps
le réduisent en mettant de l'iode en liberté. Il contient
96,67 % d'iode.

Falsifications. — On additionne l'iodoforme pulvérisé d'acide picrique, de talc, d'amidon, de sulfate de
baryte, de soufre pulvérisé.

Essai. — *L'acide picrique* se reconnaît, en traitant
l'iodoforme par l'eau tiède qui se colore en jaune ; cette
solution, chauffée avec du cyanure de potassium, devient
rouge sang, par formation d'isopurpurate de potassium.

Le *soufre*, en épuisant par de l'éther qui dissout l'iodoforme et laisse une poudre jaune, brûlant avec une
flamme bleue et dégageant de l'acide sulfureux.

Les autres falsifications se reconnaissent par la non-
volatilité. L'iodoforme pur ne doit pas laisser de résidu
par calcination.

Pharmacologie. — L'iodoforme est surtout un
antiseptique ; il agit par lui-même et aussi par l'iode
qu'il dégage très facilement sous les moindres influences.
Son action s'exerce surtout sur le microbe de la septi-
cémie et de la suppuration ; il paraît encore très actif
contre le bacille tuberculeux. Son action sur les
muqueuses est peu irritante, il est même anesthésique ;
il ne devient irritant que par l'iode mis en liberté. Aussi
est-il préférable de ne l'employer qu'en cristaux, pour le

pansement des plaies; car, dans ce cas, sa décomposition
en iode caustique est beaucoup plus lente qu'avec l'iodoforme pulvérisé. Cette décomposition semble s'effectuer
sous l'influence de l'oxyhémoglobine.

L'iodoforme est absorbé par les muqueuses, les plaies
et la peau. Il s'élimine probablement par les urines,
sous forme d'iodure de sodium ou à l'état d'iodal-
bumine; car, dans les intoxications par l'iodoforme, les
réactifs ordinaires de l'iode (eau chlorée et empois
d'amidon) ne le décèlent pas, alors qu'après incinération
on en retrouve des quantités assez fortes.

Doses et modes d'administration. — On utilise
l'iodoforme, à l'*intérieur*, à la dose de 0 gr. 10 à 0 gr. 60
en cachets, pilules, perles, injections hypodermiques,
suppositoires, comme antiseptique et pour combattre la
phtisie pulmonaire; à l'*extérieur*, pour le pansement
des brûlures, ulcères, plaies de toutes sortes, soit en
nature, soit à l'état de gaze, pommade, crayon, collodion.
Son usage doit être surveillé, car il a produit quelques
intoxications, surtout quand on l'emploie en poudre, cette
forme facilitant son absorption et sa décomposition.

L'odeur désagréable de l'iodoforme peut être masquée
par le camphre, le café, le menthol, mais surtout par
l'essence d'amandes amères ou l'eau de laurier-cerise.
La désinfection des mortiers se fait bien avec l'alcool
dénaturé ou l'essence de térébenthine; pour les mains,
c'est l'eau de laurier-cerise qui convient le mieux.

DIIODOFORME C^2I^4

Préparation. — On le prépare en faisant agir l'iode
en excès, sur l'acétylène iodé C^2I^2, ou encore, par l'action

CROLAS ET MOREAU.   26

de la potasse et de l'iode sur le carbure de baryum, en suspension dans la benzine ou le chloroforme.

Propriétés. — C'est une poudre cristalline jaune, presque inodore, insoluble dans l'eau, peu soluble dans l'alcool et l'éther, soluble dans le chloroforme et la benzine. On peut le considérer comme formé de deux molécules d'iodoforme avec perte d'acide iodhydrique.

$$C^2I^4 = 2CHI^3 - 2HI$$

Pharmacologie. — C'est un excellent antiseptique qui jouit de toutes les propriétés de l'iodoforme sans en avoir l'odeur désagréable. On l'emploie de la même façon et aux mêmes doses.

ALCOOLS

Dans cette fonction, dont les termes sont si nombreux en chimie, deux corps seulement nous intéressent : l'alcool ordinaire (alcool monoatomique) et la glycérine (alcool triatomique).

ALCOOL ÉTHYLIQUE $C^2H^6O = CH^3 - CH^2OH = 46$

Préparation industrielle. — L'alcool s'obtient par la fermentation, sous l'influence de la levure de bière ou *Saccharomyces cerevisiæ*, du glucose ou des substances qui peuvent en fournir telles que : céréales, amidon, maïs, riz, pomme de terre, betterave. Par distillation, on obtient un liquide de concentration variable et souillé de produits nombreux (alcools supérieurs, acétones, aldéhydes glycérine) à odeur et à saveur désagréable et souvent très toxiques. Dans l'industrie, on purifie et on concentre l'alcool, par distillation fractionnée, à l'aide de rectificateurs à plateaux, dans lesquels les vapeurs alcooliques traversent une série de petites chambres superposées, où se condensent l'eau et les corps à point d'ébullition élevé, tandis que l'alcool ordinaire reste en vapeur et vient se condenser dans d'autres récipients. Les *produits* dits *de tête* sont ceux qui passent les premiers à la distillation et comprennent les corps très volatils : éthers, aldéhydes. Les *produits de queue* sont formés des corps les moins volatils : eau et alcools supérieurs. On obtient ainsi de l'alcool à 93°-95°, que l'on désigne sous le nom du produit naturel qui l'a fourni (alcool de riz, de vin, de grains). Les appareils industriels ne permettent pas d'obtenir un titre plus élevé.

ALCOOL ABSOLU. — Pour avoir de l'alcool pur et sans eau, c'est-à-dire à 100°, on ajoute à l'alcool à 95° 200 gr. par litre environ de chaux vive, récemment calcinée. On laisse en contact vingt-quatre heures : la chaux s'empare de l'eau ; on distille. Si le produit distillé contient encore un peu d'eau, on le laisse macérer avec de la baryte caustique ; on décante, puis on distille de nouveau.

On peut encore ajouter à l'alcool à déshydrater un peu de sodium, qui décompose l'eau ; puis, on distille avec précaution.

Pour reconnaître si l'alcool est anhydre, on ajoute un peu de sulfate de cuivre anhydre blanc, qui devient bleu au contact d'une trace d'eau. On peut encore ajouter de l'alcoolate de baryum, qui précipite en blanc dans l'alcool hydraté.

Propriétés. — L'alcool absolu est un liquide incolore, d'odeur vive, de saveur brûlante. Sa densité est 0,795 à + 15°. Il bout à 78° et se solidifie à — 130°. Il est soluble en toute proportion dans l'eau, avec contraction de volume et élévation de température. Il dissout les résines, corps gras, essences, acides organiques, l'iode, le brome, les alcalis, la plupart des sels haloïdes; d'une manière générale, il ne dissout pas les sels oxygénés. Il précipite le sucre, la gomme, la dextrine, l'albumine, la gélatine.

Les agents oxydants le transforment en aldéhyde et acide acétique; avec les acides, il donne des éthers; l'acide sulfurique le déshydrate et le transforme à chaud en éthylène; les métaux alcalins forment des éthylates alcalins; les alcalis l'oxydent, à chaud, en produisant des acétates alcalins. En présence de bichromate de potassium et d'acide sulfurique, il prend une coloration verte. Chauffé avec un peu d'iode et de soude, il donne de l'iodoforme.

L'alcool à 95°, qui est l'alcool industriel courant, a une odeur franche, agréable. Sa densité est 0,816 à 15°; il bout à 78°,9. L'alcool de vin est le plus pur et le plus agréable de tous; mais son prix élevé le fait remplacer par les alcools de riz, de betterave ou de céréales. Ce sont eux qui constituent la majeure partie des alcools commerciaux. On les trouve à divers états de concentration; les deux sortes les plus répandues dans le commerce sont l'alcool dit *rectifié* qui marque 59° (soit 59 %₀ d'alcool en volume), et le *trois-six*, qui titre 85°. Les eaux-de-vie et liqueurs titrent de 35° à 45°.

Impuretés et falsifications. — L'alcool commercial peut contenir toute une série d'impuretés variant avec la provenance et le procédé de rectification. On y trouve de l'aldéhyde, de l'acétone, des alcools méthylique, butylique, amylique, des éthers, de l'acide acétique, etc.; la fraude y ajoute souvent de l'eau et des alcools méthylique ou amylique dont on cherche à masquer l'odeur par addition d'un peu de vanilline.

Essai. — L'essai de l'alcool comporte la vérification de sa pureté et l'appréciation de sa richesse en alcool absolu.

VÉRIFICATION DE LA PURETÉ DE L'ALCOOL

RECHERCHE DU L'ALCOOL MÉTHYLIQUE. — PROCÉDÉ PORTES ET RUYSSEN. — Basé sur la solubilité de l'oxyde mercurique dans l'acétone, qui accompagne toujours l'esprit de bois. Dans 10 c. c. du liquide, on ajoute 5 c. c. de solution alcoolique de potasse caustique, puis 3 c. c. d'alcool ammoniacal et ensuite quelques gouttes de réactif de Nessler. Avec l'alcool pur : précipité rouge brique ; en présence d'esprit de bois, le précipite est moins coloré, jaune pâle ou blanc.

RECHERCHE DE L'ALCOOL AMYLIQUE. — On ajoute à l'alcool à examiner son volume d'éther ; on agite, puis, on additionne d'un volume d'eau egal à celui du mélange : l'éther se sépare entièrement tenant en dissolution l'alcool amylique. On décante la liqueur éthérée, et, par evaporation, l'alcool amylique reste. On le caractérise par son odeur ou en le transformant, par ébullition, avec de l'acétate de sodium et de l'acide sulfurique, en acétate d'amyle, à odeur de poires.

RECHERCHE DES ALDÉHYDES. — On traite l'alcool par une solution de fuchsine à $1/_{1\,00}$, décolorée au bisulfite de soude ; il se produit une coloration rosée, d'autant plus intense qu'il y a plus d'aldéhydes ; ou encore, avec l'azotate d'argent ammoniacal : on obtient un précipité noir.

On a indiqué également un certain nombre de procédés ayant pour but de différencier facilement l'alcool

pur des alcools impurs ; ces réactions sont plus ou moins
exactes et signalent, les unes, la présence des corps plus
volatils que l'alcool (aldéhydes ou éthers), les autres, la
présence des corps plus fixes (alcools divers).

ESSAI PAR LA POTASSE. — On mélange volumes égaux
d'alcool et de solution de potasse à 20 % et on chauffe
lentement. Avec l'alcool pur, pas de coloration ; s'il renferme des produits de tête (aldéhydes, éthers), il se fait
une coloration variant du jaune pâle au noir.

ESSAI PAR L'ACIDE SULFURIQUE. — On mélange volumes
égaux d'alcool et d'acide sulfurique à 66° incolore, et on
agite fortement. Avec l'alcool -pur, le mélange reste
incolore ; les impuretes (huiles, ethers) se traduisent par
une coloration brune.

PROCÉDÉ AU PERMANGANATE DE POTASSE. — On ajoute à
10 c.-c. d'alcool à examiner 1 c.c. de solution au $^1/_{1000}$ de
permanganate de potasse. Avec l'alcool pur, la teinte
violacée ne change qu'après 5 minutes ; avec l'alcool
impur (aldéhydes, acétones), la décoloration est plus
rapide et quelquefois immédiate (CAZENEUVE).

En résume, l'alcool doit être neutre aux réactifs, ne
pas laisser de résidu par évaporation, ne pas brunir par
addition d'acide sulfurique, ni décolorer rapidement le
permanganate de potasse. Versé sur un morceau de
papier à filtrer, il ne doit laisser, après son évaporation,
aucune odeur étrangère.

DÉTERMINATION DU TITRE DE L'ALCOOL

On détermine rapidement la quantité d'alcool absolu,
c'est-à-dire le *degre alcoolique*, au moyen de l'alcoomètre
de Gay-Lussac. Dans cette détermination, il est très

important de prendre la température du liquide, si l'on ne veut pas avoir des erreurs pouvant atteindre plusieurs degrés, car c'est à 15° seulement que l'appareil donne des chiffres exacts ; au-dessus de 15°, les indications de l'instrument sont trop fortes, au-dessous, trop faibles. Après lecture du thermomètre et de l'alcoomètre, on se reporte à une table spéciale, inscrite au Codex, qui donne immédiatement le degré alcoolique véritable.

Pharmacologie. — Les propriétés thérapeutiques de l'alcool sont nombreuses. Il agit d'abord comme antiseptique ; dans la proportion de 20 %, il arrête les fermentations, même la putréfaction ; quelques praticiens s'en servent encore dans le pansement des plaies. Appliqué sur la peau, il est excitant. Pris à l'intérieur, il est rapidement absorbé. Ses transformations dans l'organisme ne sont pas encore nettement établies. Pour Lallemand, Perrin et Duroy, l'alcool s'élimine en nature sans subir aucune modification ; pour Liebig, il est, au contraire, oxydé, comburé et s'élimine à l'état d'acide carbonique et d'eau, ce qui en fait un aliment respiratoire. On peut très bien constater l'élimination en nature de l'alcool ; mais comme celle-ci ne représente que 4 à 5 % de la quantité ingérée, il est probable que le reste est comburé dans l'organisme, de préférence aux hydrates de carbone, aux graisses, aux albuminoïdes, ce qui fait de l'alcool un aliment d'épargne.

On l'emploie, à l'*extérieur*, comme excitant, en friction, surtout à l'état de mélange ; à l'*intérieur*, pris à faibles doses et avant le repas, c'est un excitant de l'estomac. Pris pendant et surtout après le repas, au moment de la digestion, il entrave celle-ci, en empêchant la peptonisation. On l'administre encore, comme tonique, sous forme de vin vieux.

L'alcool sert à la préparation de nombreuses formes pharmaceutiques : teintures, alcoolats, extraits alcooliques, etc.

ALCOOL DÉNATURÉ

L'alcool dénaturé, nécessaire aux besoins de l'industrie et exempt de droits, est constitué par de l'alcool de grains, auquel on ajoute, par hectolitre, d'après les ordonnances de la Régie, 15 litres de méthylène, 500 c.c. de benzine lourde et 1 gramme de vert malachite. Le méthylène employé est de l'alcool de bois, qui contient 65 % d'alcool méthylique, 20 à 25 % d'acétone et 10 à 15 % de matières étrangères. L'alcool dénaturé doit marquer 90° d'alcool, s'enflammer facilement et brûler avec une flamme non fuligineuse et sans laisser de résidu sensible.

La coloration verte peut quelquefois gêner, quand il s'agit, par exemple, du vernissage des métaux, de la teinture des fleurs ou plumes, etc. ; il est facile de la faire disparaître par addition d'un peu de solution de soude caustique, qui agit par son alcalinité ; mais dans ce cas, la présence d'un acide ramènera la teinte. On peut détruire complètement la matière colorante par addition de quelques gouttes de solution d'un hypochlorite.

GLYCÉRINE $C^3H^8O^3 = CH^2OH - CHOH - CH^2OH = 92$

Préparation. — Dans l'industrie, la glycérine reste comme résidu de la fabrication des bougies stéariques. On saponifie les corps gras, qui sont des tri-éthers de la glycérine, soit par la chaux, soit par la vapeur d'eau surchauffée ; ils se dédoublent alors en acides gras, d'une part, qui serviront à la fabrication des bougies, et en glycérine, qui reste dans le liquide d'où on a enlevé les acides gras. On recueille ce liquide et, pour en chasser l'eau, on évapore jusqu'à consistance sirupeuse ; la glycérine qui reste est toujours colorée en brun.

Purification. — La glycérine brute peut contenir des matières grasses non attaquées et des acides gras.

Pour la purifier, on l'étend d'eau et on la traite à chaud par de la litharge pulvérisée, qui saponifie les matières grasses et s'empare des acides. On décante. On précipite l'excès de plomb par l'hydrogène sulfuré ; on filtre et on évapore jusqu'à 30° Bé.

La glycérine médicinale est surtout préparée par saponification des matières grasses à l'aide de la vapeur d'eau surchauffée. Le produit obtenu de premier jet est ensuite distillé dans le vide.

Propriétés. — La glycérine est un liquide incolore, sirupeux, de saveur sucrée. On peut la faire cristalliser en la maintenant quelque temps à 0°. Les cristaux formés fondent vers 17°-18° et, une fois liquéfiés, ils présentent, d'une manière remarquable, le phénomène de la surfusion. La glycérine est soluble dans l'eau et l'alcool, insoluble dans le chloroforme, l'éther, les huiles grasses et les essences ; elle est inactive sur la lumière polarisée. Elle dissout un grand nombre d'oxydes métalliques, sels, alcaloïdes, etc... Elle bout à 290° et distille en subissant un commencement de décomposition, avec formation d'acroléine, à moins qu'on opère dans le vide ou dans un courant de vapeur d'eau.

La glycérine, étant un alcool triatomique, peut donner

de nombreux éthers, parmi lesquels il faut signaler les corps gras et l'acide glycéro-phosphorique. Les agents oxydants la transforment en acide glycérique. Les ferments d'origine animale la dédoublent lentement en alcool, acide carbonique, acides butyrique, lactique, etc. Elle ne réduit pas la liqueur de Fehling.

En pharmacie, on emploie la glycérine sous deux états de concentration.

1° *La glycérine pure* à 30° B° ou bi-distillée, liquide incolore, très pur, sans odeur, de densité 1,264.

2° *La glycérine* à 28° Bé qui est souvent légèrement colorée en brun. Elle doit être exclusivement réservée pour l'usage externe; sa densité est 1,242. Elle contient 8 % d'eau environ. On la prépare souvent par addition de 100 grammes d'eau distillée à Q S. de glycérine à 30° Be pour faire 1 litre.

Impuretés et falsifications. — La glycérine peut contenir des matières grasses, de l'acide butyrique, de l'acide formique ; on l'additionne souvent de sirops de sucre, de glucose, de miel, de dextrine et d'eau ordinaire.

Essai. — Pour déceler les *matières grasses*, on agite la glycérine avec de l'ether, qui s'empare des corps gras et les laisse après décantation et évaporation.

Pour reconnaître les falsifications :

1° On traite la glycérine à chaud par de la potasse. Pure, elle ne changera pas ; elle deviendra jaune ou brune, s'il y a des *matières sucrées*.

2° On fait un essai au polarimètre ; la glycérine ne donne aucune déviation, tandis que les *sucres* agissent énergiquement.

3° La glycérine, additionnée de *sirop*, réduit, après quelques instants d'ébullition, la liqueur de Fehling, ce qu'elle ne fait pas quand elle est pure.

Enfin, la glycérine pure est entièrement volatile, sans odeur, neutre aux réactifs. Elle ne précipite ni le chlorure de baryum (*sulfates*), ni l'azotate d'argent (*chlorures* dus à l'addition d'*eau*), ni l'oxalate d'ammonium (*calcium*), ni l'hydrogène sulfuré (*plomb*). Chauffée avec un peu d'alcool et d'acide sulfurique, elle ne dégage pas d'odeur de fraises (*acide butyrique*), ni de rhum (*acide formique*).

On détermine la quantité d'eau, soit en prenant la densité, ou de préférence, en maintenant à l'étuve, à 110°, pendant une heure, un poids déterminé de glycérine.

Pharmacologie. — La glycérine n'est pas un antiseptique, car elle ne détruit pas les microbes pathogènes ; mais elle les empêche de se développer. Appliquée sur la peau, elle n'est pas absorbée ; par contre, la muqueuse digestive l'absorbe très rapidement. On ignore ce qu'elle devient dans l'organisme ; mais il est probable qu'elle est comburée et qu'elle agit comme aliment respiratoire.

On la donne, à l'*intérieur*, comme vermifuge, reconstituant, laxatif, à la dose de 10 à 60 grammes, en potion ou lavement. Elle n'a aucune influence sur la production du sucre chez les diabétiques et peut donc leur servir d'édulcorant pour les tisanes, liqueurs, café, etc. Elle n'est pas toxique, puisqu'on a pu donner sans inconvénients jusqu'à 200 grammes de glycérine par jour, à doses fractionnées.

On l'a conseillée, à l'*extérieur*, sous forme de pommade ou de glycérolé, dans le traitement de quelques maladies cutanées.

NITROGLYCÉRINE $C^3H^5.(AzO^3)^3$

Syn. : Trinitrine.

Préparation. — On l'obtient en versant, en mince filet, de la glycérine dans 6 parties d'un mélange d'acides azotique et sulfurique, maintenu froid. Au bout de quelques minutes d'agitation, on verse le tout dans vingt fois son poids d'eau froide. La nitroglycérine se sépare et gagne le fond du vase ; on la lave par décantation et on la sèche dans le vide ou au-dessous de 40°.

Propriétés. — C'est un liquide huileux, jaunâtre, très explosif, insoluble dans l'eau, soluble dans l'alcool. On l'emploie en solution alcoolique au centième, à la dose de 3 à 6 gouttes par jour, dans de l'eau sucrée. Elle agit comme le nitrite d'amyle et d'une façon plus lente, mais plus durable. Aussi, la prescrit-on dans l'angine de poitrine et toutes les fois qu'il faut accélérer le pouls et dilater les vaisseaux.

ÉTHERS

On peut grouper tous les éthers en deux classes : les *éthers salins*, dérivant de l'action d'un acide sur un alcool, et les *éthers oxydes*, formés par l'union de deux radicaux alcooliques.

Éthers salins

CHLORURE DE MÉTHYLE $CH^3.Cl = 50,5$

Préparation. — 1° PROCÉDÉ DE LABORATOIRE. — On fait agir sur l'alcool méthylique de l'acide chlorhydrique obtenu par action de l'acide sulfurique sur le chlorure de sodium. Il se fait du chlorure de méthyle, du sulfate de soude et de l'eau.

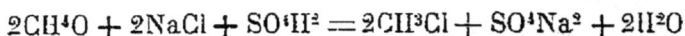

$$2CH^4O + 2NaCl + SO^4H^2 = 2CH^3Cl + SO^4Na^2 + 2H^2O$$

On introduit dans un ballon un melange de :

Alcool méthylique. . . . . . . 1 p.
Chlorure de sodium. . . . . . 2 p.
Acide sulfurique concentré . . 3 p.

Le ballon est mis en communication avec un flacon laveur contenant une solution alcaline, puis avec une éprouvette reposant sur le mercure. On chauffe doucement : le chlorure de méthyle se dégage à l'état gazeux, traverse la solution alcaline qui retient l'acide chlorhydrique entraîné et se rend sous l'éprouvette.

2° PROCÉDÉ INDUSTRIEL. — L'industrie retire le chlorure de méthyle des vinasses de betterave, liquide brun restant comme résidu de la préparation de l'alcool et contenant du chlorhydrate de triméthylamine. Les vinasses, distillées en vase clos, donnent, par décomposition du chlorhydrate de triméthylamine, de l'ammoniaque et du chlorure de méthyle. On fait passer le mélange gazeux dans l'acide chlorhydrique qui retient les produits ammoniacaux, et le chlorure de méthyle, après avoir traversé un flacon laveur à eau, se rend dans un gazomètre. Pour l'obtenir liquide, on le dessèche au moyen de l'acide sulfurique et on le comprime à l'aide d'une pompe, dans des récipients refroidis.

Propriétés. — Gazeux, il est incolore, d'odeur étherée, de saveur sucrée, soluble dans l'alcool, l'éther, l'acide acétique; l'eau en dissout quatre fois son volume. Il se liquefie à — 36°.

Liquide, il est incolore et bout à 23°.

Pharmacologie. — Le chlorure de méthyle est un anesthésique local surtout employé dans le traitement de la névralgie faciale rebelle, de la sciatique et pour les petites opérations, telles qu'ouverture d'abcès, avulsion des dents. On l'applique, à l'*extérieur*, soit en pulvérisations, soit avec un tampon d'ouate imprégné de chlorure de méthyle liquide (stypage). Son application sur la peau produit une réfrigération intense. L'industrie le livre dans des siphons en cuivre, munis d'un appareil pulvérisateur spécial.

BROMURE D'ÉTHYLE $C^2H^5Br = 109$

Préparation. — On fait agir sur l'alcool ordinaire un mélange d'acide bromhydrique et de brome, obtenu par l'action de l'acide sulfurique sur le bromure de potassium.

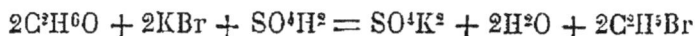

$$2C^2H^6O + 2KBr + SO^4H^2 = SO^4K^2 + 2H^2O + 2C^2H^5Br$$

On prend :

Bromure de potassium cristallisé. . . . 12 p.
Acide sulfurique concentré . . . . 12 p.
Alcool à 95°. . . . . 7 p.

On introduit dans un ballon plongé dans l'eau froide l'alcool d'abord, puis, peu à peu et en agitant, l'acide sulfurique. Quand le mélange est froid, on y ajoute, par petites quantités, le bromure pulverisé, en refroidissant toujours et en agitant. On adapte au ballon un réfrigérant de Liebig et on distille au bain de sable, vers 125°. Le produit distillé est reçu dans un flacon contenant un peu d'eau. Pour le purifier, on l'agite avec une solution à 5 °/o de potasse, qui absorbe le brome et l'acide bromhydrique libres ; on décante avec un entonnoir à robinet, on lave l'ether avec 2 ou 3 volumes d'eau distillée ; on décante exactement et le bromure d'éthyle est laissé vingt-quatre heures en contact avec du chlorure de calcium fondu pour le dessécher. On décante de nouveau l'éther que l'on additionne de $^1/_{40}$ d'huile d'amandes douces, ayant pour but d'absorber l'alcali, s'il y en a, et on distille vers 39°.

Propriétés. — Liquide incolore, très réfringent, d'odeur alliacée. D = 1,47. Point d'ébullition : 38°5. Il est insoluble dans l'eau, soluble dans l'alcool et l'éther, neutre aux réactifs colorés. Il brûle avec une flamme verte.

Pharmacologie. — C'est un anesthésique général et local peu employé et qui a cependant sur l'éther l'avantage d'irriter moins la peau et les muqueuses, d'être moins inflammable et de produire plus rapidement l'insensibilité. On l'administre, à l'*interieur*, en inhalation réitérées, et, à l'*extérieur*, en pulverisations, pour obtenir l'anesthesie locale. Il est facilement altérable ; aussi ne doit-on le préparer qu'en petite quantité, et le conserver à l'abri de la lumière.

IODURE D'ÉTHYLE C²H⁵I = 156

Découvert par GAY-LUSSAC, en 1815.

Préparation. — PROCÉDÉ PERSONNE. — On l'obtient en faisant agir l'iodure de phosphore sur l'alcool ; il se fait en même temps de l'acide phosphoreux.

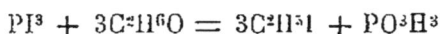

$$PI^3 + 3C^2H^6O = 3C^2H^5I + PO^3H^3$$

On prend :

Iode. . . . . 40 gr.
Alcool à 95°. . . . . 60 gr.
Phosphore rouge. . . . . 5 gr.

On introduit dans un ballon le phosphore et l'alcool et on ajoute l'iode peu à peu, en agitant. Après vingt-quatre heures de contact, on adapte au ballon un réfrigérant de Liebig et on distille vers 80°, à siccité. On lave le produit jusqu'à décoloration avec une solution faible de bicarbonate de soude qui absorbe l'iode libre ; on décante, on lave à l'eau distillée, on décante de nouveau et on dessèche l'éther en le laissant en contact, pendant vingt-quatre heures, avec du chlorure de calcium fondu. On distille et on enferme rapidement le produit dans des flacons bien bouchés et pleins.

Propriétés. — Liquide incolore, neutre, d'odeur alliacée, non inflammable. D = 1,975. Point d'ébullition 72°. Il est insoluble dans l'eau, très soluble dans l'alcool et l'éther. La lumière solaire l'altère en quelques instants, en le colorant en rose, par suite de la mise en liberté de l'iode.

Pharmacologie. — L'iodure d'éthyle est surtou employé pour combattre les accès d'asthme. On e donne, *à l'interieur*, en inhalations, à la dose de 10 à 50 gouttes, sur un mouchoir, et plusieurs fois par jour.

L'éther incolore doit seul être employé pour l'usage médical. Pour empêcher sa coloration, YVON conseille d'y ajouter des battitures d'argent qui, par agitation, s'emparent de l'iode libre.

ACÉTATE D'ÉTHYLE $C^2H^3O^2.C^2H^5 = 88$

Syn. : Éther acétique.

Découvert par LAURAGUAIS, en 1759.

Préparation. — On fait réagir l'acide sulfurique sur l'acétate de soude, en présence de l'alcool éthylique : il se fait de l'acétate d'éthyle, du sulfate de soude et de l'eau.

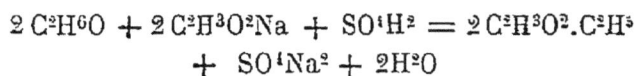

$$2\,C^2H^6O + 2\,C^2H^3O^2Na + SO^4H^2 = 2\,C^2H^3O^2.C^2H^5$$
$$+ SO^4Na^2 + 2H^2O$$

On prend :

Acétate de sodium desséché . . . . . 100 gr.
Alcool à 95°. . . . . 60 gr.
Acide sulfurique . . . . 150 gr.

Dans un ballon plongeant dans l'eau froide, on verse l'alcool et on y ajoute peu à peu l'acide sulfurique, en évitant l'échauffement. Quand le mélange est froid, on le verse dans une cornue de verre contenant l'acétate de soude bien sec et pulvérisé ; on adapte un réfrigérant de Liebig, on laisse vingt-quatre heures, puis on distille au bain de sable.

Purification. — Le produit distillé peut entraîner de l'alcool, de l'acide acétique et de l'eau.

Pour le purifier, Berthelot conseille de l'agiter avec une solution concentrée de chlorure de calcium additionné d'un peu de chaux éteinte. L'éther acétique se combine avec le chlorure de calcium et tombe au fond du vase, tandis que l'alcool et l'acide acétique restent dans la liqueur surnageante que l'on rejette par décantation. On distille le résidu en présence de chlorure de calcium sec qui retient l'eau.

Propriétés. — Liquide incolore, très mobile, d'odeur agréable légèrement acétique, neutre au tournesol. D = 0,907. Point d'ébullition 77°. Il est soluble dans l'alcool, l'éther et dans 11 parties d'eau ; celle-ci ne se mêle à lui, en toutes proportions, que s'il contient de l'alcool. Les alcalis le décomposent en alcool et acétate ; le chlorure de calcium le sépare de ses solutions aqueuses et forme avec lui un composé défini cristallin qui se décompose à 100°, en libérant l'éther acétique.

Impuretés. — L'éther acétique peut contenir de l'alcool, de l'eau, de l'acide acétique.

Essai. — L'éther acétique doit être dépourvu d'odeur empyreumatique, qui peut être due à l'emploi dans sa préparation d'acide pyroligneux ou d'alcool mauvais goût. Il ne doit pas rougir au tournesol.

L'*alcool* se caractérise, en chauffant avec un peu d'iode et de carbonate de potasse ; on obtient de l'iodoforme.

L'*acide acétique* se reconnaît en agitant l'éther avec un peu de litharge : il se produit de l'acétate de plomb qui se dépose sur les parois du flacon. On peut le reprendre par un peu d'eau distillée et caractériser le plomb par l'hydrogène sulfure ou l'iodure de potassium.

Pharmacologie. — L'éther acétique est un anesthésique faible, employé surtout pour l'usage externe. Pris par la voie stomacale, il favorise l'ivresse ; sa présence dans le vin blanc explique pourquoi celui-ci enivre plus vite que le vin rouge.

On l'administre, à l'*intérieur*, comme stimulant, antispasmodique, contre les indigestions, vomissements, crises d'hystérie. Il est propre à soulager un accès d'asthme et à diminuer les sécrétions bronchiques. A l'*extérieur*, on l'emploie en frictions contre le rhumatisme, la sciatique. On l'ajoute souvent aux vins blancs médiocres dans la proportion de 3 à 5 grammes par litre, pour les rendre plus agréables et plus capiteux et aux vins rouges pour les vieillir.

NITRITE D'ÉTHYLE $AzO^2.C^2H^5 = 75$

Syn. : Éther azoteux.

Préparation. — Cet éther résulte de l'action de l'acide azotique nitreux sur l'alcool.

Propriétés. — C'est un liquide jaunâtre, à odeur de pomme reinette, soluble dans 48 parties d'eau et dans l'alcool. $D = 0,94$. Point d'ébullition 18°.

C'est un diurétique que l'on prescrit en solution dans l'alcool ; il entre dans la potion de Choppart.

NITRITE D'AMYLE $AzO^2.C^5H^{11} = 117$

Préparation. — On chauffe légèrement, dans une cornue adaptée à un réfrigérant, un mélange d'acide azotique et d'alcool amylique. Dès que l'attaque commence, on laisse refroidir ; il distille-du nitrite d'amyle, de l'alcool amylique et de l'acide cyanhydrique. On additionne le produit distillé de potasse, pour décomposer l'acide cyanhydrique et on distille sans dépasser 100°.

Propriétés. — Liquide légèrement jaunâtre, d'odeur désagréable. $D = 0,877$. Point d'ébullition 95°.

Pharmacologie. — Le nitrite d'amyle accélère les battements du cœur. 3 à 5 gouttes sur un mouchoir suffisent pour que rapidement la face se congestionne : il se produit un léger vertige, la peau devient chaude, la fréquence du pouls s'élève d'une vingtaine de pulsations. Une dose plus forte amène des bourdonnements d'oreille, de la dyspnée, la perte de connaissance. Cet éther a été préconisé contre la migraine, l'angine de poitrine, l'asthme, les crises d'épilepsie.

La dose maxima, en inhalations, ne doit pas dépasser 5 gouttes, pour la première fois; mais l'accoutumance se fait vite et on est obligé d'élever de beaucoup les doses. Il est utile de conserver le nitrite d'amyle à l'abri de la lumière.

Éthers oxydes

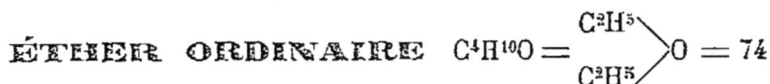

ÉTHER ORDINAIRE $C^4H^{10}O = \begin{matrix} C^2H^5 \\ C^2H^5 \end{matrix}\Big\rangle O = 74$

Syn. : Éther sulfurique. — Oxyde d'éthyle.

Découvert par VALERIUS CORDUS, en 1540.

Préparation. — On obtient l'éther par déshydratation de l'alcool, au moyen de l'acide sulfurique. L'appareil servant à cette préparation se compose d'un ballon de verre A, chauffé au bain de sable, et communiquant soit avec un réfrigérant de Liebig, soit avec le serpentin d'un alambic ordinaire. La spirale du réfrigérant se continue au dehors par un tube de verre permettant de recueillir l'éther loin de l'appareil de chauffage et de préférence dans une pièce voisine. On sépare quelquefois le récipient C du feu, à l'aide d'un écran B.

Le col du ballon est muni d'un bon bouchon qui livre passage à un thermomètre et à un tube en verre plongeant au fond du ballon et communiquant par son autre extrémité avec un vase D, à robinet, contenant de l'alcool à 95° et placé sur un support. On lute avec soin tous les joints de l'appareil, puis on prend :

Alcool à 95° . . . . 60 gr.
Acide sulfurique officinal. . 100 gr.

On verse avec précaution et en agitant, l'acide dans l'alcool et ce mélange est introduit dans le ballon. On

porte rapidement à l'ébullition et dès que le thermomètre marque 130°, on laisse couler l'alcool du flacon
supérieur régulièrement et assez lentement pour que la
température se maintienne entre 130° et 140° et que le
volume du liquide du ballon reste sensiblement le
même : l'éther distille d'une façon régulière. On peut
poursuivre l'opération jusqu'à ce qu'on ait employé
environ 2 litres 1/2 d'alcool.

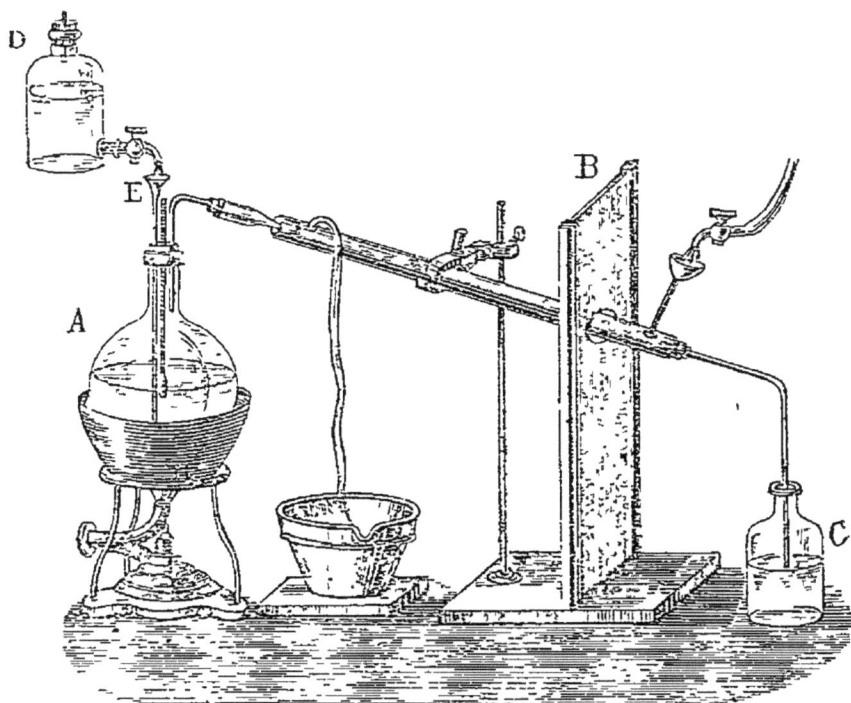

Fig. 19. — Préparation de l'éther ordinaire

La théorie de la formation de l'éther a été établie par
WILLIAMSON. L'acide sulfurique, en présence de l'alcool,
donne de l'eau et de l'acide éthyl-sulfurique :

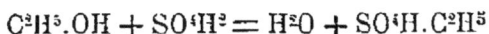

$$C^2H^5.OH + SO^4H^2 = H^2O + SO^4H.C^2H^5$$

L'alcool en excès réagit sur l'acide éthyl-sulfurique pour former l'éther et régénérer l'acide sulfurique.

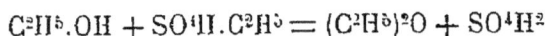

$$C^2H^5.OH + SO^4H.C^2H^5 = (C^2H^5)^2O + SO^4H^2$$

Cet acide sulfurique pourra de nouveau entrer en réaction et se régénérer et, par conséquent, éthérifier une quantité presque illimitée d'alcool.

La réaction est, du reste, compliquée d'autres réactions secondaires (PRUNIER).

Purification. — L'éther ainsi préparé contient toujours de l'eau, de l'alcool, du sulfate d'éthyle qui ont passé à la distillation, quelquefois de l'anhydride sulfureux provenant de la réduction de l'acide sulfurique et de l'acide acétique provenant de l'oxydation de l'alcool.

Pour purifier l'éther, on le laisse en contact quarante-huit heures avec 12 % de son poids d'une solution de potasse caustique à 1,32 (33 % de potasse), en agitant de temps en temps. La potasse absorbe l'acide sulfureux et décompose le sulfate d'éthyle. On décante l'éther, on l'additionne de 6 % d'huile d'amandes douces, qui se combine à l'excès de potasse, et on distille en recueillant seulement les 4/5 du liquide. On obtient ainsi l'*éther rectifié* du commerce.

Pour préparer l'*éther officinal* ou *anesthésique*, il faut laver le produit précédent avec deux volumes d'eau, décanter, le laisser en contact trente-six heures avec 1/10 de son poids d'un mélange à parties égales de chlorure de calcium fondu et de chaux éteinte, qui absorbent l'eau et les composés acides. Décanter à nouveau et distiller au bain-marie en recueillant seulement les neuf premiers dixièmes. Pour obtenir l'éther anhydre, CROLAS conseille de le distiller en présence d'un peu de sodium qui décompose l'eau.

Propriétés. — Le commerce livre de l'éther à trois degrés de pureté : l'éther à 65°, à 62° et à 56° Bé.

L'*éther à 65° B*ᵉ, est l'*éther pur officinal ;* il ne renferme ni alcool, ni eau ; sa densité est 0,720, à + 15°.

L'*éther à 62° B*ᵉ, ou *éther rectifié*, contient environ 3 %₀ d'alcool et des traces d'eau ; sa densité est 0,724.

L'*éther à 56° B*ᶜ a comme densité 0.758. On l'obtient en mélangeant 30 parties d'alcool à 70 parties d'éther rectifié.

L'*éther officinal* est un liquide très mobile, incolore, d'odeur agréable et de saveur brûlante, bouillant à 34°5. Il est très volatil et se dissout dans neuf parties d'eau et en toutes proportions dans l'alcool et les huiles fixes et volatiles ; il est insoluble dans la glycérine. Il dissout le brome, l'iode, quelques chlorures, les résines, les alcaloïdes. Il est neutre aux réactifs colorés.

Il s'oxyde peu à peu à l'air en se transformant en acide acétique et aldéhyde. Les acides minéraux et organiques se combinent à lui pour donner des éthers salins. Il brûle facilement, en donnant de l'eau, de l'anhydride carbonique et de l'acétylène. Il ne s'enflamme pas, comme le sulfure de carbone, au contact d'un charbon incandescent, qu'il peut éteindre, au contraire ; mais il s'allume facilement au contact d'une flamme, et même à distance, par suite de la très grande diffusibilité de ses vapeurs.

Impuretés. — L'éther ordinaire peut contenir de l'eau, de l'alcool, de l'aldéhyde, de l'acide acétique provenant de l'oxydation à l'air.

Essai. — La vérification de la pureté a une grande importance, lorsqu'il s'agit de l'éther anesthésique.

L'*eau* se décèle avec le sulfate de cuivre anhydre qui se colore en bleu.

L'*alcool*, en ajoutant à l'éther une solution alcaline et un peu d'iode : on obtient, en chauffant, des cristaux d'iodoforme. On peut encore additionner l'éther d'un cristal de fuchsine, qui produira une coloration rose.

L'*aldéhyde*, en laissant l'éther en contact avec une solution de potasse qui jaunira.

L'*acide acétique*, à l'aide du tournesol : coloration rouge.

L'éther pur doit se volatiliser sans résidu et sans dégager aucune odeur étrangère ; il ne doit pas se colorer sensiblement au contact d'un cristal de fuchsine.

Pharmacologie. — L'éther est anesthésique et antispasmodique. Son action anesthésique se produit plus lentement et avec une période d'excitation plus longue qu'avec le chloroforme ; mais il est moins toxique. La dose nécessaire pour produire l'anesthésie est d'environ 20 à 25 grammes.

En applications externes, il agit comme anesthésique local.

Doses et modes d'administration. — On le donne, à l'*intérieur*, à la dose de 10 à 20 gouttes comme tænifuge, contre les gastralgies, les vomissements, sous forme de potions, capsules, sirop, sur un peu de sucre ou mélangé à l'alcool (*liqueur d'Hoffman*). A l'*extérieur*, il agit comme calmant, dans les névralgies sciatiques, maux de dents, etc. On l'applique en compresses, pulvérisations ou liniments. Les injections sous-cutanées d'éther, à la dose de 1 gramme, constituent un des moyens les plus puissants et les plus inoffensifs de produire une excitation énergique, dans les cas de collapsus profond.

ALDÉHYDES ET DÉRIVÉS

Dans cette fonction nous étudierons : l'*aldéhyde formique*, dont l'emploi comme antiseptique tend à se généraliser, ainsi que ses composes principaux, les dérivés de l'*aldéhyde éthylique* et en particulier le *chloral* et les nombreux corps nouveaux auxquels il a donné naissance, et enfin un dérivé de l'aldéhyde butylique.

ALDÉHYDE FORMIQUE $CH^2O = 30$

Syn. : Formol. — Formaline. — Formaldéhyde.

Préparation. — On l'obtient par oxydation de l'alcool méthylique. Dans l'industrie, on fait passer des vapeurs d'alcool méthylique dans un tube contenant du coke chauffé au rouge sombre ; une partie de l'alcool s'oxyde et les produits sont recueillis dans un récipient refroidi. On obtient ainsi une solution à 40-45 % de formol dans l'alcool méthylique. Si l'on cherche à concentrer davantage, il y a polymérisation du produit et formation de trioxyméthylène solide.

Propriétés. — Le formol pur est un gaz soluble dans l'eau et l'alcool.

La solution commerciale est un liquide incolore, légèrement sirupeux, peu volatil, d'odeur vive et irritante, très soluble dans l'eau. Exposée à l'air, elle se concentre et laisse déposer des cristaux de trioxyméthylène. Elle contient environ 40 % de formol. Elle réduit le nitrate d'argent ammoniacal, la liqueur de Fehling et colore en violet la solution aqueuse rose d'un sel de fuchsine·

. **Pharmacologie.** — Les expériences de TRILLAT, BERLIOZ, MICQUEL, BARDET, etc., ont montré que le formol est un antiseptique aussi actif que le sublimé et, de plus, non toxique. A la dose de 0,25 à 1 $^{0}/_{00}$, il empêche complètement le développement des microbes pathogènes, même des bacilles typhique, cholérique, de la diphtérie, etc... Les viandes, fruits, pièces anatomiques se conservent avec leur couleur et leur forme dans des solutions étendues de formol.

Bien que ses solutions soient très actives, le formol en vapeurs agit d'une manière plus sûre et plus rapide, tuant tous les germes et bactéries soumis à son action. Aussi est-il appelé à rendre de grands services pour la désinfection des appartements ou des objets contaminés Les solutions à 1/4000 servent pour le pansement des plaies. On emploie aussi des bandes et ouates imprégnées de ces liquides.

Désinfection. — La désinfection d'un local peut se faire avec le formol en solution ou à l'état de gaz.

MICQUEL emploie les solutions aqueuses commerciales et opère de la façon suivante : il dissout une partie de chlorure de calcium cristallisé dans deux parties de solution commerciale de formol, de façon à obtenir un liquide de densité 1,20, avec lequel on humecte des linges qu'on étend dans les locaux à désinfecter ; on les laisse vingt-quatre heures.

TRILLAT désinfecte par les vapeurs de formol, qu'il obtient sur place à l'aide d'une lampe spéciale, dans laquelle des vapeurs d'alcool méthylique sont projetées sur une toile métallique chauffée au rouge; l'alcool s'oxyde en partie avec production d'aldéhyde formique. La tension des vapeurs de formol est telle, qu'elles pénètrent en deux à quatre heures tous les objets contenus dans le local, meubles, linges, vêtements, sans exercer sur eux aucune action nuisible. Il suffit ensuite d'aérer fortement.

Des expériences nombreuses ont démontré que la désinfection se faisait mieux et plus rapidement avec les vapeurs de formol produites au moment du besoin qu'avec les solutions commerciales.

Dérivés de l'aldéhyde formique

Paraforme. — Aldéhyde formique polymérisé, ou trioxyméthylène.

Substance blanche, cristallisée. insoluble dans l'eau, se décomposant par la chaleur en formol : d'où son emploi comme antiseptique et désinfectant.

Méthylal. — $H.CH(OCH^3)^2$ combinaison de l'aldéhyde formique avec deux molécules d'alcool methylique.

Liquide très volatil, bouillant à 12°, soluble dans l'eau, l'alcool, l'éther, employé à l'*intérieur*, comme hypnotique, à la dose de 0 gr. 50 à 1 gramme.

Dérivés de l'aldéhyde éthylique

1° **Paraldéhyde** $(C^2H^4O)^3$. — Produit de polymérisation de l'aldéhyde éthylique.

Cristaux fondant à 10°,5 en un liquide incolore, neutre, à odeur éthérée, bouillant à 124°, solubles dans l'eau froide, l'alcool et l'éther. $D = 0,998$. On l'emploie comme hypnotique, à la façon du chloral, à la dose de 2 à 3 gr., en une fois dans une potion.

2° **Acétal** $^3CH.CH(C^2H^5O)^2$. — Combinaison de 1 molécule d'aldéhyde éthylique avec 2 molecules d'alcool ordinaire et élimination de 1 molécule d'eau.

C'est un liquide incolore, éthéré, bouillant à 104°, peu soluble dans l'eau, employé à l'*intérieur* comme hypnotique et narcotique, à la dose de 2 à 5 grammes par jour.

3° **Bromal** C^2HBr^3O. — Dérivé tribromé de l'aldéhyde, employé à l'état d'hydrate. Son action est moindre que celle du chloral ; mais il n'agit pas sur le cœur.

4° CHLORAL ANHYDRE

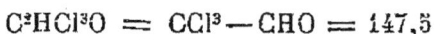

$$C^2HCl^3O = CCl^3—CHO = 147,5$$

Syn. : *Aldéhyde trichloré.*

Préparation. — On l'obtient en faisant agir le chlore sur l'alcool absolu. On fait passer à froid un courant de chlore sec dans de l'alcool absolu jusqu'à ce que celui-ci se colore en jaune ; ensuite, on chauffe peu à peu jusqu'à l'ébullition et en maintenant un courant rapide de chlore tant que ce dernier est absorbé. Dans le ballon contenant l'alcool, il se dépose une couche liquide d'hydrate de chloral, que l'on isole par décantation. On l'additionne de deux ou trois volumes d'acide sulfurique, qui transforme l'alcool non attaqué en éther, volatil à basse température et on distille avec précaution. Le produit distillé est rectifié par une nouvelle distillation à 95° sur de la chaux éteinte qui retient l'acide chlorhydrique. On obtient ainsi le chloral anhydre.

Le chlore en agissant sur l'alcool produit de l'aldéhyde

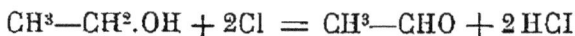

$$CH^3—CH^2.OH + 2Cl = CH^3—CHO + 2HCl$$

L'aldéhyde formé se combine avec l'alcool, pour donner de l'acétal.

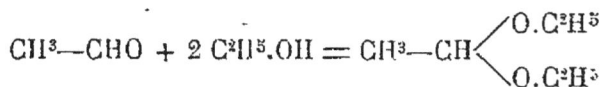

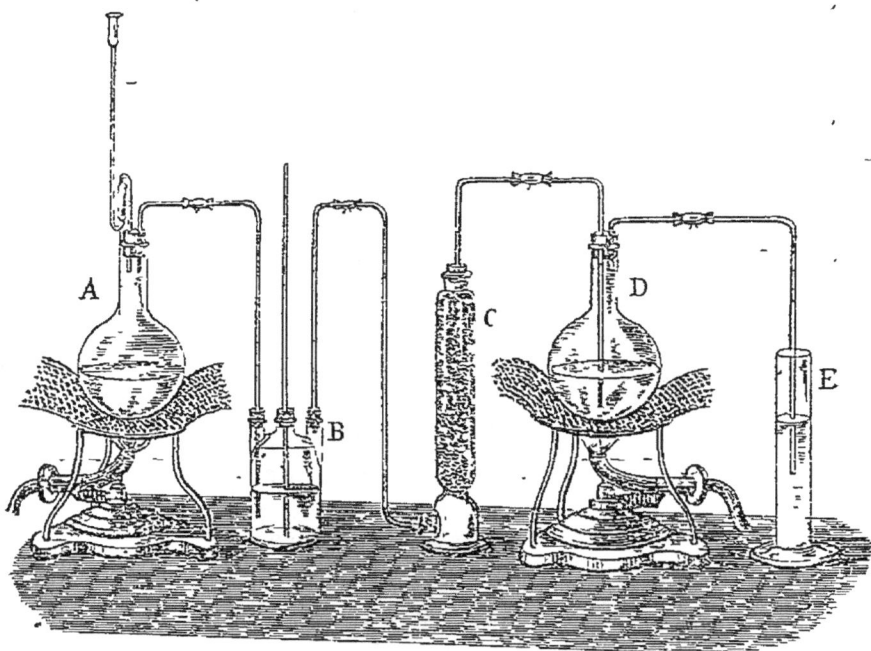

$$CH^3-CHO + 2\ C^2H^5.OH = CH^3-CH {\begin{smallmatrix} O.C^2H^5 \\ O.C^2H^5 \end{smallmatrix}}$$

Fig. 20. — Préparation du chloral anhydre

Cet acétal, en présence d'un excès de chlore et d'acide chlorhydrique, se décompose en chloral, alcool et chlorure d'éthyle.

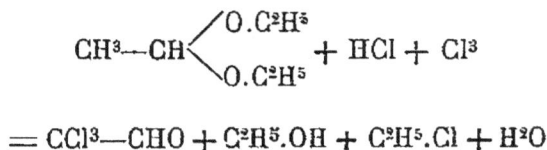

$$CH^3-CH {\begin{smallmatrix} O.C^2H^5 \\ O.C^2H^5 \end{smallmatrix}} + HCl + Cl^3$$

$$= CCl^3-CHO + C^2H^5.OH + C^2H^5.Cl + H^2O$$

Propriétés. Le chloral anhydre est un liquide incolore, d'odeur éthérée, très soluble dans l'eau, l'alcool et l'éther; il bout à 95°. Les alcalis le dédoublent en formiate alcalin et chloroforme ; les oxydants en acide trichloracétique $C^2HCl^3O^2$. Avec l'eau, il forme un hydrate cristallisé.

5° HYDRATE DE CHLORAL

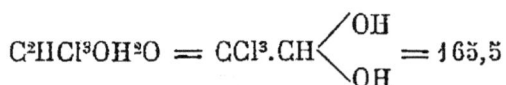

$$C^2HCl^3OH^2O = CCl^3.CH\left\langle{OH \atop OH}\right. = 165,5$$

Préparation. — On l'obtient en ajoutant 12,25 d'eau distillée à 100 grammes de chloral anhydre. La température s'élève d'abord, puis, par refroidissement, l'hydrate cristallise.

Purification. — On le dissout à chaud dans du chloroforme ou du sulfure de carbone, puis on laisse cristalliser.

Propriétés. — L'hydrate de chloral se présente soit en masses saccharoïdes, soit en cristaux prismatiques, blancs, d'odeur chloroformée, de saveur amère, fondant à 47°, en un liquide qui bout à 98°. Il est soluble dans 1/4 de son poids d'eau froide, dans l'alcool, l'éther, le chloroforme, la benzine, le sulfure de carbone. Il rougit à peine le tournesol et se déshydrate par l'acide sulfurique qui le convertit à froid en un polymère solide insoluble, le *métachloral*, qu'une température de 180° ramène à l'état de chloral liquide. Les alcalis le changent en formiate et chloroforme; trituré avec du camphre, il devient liquide.

Impuretés. — L'hydrate de chloral peut contenir de l'acide chlorhydrique, de l'alcoolate de chloral et des composés chlorés d'alcools supérieurs, si l'alcool employé était impur.

Essai. — Dans la solution aqueuse de chloral impur, on trouve :

Les *composés acides*, par la teinture bleue de tournesol, qui rougit.

Le *chlore* et l'*acide chlorhydrique*, par l'azotate d'argent, qui donne un précipité blanc de chlorure d'argent.

Les *composés chlorés d'alcools supérieurs*, par l'acide sulfurique, qui brunit.

L'*alcoolate de chloral*, en chauffant le chloral dans une capsule de porcelaine ; il dégage, dans ce cas, des vapeurs inflammables.

Le chloral pur ne donne aucune de ces réactions.

Dosage. — On peut doser le chloral, en déterminant la quantité de chloroforme qu'il donne, quand on le traite par une solution de potasse. 100 grammes de chloral donnent 72 gr. 2 de chloroforme.

On peut encore le chauffer avec un poids connu de soude caustique et doser ensuite l'alcali resté libre ; par différence, on a la soude absorbée et, par le calcul, la quantité de chloral correspondante.

Pharmacologie. — Le chloral appliqué sur la peau produit des effets vésicants qui peuvent aller jusqu'à une véritable brûlure. Ses solutions sont antiseptiques et préconisées, comme telles, dans le traitement de quelques dermatoses. Pris à l'intérieur, c'est un hypnotique et un anesthésique. On ne sait au juste comment il agit dans l'organisme. Pour LIEBRIECH, il se dédouble au contact des alcalis du sang en formiate et chloroforme. Pour d'autres, la plus grande partie du chloral traverse l'organisme sans décomposition. Il s'élimine par l'urine, sous forme d'acide urochloralique; ce qui peut être une preuve contre la théorie du dédoublement. L'effet principal de doses moyennes de chloral est le sommeil, se produisant une demi-heure environ après l'ingestion et ressemblant beaucoup au sommeil normal. Au réveil, il y a un peu de lourdeur de tête.

Doses et modes d'administration. — On le donne, à l'*intérieur*, à la dose de 1 à 5 grammes à la fois, en potion, solution, sirop ou capsules. Sa saveur amère désagréable est surtout masquée par le sirop d'écorces d'oranges ou le sirop de groseille. A l'*extérieur*, on l'administre en lotion, lavements, injections, en solution à 2 %.

Dérivés du chloral

Les dérivés du chloral qui tous, constituent des médicaments nouveaux sont, en les classant par ordre alphabétique : Le *chloralamide*, le *chloralose*, l'*hypnal*, le *somnal* et l'*ural*.

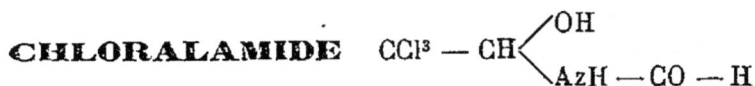

CHLORALAMIDE $CCl^3 - CH \begin{cases} OH \\ AzH - CO - H \end{cases}$

Syn. : Chloralformiamide.

Préparation. — Obtenu par la combinaison du chloral et de la formiamide.

CROLAS ET MOREAU.   28

Propriétés. — Cristaux incolores, de saveur amère non caustique, solubles dans l'eau, l'alcool, décomposables au-dessus de 60°. On l'emploie, à *l'intérieur*, comme hypnotique, à la dose de 2 à 3 grammes, en une seule fois.

CHLORALOSE $C^8H^{11}Cl^3O^6$

Syn. : Anhydroglucochloral.

Combinaison du glucose et du chloral, étudiée par HANRIOT et RICHET.

Préparation. — On l'obtient en traitant à 100°, pendant une heure, parties égales de chloral anhydre et de glucose sec. On lave à l'eau, puis à l'éther bouillant. La solution éthérée, étendue d'eau, est distillée plusieurs fois pour enlever le chloral. Le liquide restant laisse un résidu formé de deux corps : le chloralose soluble et le parachloralose insoluble dans l'eau, ce qui permet de les séparer.

Propriétés. — Le chloralose est en fines aiguilles fusibles à 184°, volatiles sans décomposition, peu solubles dans l'eau froide, solubles dans l'eau chaude et l'alcool.

Le chloralose est un hypnotique agissant à la façon du chloral, mais n'ayant aucune action sur le cœur, ce qui permet de le conseiller aux cardiaques. A la dose de 0 gr. 30 à 0 gr. 60, en cachets, il produit un sommeil tranquille, sans céphalalgie au réveil. A la dose de 1 gramme, il peut être dangereux et produire du tremblement, de l'asphyxie, etc.

HYPNAL

Syn. : Monochloral antipyrine.

Préparation. — On l'obtient par l'action du chloral sur l'antipyrine. On mélange à chaud une solution de 47 grammes de chloral dans 50 grammes d'eau et une solution de 53 grammes d'antipyrine dans 50 grammes d'eau ; on filtre rapidement. Par refroidissement, il se fait un dépôt huileux que l'on décante et que l'on dissout dans de l'eau chaude. Cette solution, abandonnée, laisse déposer de gros cristaux d'hypnal.

Propriétés. — Cristaux prismatiques, incolores, sans saveur, fondant à 68°, solubles dans 15 parties d'eau, plus solubles dans l'alcool. La solution d'hypnal rougit par addition de perchlorure de fer et réduit à chaud la liqueur de Fehling. Les acides faibles n'attaquent pas l'hypnal, mais les alcalis, même faibles, le décomposent en ses deux composants.

Pharmacologie. — Ce corps n'est pas irritant comme ses deux composants, et peut être administré aux malades souffrant de l'estomac ; car, il est probable que la décomposition de l'hypnal ne se fait dans l'organisme qu'au contact des alcalis de l'intestin. Il est plus hypnotique que le chloral, à dose égale, et de plus analgésique. On l'administre, à l'*intérieur*, à la dose de 1 à 2 grammes, en cachets, potion, élixir, sirop, contre l'insomnie, les névralgies dentaires, la migraine, etc... Sa saveur non désagréable le fait accepter facilement par les enfants.

$$\text{SOMNAL} \quad CCl^3 - CH \Big\langle \begin{matrix} OH & C^2H^5.O \\ C^2H^4 & AzH \end{matrix} \Big\rangle CO$$

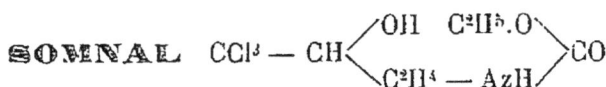

Syn. : *Éthylchloral-uréthane.*

Préparation. — C'est une combinaison de chloral et d'uréthane. Pour l'obtenir, on fait un mélange à parties égales d'hydrate de chloral, d'uréthane et d'alcool à 95°. On chauffe à 100°, dans le vide. Il se fait une solution incolore qui cristallise.

Propriétés. — Le somnal se présente en cristaux hygrométriques qui, à la dose de 2 grammes, sont doués de propriétés hypnotiques, comme le chloral et l'uréthane, mais ne produisent pas, comme eux, de phénomènes secondaires désagréables sur la circulation et la digestion. Le commerce livre le somnal en solutions alcooliques.

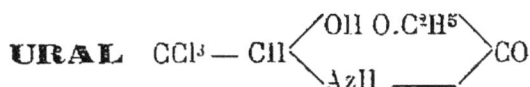

$$\text{URAL} \quad CCl^3 - CH \Big\langle \begin{matrix} OH & O.C^2H^5 \\ AzH & \underline{\quad\quad} \end{matrix} \Big\rangle CO$$

Syn. : *Chloral-uréthane*

Propriétés. — Cristaux amers, transparents, solubles dans l'alcool, peu solubles dans l'eau, ne présentant, comme hypnotique, aucun avantage sur ses deux composants.

Dérivés de l'aldéhyde butylique

BUTYLCHLORAL $CCl^3—C^2H^4—CHO$

Syn. : *Croton-chloral.* — *Aldéhyde butylique trichlorée.*

Propriétés. — Liquide oléagineux, incolore, à odeur de chloral, insoluble dans l'eau, avec laquelle il forme un hydrate peu soluble, soluble dans l'alcool. A la dose de 1 à 2 grammes par jour, à l'*intérieur*, c'est un hypnotique et un antinévralgique.

Sucres

Dans ce groupe des sucres, dont le nombre augmente chaque jour, nous n'étudierons que le *saccharose* et le *lactose*. Deux autres corps, la *saccharine* et le *sucrol*, dont la saveur sucrée se rapproche de celle des sucres, seront étudiés dans les amines de la série aromatique.

SACCHAROSE $C^{12}H^{22}O^{11} = 342$

Syn. : *Sucre de canne.*

Préparation. — La préparation du sucre est industrielle et se fait à l'aide du suc de canne ou de betterave que l'on chauffe à l'ébullition, avec un peu de chaux qui donne du saccharate de chaux (défécation), tandis que les matières organiques, facilement fermentescibles, s'éliminent sous forme d'écumes. On filtre, on traite par l'acide carbonique pour précipiter la chaux et remettre le saccharose en liberté ; puis, on décolore au noir

animal et on fait cristalliser, après concentration dans
des appareils spéciaux. On obtient la *cassonade*. Le
sucre ainsi produit est soumis au raffinage. Pour
cela, on le dissout dans un peu d'eau, on y ajoute du
noir animal et un peu de sang de bœuf, pour entraîner
les matières en suspension ; on filtre, on concentre et
quand la solution est près de cristalliser, on la verse dans
des moules coniques. Après cristallisation, on arrose ces
pains, avec une solution saturée de sucre contenant un
peu de matière colorante bleue. Les produits étrangers
sont entraînés et la coloration bleue fait paraître le
sucre plus blanc. La solution, d'où on a enlevé les cristaux, constitue les *mélasses*, que l'on soumet à la fermentation pour en retirer du rhum ou dont on extrait le
sucre, soit par dialyse, soit par la baryte.

Propriétés. — Le sucre de canne est un polyglu-
coside formé par l'union du *glucose* et du *fructose*, avec
élimination de 1 molécule d'eau. Il cristallise en
prismes rhomboïdaux obliques, incolores, durs, de densité 1,60. Il est soluble dans 1/3 partie d'eau froide et
0,20 parties d'eau bouillante, insoluble dans l'éther et
l'alcool absolu froid, un peu soluble dans l'alcool bouillant. Il est dextrogyre : $\alpha = 73^\circ,8$. A 160°, il fond et, par
refroidissement, se prend en masse (sucre d'orge) ; vers
200°, il se transforme en caramel ; à une plus haute température, il donne un charbon brillant et très pur.

Le sucre se combine aux alcalis, en particulier avec la
chaux, pour former des sucrates. Les acides étendus
l'hydratent, surtout à chaud : il se fait du sucre inter-
verti, mélange de glucose et de fructose ; ce mélange
est lévogyre. L'acide sulfurique concentré le charbonne ;
l'acide azotique donne de l'acide saccharique. La saccharose ne réduit pas immédiatement la liqueur de Fehling

et ne brunit pas les alcalis (différence avec le glucose);
mais, si on fait bouillir quelques minutes ou si l'on fait
agir au préalable sur le sucre un acide étendu, qui produit du glucose, la réduction a lieu. Sous l'influence de
la levure de bière, la saccharose s'intervertit d'abord et
fermente ensuite, pour donner de l'alcool, avec un peu
de glycérine et d'acide succinique.

Falsifications. — On falsifie le saccharose, surtout
en poudre, par addition de glucose,

Essai. — Le glucose réduit immédiatement la liqueur
de Fehling et colore en jaune les alcalis, ce que ne fait
pas la solution de saccharose.

Pharmacologie. — Le sucre de canne sert surtout
à la préparation des sirops, pastilles, granules, électuai-
res, etc... On l'employait autrefois comme antiseptique,
dans le pansement des plaies, soit en poudre, soit sous
forme de vin sucré. Il est contre-indiqué dans la diarrhée, la goutte, la diathèse urique, l'obésité, le diabète
sucré, etc.

Sucre candi. — On l'obtient en concentrant du
sirop de sucre jusqu'à 37° Bé; on tend des fils dans la solution et on laisse à l'étuve vers 30°, pendant plusieurs
jours. Le sucre se dépose en gros cristaux sur les fils.
Le sucre candi ne diffère en rien du saccharose.

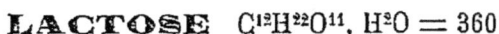

LACTOSE $C^{12}H^{22}O^{11}, H^2O = 360$

Syn. : Sucre de lait.

Préparation. — On porte du lait à l'ébullition, on
précipite la caséine par un peu d'acide acétique, on filtre.

La liqueur additionnée de noir animal, filtrée et concentrée, laisse cistalliser le lactose.

Propriétés. — Cristaux en prismes rhomboïdaux droits, hémiédriques, très durs, dextrogyres ($\alpha = 59,3$), solubles dans 2 parties d'eau bouillante et 6 parties d'eau froide, insolubles dans l'alcool et l'éther. Chauffé, le lactose se déshydrate à 150°, brunit à 170° et se caramélise au-dessus. Les acides étendus le transforment en un mélange de glucose et galactose. L'acide sulfurique concentré ne le noircit pas. Il réduit, même à froid, la liqueur de Fehling, brunit par la potasse et subit les fermentations lactique et butyrique ; la fermentation alcoolique ne se produit qu'en présence d'un excès de levure de bière. L'acide azotique le transforme en acide mucique. Quand on sature à chaud une solution de lactose par de l'acétate neutre de plomb, puis qu'on ajoute goutte à goutte de l'ammoniaque à la liqueur bouillante, on obtient une coloration jaune, puis orangée et rouge (RUBNER).

Falsifications. — On falsifie le lactose, surtout en poudre, par addition de glucose ou de saccharose.

Essai. — La *saccharose* se reconnaît par l'acide sulfurique, qui la charbonne sans attaquer le lactose.

CONRADY indique la réaction suivante : on dissout 1 gramme de sucre de lait dans 10 c. c. d'eau, on ajoute 0 gr. 10 de résorcine blanche et 1 c.c. d'acide chlorhydrique, on fait bouillir cinq minutes : il se produit une coloration rouge, s'il y a de la saccharose.

Le *glucose* se reconnaît en faisant bouillir le sucre de lait suspect avec une solution d'acétate de cuivre ; si le lactose est pur, il ne réduit la solution qu'après une longue ébullition ; s'il est impur, la réduction se fait facilement.

Pharmacologie. — GERMAIN SÉE a appelé l'atten-
tion sur les propriétés diurétiques remarquables du
sucre de lait. A la dose de 100 grammes par jour, pris
à l'intérieur, c'est un diurétique excellent et inoffensif
pour les malades dont les reins fonctionnent mal. On
le donne dans de la tisane ou dans de l'eau ; trois ou
quatre litres de lait agissent de la même façon. DUJARDIN-
BEAUMETZ et DASTRE ont montré que le glucose possédait
les mêmes propriétés.

Anhydrides polyglucosiques

Nous étudierons dans ce groupe des corps qui dérivent
de la combinaison de plusieurs molécules de glucose,
avec élimination d'eau. Ce sont : l'*amidon*, la *dextrine* et
un dérivé nitré de la cellulose, le *fulmicoton*.

AMIDON $(C^6H^{10}O^5)x$

Préparation. — 1° *Amidon de blé.* — On fait, avec
de la farine de froment, une pâte, qui est malaxée sous
un filet d'eau par des cylindres cannelés en bois.
L'amidon est entraîné, tandis que le gluten reste. On
fait légèrement fermenter cet amidon pour enlever toute
trace de gluten, ensuite on lave à l'eau et on sèche sur
des aires en plâtre, puis à l'étuve. L'amidon subit un
retrait qui le divise en aiguilles prismatiques irrégulières,
simulant une cristallisation. Autrefois, on soumettait la
pâte faite avec la farine et l'eau à la fermentation, qui
détruisait le gluten et laissait l'amidon non attaqué. Ce

procédé ne s'applique plus maintenant qu'aux farines avariées.

2° *Fécule*. — On l'obtient en râpant des pommes de terre, délayant la pulpe dans l'eau et jetant sur un tamis fin ; la fécule passe, les débris végétaux restent sur le tamis. On lave la fecule par plusieurs décantations et on la sèche à l'étuve.

Propriétés. — L'amidon est blanc, pulvérulent, doux au toucher. Sa forme, examinée au microscope, varie avec la nature du végétal originel. Il est insoluble dans l'eau froide, l'alcool et l'éther. Chauffé avec de l'eau, il se gonfle vers 60° et se transforme en empois. Maintenu longtemps, avec de l'eau, à l'ébullition, il se dissout (*amidon soluble*). A 160°, il se transforme en dextrine. Sous l'influence de l'acide azotique faible, il donne de l'acide oxalique ; l'acide pur le dissout et la solution étendue d'eau laisse déposer de la xyloïdine. Les acides minéraux étendus le transforment en dextrine et glucose; la salive, la diastase, le suc pancréatique agissent de même. Les alcalis le gonflent et le rendent soluble. L'iode se fixe sur l'amidon, en donnant, pour certains chimistes, des combinaisons bien définies, pour d'autres, un simple mélange. GUICHARD admet qu'il se fait un composé incolore qui dissout de l'iode libre lequel produit la coloration bleue.

Falsifications. — On additionne souvent l'amidon de talc, de sulfate de chaux, de sulfate de baryte, ou bien, on substitue à l'amidon de froment des amidons de riz, de maïs, etc.

Essai. — Les *substances minérales* se reconnaîtront en traitant par la soude, qui dissout l'amidon sans attaquer les autres substances.

La substitution des *amidons de maïs* ou *de riz* à l'amidon de froment n'a pas grande importance ; on la reconnaîtra d'ailleurs facilement par l'examen microscopique des grains.

Pharmacologie. — On emploie l'amidon sous forme de poudre, cataplasme, glycérolé, lavements, etc.

IODURE D'AMIDON

Petit le prépare en triturant dans un mortier 100 gr. d'amidon, avec une solution éthérée de 12 grammes d'iode, jusqu'à évaporation complète de l'éther. La poudre obtenue est placée au bain-marie bouillant pendant une demi-heure. On obtient ainsi un produit soluble et privé d'un excès d'iode.

L'iodure d'amidon est pulvérulent, noir, soluble dans l'eau en la colorant en bleu. La chaleur le décolore, mais, par refroidissement, il reprend sa couleur. Sa composition chimique est mal définie. On l'administre, à l'*intérieur*, comme antiscrofuleux, à la dose de 1 à 2 grammes, en sirop. Son usage est très restreint.

DEXTRINE $(C^6H^{10}O^5)y$

Préparation. — 1° On l'obtient en mouillant la fécule avec 1/3 d'eau aiguisée d'acide azotique et séchant à l'air. On pulvérise le produit et on le porte à l'étuve, vers 120°, pendant une heure environ.

2° Dans l'industrie, on se borne à chauffer l'amidon vers 150°, dans un cylindre métallique, jusqu'à ce que la masse ait une couleur brun clair et répande l'odeur de pain cuit. Ce produit renferme beaucoup d'amidon non transformé, ainsi que du glucose.

3° Pour avoir de la dextrine pure et blanche, on dissout dans très peu d'eau le produit commercial et on ajoute 3 à 4 volumes d'alcool à 90° qui précipite la dextrine; on sèche ensuite.

Propriétés. — Poudre amorphe, blanche, souvent jaunâtre, dextrogyre, soluble dans l'eau et l'alcool faible, insoluble dans l'éther et l'alcool fort. Elle est considérée comme un mélange de plusieurs isomères : *érythrodextrine*, *achroodextrine*. Les acides étendus, la diastase la transforment en glucose. Elle ne réduit pas la liqueur de Fehling (différence avec le glucose) et ne se colore pas en bleu par l'iode (différence avec l'amidon); elle ne précipite pas le perchlorure de fer, ni l'acétate neutre de plomb (différence avec la gomme). On s'en est servi pour la confection d'appareils inamovibles.

FULMICOTON

Préparation. — On soumet la cellulose à l'action d'un mélange d'acides sulfurique et azotique.

Le Codex indique :

Acide sulfurique officinal.	1.000 gr.
Acide azotique officinal.	500 gr.
Coton cardé séché à 100°.	55 gr.

On plonge, par petites portions, le coton dans le mélange froid des deux acides et on laisse quarante-huit heures. Puis on le retire, on le lave à grande eau, tant que l'eau de lavage précipite par le chlorure de baryum (indice d'acide sulfurique); enfin, on sèche à l'air.

MittchElL conseille d'employer du coton que l'on a, au préalable, dégraissé par ébullition dans une solution à 1 $^{0}/_{0}$ de carbonate de potasse, puis lavé et séché. Le produit ainsi obtenu serait plus soluble dans le mélange éthéro-alcoolique que celui du Codex.

Propriétés. — Le fulmicoton a l'apparence du coton ; il est insoluble dans l'eau, l'alcool et l'éther, mais il est soluble dans un mélange d'alcool et d'éther, dans l'acide acétique, l'éther acétique, etc. Il est explosif et brûle rapidement, quand on l'enflamme.

Pharmacologie. — Le fulmicoton sert surtout à la préparation du collodion.

Imparfaitement lavé, il se conserve mal, car la moindre trace d'acide libre facilite sa décomposition ; il devient alors peu soluble et donne un collodion non homogène, peu élastique et séchant mal.

ACÉTONES

Dans cette fonction nous étudierons trois corps dont la thérapeutique s'est enrichie récemment et dont les formules chimiques ont beaucoup d'analogie : ce sont le *sulfonal*, le *trional*, et le *tétronal*.

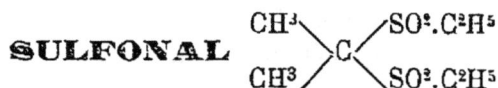

$$\textbf{SULFONAL} \quad \begin{matrix} CH^3 \\ \\ CH^3 \end{matrix} \!\!>\!\! C \!\!<\!\! \begin{matrix} SO^2.C^2H^5 \\ \\ SO^2.C^2H^5 \end{matrix}$$

Syn. : Diéthylsulfone-diméthylméthane.

Préparation. — On l'obtient par la combinaison de l'éthylmercaptan (C^2H^5.SH) et de l'acétone (C^3H^6O) et l'oxydation du produit formé.

On fait passer un courant de gaz chlorhydrique sec
dans un mélange de 1 partie d'acétone et 2 parties d'éthylmercaptan ou sulfhydrate d'éthyle. On obtient ainsi un
liquide peu odorant et très mobile, qui est du mercaptol
Pour l'oxyder, on l'agite avec une solution à 5 °/₀ de
permanganate de potasse et on ajoute de temps en
temps de l'acide sulfurique jusqu'à ce qu'il n'y ait plus
de coloration. On concentre au bain-marie et on laisse
cristalliser. On purifie par plusieurs cristallisations dans
l'eau ou l'alcool.

Propriétés. — Cristaux prismatiques, incolores,
fusibles à 125°,5 en un liquide incolore, bouillant à
300°, volatil sans résidu. Le sulfonal est soluble dans
500 parties d'eau froide, 15 parties d'eau bouillante,
65 parties d'alcool et dans l'éther. Chauffé avec son
poids de cyanure de potassium sec, il dégage des
vapeurs de mercaptan à odeur désagréable (odeur d'ail);
la masse fondue, dissoute dans l'eau, donne, avec le
perchlorure de fer, une coloration rouge, due à la formation d'un sulfocyanate alcalin.

Essai. — Il ne doit précipiter ni par l'azotate d'argent (*acide chlorhydrique*), ni par l'azotate de baryte
(*acide sulfurique*, par défaut de lavages), ni par le sulfate
d'ammoniaque. Il ne doit pas décolorer une solution au
centième de permanganate de potasse (*hydrogène sulfuré*), ni laisser de résidu par calcination (*substances
minérales*).

Pharmacologie. — C'est un hypnotique dont l'action serait plus énergique que celle de la paraldéhyde et
même du chloral; mais il n'agit que lentement (après un
temps variant entre une demi-heure et quatre heures).

On le donne, à l'*intérieur*, à la dose de 1 à 3 grammes, en cachets, pour provoquer un sommeil qui dure de quatre à neuf heures (0 gr. 10 à 0 gr. 50 chez l'enfant).

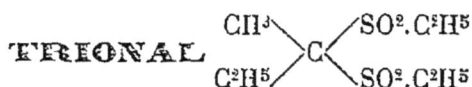

$$\text{TRIONAL} \qquad \begin{matrix} CH^3 \\ \\ C^2H^5 \end{matrix} \diagdown C \diagup \begin{matrix} SO^2.C^2H^5 \\ \\ SO^2.C^2H^5 \end{matrix}$$

Syn. : Diéthylsulfone-méthyléthylméthane.

Propriétés. — Cristaux, de saveur amère, peu solubles dans l'eau froide (1/320), plus solubles dans l'eau chaude, l'alcool et l'éther.

On le donne à l'*intérieur* en cachets comme hypnotique, à la dose de 1 gramme. Il agirait mieux que le sulfonal en provoquant plus rapidement (après 15 à 20 minutes) un sommeil plus profond et de plus longue durée.

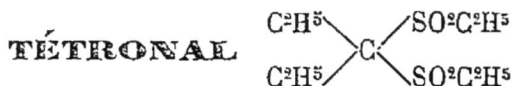

$$\text{TÉTRONAL} \qquad \begin{matrix} C^2H^5 \\ \\ C^2H^5 \end{matrix} \diagdown C \diagup \begin{matrix} SO^2C^2H^5 \\ \\ SO^2C^2H^5 \end{matrix}$$

Syn. : Diéthylsulfone - diéthylméthane.

Propriétés. — Cristaux en lamelles brillantes, fondant à 85°, ayant à la fois une saveur amère et camphrée, solubles dans 450 parties d'eau froide, dans l'éther et surtout dans l'alcool. Les propriétés thérapeutiques et la posologie sont celles du trional.

ACIDES

La fonction acide renferme de nombreux corps dont plusieurs sont couramment employés en pharmacie, soit en nature, soit pour la préparation de médicaments chimiques ou galéniques. Nous les diviserons, comme on le fait en chimie, d'après leur atomicité et leur basicité, et nous étudierons successivement : 1° les *acides monoatomiques* ; 2° les *acides diatomiques monobasiques* ; 3° les *acides tétratomiques bibasiques* ; 4° les *acides tétratomiques tribasiques*.

ACIDE ACÉTIQUE $C^2H^4O^2 = CH^3 - CO^2H = 60$

Préparation. — PROCÉDÉ DE LABORATOIRE. — On obtient de l'acide acétique pur, en décomposant par l'acide sulfurique concentré un acétate alcalin.

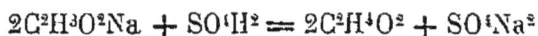

$$2C^2H^3O^2Na + SO^4H^2 = 2C^2H^4O^2 + SO^4Na^2$$

On prend :

Acétate de soude cristallisé . . . . 625 grammes.
Acide sulfurique officinal . . . . . 250 grammes.

L'acétate de soude est desséché complètement, en le chauffant au bain de sable, dans une capsule de porcelaine, puis pulvérisé. On l'introduit dans un ballon avec l'acide sulfurique, on adapte un réfrigérant de Liebig et on chauffe doucement : l'acide acétique distille. On recueille environ 180 grammes de produit, qui est rectifié par une nouvelle distillation sur de l'acétate de soude sec. On obtient ainsi l'*acide acétique ordinaire*.

PROCÉDÉ INDUSTRIEL. — 1° L'industrie livre deux sortes d'acide acétique : l'*acide pyroligneux* et l'*acide ordinaire*. Pour les préparer, on distille du bois en vases clos. Du produit obtenu on isole, par distillation fractionnée, de l'alcool méthylique, divers éthers, de l'acétone, etc., et de l'acide pyroligneux.

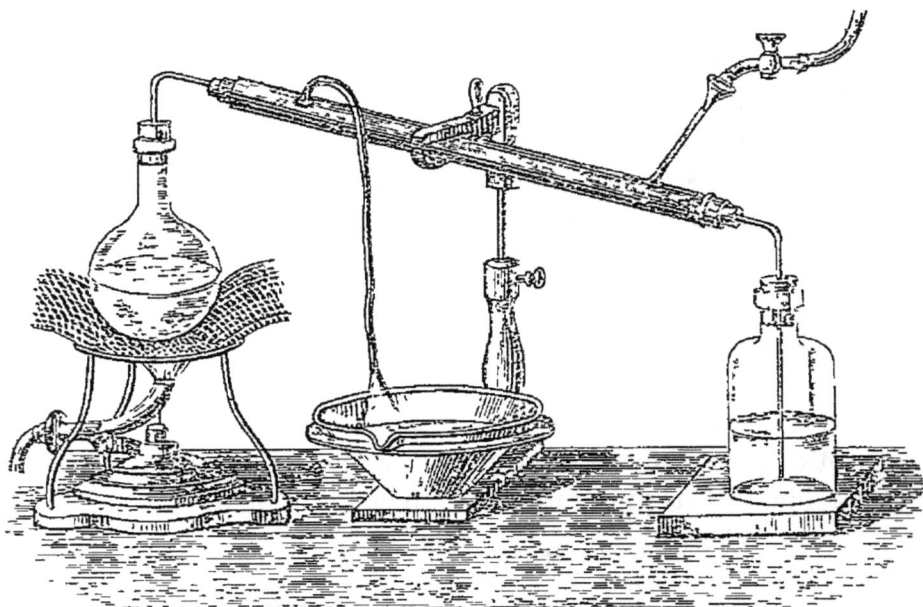

Fig. 21. — Préparation de l'acide acétique

Pour en retirer l'acide acétique ordinaire, on sature l'acide pyroligneux par du carbonate de soude ; il se fait de l'acétate de soude que l'on calcine jusqu'à fusion ignée, pour détruire les matières organiques étrangères. Le sel ainsi obtenu, traité par l'acide sulfurique comme précédemment, donnera de l'acide acétique ordinaire.

2° On prépare de l'acide acétique étendu impur, ou *vinaigre*, en exposant à l'air un liquide alcoolique tel que le vin. L'alcool s'oxyde sous l'influence du *Mycoderma aceti*

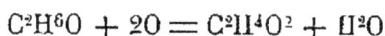

$$C^2H^6O + 2O = C^2H^4O^2 + H^2O$$

3° L'acétate de cuivre cristallisé, traité par un acide énergique, ou distillé à sec dans une cornue, donne un acide acétique particulier qui est le *vinaigre radical* et qui contient un peu de cuivre.

Purification. — L'acide acétique commercial est toujours aqueux. Pour l'avoir anhydre et cristallisable, on le distille sur de l'acétate de soude sec et fondu. On met de côté le premier dixième, comme trop aqueux, et le reste refroidi donne des cristaux qui sont recueillis et desséchés sous une cloche à acide sulfurique. Ces cristaux constituent l'*acide acétique monohydraté* ou *cristallisable*.

Propriétés. — L'acide acétique se trouve dans le commerce sous divers états :

1° L'*acide acétique monohydraté* ou *cristallisable* est un liquide incolore, très réfringent, d'odeur très vive et piquante, se solidifiant à + 17° en lamelles incolores. Sa densité est 1,055, à + 15°. Il bout à 118° et distille sans résidu. Son mélange avec l'eau se fait avec contraction. C'est un acide énergique, produisant la vésication, coagulant la caséine et dissolvant le camphre, les résines, la fibrine et l'albumine. Il est soluble dans l'eau et l'alcool.

Le vinaigre radical se rapproche de l'acide monohydraté.

2° L'*acide acétique ordinaire* ou *du commerce* est liquide, complètement volatil, de densité 1,060, à + 15°. Son odeur est celle du vinaigre, mais très accentuée. Il contient environ 48 %/₀ d'acide cristallisable.

3° L'acide *pyroligneux*, ou *vinaigre de bois*, est un liquide brun, retenant une certaine quantité de goudron et bon nombre d'impuretés, telles que furfurol, acétone, etc.

4° Le *vinaigre* n'est que de l'acide acétique étendu, contenant les divers sels et éthers du vin.

On emploie de préférence, en pharmacie, le vinaigre blanc ou le vinaigre rouge décoloré au noir animal. Il doit contenir au moins 7 % d'acide cristallisable.

La chaleur décompose l'acide acétique en divers hydrocarbures et en acide carbonique ; le chlore, le brome, l'iode, donnent des produits de substitution ; les agents oxydants le transforment difficilement en acide oxalique.' Saturé par une base et calcine avec de l'acide arsénieux, il dégage des vapeurs abondantes et infectes de cacodyle.

Impuretés et falsifications. — L'acide acétique cristallisable est pur. L'acide ordinaire peut contenir comme impuretés de l'acide sulfureux et des matières empyreumatiques ou organiques provenant du bois qui a servi à la préparation ; on l'additionne souvent d'acides sulfurique, chlorhydrique, azotique et d'eau.

Essai. — L'acide *sulfureux* se trouve en ajoutant à l'acide acétique un peu de zinc et d'acide sulfurique ; l'hydrogène produit transforme l'acide sulfureux en hydrogène sulfuré, que l'on reconnaît en exposant aux vapeurs un papier à l'acétate de plomb qui noircit.

On peut encore ajouter à l'acide acétique quelques gouttes de solution de permanganate de potasse très étendu ou de teinture d'iode qui seront décolorées.

Les *matières empyreumatiques* et *organiques* se reconnaissent par l'évaporation, qui développe une odeur désagréable et laisse un résidu brun.

L'*acide sulfurique* sera décelé par le chlorure de baryum : précipité blanc, insoluble dans les acides.

L'*acide chlorhydrique*, par l'azotate d'argent : précipité blanc, insoluble dans l'acide azotique.

L'*acide azotique,* par addition de quelques gouttes de sulfate d'indigo qui seront décolorées, ou par la diphénylamine : coloration bleue.

L'*eau,* par le titrage. L'addition d'eau ne modifiant qu'à peine la densité, celle-ci ne peut servir comme moyen d'essai ou de dosage.

La recherche des acides minéraux peut encore se faire à l'aide d'une solution de violet de méthylaniline. On en verse quelques gouttes dans l'acide acétique : la coloration violette passe au bleu vert, s'il y a des acides minéraux.

Titrage. — 1° 100 grammes d'acide monohydraté doivent saturer 51 gr. 66 d'oxyde de sodium Na^2O, ou 88 gr. 33 de carbonate de soude pur et anhydre CO^3Na^2.

2° 100 grammes d'acide ordinaire (à 1,060) saturent 24 gr. 8 d'oxyde de sodium ou 42 gr. 4 de carbonate de soude pur et anhydre.

3° 100 grammes de bon vinaigre contiennent environ 7 grammes d'acide monohydraté ou 14 grammes d'acide ordinaire.

Pharmacologie. — L'acide acétique cristallisable est un caustique très énergique, mais douloureux ; il blanchit les muqueuses et produit, après quelque temps de contact, de la vésication et une inflammation intense.

Pris à l'*intérieur*, il est astringent, hémostatique, eupeptique ; d'où son emploi comme condiment. Ajouté à l'eau pendant l'été, il fournit une boisson agréable et très désaltérante.

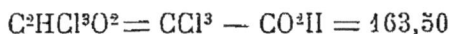

L'acide acétique très étendu (eau vinaigrée), appliqué à l'*extérieur*, excite agréablement la peau et diminue la sécrétion sudorale. En frictions, il produit une action révulsive.

Pour l'usage externe, on a conseillé l'acide acétique comme caustique des verrues et des cors et sous forme de lotions vinaigrées, contre les sueurs trop abondantes. Un lavement composé de 1 partie de vinaigre et de 3 parties d'eau est purgatif et vermifuge.

On prépare aussi un vinaigre artificiel pour usages vétérinaires. En voici la formule :

1° Acide acétique cristallisable. . . . . . 70 gr.
   Eau. . . . . 930 gr.
2° Acide acétique ordinaire, à 1,060. . . . 140 gr.
   Eau. . . . . 860 gr.

ACIDE TRICHLORACÉTIQUE

$$C^2HCl^3O^2 = CCl^3 - CO^2H = 163,50$$

Préparation. — On l'obtient en oxydant le chloral par l'acide azotique.

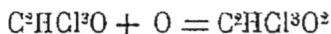

$$C^2HCl^3O + O = C^2HCl^3O^2$$

Propriétés. — Il se présente en cristaux incolores, très déliquescents, solubles dans l'eau et l'alcool.

Pharmacologie. — C'est un anesthésique faible et un antiseptique qui se place entre le phénol et le chlorure de zinc. On l'a surtout prôné comme caustique préférable aux acides azotique et chromique. En présence des alcalis, il se dédouble en bicarbonate et chloroforme.

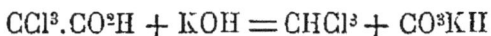

$$CCl^3.CO^2H + KOH = CHCl^3 + CO^3KH$$

On l'emploie, à *l'exterieur*, en solution aqueuse à 2,5 %, pour le pansement des plaies, de l'érysipèle, du chancre mou, etc.

ACIDE VALÉRIANIQUE

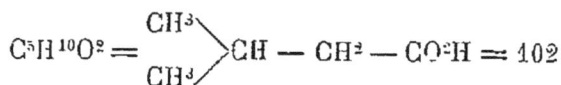

$$C^5H^{10}O^2 = \begin{matrix} CH^3 \\ \\ CH^3 \end{matrix}\Big\rangle CH - CH^2 - CO^2H = 102$$

Syn. : Acide valérique.

Il existe plusieurs acides valérianiques isomériques ; en pharmacie, on emploie surtout celui qui dérive par oxydation de l'alcool amylique de fermentation.

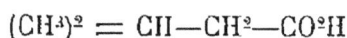

$$(CH^3)^2 = CH - CH^2 - CO^2H$$

Préparation. — 1° On oxyde de l'alcool amylique de fermentation par un mélange de bichromate de potasse et d'acide sulfurique : il se fait de l'acide valérianique, de l'aldéhyde valérique et du valérate d'amyle. On traite le tout par la soude, qui detruit l'éther et sature l'acide ; on fait cristalliser. Le valérianate de soude forme est décomposé par l'acide sulfurique étendu. L'acide valérianique se rassemble à la surface sous forme d'une couche huileuse que l'on décante et que l'on purifie par distillation.

2° On peut encore l'extraire de la racine de valériane, en traitant celle-ci par le mélange de bichromate de potasse et d'acide sulfurique.

Propriétés. — Liquide incolore, d'odeur désagréable, rappelant l'acide butyrique. Il est soluble dans 30 parties d'eau froide, dans l'alcool et l'éther. Obtenu à l'aide de l'alcool amylique; sa densité est 0,947 à 0°. Il bout à 178° et est dextrogyre. Retiré de la valériane, il est inactif; il bout à 175°; sa densité est $D = 0,955$.

Pharmacologie. — L'acide valérianique a été regardé longtemps comme possédant les propriétés antispasmodiques de la valériane. Aujourd'hui, on sait que, dans cette plante, l'essence seule est active; aussi l'acide valérianique et les valérianates sont-ils de plus en plus oubliés.

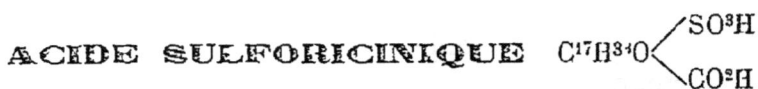

ACIDE SULFORICINIQUE $C^{17}H^{34}O\Big\langle {}^{SO^3H}_{CO^2H}$

Syn. : Solvine. — Sulfoléine. — Polysolve.

On l'obtient en faisant agir l'acide sulfurique sur l'huile de ricin.

C'est un liquide sirupeux, jaunâtre, sans odeur, ni saveur. Il est soluble dans l'eau, l'alcool, l'éther et le chloroforme. A l'état de sulforicinate alcalin, il dissout un grand nombre de corps, tels que le salol (15 %), la creosote (10 %), l'acide phénique (20 à 40 %). le naphtol (10 %). Ces solutions donnent, à chaud, une émulsion stable. Les ricinates sont très irritants et très toxiques : aussi ne s'en sert-on que pour l'usage externe.

ACIDE LACTIQUE
$$C^3H^6O^3 = CH^3 - CHOH - CO^2H = 90$$

Préparation. — On le prépare en traitant le lactate de calcium par l'acide sulfurique.

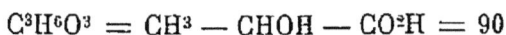

On prend :

Lactate de calcium. . . . . . .   1.000 grammes.
Acide sulfurique . . . .   350 grammes.

On verse l'acide étendu d'eau dans le lactate préalablement dissous dans l'eau chaude. Il se fait un précipité blanc de sulfate de chaux que l'on facilite par
addition au liquide de 1/4 de son volume d'alcool. On
filtre, on exprime le dépôt, on distille la liqueur pour
retirer l'alcool et on la concentre au bain-marie.

Purification. — Ainsi obtenu, l'acide lactique peut
contenir du sulfate de chaux. Pour le purifier, on le
sature à l'ébullition par du carbonate de zinc et on fait
cristalliser plusieurs fois le lactate de zinc formé. On le
dissout dans l'eau et, dans cette solution, on fait passer
un courant d'hydrogène sulfuré, qui donne du sulfure
de zinc insoluble et de l'acide lactique. Il suffit ensuite
de filtrer, de concentrer au bain-marie, puis dans le
vide jusqu'à 1,215 de densité, pour avoir de l'acide
lactique pur et incolore. Le corps obtenu dans la préparation précédente est de l'acide lactique de fermentation ou acide éthylidénolactique : $CH^3 — CHOH — CO^2H$.

Propriétés. — C'est un liquide incolore, sirupeux,
de saveur acide et agréable, de densité $= 1,215$, très
soluble dans l'eau, l'alcool et l'éther. Sous l'influence de
la chaleur, il perd de l'eau et se transforme en acide
dilactique $C^6H^{10}O^5$ ou en lactide $C^3H^4O^2$. Il coagule l'albumine à toutes les températures, ne trouble pas l'eau
de chaux et dissout le phosphate tricalcique.

Pharmacologie. — L'acide lactique existe normalement dans l'organisme, où sa présence serait due à la

transformation du glucose. On le trouve surtout dans les muscles, dont la contraction en produit de grandes quantités. Il est même probable que la fatigue musculaire est due à cet excès d'acide lactique qui peut alors causer les lésions et symptômes constatés dans le surmenage.

On a cru longtemps que l'acide lactique était l'acide normal de l'estomac. Aujourd'hui, on admet plutôt que c'est l'acide chlorhydrique, mais combiné sous une forme spéciale. Introduit dans l'estomac, l'acide lactique est brûlé et transformé en acide carbonique et eau.

On l'emploie, à l'*intérieur*, comme eupeptique, mais à ce titre, il est inférieur à l'acide chlorhydrique ; par contre, il réussit assez bien pour combattre la diarrhée verte des nourrissons, sous forme de potion à 2 %. Pour l'*usage externe*, on s'en sert, mais rarement, comme caustique.

ACIDE TARTRIQUE DROIT $C^4H^6O^3 = 150$

L'acide tartrique existe sous quatre modifications isomériques :

L'*acide tartrique droit*, qui dévie à droite la lumière polarisée ; c'est le plus employé et le seul qui serve en pharmacie ; l'acide *tartrique gauche* qui est lévogyre ; l'acide *tartrique racémique*, ou *paratartrique*, qui est inactif, mais peut se dédoubler en acide droit et gauche ; enfin, l'acide *tartrique inactif*, ou *mésotartrique*, obtenu par synthèse et non dédoublable. Chauffé à 175°, ce dernier peut cependant se transformer partiellement en acide racémique.

Préparation. — PROCÉDÉ DE LABORATOIRE. — On traite de la crème de tartre par du carbonate de chaux, puis par du chlorure de calcium : il se fait du tartrate de calcium que l'on décompose par l'acide sulfurique en sulfate de chaux et acide tartrique.

On dissout dans l'eau, à l'ébullition, 2,000 parties de crème de tartre et on y ajoute peu à peu 625 parties de carbonate de calcium pulvérisé ; il se dégage de l'acide carbonique et il se produit un précipité de tartrate de calcium, que l'on recueille sur un filtre, et du tartrate neutre de potassium, qui reste en solution.

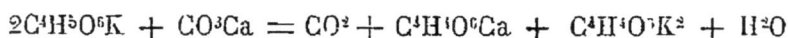

$$2C^4H^5O^6K + CO^3Ca = CO^2 + C^4H^4O^6Ca + C^4H^4O^6K^2 + H^2O$$

On verse dans cette solution du chlorure de calcium dissous; il se forme, aux dépens du tartrate de potassium, du tartrate de calcium qui se dépose et du chlorure de potassium.

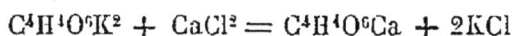

$$C^4H^4O^6K^2 + CaCl^2 = C^4H^4O^6Ca + 2KCl$$

On recueille ce tartrate de calcium qui, mélangé au premier, est lavé avec soin, délayé dans l'eau et traité par 1,250 parties d'acide sulfurique de densité 1,84. Il se dépose du sulfate de calcium, et de l'acide tartrique reste dissous :

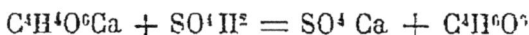

$$C^4H^4O^6Ca + SO^4H^2 = SO^4Ca + C^4H^6O^5$$

On laisse en contact huit jours, en agitant souvent, on ajoute de l'eau, on décante, on lave plusieurs fois le sulfate de chaux ; puis, les diverses liqueurs décantées contenant l'acide tartrique sont concentrées jusqu'à 1,21. Par refroidissement, il se dépose du sulfate de chaux qu'on enlève par filtration ; on concentre jusqu'à 1,38 et on fait cristalliser. On obtient ainsi l'acide tartrique droit.

PROCÉDÉ INDUSTRIEL. — Dans l'industrie, on traite le tartre brut ou les lies de vin (mélange de tartrate acide de potasse et d'un peu de tartrate de chaux) par l'acide chlorhydrique dilué qui met l'acide tartrique en liberté ; on sature ensuite par de la chaux et du carbonate de chaux. Il se forme du tartrate de chaux qu'on décompose par l'acide sulfurique.

Purification. — L'acide tartrique peut retenir de l'acide sulfurique, du sulfate de chaux et du plomb provenant des récipients.

Pour le purifier, on le fait digérer avec du carbonate de plomb qui absorbe l'acide sulfurique, et on fait cristalliser plusieurs fois

Propriétés. — L'acide tartrique droit est l'acide ordinaire. Il cristallise en prismes volumineux, à facettes hémiédriques à droite. Ces cristaux sont incolores, très durs, de saveur acide, solubles dans 1 part. 4 d'eau, froide, 1/2 partie d'eau bouillante, dans 2 parties d'alcool à 90°, très solubles dans la glycérine, insolubles dans l'éther. Son pouvoir rotatoire varie avec la concentration des solutions. A l'état de petits cristaux, il est désigné sous le nom d'acide tartrique granulé.

L'acide tartrique droit ne renferme pas d'eau de cristallisation. Il fond à 170°, en se transformant en acides métatartrique et isotartrique A plus haute température, il se décompose avec perte d'acide carbonique et d'eau pour donner l'acide pyrotartrique $C^5H^8O^4$. Calciné, il répand l'odeur de caramel et donne un charbon volumineux qui brûle sans laisser de résidu. A la température de 50°, il décolore le permanganate de potasse. Il ne précipite les solutions de chlorure de baryum et de chlorure de calcium qu'en présence d'un alcali; mais il précipite, à froid, l'eau de chaux en excès. Le précipité de tartrate de calcium est soluble à froid dans une lessive alcaline, dans l'acide acétique et dans le chlorure d'ammonium (différence avec l'oxalate de calcium.)

Impuretés et falsifications. — L'acide tartrique peut être souillé par de l'acide sulfurique, du sulfate de chaux et du plomb. On le fraude, surtout quand il est en poudre, par addition de crème de tartre et de sulfate acide de potasse.

Essai. — *L'acide sulfurique* se reconnaît avec le chlorure de baryum : précipité blanc insoluble dans les acides.

Le *sulfate de chaux*, par son insolubilité dans l'alcool.

Le *plomb*, en saturant la solution aqueuse par l'ammoniaque, ajoutant de l'acide chlorhydrique, puis de l'hydrogène sulfuré : on aura un précipité noir.

La *crème de tartre* sera insoluble dans l'alcool.

Le *sulfate acide de potasse* donnera les réactions de l'acide sulfurique et du potassium.

Ces différents corps donnent un résidu par la calcination.

L'acide tartrique calciné ne doit pas laisser de résidu ; il doit être complètement soluble dans l'alcool.

Pharmacologie. — L'acide tartrique sert surtout à l'état de combinaison. On l'emploie à la préparation des eaux gazeuses artificielles et des poudres effervescentes. Il sert encore à préparer une limonade (1 °/₀₀) et un sirop rafraîchissant (1 °/₀).

Les solutions d'acide tartrique se conservent difficilement et se couvrent de moisissures, surtout d'*Aspergillus*, dont le développement serait dû, d'après BINZ, à la présence de traces d'acide sulfurique comme impuretés. Par contre, l'acide tartrique empêcherait le développement des bactéries.

ACIDE CITRIQUE $C^6H^8O^7,H^2O = 210$

Préparation. — On sature du suc de citron clarifié par fermentation par de la chaux et on décompose le citrate de calcium produit par l'acide sulfurique.

On neutralise, à froid, par de la craie pulvérisée, ajoutée peu à peu. Dès que l'effervescence est finie, on achève la saturation avec de la chaux vive. La masse pâteuse obtenue est lavée à l'eau bouillante, qui ne dissout pas le citrate de calcium, jusqu'à ce que cette eau passe incolore. Le résidu, qui est surtout du citrate calcaire, est additionné d'acide sulfurique étendu de six fois son poids d'eau. Il se produit de l'acide citrique et du sulfate de calcium. On laisse la réaction se continuer pendant dix jours, puis on délaye dans l'eau bouillante, qui dissout l'acide citrique ; on décante, on reprend le résidu une ou deux fois par l'eau et on évapore ces différentes liqueurs jusqu'à 1,21, pour faire cristalliser. Les cristaux sont purifiés par une nouvelle cristallisation.

Propriétés. — L'acide citrique cristallise en prismes rhomboïdaux droits, retenant 1 molécule d'eau de cristallisation. Ces cristaux sont incolores, assez friables, de saveur acide, solubles dans les 3/4 de leur poids d'eau froide, dans 1/2 partie d'eau bouillante, dans 2 parties d'alcool à 90°, dans 44 parties d'éther et en toute proportion dans la glycérine Chauffé à 175°, cet acide perd de l'eau et se change en acide aconitique $C^6H^6O^6$. A plus haute température, il y a perte d'acide carbonique et d'eau et formation d'acides itaconique $C^5H^6O^4$ et citraconique $C^5H^4O^3$.

L'acide citrique ne précipite pas l'eau de chaux à

froid, mais seulement à l'ébullition, le citrate de chaux
étant soluble à froid et insoluble à chaud. Il réduit, en
manganate vert, le permanganate de potasse très alcalin,
mais sans que la réaction puisse aller plus loin. Ces
deux caractères le distinguent de l'acide tartrique.

Impuretés et falsifications. — L'acide citrique
contient les mêmes impuretés que l'acide tartrique et
on les recherche par les mêmes réactions. La falsification la plus courante est le mélange ou la substitution
de l'acide tartrique à l'acide citrique.

Essai. — 1° On met dans un tube à essai 2 c. c. environ d'acide sulfurique pur et dix gouttes d'une solution au 1/5 de l'acide suspect ; on porte à l'ébullition
et on laisse reposer un instant. Avec l'acide citrique
pur, le liquide prend une coloration jaune paille
qui ne change pas, même en maintenant l'ébullition
quelques instants. Avec l'acide citrique contenant 1/10
d'acide tartrique, la coloration jaune passe peu à peu au
brun foncé, rapidement si on maintient l'ébullition.

2° DENIGÈS indique le réactif suivant :

Résorcine blanche. . . . . .   1 gramme
Eau distillée . . . .   100 c.c.
Acide sulfurique . . . . . .   10 gouttes

Pour s'en servir, on met dans un tube 2 c. c. d'acide
sulfurique, 2 ou 3 gouttes du réactif précédent et 1 ou
2 gouttes de solution d'acide suspect ; on chauffe. Il se
produit une coloration rouge violacé, s'il y a de l'acide
tartrique.

3° On fait une solution au 1/5 d'acide suspect dont on
prélève 2 c. c. ; on y ajoute trois gouttes d'une solution
de chromate jaune de potasse à 1 % et deux gouttes

d'acide sulfurique pur, on agite : l'acide citrique pur reste jaune pendant plus d'une demi-heure ; s'il contient de l'acide tartrique, la décoloration se manifeste assez rapidement (5 minutes).

4° On ajoute à une solution concentrée de l'acide suspect un peu de potasse caustique en solution concentrée : il se fait par agitation un précipité cristallin de bitartrate de potasse, s'il y a de l'acide tartrique.

L'acide citrique doit se dissoudre entièrement dans l'alcool et ne pas donner de résidu, ni d'odeur de caramel par calcination.

Pharmacologie. — L'acide citrique introduit dans l'économie se transforme en carbonate alcalin. Il est très légèrement antiseptique et antiputride ; on prétend cependant qu'une solution à 5 % peut conserver la viande pendant quinze jours.

A l'*intérieur*, on le prescrit comme hémostatique, sous forme de limonade citrique ou de sirop de limon. Il entre dans la préparation des limonades purgatives et de quelques boissons gazeuses.

On l'emploie, pour l'usage *externe*, comme hémostatique : on peut arrêter une épistaxis rebelle en lavant d'abord la cavité nasale par une injection d'eau froide, suivie d'une injection de jus de citron fraîchement exprimé. Il sert encore comme collutoire pour l'angine simple ou pour toucher les fausses membranes de l'angine diphtéritique.

AMINES

Cette fonction ne nous présente, comme corps intéressant, que l'*acide cyanhydrique*, dont la solution aqueuse officinale est quelquefois utilisée en thérapeutique.

ACIDE CYANHYDRIQUE

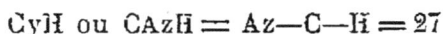

CyH ou CAzH $=$ Az—C—H $= 27$

Syn. : *Acide prussique.* — *Acide hydrocyanique.* —
Formonitrile. — *Nitrile formique.*

**Préparation de la solution aqueuse offi-
cinale.** — *a*) PROCÉDÉ DE PESSINA. — On décompose le
ferrocyanure de potassium par l'acide sulfurique étendu.

Ferrocyanure de potassium . . . . . 10 gr.
Acide sulfurique . . . . 5 gr.
Eau distillée. . . . . 150 gr.

On introduit le ferrocyanure en poudre, avec le
mélange d'eau et d'acide, dans un ballon qui communique avec un réfrigérant de Liebig, dont l'extrémité
plonge dans un flacon gradué contenant 50 c. c. d'eau
distillée. On distille doucement et on s'arrête quand le
volume est de 100 c. c. On agite. On obtient ainsi une
solution concentrée d'acide prussique, que l'on étend
d'eau distillée pour la ramener à 1 % d'acide cyanhydrique.

Dans cette réaction, il se fait de l'acide cyanhydrique,
du sulfate de potasse et une matière bleue.

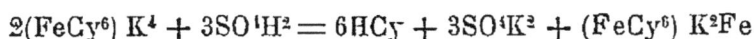

$$2(\text{FeCy}^6)\ \text{K}^4 + 3\text{SO}^4\text{H}^2 = 6\text{HCy} + 3\text{SO}^4\text{K}^2 + (\text{FeCy}^6)\ \text{K}^2\text{Fe}$$

Le procédé de CLARKE permet de préparer l'acide
cyanhydrique en solution et à froid. On remplit un
flacon d'une solution de 9 parties d'acide tartrique dans
60 parties d'eau, on y ajoute 4 parties de cyanure de
potassium pur ; on bouche et on agite. Il se dépose du
bitartrate de potassium et l'acide cyanhydrique se
dissout.

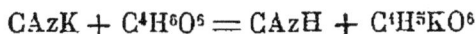

$$\text{CAzK} + \text{C}^4\text{H}^6\text{O}^6 = \text{CAzH} + \text{C}^4\text{H}^5\text{KO}^6$$

Propriétés. — La solution officinale d'acide cyanhydrique est un liquide incolore, à odeur d'amandes amères, miscible à l'eau et à l'alcool.

Elle se combine avec les bases pour former des cyanures, facilement attaqués, même par l'acide carbonique. Elle se décompose à la lumière, en donnant de l'am-

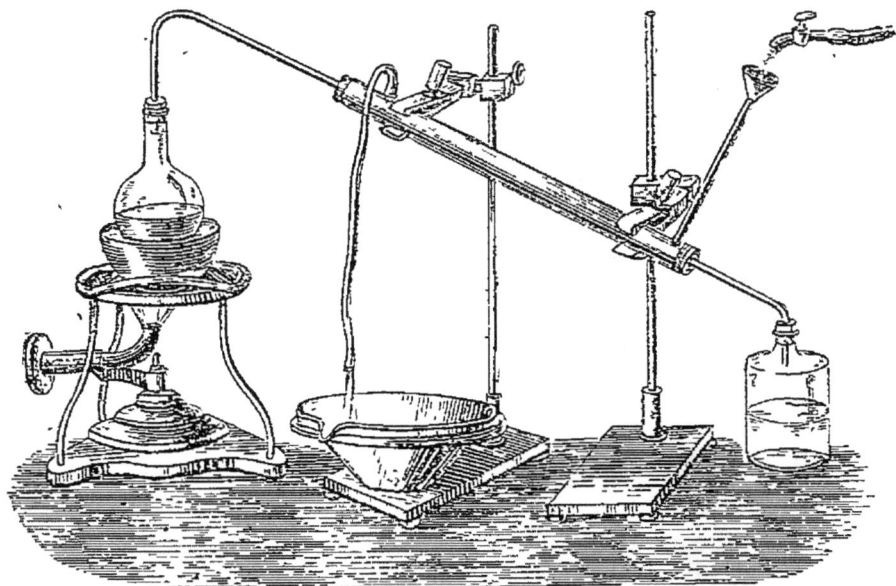

Fig. 22

Préparation de la solution officinale d'acide cyanhydrique.

moniaque et de l'acide tricyanhydrique H^3Cy^3. Une trace d'acide minéral facilite sa conservation. Elle précipite en blanc les sels d'argent; chauffée avec une goutte de sulfure d'ammonium, elle se transforme en sulfocyanate d'ammoniaque lequel se colore en rouge par le perchlorure de fer étendu. Au contact du calomel et du bichlorure de mercure, l'acide cyanhydrique donne du mercure métallique et du cyanure de mercure (FOUQUET); cette réaction n'a lieu qu'en présence de l'eau.

Dosage. — La solution officinale d'acide cyanhydrique doit contenir 1 %. On en effectue le dosage par les procédés indiqués pour le titrage de l'eau de laurier-cerise.

Pharmacologie. — L'acide prussique est un poison universel, tuant tous les organismes, animaux et végétaux; à ce titre, il est antifermentescible et antiputride. Par action de contact sur la peau, il est anesthésique.

On l'utilise, à l'*intérieur*, comme antispasmodique et sédatif, et à l'*extérieur*, contre les névralgies, surtout la céphalalgie frontale et les sueurs fétides.

Doses et modes d'administration. — A l'*intérieur*, on le donne à l'état de solution officinale au 1/100, à la dose de 5 à 15 gouttes ou sous forme d'eau distillée d'amandes amères, d'eau de laurier-cerise titrée à 0,05 pour %, de looch blanc, de sirop d'orgeat. Pour l'*usage externe*, on le prescrit en pommade et solution à 1/80.

Incompatibilités. — On ne doit pas l'associer aux sels de mercure, ni à la plupart des sels métalliques.

L'acide cyanhydrique doit être conservé à l'abri de la lumière. Au soleil, la solution jaunit et se change en une matière solide, noire et insoluble.

AMIDES

Dans ce groupe, pourtant très important, en chimie pure, nous ne signalerons que l'*uréthane* et l'un de ses dérivés, l'*euphorine*.

URÉTHANE CO$\diagdown\begin{matrix} AzH^2 \\ O.C^2H^5 \end{matrix}$

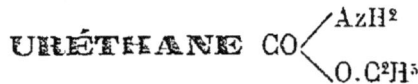

Syn. : Carbamate d'éthyle.

Préparation. — On l'obtient par l'action du gaz ammoniac sec sur du carbonate d'éthyle : il se forme de l'uréthane et de l'alcool.

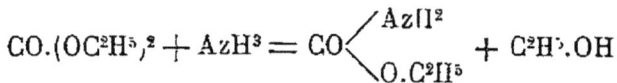

$$CO.(OC^2H^5)^2 + AzH^3 = CO\diagdown\begin{matrix} AzH^2 \\ O.C^2H^5 \end{matrix} + C^2H^5.OH$$

On peut l'obtenir plus simplement en chauffant un excès d'alcool en présence de l'urée.

Propriétés. — Cristaux blancs en larges lames transparentes, de saveur fraîche, un peu amère, fusibles à 60°, très solubles dans l'eau, l'alcool et l'éther.

Chez l'adulte, on l'emploie, à l'*intérieur*, à la dose de 3 à 4 grammes, en potion, comme hypnotique ; il n'agit pas sur l'élément douleur. Il produit un sommeil se rapprochant beaucoup du sommeil physiologique. Il est peu toxique ; aussi peut-on le donner aux jeunes enfants sans crainte d'accidents.

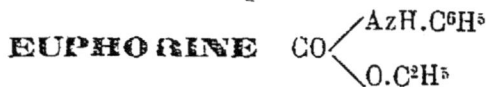

EUPHORINE CO$\diagdown\begin{matrix} AzH.C^6H^5 \\ O.C^2H^5 \end{matrix}$

Syn. : Phényluréthane.

Préparation. — On l'obtient par l'action du chloro-carbonate d'éthyle Cl—CO—O.C²H⁵ sur l'aniline C⁶H⁵AzH².

Propriétés. — C'est une poudre blanche, cristallisée, d'odeur aromatique et de saveur piquante, soluble dans l'alcool et l'éther, insoluble dans l'eau. On l'emploie, à l'*intérieur*, à la dose de 1 à 2 grammes par jour, en cachets, comme antithermique, antirhumatismal.

L'*ural* et le *somnal*, étudiés à propos du chloral, sont aussi des dérivés de l'uréthane.

CHAPITRE II

Médicaments cycliques ou de la série aromatique

Nous étudierons, sous ce titre, tous les médicaments chimiques dont la formule est en chaîne fermée et qui font habituellement partie, en chimie, de la série aromatique. Nous les diviserons en trois classes :

1° Ceux qui appartiennent à la série benzénique ;

2° Ceux qui appartiennent à d'autres séries, c'est-à-dire qui n'ont pas le noyau benzénique C^6H^6 comme point de départ ;

3° Les alcaloïdes et leurs sels.

1° SÉRIE BENZÉNIQUE

Nous classerons les corps de cette série d'après leur fonction chimique, comme nous l'avons fait pour la série grasse et nous étudierons successivement : les hydrocarbures, les alcools, les éthers, etc.

HYDROCARBURES

BENZINE C⁶H⁶

Syn. : *Benzène.*

Préparation industrielle. — Le benzène s'extrait du goudron de houille par distillation fractionnée. Les goudrons de houille provenant de la fabrication du gaz d'éclairage donnent différents produits, suivant la température à laquelle on les chauffe. On en extrait :

1° Les *huiles légères*, passant à la distillation entre 36° et 150°, contenant surtout la benzine et ses homologues.

2° Les *huiles*, passant de 150° à 200°. Elles contiennent un peu de benzine, mais surtout du phénol, de l'aniline et ses homologues, du styrolène, de l'hydrure de naphtalène, etc.

3° Les *huiles lourdes*, passant au-dessus de 200° et très riches en hydrocarbures à poids moléculaire élevé, naphtalène, anthracène, etc.

4° Le *brai*, qui est liquide ou solide suivant qu'on a poussé plus ou moins loin la distillation et qui sert à la préparation des asphaltes ou des agglomérés.

Le benzène s'extrait des huiles légères, c'est-à-dire passant entre 36° et 150°. On les agite avec 5 0/0 d'acide sulfurique qui s'empare des bases (aniline, ammoniaque), puis avec 2 °/₀ de soude qui sature les phénols. Le liquide est ensuite soumis à une distillation fractionnée qui permet de séparer les différents hydrocarbures. Ce qui passe de 80 à 120° constitue la benzine commerciale, mélange de benzène et de toluène.

Propriétés. — La benzine est un liquide incolore, très mobile, brûlant avec une flamme fuligineuse, de densité = 0,899, insoluble dans l'eau, soluble dans l'alcool et l'éther. Elle se solidifie à 0° en cristaux fondant à 6° et bout à 80°5. Elle dissout l'iode, le soufre, le caoutchouc, la cire, le camphre, les corps gras, les alcaloïdes. Elle constitue le point de départ de tous les corps de la série aromatique et donne de nombreux dérivés parmi lesquels on peut citer la nitrobenzine $C^6H^5.AzO^2$, ou *essence de mirbane*, qui sert à falsifier l'essence d'amandes amères. La benzine contient souvent un dérivé sulfuré, le thiophène C^4H^4S. Pour en reconnaître la présence, on agite la benzine avec de l'acide sulfurique, on décante la couche acide et on ajoute un peu d'isatine, qui donne une coloration bleue.

Pharmacologie. — La benzine sert quelquefois en thérapeutique, à l'*extérieur*, pour combattre certaines maladies parasitaires de la peau. On a conseillé, pour enlever son odeur désagréable, de l'agiter avec une dissolution d'oxyde de plomb dans de la soude, puis de distiller.

NAPHTALINE $C^{10}H^8$

Préparation. — On l'obtient en laissant refroidir les huiles lourdes de goudron de houille passant entre 200° et 250°. Il se sépare des masses cristallisées de coloration foncée, qui constituent la naphtaline. On la purifie par sublimation.

Propriétés. — La naphtaline forme de minces écailles incolores, nacrées, d'odeur goudronneuse, fon-

dant à 79° et bouillant à 218°. Elle est insoluble dans
l'eau, mais soluble dans l'alcool, l'éther, le chloroforme,
la benzine, les acides acétique et chlorhydrique, les
huiles. C'est un insecticide et un antiseptique que l'on
doit exclure de l'*usage interne*, parce qu'il amène de la
cataracte et des éruptions prurigineuses. A l'*extérieur*,
on le donne en pommade (2/30).

TERPINE $C^{10}H^{16},2H^2O$

Syn. : *Bihydrate de térébenthène.*

Préparation. — On l'obtient par le procédé ADRIAN,
en mélangeant :

                Alcool à 80° . . . . 3 parties
                Essence de térébenthine . . . . 4 —
                Acide azotique pur . . . . 1 —

Ce mélange est placé dans un appareil de Woolf que
l'on expose au soleil et dans lequel on fait passer pendant quatre jours un courant d'air rapide. On décante
la couche supérieure et on ajoute de l'eau. Après
quelques heures, il se dépose des cristaux que l'on
sèche dans du papier filtre et que l'on purifie par cristallisation dans l'alcool ou l'eau bouillante.

Propriétés. — La terpine se présente en cristaux
incolores, inodores, insipides, fusibles à 116° et distillant
à 258°, solubles dans 250 parties d'eau froide, 22 parties
d'eau bouillante, 7 parties d'alcool, dans l'éther et la
glycérine. L'acide sulfurique concentré la dissout en
prenant une coloration rouge.

Pharmacologie. — Ses propriétés thérapeutiques ont été établies par Lépine. A doses faibles, inférieures à 1 gramme, c'est un diurétique et un modificateur des sécrétions bronchiques qu'elle augmente et fluidifie. On la donne, à l'*intérieur*, à la dose de 0 gr. 10 à 2 gr. par jour, en cachets, émulsion, potion alcoolique ou élixir. Le benzoate de soude et la glycérine facilitent sa dissolution dans l'eau.

TERPINOL $(C^{10}H^{16})^2,H^2O$

Préparation. — On le prépare, d'après le procédé Adrian, en faisant bouillir la terpine avec de l'acide chlorhydrique ou sulfurique très étendu. On lave le produit obtenu avec de l'eau alcaline et on distille en recueillant les vapeurs qui passent vers 170°.

Propriétés. — C'est un liquide incolore, très mobile, dont l'odeur rappelle celle du jasmin. Sa densité est 0,852 ; il bout vers 170°. Ce produit semble être un mélange de terpilénol inactif, de terpilène et d'eucalyptol.

Pharmacologie. — Le terpinol s'élimine de l'organisme par le poumon, rend les crachats plus fluides, enlève leur mauvaise odeur, facilite l'expectoration C'est donc un puissant modificateur des sécrétions bronchiques, que l'on conseille, à l'*intérieur*, à la dose de 0 gr. 50 à 1 gramme par jour, en capsules, dans le traitement des affections pulmonaires. Dans ce cas, il serait, d'après Dujardin-Beaumetz, plus actif que la terpine.

PRODUITS COMPLEXES
A BASE D'HYDROCARBURES

Coaltar. — Nom donné au goudron de houille. Il renferme des hydrocarbures, des bases (aniline, pyridine, etc.), des phénols et possède des propriétés désinfectantes énergiques. Il se distingue du goudron de bois par sa réaction alcaline, celui-ci ayant une réaction acide. On l'emploie en lotions, injections, émulsions, comme antiseptique et désinfectant.

Créoline. — Produit de composition variable, constitué par un melange de goudron de houille, de savon gras, de savon de résine et de soude caustique. Il contient surtout du crésylol et un peu de phénol. C'est un liquide brun noirâtre, épais, à odeur goudronneuse, insoluble dans l'eau; mais s'y émulsionnant facilement, soluble dans l'alcool et l'éther.

On l'emploie comme antiseptique et désinfectant, surtout pour l'usage externe et pour l'arrosage, en émulsion dans l'eau, à la dose de 5 à 10 grammes par litre.

Crésyl-Jeyes. — Produit complexe, formé surtout de créosote, d'huiles lourdes de goudron, de naphtaline (20 %) et de crésol. Une variété de ce produit est entièrement soluble dans l'eau et sert d'antiseptique et de désinfectant pour les applications externes, en lotions ou pommades.

Désinfectol. — Liquide brun noir, huileux, à réaction alcaline, insoluble dans l'eau, mais s'émulsionnant assez facilement. Sa composition se rapproche de celle de la créoline.

Ichtyol. — On le prépare avec une huile obtenue par la distillation d'une roche bitumineuse, riche en matières organiques, trouvée dans les environs de Seefeld (Tyrol). Cette huile est mélangée de deux parties d'acide sulfurique concentré; la température s'élève et il se dégage de l'anhydride sulfureux. Après refroidissement on verse le tout dans un excès d'eau ; il se forme trois couches : la première est de l'huile inattaquée, la seconde est l'ichtyol que l'on isole et la troisième de l'acide sulfurique impur. La composition de l'ichthyol est mal connue : il doit contenir un certain nombre d'hydrocarbures et renferme 15 % environ de soufre.

C'est un liquide épais, noir brun, à odeur empyreumatique, s'émulsionnant avec l'eau, un peu soluble dans l'alcool et l'éther. On le trouve dans le commerce surtout à l'état de sulfo-ichtyolate d'ammonium ou de sodium, que l'on obtient en traitant l'ichtyol par l'acide sulfurique, puis par un alcali.

On l'a préconisé comme antiseptique dans le traitement des affections de la peau et, en particulier, dans le psoriasis, l'eczéma, etc., sous forme de pommade ou de lotion à 10 %.

Lysol. — C'est un produit complexe, obtenu en saponifiant par un alcali un mélange d'huile de goudron de houille passant vers 210°, de corps gras et de résine. Voici, d'après le brevet, la méthode de préparation du lysol : 100 kilos d'huile de lin sont mélangés à 100 kilos d'huile de goudron, on ajoute 75 kilos d'une solution de potasse à 4/3 et 65 kilos d'alcool. On chauffe dans un appareil à réfrigérant ascendant, jusqu'à saponification complète. Souvent on remplace l'huile de lin par de la colophane.

Le lysol est un liquide brun, épais, à odeur de goudron de houille, donnant avec l'eau distillée des solutions limpides et avec l'eau calcaire des solutions opalescentes. Il contient environ 50 % de crésol et 50 % de savon alcalin.

On vante beaucoup son action antiseptique ; les solutions à 3 %₀ seraient toxiques pour les bactéries les plus virulentes, après quelques minutes de contact. On emploie les solutions à 5 % pour la désinfection des instruments de chirurgie ; les solutions à 1 ou 2 % servent pour le pansement des plaies, la désinfection des latrines, étables, etc.

Rétinol. — Retiré de la distillation sèche de la colophane. C'est un liquide oléagineux, brun plus ou moins foncé, insoluble dans l'eau, soluble dans l'alcool, l'éther, l'essence de térébenthine. Il dissout le phosphore, le naphtol, le salol, l'aristol, le camphre, la créosote, la cocaïne et bon nombre d'autres matières organiques. Il est constitué par un mélange complexe de carbures saturés, de térébenthène, de phénols, etc. On l'emploie comme excipient et comme antiseptique, à la façon des huiles, pommades, dans les brûlures, affections de la peau, maladies des oreilles, etc.

PHÉNOLS

Nous étudierons les phénols en les groupant d'après leur atomicité comme on le fait en chimie ; après chacun d'eux, nous placerons ses dérivés et en particulier les médicaments nouveaux auxquels il a donné naissance.

PHÉNOL C⁶H⁶O = 94

Syn. : Acide phénique. — Acide carbolique.

Préparation. — On retire le phénol du goudron de houille, par distillation. On recueille tous les produits qui passent entre 150 et 200° et on y ajoute une solution concentrée de potasse. Il se fait du phénate de potassium qui cristallise. On le recueille, on le dissout dans l'eau et on traite par l'acide chlorhydrique qui met le phénol en liberté. On distille, en ne recueillant que le liquide qui passe entre 185° et 190°.

Purification. — Pour éliminer du phénol les hydrocarbures ou autres produits qu'il aurait pu entraîner, on le soumet à plusieurs congélations, en refroidissant vers — 10°. On recueille les cristaux formés, on les égoutte et on les enferme dans des flacons secs.

Le *phénol synthétique* s'obtient en traitant la benzine par de l'acide sulfurique ; il se produit de l'acide phénol-sulfureux C⁶H⁵.SO³H. On le fond avec de la potasse ; il se forme du sulfite de potassium et du phénol potassé. La masse est reprise par l'eau, traitée par l'acide chlorhydrique qui met le phénol en liberté et distillée. Ce phénol donne des solutions incolores et presque inodores.

Propriétés. — Le phénol cristallise en aiguilles incolores, solubles dans 16 parties d'eau froide, très solubles dans l'alcool, l'éther, la glycérine. Il fond vers 42° et bout à 185°. Exposé à l'air, il attire l'humidité et se liquéfie partiellement. La lumière le colore en rose, puis en brun, par formation d'acide rosolique Il est neutre au tournesol et ne décompose pas les carbonates ; il se combine cependant aux alcalis pour donner des composés cristallins.

Le phénol coagule l'albumine et détruit les muqueuses; il donne, par substitution ou addition, de nombreux dérivés chlorés, bromés, sulfonés. L'acide azotique le transforme en acide picrique. Le phénol se combine aux alcools, acides, ammoniaque et se comporte comme un alcool si ce n'est que par oxydation, il ne fournit pas d'aldéhyde, ni d'acide correspondant.

On trouve encore dans le commerce un phénol impur, liquide noir, soluble dans l'eau, servant exclusivement pour les arrosages et constitué par une dissolution d'acide phénique non rectifié dans de la soude.

Réactions. — Le phénol pur doit donner les réactions suivantes :

La solution de perchlorure de fer lui fait prendre une coloration violette.

Additionné d'ammoniaque puis de chlorure de chaux, le phénol prend une belle teinte bleue.

L'eau bromée en excès donne un précipité blanc jaunâtre de tribromophénol, soluble dans les alcalis.

Le réactif de Millon azotates mercureux et mercurique) lui fait prendre une couleur rose, à chaud.

Le mélange de phénol, soude, alcool et iodoforme, chauffé à sec dans une capsule, donne un dépôt rouge, d'acide rosolique, soluble dans l'alcool en le colorant en rose.

Impuretés. — Le phénol peut contenir des homologues supérieurs (crésylol, xylénol, etc.) et des hydrocarbures aromatiques.

Essai. — Pour rechercher *les homologues supérieurs*, on mélange 1 gramme de phénol et 60 grammes d'eau distillée froide, on agite : si la solution est limpide, le phénol est pur ; si elle est trouble, le phénol contient du crésylol.

On décèle les *hydrocarbures* en mélangeant dans un tube à essai 1 volume d'acide phénique à 2 volumes de lessive de soude à 10 % ; si le phénol est pur, le mélange reste limpide, si le phénol contient des hydrocarbures, il se sépare un liquide insoluble.

Pharmacologie. — L'acide phénique pur est un caustique très énergique qui, au contact de la peau, la blanchit et désorganise l'épiderme Sur les muqueuses, il agit plus énergiquement encore. Il possède surtout des propriétés antiseptiques que l'on a beaucoup exagérées au début, aussi est-il un peu abandonné aujourd'hui. Cependant, il est encore utilisé quelquefois dans le pansement des plaies superficielles et pour la stérilisation des instruments de chirurgie. On l'a fortement conseillé, comme très actif, pour la désinfection des crachoirs des phtisiques. Son action est augmentée, quand on emploie des solutions chaudes. On le donne rarement à l'intérieur.

Doses et modes d'administration. — On l'utilise sous forme de sirop, pommade, gaze, eau phéniquée faible (2 %) ou forte (5 %), glycérine et huile phéniquées. On prépare habituellement, dans les pharmacies, une solution au demi d'acide phénique dans l'alcool ou la glycérine On peut d'ailleurs maintenir liquide très facilement l'acide phénique cristallisé en le faisant fondre et l'additionnant de 10 % d'eau. Dans ces conditions, il ne cristallise plus.

ASEPTOL $C^5H^4\Big\langle\begin{array}{l}OH_1\\SO^3H_2\end{array}$

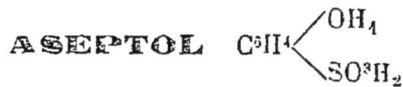

Syn : *Acide ortho-phénolsulfonique*

Préparation. — On l'obtient par l'action de l'acide sulfurique sur le phénol.

Propriétés. — Aiguilles déliquescentes, donnant un liquide rosé, sirupeux, d'odeur piquante, rappelant l'acide phénique, très solubles dans l'eau et l'alcool. C'est un antiseptique analogue à l'acide phénique, mais moins toxique. On l'emploie, à l'*extérieur*, en solutions à 1 %.

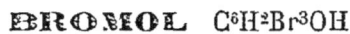

BROMOL $C^6H^2Br^3OH$

Syn. : *Tribromophénol*

Propriétés. — C'est une poudre jaune citron, de saveur sucrée et astringente, d'odeur caractéristique, insoluble dans l'eau, soluble dans l'alcool, l'éther, la glycérine et les huiles.

On l'emploie, à l'*extérieur*, comme antiseptique ; c'est un succédané de l'iodoforme, pour le pansement des plaies. Il est peu toxique.

EUDOXINE

Sel bismuthique de la tétraïodophénolphtaléine ou nosophène.

Propriétés. — C'est une poudre rouge brunâtre, inodore, insipide, insoluble dans l'eau. On l'emploie, à l'*intérieur*, en cachet de 0 gr. 30 à 0 gr. 50, dans les troubles gastriques et les diarrhées chroniques.

NOSOPHÈNE

Syn. : *Tétraiodophénolphtaléine.*

Préparation. — Obtenu en faisant agir l'iode sur une solution de phénolphtaléine.

Propriétés. — C'est une poudre jaune, inodore, insipide, insoluble dans l'eau, soluble dans l'éther, le chloroforme, les alcalis et contenant 60 % d'iode. Elle jouit de propriétés acides et peut se combiner avec le sodium, le bismuth, le mercure, etc.

Ce corps n'est pas toxique et possède des propriétés siccatives qui l'ont fait employer en insufflations dans le traitement du coryza, de la rhinite chronique. Il a les mêmes usages que l'iodoforme et peut servir au pansement des plaies.

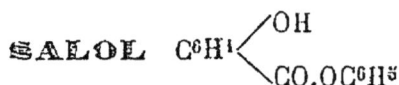

SALOL $C^6H^1\begin{cases} OH \\ CO.OC^6H^5 \end{cases}$

Syn. : *Salicylate de phénol.*

Préparation. — On le prépare en faisant agir l'oxychlorure de phosphore sur un mélange de salicylate et de phénate de soude, ou encore, en traitant un mélange d'acide salicylique et de phénol par de l'acide sulfurique. On lave à l'eau et on fait sécher.

Propriétés. — Il se présente en petits cristaux à odeur agréable, fusibles vers 43 degrés, insolubles dans l'eau et la glycérine, solubles dans l'alcool et l'éther.

Le perchlorure de fer le colore en violet, l'acide sulfurique en jaune, le nitrate de potasse et l'acide sulfurique en bleu vert. Les alcalis le dédoublent en ses deux composants ; le même phénomène se produit dans l'organisme.

Essai. — Le salol agité avec 50 parties d'eau froide donne, après filtration, un liquide qui ne doit pas se colorer en violet par le perchlorure de fer (*acide salicylique* ou *phénol*). Chauffé sur une lame de platine, il ne doit laisser aucun résidu.

Pharmacologie. — On l'emploie, à l'*intérieur*, comme antipyrétique, antirhumatismal et comme antiseptique dans les affections des voies urinaires ; il rend l'urine aseptique et convient aussi bien en chirurgie que dans le traitement des affections contagieuses. On le prend surtout en cachets, à la dose de 1 à 4 grammes par jour. A l'*extérieur*, il peut servir au pansement des plaies, soit en poudre ou sous forme de gaze salolée.

SALOPHÈNE

$$C^6H^4 \begin{cases} OH \\ CO-O-C^6H^4-AzH-C^2H^3O \end{cases}$$

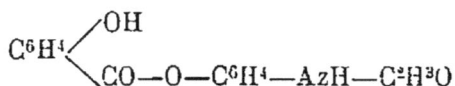

Syn. : Salicylate d'acétylparamidophénol.

Préparation. — Préparé d'abord par BÆYER. — On l'obtient par l'action de l'oxychlorure de phosphore sur l'acide salicylique et l'acétylparamidophénol.

Propriétés. — C'est un corps blanc cristallin, incolore, inodore, presque insoluble dans l'eau, soluble dans l'alcool et l'éther. 0 gr. 10 bouillant avec 10 c.c. d'une solution à 2 % de soude prennent une coloration bleue.

Pharmacologie. — C'est un antiseptique analogue au salol et au benzonaphtol, se dédoublant au contact des alcalis de l'intestin en acide salicylique et phénol. Il jouit encore de propriétés analgésiques qui le font employer dans le traitement des névralgies légères. On le donne, à l'*intérieur*, en cachets, à la dose de 2 à 4 gr. par jour.

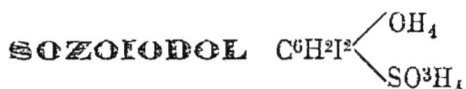

$$\textbf{SOZOIODOL}\quad C^6H^2I^2 \Big\langle {}^{OH_4}_{SO^3H_4}$$

Syn. : *Acide diiodoparaphénolsulfonique.*

Préparation. — On l'obtient en traitant la benzine biiodée par de l'acide sulfurique concentré. Il contient 42 % d'iode.

Propriétés. — Ce sont des cristaux incolores, inodores, à réaction acide, solubles dans l'eau et l'alcool, pouvant se combiner avec les alcalis pour donner des sels cristallisés. On utilise le sozoiodolate de potassium (écailles incolores), de sodium (aiguilles brillantes), de mercure (poudre jaune amorphe), de zinc (poudre cristalline incolore). Tous ces corps sont antiseptiques, peu toxiques et employés pour l'usage externe, en solution aqueuse contenant 2 à 3 % d'acide ou 5 à 10 % de sels.

TRICHLOROPHÉNOL $C^6H^2Cl^3$—OH

Préparation. — On l'obtient par l'action du chlore sur le phénol sodé, puis on distille.

Propriétés. — Ce sont des aiguilles blanches, fusibles à 44°, à odeur désagréable et à saveur caustique; peu solubles dans l'eau, solubles dans l'alcool, la glycérine et les alcalis dilués.

C'est un antiseptique énergique mais très irritant, employé en solution, pour l'*usage externe.*

Les dérivés plus ou moins chlorés du phénol agissent de même.

TRINITROPHÉNOL $C^6H^2(AzO^2)^3.OH$

Syn. : Acide picrique.

Préparation. — On l'obtient par ébullition du phénol avec de l'acide azotique, jusqu'à ce qu'il ne se dégage plus de vapeurs rutilantes et on concentre. Par refroidissement, il se dépose des cristaux qu'on dissout dans l'ammoniaque. On fait cristalliser le picrate d'ammoniaque et on le décompose par l'acide azotique ; l'acide picrique, peu soluble, cristallise.

Propriétés. — Substance en lamelles jaunes, de saveur amère, soluble dans 80 parties d'eau, dans l'alcool, l'éther, la benzine. Brusquement chauffé, l'acide picrique détone violemment. Il a une réaction acide et jouit d'un grand pouvoir colorant.

On a conseillé l'acide picrique en badigeonnages contre l'érysipèle ; mais il est surtout utile dans le traitement des brûlures : sa solution saturée calme immédiatement la douleur.

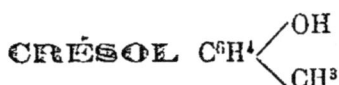

$$\text{CRÉSOL} \quad C^6H^4 \Big\langle \begin{matrix} OH \\ CH^3 \end{matrix}$$

Syn. : *Crésylol.* — *Acide crésylique.*

Préparation. — Le crésol est l'homologue supérieur du phénol ; il existe dans la créosote de hêtre et dans le goudron de houille.

On l'obtient dans l'industrie en recueillant les produits qui passent entre 200° et 210°, dans la distillation du goudron de houille.

Pour l'obtenir synthétiquement, on saponifie par la potasse le dérivé sulfoné du toluène $C^6H^4 \Big\langle \begin{matrix} CH^3 \\ SO^3H \end{matrix}$

Propriétés. — Le produit pur est en cristaux incolores ; le produit commercial est un liquide insoluble dans l'eau, soluble dans l'alcool et la glycérine ; il se combine aux bases, pour donner des crésylates. Des trois isomères connus, le paracrésol est seul employé.

D'après DELPLANQUE, il serait plus antiseptique et moins toxique que l'acide phénique. On le dissout dans l'eau à la faveur du savon et ses solutions à 3 % sont employées à l'*extérieur* comme antiseptiques.

CRÉSALOL $C^6H^4\begin{cases} OH \\ CO.OC^6H^4 - CH^3 \end{cases}$

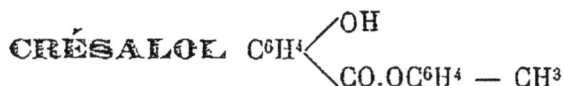

Syn. : *Salicylate de crésol.*

Propriétés. — Poudre cristalline blanche, insipide, à odeur de salol, insoluble dans l'eau, soluble dans l'alcool et l'éther. C'est un succédané du salol et de l'iodoforme, que l'on administre, à l'*intérieur*, comme antiseptique intestinal, à la dose de 2 à 6 grammes par jour.

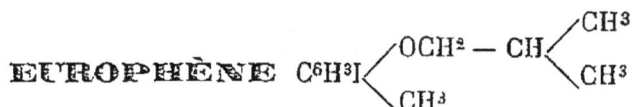

EUROPHÈNE $C^6H^3I\begin{cases} OCH^2 - CH\begin{cases} CH^3 \\ CH^3 \end{cases} \\ CH^3 \end{cases}$

Syn. : *Isobutyl-orthocrésol iodé.*

Préparation. — Obtenu en traitant l'alcool isobutylique par l'orthocrésol, en présence du chlorure de zinc : il se fait de l'isobutylorthocrésol que l'on additionne d'une solution d'iode dans de l'iodure de potassium. Le précipité obtenu est lavé et séché dans l'obscurité.

Propriétés. — C'est une poudre jaune, d'odeur aromatique, insoluble dans l'eau, très soluble dans l'alcool, l'éther et les huiles. Sa solution alcoolique dépose des flocons jaunes, par addition d'eau. Par ébullition prolongée avec l'eau, il y a séparation d'iode.

On l'emploie, comme antiseptique, aux mêmes doses et de la même façon que l'aristol et l'iodoforme.

THYMOL $C^6H^3<^{OH}_{CH^3}_{C^3H^7}$

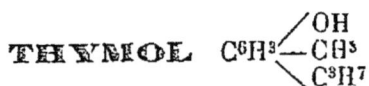

Syn. : Acide thymique.

Préparation. — 1° On soumet l'essence de thym à l'action d'un mélange réfrigérant; le thymol se dépose en cristaux.

2° On traite l'essence de thym par une solution de potasse, il se fait du thymate de potassium soluble dans l'eau et l'essence non attaquée surnage. On l'enlève par décantation et la solution de thymate de potassium est décomposée par l'acide chlorhydrique. Le thymol est mis en liberté et cristallise. On le distille pour l'avoir pur.

Propriétés. — Le thymol cristallise en gros cristaux à odeur de thym, peu solubles dans l'eau (1/133), solubles dans l'alcool, l'éther, les corps gras. Il fond à 44° et bout à 230°. Il peut se combiner avec les bases et former des sels. Sa solution bleuit quand on l'additionne d'ammoniaque et d'un hypochlorite alcalin. Dissous dans de la soude et cette solution versée dans une dissolution d'iode dans de l'iodure de potassium, produit un précipité brun rouge d'aristol.

Pharmacologie. — Le thymol possède toutes les propriétés antiseptiques du phenol; il a sur lui l'avantage de présenter une odeur agréable et d'être moins toxique; mais il est peu soluble dans l'eau. Il arrête la fermentation putride. On l'emploie, à l'*extérieur*, en solution aqueuse à 2 à 5 %, en facilitant sa dissolution par addition d'alcool.

$$\text{ARISTOL} \quad \begin{matrix} CH^3\diagdown \\ OI \\ C^3H^7\diagup \end{matrix} C^6H^2 - C^6H^2 \begin{matrix} \diagup CH^3 \\ OI \\ \diagdown C^3H^7 \end{matrix}$$

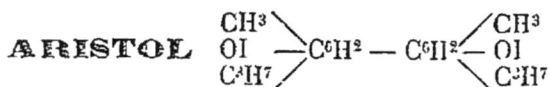

Syn. : *Thymol biiodé.*

On a donné le nom d'*aristols* à toute une classe de composés iodés dérivés des phénols, tels que le naphtol, la résorcine, l'acide salicylique, etc.; le plus employé est le thymol biiodé.

Préparation. — On traite une solution d'iode dans de l'iodure de potassium par une solution alcaline de thymol. On prend :

1° Iode.	60 gr.
Iodure de potassium.	80 gr.
Eau Q. S. pour	300 c. c.
2° Thymol	15 gr.
Hydrate de soude	15 gr.
Eau Q. S. pour	300. c. c.

On verse peu à peu et en agitant, la première solution dans la seconde, à la température de 15° à 20°. Il se fait un précipité volumineux rouge brun d'aristol, qu'on lave à l'eau froide et qu'on sèche.

Propriétés. — Poudre amorphe, chamois clair, presque inodore, insoluble dans l'eau, peu soluble dans l'alcool, soluble dans l'éther, le chloroforme, avec coloration brune, et les huiles. Elle contient 46 % d'iode. La chaleur et la lumière l'altèrent. Chauffée dans un tube, elle dégage de l'iode.

Essai. — Maintenu une heure vers 90°, l'aristol ne doit pas perdre plus de 1 °/₀ d'humidité. L'eau de lavage doit être neutre au tournesol (absence d'*alcali* libre). Agité avec de l'eau froide, ou mieux avec une solution d'iodure de potassium, celle-ci ne doit pas se colorer en bleu par l'empois d'amidon (absence d'*iode* libre).

Pharmacologie. — L'aristol a toutes les propriétés et les modes d'emploi de l'iodoforme ; il a sur ce dernier l'avantage d'être moins toxique et d'être dépourvu d'odeur désagréable. On peut donc l'employer en poudre ou pommade, pour le pansement des plaies et toutes les fois qu'on a besoin d'un antiseptique.

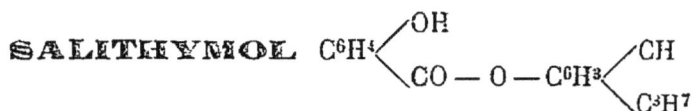

$$\textbf{SALITHYMOL}\quad C^6H^4\underset{CO-O-C^6H^3}{\overset{OH}{<}}\underset{C^3H^7}{\overset{CH}{<}}$$

Combinaison d'acide salicylique avec le thymol.

Propriétés. — C'est une poudre blanche, cristallisée, d'une saveur faiblement acide, peu soluble dans l'eau, soluble dans l'alcool et l'éther, employée comme antiseptique.

NAPHTOLS $C^{10}H^7.OH$

Les naphtols sont les phénols dérivés de la naphtaline. Il en existe deux modifications isomériques utilisées en thérapeutique et désignées sous le nom de naphtol α et naphtol β.

Réactions différentielles des Naphtols α et β

RÉACTIFS	NAPHTOL α	NAPHTOL β
Perchlorure de fer : solution très étendue, ajoutée peu à peu à la solution de naphtol	Coloration et précipité jaunes, à froid, puis rouge violacé (lie de vin), à chaud.	Rien à froid. Coloration et précipité jaune a chaud.
Après la réaction produite, on peut agiter avec de l'éther et laisser déposer; l'éther se sépare en se colorant.	En bleu.	En jaune.
Hypobromite de soude, à froid	Coloration d'abord verdâtre, puis rouge violacé, avec un léger excès de réactif.	Coloration jaune, puis noire, soluble dans un excès de réactif.
Acide azotique, à chaud	Coloration et précipité violets.	Coloration jaune verdâtre, puis jaune orangé.
Acide sulfurique et acide azotique (à parties égales) :	Coloration vert sale, devenant rouge-brun avec excès de réactif, puis effervescence.	Coloration verte, puis rouge cerise, avec excès de réactif et effervescence.
Eau sucrée et acide sulfurique (1 c.c. d'eau sucrée, plus 2 gouttes de solution alcoolique de naphtol à 20 %, plus 2 volumes d'acide sulfurique concentré) :	Coloration et précipité violet.	Rien ou coloration rougeâtre.
Potasse ou ammoniaque, en léger excès:	Pas de fluorescence.	Fluorescence violette.

Naphtol α . — On l'obtient en fondant

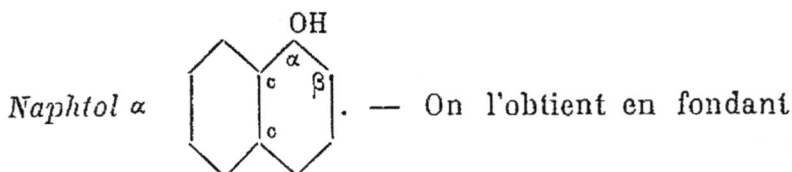

avec de la potasse, l'α-naphtylsulfate de potassium $C^{10}H^7 — SO^3K$.

C'est un corps blanc, en petites aiguilles brillantes, quelquefois rosées, fusibles à 96°, bouillant à 279°, à odeur légèrement piquante, presque insolubles dans l'eau, solubles dans l'alcool, l'éther, le chloroforme, la glycérine et la benzine.

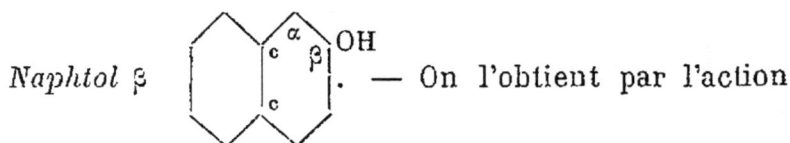

Naphtol β . — On l'obtient par l'action

de la potasse en fusion sur le β-naphtylsulfate de potassium.

Il cristallise en petites lamelles d'un blanc nacré, de saveur âcre et piquante, très peu solubles dans l'eau (0,20 °/₀₀), solubles dans l'alcool, l'éther et le chloroforme. Il fond à 123° et bout à 286°.

On peut facilement différencier les deux naphtols en faisant dissoudre un peu de naphtol dans de l'eau alcoolisée au 1/20 et y versant peu à peu et avec précaution les réactifs indiqués au tableau ci-contre.

Pharmacologie. — Les deux naphtols sont doués de propriétés physiologiques remarquables et peuvent arrêter, dans les cultures, le développement des germes. Ils agissent, l'un et l'autre, comme parasiticides, désinfectants, antiseptiques et sont bien tolérés par la muqueuse gastro-intestinale. Ils s'éliminent à l'état d'acides sulfoconjugués, par les urines, en leur donnant une coloration brun foncé. Le naphtol α est moins toxique et plus antiseptique que le naphtol β ; mais c'est ce dernier qui est le plus fréquemment prescrit, parce qu'il a été connu le premier en thérapeutique, à la suite des travaux de BOUCHARD.

Doses et modes d'administration. — On donne les naphtols, pour l'*usage interne*, sous forme de cachets, à la dose de 0 gr. 50 à 2 grammes par jour et. à l'*extérieur*, en pommade à 10 % (contre la gale), ou en solution dans l'eau alcoolisée (1 à 3 $^0/_0$). Ils se combinent facilement au camphre, en donnant un mélange fluide.

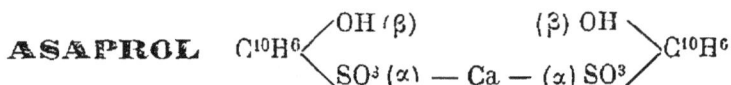

$$\mathbf{ASAPROL} \quad C^{10}H^6 \begin{cases} OH\ (\beta) \\ SO^3\ (\alpha) - Ca - (\alpha)\ SO^3 \end{cases} \begin{matrix} (\beta)\ OH \\ \end{matrix} C^{10}H^6$$

Syn. : *Abrastol.*

Propriétés. — Dérivé α-monosulfoné du β-naphtol, à l'état du sel calcique. Ce corps a été découvert par BANG et étudié par DUJARDIN-BEAUMETZ.

C'est une poudre blanche légèrement rosée, inodore, de saveur amère, soluble dans 0,60 parties d'eau et dans 2 parties d'alcool, insoluble dans l'éther. Les acides le décomposent ; le perchlorure de fer liquide donne une coloration bleue dans ses solutions aqueuses ; l'acide chromique un précipité brun, l'acide nitrique une coloration jaune.

L'asaprol est un antiseptique et un succédané du salicylate de soude. Il a sur lui l'avantage de ne pas provoquer d'accidents cérébraux, ni de bourdonnements d'oreilles et d'être bien toléré par les albuminuriques. On le donne, à l'*intérieur*, à la dose de 2 à 6 grammes, chez l'adulte, 1 à 3 grammes, chez l'enfant, en cachets, potion ou élixir. On l'a conseillé également en lavements (0,20 à 1 gr.), contre les vers intestinaux.

On a tenté de l'employer à la place du sulfate de chaux pour la conservation et la clarification des vins.

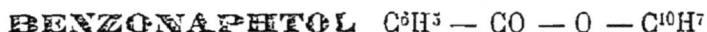

BENZONAPHTOL $C^6H^3 - CO - O - C^{10}H^7$

Syn : Benzoate de naphtol β.

Préparation. — On le prépare en chauffant à 125° un mélange de 250 grammes de naphtol β et de 270 grammes de chlorure de benzoyle $C^6H^5 - COCl$. Par refroidissement, on obtient une masse dure qu'on reprend par 10 fois son poids d'alcool fort bouillant. On filtre ; le benzoate de naphtol cristallise, on le lave avec de l'alcool froid et on le sèche.

Propriétés. — C'est une poudre blanche, cristalline, sans saveur, ni odeur, insoluble dans l'eau, peu soluble dans l'alcool froid, soluble dans le chloroforme.

Essai. — Le benzonaphtol commercial n'est quelquefois qu'un mélange de naphtol et d'acide benzoïque. On reconnaît un pareil mélange à l'odeur et à la saveur caustique du naphtol. En présence d'un carbonate alcalin, il fait effervescence ; traité par la potasse, il se colore en violet (réaction du β naphtol).

Pharmacologie. — C'est un excellent antiseptique intestinal, très peu toxique. Dans l'organisme, il se décompose en naphtol β insoluble, qui reste dans l'intestin et y produit son action désinfectante, et en acide benzoïque qui passe dans les urines sous forme d'acide hippurique et assure ainsi l'antisepsie des voies urinaires. Le benzonaphtol doit être employé de préférence au naphtol, qui est beaucoup plus toxique et plus irritant.

On le donne, à l'*intérieur*, en cachets, à la dose de 2 à 4 grammes par jour par 0 gr. 50 à la fois.

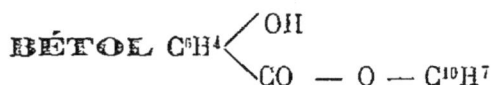

$$\text{BÉTOL } C^6H^4 \Big\langle {\!\!\begin{array}{l} OH \\ CO - O - C^{10}H^7 \end{array}}$$

Syn. : Salicylate de naphtol β.

Préparation. — On l'obtient en traitant un excès d'acide salicylique par du naphtol β, le tout en solution alcoolique.

Propriétés. — C'est une poudre cristalline blanche sans odeur ni saveur, insoluble dans l'eau, peu soluble dans l'alcool, soluble dans le chloroforme. Chauffée avec un lait de chaux, elle donne après filtration un liquide bleu fluorescent qui devient violet après addition d'acide acétique en excès et de perchlorure de fer.

Il n'est pas attaqué par le suc gastrique, mais le suc pancréatique le dedouble lentement en naphtol et acide salicylique qui, se produisant ainsi dans tout l'intestin, en assurent la désinfection complète. C'est donc un bon antiseptique intestinal supérieur au naphtol et ne fatiguant pas l'estomac. KOBERT, de Dorpat, le présente comme supérieur au salol, lequel se décompose dans l'estomac en phénol, corps toxique. Le bétol agit également dans le rhumatisme articulaire aigu. On le donne, à l'*intérieur*, en cachets, aux mêmes doses que le naphtol.

L'**alphol** est du salicylate de naphtol α présentant les mêmes propriétés que le bétol.

IODONAPHTOL β   IO — $C^{10}H^6$ — $C^{10}H^6$ — IO

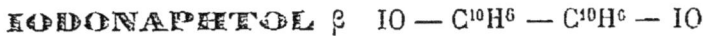

Syn. : Biiodure de dinaphtol.

Propriétés. — Poudre amorphe, jaune verdâtre, se
fonçant à la lumière, à odeur d'iode, insoluble dans
l'eau, peu soluble dans l'alcool et l'éther, soluble dans
le chloroforme C'est un antiseptique employé comme
succédané de l'iodoforme et de l'aristol et aux mêmes
doses.

MICROCIDINE

Préparation. — Produit complexe, obtenu par
Berlioz, en fondant le naphtol β avec la moitié de son
poids de soude caustique : il contient surtout du naphtolate de soude (70 % environ).

Propriétés. — C'est une poudre amorphe. gris brunâtre, à odeur de naphtol, de saveur piquante, très soluble
dans l'eau et l'alcool, non toxique. Les solutions concentrées sont brunes ; elles n'altèrent pas les instruments et ne tachent ni le linge, ni les vêtements. L'acide
sulfurique en précipite le β naphtol.

Pharmacologie. — On l'emploie comme antiseptique *externe*, en solution à 5 %. On obtient des effets
équivalents avec une solution de sublime à 1.2 %; une
solution de microcidine à 5 % et une solution de phénol à 50 %. Elle n'est pas toxique, pas caustique et
n'irrite pas les plaies.

NAPHTOL CAMPHRE

On l'obtient en mélangeant, au mortier, 1 partie de naphtol et 2 parties de camphre. C'est un liquide sirupeux, doué de propriétés antiseptiques energiques. Employé en badigeonnages contre la diphtérie,le coryza, le furoncle. On l'a conseillé également dans le traitement de la tuberculose.

ORPHOL

Syn. : Naphtolate de bismuth.

Obtenu par combinaison du naphtol β et de l'oxyde de bismuth.

C'est un antiseptique intestinal que l'on peut employer à la place du sous-nitrate de bismuth, dans la diarrhée, la fièvre typhoïde, à la dose de 2 à 3 grammes pour un adulte, en cachets ou en suspension dans une potion.

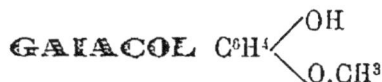

GAIACOL $C^6H^4\big\langle{}^{OH}_{O.CH^3}$

Préparation. — Le gaïacol est l'éther méthylique de la pyrocatéchine ; il existe en assez grande quantité dans la créosote de hêtre, dont il constitue le principe actif. On l'obtient en soumettant la créosote à la distillation fractionnée et recueillant le liquide qui passe entre 200 et 210°. On agite avec de l'ammoniaque et on distille de nouveau en présence d'acide sulfurique à 200°-210°. Ce liquide, refroidi, dépose des cristaux.

PROCÉDÉ BÉHAL ET CHOAY. — On peut l'obtenir synthétiquement en partant de la pyrocatéchine. On dissout, en refroidissant, 58 grammes de sodium dans 600 grammes d'alcool méthylique; la dissolution se fait rapidement. On ajoute alors 270 grammes de pyrocatéchine dissoute dans l'alcool méthylique; le mélange se prend rapidement en masse. On chauffe à l'autoclave à 120°-130° avec un excès d'iodure de méthyle. On laisse refroidir, on distille pour retirer l'alcool, puis on entraîne le résidu par un courant de vapeur d'eau. Le gaïacol est décanté, puis dissous dans la soude et cette solution est agitée avec de l'éther qui enlève le vératrol. On met le gaïacol en liberté par l'acide chlorhydrique et on l'entraîne de nouveau par la vapeur d'eau. Enfin, on distille avec un appareil LEBEL-HENNINGER. On recueille ce qui passe de 205° à 207° et on refroidit au moyen du chlorure de méthyle; le produit cristallisé est du gaïacol pur.

Propriétés. — Le gaïacol pur est en cristaux blancs, fusibles à 28°,5 en un liquide incolore qui reste en surfusion et qui bout à 205°. Sa densité est 1,153 à 0°. Il est soluble dans 60 parties d'eau froide, très soluble dans l'alcool, l'éther, la glycérine et les huiles. Son odeur est aromatique, sa saveur légèrement caustique.

Le produit commercial est toujours liquide: il est extrait de la créosote et contient une proportion de gaïacol qui peut varier de 20 à 70 %. Son point d'ébullition et sa densité sont également très variables, suivant sa composition.

Réactions. — Dissous dans l'ammoniaque, le gaïacol donne avec les hypochlorites alcalins et à chaud une coloration verte.

Quelques gouttes, chauffées avec un mélange de chloroforme et de soude, donnent une coloration rouge pivoine.

La solution alcoolique se colore en bleu par le perchlorure de fer. Un excès de réactif la fait virer au vert, puis à l'acajou.

L'acide sulfurique à chaud produit une coloration rouge orangé.

L'eau bromée, un précipité orangé qui brunit rapidement.

Essai. — ADRIAN a publié une méthode rapide et facile d'essai et même de dosage du gaïacol : elle est fondée sur la propriété qu'a l'acide nitreux de donner, avec les solutions très étendues de gaïacol, une coloration rouge orangé d'autant plus intense que le gaïacol est plus pur.

On agite pendant deux minutes 5 grammes de gaïacol avec 200 parties d'eau froide ; on filtre. On met 1 c. c. de ce liquide dans un tube à essai avec 10 c. c. d'eau ; on agite et on ajoute deux gouttes d'une solution aqueuse de nitrite de soude à 10 %, puis une goutte d'acide azotique. La coloration se produit lentement : elle est rouge orangé pour le gaïacol pur et devient de plus en plus jaune, à mesure que la richesse du gaïacol diminue. En comparant la teinte obtenue avec des solutions types de gaïacol, on peut effectuer le dosage. Ce procédé est applicable à l'essai des créosotes.

Pharmacologie. — Le gaïacol est le médicament par excellence de la tuberculose. Il calme la toux, facilite l'expectoration, relève l'état général, excite l'appétit. Sa saveur peu caustique et son odeur aromatique le font préférer à la créosote. Appliqué sur la peau, il est rapidement absorbé et produit une anesthésie locale et un abaissement géneral de la température, en même temps que tous les effets de la médication gaïacolée.

Doses et modes d'administration. — A l'*intérieur*, on le donne à la dose de 0 gr. 20 à 0 gr. 50 par jour, en capsules, élixir, sirop, vin, injections hypodermiques, lavements. On l'associe souvent à l'iodoforme.

A l'*extérieur*, on l'emploie en badigeonnages, mais la dose ne doit pas dépasser 1 à 2 grammes.

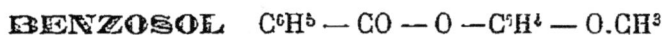

BENZOSOL $C^6H^5 - CO - O - C^7H^4 - O.CH^3$

Syn. : Benzoate de gaïacol.

Préparation. — On l'obtient en faisant réagir à 100° le chlorure de benzoïle sur le gaïacol potassé. On le purifie par cristallisation dans l'alcool.

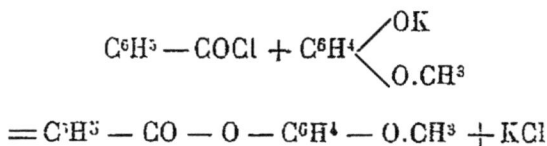

$$C^6H^5 - COCl + C^6H^4 \begin{cases} OK \\ O.CH^3 \end{cases}$$

$$= C^7H^5 - CO - O - C^6H^4 - O.CH^3 + KCl$$

Propriétés. — Il se présente en cristaux incolores, presque inodores et insipides, peu solubles dans l'eau et l'alcool, solubles dans l'éther et le chloroforme.

Mélangé à l'acide sulfurique, il donne, avec le perchlorure de fer, une coloration violette qui, au contact du sucre, passe au rouge intense. Bien que moins irritant, il offre peu d'avantages sur le gaïacol.

CARBONATE DE GAIACOL

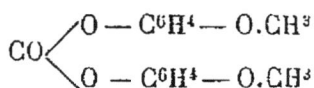

$$CO\left\langle\begin{array}{l} O - C^6H^4 - O.CH^3 \\ O - C^6H^4 - O.CH^3 \end{array}\right.$$

Syn. : Gaïacol carboxylique.

Préparation. — On l'obtient par l'action du chlorure de carbonyle $COCl^2$ sur le gaïacol potassé. On le purifie par cristallisation dans l'alcool.

Propriétés. — C'est une poudre cristalline, fusible entre 86° et 90°, inodore, insipide, insoluble dans l'eau, dépourvue d'action irritante sur les muqueuses, non toxique. Les alcalis le décomposent en mettant le gaïacol en liberté pour former un carbonate alcalin ; avec l'ammoniaque, on obtient du gaïacol et de l'urée. Il possède les propriétés du gaïacol et s'administre aux mêmes doses.

PHOSPHATE DE GAIACOL $PO(C^6H^4O-O.CH^3)^3$

Préparation. — On l'obtient, d'après DUBOIS, en faisant agir de l'oxychlorure de phosphore sur du gaïacol dissous dans de la soude et refroidi dans un mélange réfrigérant. Il se dépose une huile qui se concrète et qu'on fait cristalliser dans l'alcool.

Propriétés. — Il est insoluble dans l'eau, plus soluble dans l'alcool et l'éther et s'emploie pour les mêmes usages que le gaïacol.

VÉRATROL $C^6H^4 \begin{cases} O-CH^3 \\ O.CH^3 \end{cases}$

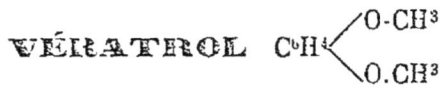

Syn. : Éther diméthylique de la pyrocatéchine.

Propriétés. — C'est un liquide clair, mobile, bouillant à 203°-206°, soluble dans l'alcool, l'éther et les huiles. Il agit à la façon du gaïacol, comme agent anti-tuberculeux ; il est moins toxique, mais plus irritant. En badigeonnages, il est antipyrétique et analgésique.

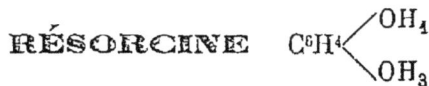

RÉSORCINE $C^6H^4 \begin{cases} OH_1 \\ OH_3 \end{cases}$

Préparation. — On l'obtient en fondant avec de la potasse le benzène-disulfite de potassium $SO^3K—C^6H^4—SO^3K$. On peut encore l'extraire du galbanum.

Propriétés. — Cristaux incolores, mais devenant rouges à l'air, d'odeur légèrement phénolique, de réaction neutre au tournesol, solubles dans une 1/2 partie d'eau, dans l'alcool et l'éther, insolubles dans le chloroforme. Ils fondent à 119°. Leur solution aqueuse est colorée en violet foncé par le perchlorure de fer et par les hypochlorites. L'acide sulfurique concentré et nitreux colore cette solution en jaune orangé qui passe au bleu et au rouge pourpre à 100°.

Pharmacologie. — La résorcine est un antiseptique et un antiputride, employé à l'*extérieur*, en pommade, contre certaines affections cutanées. On l'a con-

seillée aussi en injection contre la blennorrhagie et en
pulvérisations contre la coqueluche. Prise à l'intérieur,
elle s'élimine, comme tous les phénols, sous forme
d'acide sulfoconjugué que l'on retrouve dans les urines.

CRÉOSOTE

Préparation. — On la retire du goudron de hêtre,
par distillation ménagée. La liqueur obtenue est un
mélange d'eau et d'une huile que l'on soumet à une
nouvelle distillation, en recueillant seulement les parties
plus lourdes que l'eau. Cette huile dense est traitée
par de la potasse, qui dissout la créosote, sans attaquer
les hydrocarbures, qui se séparent. On recueille la solution alcaline, on la décompose par l'acide sulfurique et
on la soumet à la distillation. On recueille les portions
qui passent entre 200° et 215° et, pour les déshydrater, on
les laisse macérer avec du chlorure de calcium ; enfin,
on décante.

Propriétés. — La créosote est un liquide incolore,
très réfringent, d'odeur forte et spéciale, de saveur
caustique. Son point d'ébullition varie de 200° à 215°.
Elle est peu soluble dans l'eau, soluble dans l'alcool,
l'éther, la glycérine, les huiles. Le savon, la saponine et
le benzoate de soude facilitent sa dissolution dans l'eau.
Elle dissout les résines, le soufre et le phosphore ; elle
coagule l'albumine.   .
Sa composition est essentiellement variable, suivant la
nature du bois qui l'a fournie et la température à
laquelle on l'a obtenue. C'est un mélange de phénols
supérieurs (cresols), de créosol, de gaïacol, avec des

traces d'acide phénique. D'après BÉHAL et CHOAY, les portions qui passent de 200° à 210° ont une densité de 1080 et contiennent en centièmes : phénol ordinaire 5,20 — ortho-crésol 10,40 — méta et paracrésol 11,60 — ortho-éthylcrésol 3,6 — métaxylénol 3 — phénols divers 6,2 — gaïacol 25 — créosol et homologues 35.

Les portions qui passent de 210° à 220° ont une densité de 1,085 et sont plus riches en créosol, mais ne contiennent pas de gaïacol.

On voit par là que la quantité de gaïacol contenu dans la créosote est bien inférieure à celle admise généralement.

Le Codex indique pour la créosote une densité de 1,067, chiffre trop faible puisque, d'après les auteurs précédents, cette densité est de 1080.

Falsifications. — La créosote commerciale est souvent mélangée de phénol ou bien on lui enlève le gaïacol qu'elle doit contenir et on le remplace par le phénol. On l'additionne quelquefois d'huile végétale.

Essai. — L'*acide phénique* communique à la créosote une réaction acide. Avec le perchlorure de fer, dans les solutions aqueuses, la créosote pure ne change pas ou donne une légère coloration bleue ; avec le phénol, la teinte bleue est très accentuée.

Agitée avec 5 fois son volume d'ammoniaque officicinale, la créosote pure ne se dissout qu'en faible quantité et, après repos, son volume n'a pas diminué ; s'il y a de l'acide phénique, il se dissout dans l'ammoniaque et le volume primitif diminue d'autant.

Le point d'ébullition du mélange est abaissé à 190°.

La coagulation du collodion par l'acide phénique est une mauvaise réaction.

L'*absence de gaïacol* est signalée par le point d'ébullition qui est abaissé et s'élève ensuite brusquement à 210°. On peut aussi employer le procédé au nitrite de soude indiqué par ADRIAN pour le gaïacol.

Pour retrouver l'*huile*, on verse quelques gouttes de créosote sur du papier à filtrer et on évapore à 100° : il reste une tache huileuse transparente qui ne se produit pas avec la créosote pure.

Une bonne créosote doit être neutre au tournesol, avoir une densité de 1080, ne commencer à bouillir qu'à 200°, pour monter progressivement jusqu'à 215°, s'évaporer sans laisser de résidu, ne pas se dissoudre dans l'ammoniaque.

Pharmacologie. — La créosote est un médicament d'une grande valeur et un antiseptique puissant. Même à doses minimes, elle préserve les substances animales de la putréfaction et arrête les fermentations. Elle constitue le médicament par excellence de la tuberculose. BOUCHARD et GRIMBERT ont montré qu'elle retarde la vitalité du microbe tuberculeux et peut même le tuer.

Doses et modes d'administration. — On l'administre, à l'*intérieur*, en capsules, pilules, élixir, vin, sirop, associée à l'huile de foie de morue (1 %), en pulvérisations, injections hypodermiques, en solution dans l'huile d'olive stérilisée, en lavements, pommade, etc.

Les cliniciens ne sont pas d'accord sur les doses à administrer : la plupart sont partisans de hautes doses et font prendre jusqu'à 4 grammes par jour, par petites quantités à la fois ; d'autres, au contraire, admettent que les fortes doses ne sont pas absorbées : ils donnent la créosote en solution très diluée, en ne dépassant pas 0 gr. 50 à 1 gramme par jour.

Presque toutes les préparations créosotées sont désagréables à prendre et fatiguent l'estomac, si les solutions sont trop concentrées ; aussi a-t-on cherché à remplacer la créosote par le gaïacol qui semble en être le principe actif et qui est moins caustique et plus agréable au goût. Cette substitution n'est pas admise par tout le monde ; car la créosote peut agir par l'ensemble des phénols qu'elle contient.

CRÉOSAL

Préparation. — Combinaison du tannin avec la créosote. On l'obtient en chauffant vers 80° un mélange à parties égales de tannin et de créosote. On y ajoute peu à peu de l'oxychlorure de phosphore, on sature par la soude et on précipite le créosal par une solution concentrée de sel marin. On lave et on sèche à l'étuve.

Propriétés. — C'est une poudre amorphe, marron foncé, soluble dans l'eau, l'alcool, la glycérine. On l'emploie, à l'*intérieur*, à la dose de 1 gramme à 3 grammes par jour, dans les affections des bronches et les laryngites.

CRÉOSOTAL

Syn. : *Carbonate de créosote.*

Préparation. — On l'obtient en faisant passer dans de la créosote, additionnée de soude, un courant de gaz

chlorure de carbonyle COCl² jusqu'à réaction neutre.
Par le repos, il se dépose un liquide ambré qui constitue
la créosote carbonatée, mélange de carbonates de crésol,
de gaïacol, de créosol, etc. On le lave à l'eau froide
additionnée de soude qui enlève la créosote non combinée.

Propriétés. — C'est un liquide visqueux, jaune
ambré. insoluble dans l'eau, soluble dans l'alcool, la
glycérine et les huiles, dépourvu d'odeur et de caus-
ticité.

Pharmacologie. — Il est mieux supporté que la
créosote, dont il n'a pas la saveur désagréable et qu'il
met en liberté au contact de l'intestin. On le donne, à
l'*intérieur*, à la dose de 10 à 15 grammes pour les adultes,
1 à 6 grammes pour les enfants, en capsules ou dissous
dans l'huile de foie de morue (1/10).

ALDÉHYDES

$$\text{VANILLINE} \quad C^6H^3 \underset{\diagdown}{\overset{\diagup}{-}} \begin{matrix} O.CH^3 \\ OH \\ CHO \end{matrix}$$

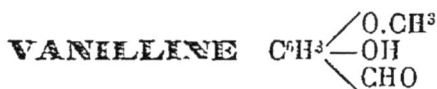

Syn. : Aldéhyde méthyl-protocatéchique.

Préparation. — 1° La vanilline constitue le principe
odorant des gousses de vanille, qui en renferment environ
2 %. Pour l'extraire, on épuise les gousses par l'éther
et on traite la solution obtenue par du bisulfite de soude
qui s'empare de la vanilline. L'éther surnage ; on l'enlève,
et la combinaison restante est décomposée par l'acide

sulfurique et agitée de nouveau avec l'éther qui, par évaporation, abandonne la vanilline.

2° On l'obtient surtout en oxydant la coniférine (glucoside retiré de certains conifères) par le bichromate de potassium et l'acide sulfurique : il se produit de l'acide carbonique, du glucose et de la vanilline.

3° On peut aussi la préparer en chauffant un mélange de gaïacol, de potasse et de chloroforme.

Propriétés. — La vanilline cristallise en petits prismes incolores, à odeur de vanille, fusibles à 80°, sublimables quand on chauffe avec précaution. Elle est peu soluble dans l'eau, soluble dans l'alcool, l'éther, le chloroforme, les huiles. L'acide sulfurique la dissout en se colorant en jaune ; avec l'acide azotique, coloration jaune rouge.

1 centigramme de pyrogallol dissous à chaud, dans 1 c.c.d'acide chlorhydrique, donne une coloration rouge violet, en présence d'une trace de vanilline.

La vanilline n'est pas toxique et sert simplement d'aromate, à la place de la vanille.

ACÉTONES

CAMPHRE $C^{10}H^{16}O$

Préparation. — On prépare le camphre au Japon, en faisant passer de la vapeur d'eau sur des copeaux de camphrier (*Laurus Camphora*) ; le camphre est entraîné et vient se condenser sur des chapiteaux de paille où on le recueille : c'est le camphre brut.

On le purifie en Europe en le sublimant dans des

ballons de verre, après l'avoir mélangé de 3 à 5 % de chaux récemment éteinte. Ces ballons sont chauffés avec beaucoup de précaution, au bain de sable et en elevant peu à peu la température jusqu'à 205°. Le camphre se sublime et vient former, à la partie supérieure du ballon, un pain que l'on retire en brisant le matras.

Propriétés. — Le camphre cristallise en prismes hexagonaux incolores, d'odeur vive, de saveur amère. Il fond à 175° et bout à 205°. Le commerce le livre habituellement sous forme de pains arrondis avec une ouverture au centre, ou encore en plaques carrées très denses, obtenues par agglomération à la presse de petits cristaux de camphre, ce qui permet de faire la sublimation dans des appareils quelconques moins fragiles que les ballons.

Il est à peine soluble dans l'eau, insoluble dans la glycérine, soluble dans l'alcool, l'éther, l'acide acétique, les huiles, les essences. Sa solution alcoolique est dextrogyre et le degré varie avec la concentration. Un fragment mis sur l'eau prend un mouvement giratoire dû à la vaporisation continuelle de la substance.

Il brûle à l'air avec une flamme fuligineuse. L'acide azotique le transforme en acide camphorique. Il donne toute une série de dérivés dont la plupart ont été découverts et étudiés par CAZENEUVE.

Pharmacologie. — Le camphre est rarement prescrit à l'*intérieur*; à l'*extérieur*, au contraire, ses emplois sont nombreux. Il est antiseptique et vermifuge. Mélangé aux résines ou aux gommes-résines, il modifie leur consistance : c'est ainsi que le benjoin, le tolu, le mastic, la gomme ammoniaque, la résine de gaïac prennent à son contact la consistance pilulaire. Le chloral et le naphtol donnent avec lui des composés liquides.

Le camphre se pulvérise difficilement à cause de son élasticité. La pulvérisation au mortier est facilitée par addition de quelques grammes d'éther, mais le produit s'agglomère; aussi le Codex conseille de râper le camphre et de le tamiser.

BROMURE DE CAMPHRE $C^{10}H^{15}BrO$

Syn. : Camphre monobromé.

Préparation. — On l'obtient en faisant agir à chaud le brome sur du camphre en poudre. On reprend ensuite par de l'alcool bouillant, puis on laisse cristalliser.

Propriétés. — Ce sont des aiguilles incolores, dures, dont l'odeur rappelle la térébenthine et le camphre, insolubles dans l'eau, solubles dans l'alcool, l'éther, le chloroforme et la glycérine. Il fond à 77° et bout à 274°.

On le donne quelquefois, à l'*intérieur*, comme hypnotique et antispasmodique, à la dose de 0 gr. 50 à 1 gr. 50, en pilules ou dragées.

MUSC ARTIFICIEL

Préparation. — Obtenu par déshydratation du camphre par le chlorure de zinc et transformation des produits formés en dérivés nitrés.

On traite le camphre par le chlorure de zinc fondu,

puis on soumet à la distillation fractionnée, en recueillant ce qui passe entre 180° et 230°. Ce liquide, mélangé à de l'alcool amylique, est agité pendant quatre heures avec de l'acide sulfurique ; puis on neutralise au carbonate de soude et on agite de nouveau avec de l'alcool amylique. On sépare cette dissolution amylique, on agite avec de l'acétate de plomb, on décante et on évapore à sec. Le produit obtenu est chauffé trois heures à 80°, avec un mélange d'acides sulfurique et nitrique, enfin versé dans l'eau froide ; on obtient un précipité que l'on fait cristalliser dans l'alcool.

Propriétés. — C'est une poudre blanche, soluble dans l'eau, à odeur de musc très accentuée. Elle ne sert que comme parfum.

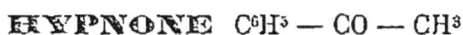

HYPNONE $C^6H^5 - CO - CH^3$

Syn. : Phényl-méthyl-acétone.

Préparation. — On l'obtient en distillant à sec un mélange de benzoate et d'acétate de calcium. Il passe un liquide brun, qui est ensuite soumis à la distillation fractionnée ; on ne recueille que les portions distillant entre 195° et 200°.

Propriétés. — C'est un liquide incolore, très mobile, d'odeur vive rappelant l'amande amère, se solidifiant à 4°, en cristaux transparents. Il est insoluble dans l'eau, soluble dans l'alcool, l'éther, le chloroforme, la glycérine et les huiles.

Pharmacologie. — L'hypnone est un narcotique provoquant le sommeil avec facilité, dans les insomnies nerveuses ou dues à de la fatigue intellectuelle. Elle est toxique et se donne, à l'*intérieur*, à la dose de 0 gr. 10 à 0 gr. 30 par jour, en capsules. Ne pas dépasser 0 gr. 50. Elle est presque abandonnée.

ACIDES

Nous étudierons les acides comme nous l'avons fait pour la série grasse, en les groupant d'abord d'après leur atomicité, puis d'après leur basicité.

ACIDE BENZOÏQUE $C^6H^5.CO^2H$

Préparation. — 1° PAR VOIE SÈCHE. — On extrait l'acide benzoïque en soumettant le benjoin à l'action de la chaleur.

On place un mélange de benjoin pulvérisé et de sable dans une terrine que l'on recouvre d'un papier à filtrer tendu et collé sur les bords ; on dispose au-dessus un long cône de carton et on chauffe doucement la terrine. L'acide benzoïque du benjoin se volatilise, traverse le papier à filtrer et vient se condenser dans le cône de carton d'où on peut l'enlever. Le résidu pulvérisé et chauffé fournit encore de l'acide benzoïque.

Le rendement est d'environ 40 grammes pour 1 kilo de benjoin.

2° PAR VOIE HUMIDE. — On traite le benjoin par de la chaux et on décompose le benzoate de chaux obtenu par de l'acide chlorhydrique. On prend, d'après le Codex :

Benjoin.	1.000
Chaux éteinte	500
Eau.	6.000

On fait bouillir une demi-heure en agitant et on filtre ; il se produit du benzoate de chaux soluble. Le résidu est traité deux fois par de l'eau bouillante et les liqueurs réunies et concentrées sont additionnées à chaud d'acide chlorhydrique, jusqu'à acidité. Le benzoate de chaux est décomposé en acide benzoïque qui cristallise par refroidissement et en chlorure de calcium qui reste en solution. On recueille les cristaux et on les sèche au papier.

3° ACIDE BENZOÏQUE DES HERBIVORES. — On retire en grande quantité l'acide benzoïque de l'urine des herbivores, qui contient de l'acide hippurique. On concentre cette urine et on la traite par de l'acide chlorhydrique, qui dédouble l'acide hippurique en glycocolle et acide benzoïque ; celui-ci cristallise ; on le recueille.

Purification. — L'acide benzoïque, surtout préparé par voie sèche, retient souvent un peu de résine et d'huile volatile.

Pour le purifier, on le fait bouillir avec de l'acide azotique ou de l'acide sulfurique étendus de 4 à 5 volumes d'eau, afin d'oxyder les matières étrangères, puis on fait cristalliser.

Propriétés. — Aiguilles soyeuses, blanches, à odeur de benjoin, de saveur âcre et acide, solubles dans 400 parties d'eau froide, 12 parties d'eau bouillante, solubles dans 2,5 d'alcool, dans 3 parties d'éther, 10 parties de glycérine. Il fond à 121° et bout à 249°. Il se sublime dès 145°.

Impuretés et falsifications. — L'acide benzoïque peut contenir de la résine et des huiles volatiles ; en dehors des sophistications courantes, on peut l'additionner d'acide hippurique et de sucre.

Essai. — L'*acide hippurique* se retrouve en chauffant avec l'acide azotique jusqu'à siccité : le résidu devient violet au contact des vapeurs ammoniacales.

Le *sucre* est noirci à chaud par l'acide sulfurique, qui n'altère pas l'acide benzoïque.

L'acide pur doit être complètement soluble dans l'alcool, entièrement volatil, ne pas noircir par l'acide sulfurique. Sa solution aqueuse, additionnée d'acide azotique, ne doit précipiter ni par le chlorure de baryum, ni par l'azotate d'argent.

Pharmacologie. — L'acide benzoïque est à la fois stimulant, diurétique et diaphorétique. Introduit dans l'organisme, il se transforme en acide hippurique et facilite l'élimination de l'acide urique, d'où son emploi dans la gravelle urique. On le conseille encore dans la gravelle phosphatique, parce qu'il diminue l'alcalinité des urines Enfin, c'est un antiseptique énergique, plus actif que l'acide phénique et l'acide salicylique, surtout comme bactéricide.

On le donne, à l'*intérieur*, en potion ou pilules, à la dose de 1 à 2 grammes par jour. On le remplace le plus souvent par les benzoates.

ACIDE SALICYLIQUE

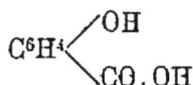

$$C^6H^4 \begin{cases} OH \\ CO.OH \end{cases}$$

Préparation. — On l'obtient aujourd'hui, dans l'industrie, par le procédé de Schmitt, qui consiste à traiter un phénate alcalin par l'acide carbonique et à chauffer à 130° environ, dans un appareil fermé.

On fait passer un courant d'acide carbonique bien sec sur du phénate de sodium également sec, tant qu'il y a absorption ; il se forme un carbonate double de sodium et de phényle NaO — CO — O.C⁶H⁵. En chauffant ce sel pendant une heure vers 130°, dans un digesteur fermé, il y a transformation intramoléculaire avec formation de salicylate de soude.

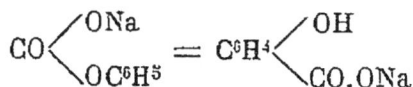

$$CO\begin{cases} ONa \\ OC^6H^5 \end{cases} = C^6H^4\begin{cases} OH \\ CO.ONa \end{cases}$$

Ce sel est dissous dans l'eau et traité par l'acide chlorhydrique, qui met l'acide salicylique en liberté. On le recueille et on le fait cristalliser dans l'eau.

Purification. — L'acide salicylique est quelquefois coloré en rose. On le purifie en le dissolvant dans 4 parties de glycérine à chaud ; on délaye cette dissolution dans un excès d'eau froide ; l'acide se précipite incolore.

Propriétés. — Aiguilles incolores et inodores, de saveur un peu sucrée puis âcre, d'odeur piquante provoquant l'éternuement, solubles dans 500 parties d'eau froide, 13 parties d'eau bouillante, 2,5 parties d'alcool fort, 2 parties d'éther, solubles aussi dans le chloroforme et la glycérine. L'acide salicylique fond à 158° et se sublime, quand on chauffe avec ménagement ; sinon, il y a décomposition en phénol et en acide carbonique. L'acide nitrique le transforme en acide nitrosalicylique, puis en acide picrique.

Réactions — Sa solution aqueuse se colore en violet avec le perchlorure de fer, en vert émeraude par le sulfate de cuivre.

Chauffé avec du ferrocyanure de potassium, il dégage de l'acide cyanhydrique.

Avec l'alcool méthylique et l'acide sulfurique, il se produit du salicylate de méthyle ou *essence de Wintergreen*.

Avec l'acide azotique, à chaud, coloration rouge.

Par l'acide sulfurique et le nitrate de sodium, à froid, coloration rouge.

Essai. — 1° On dissout 0 gr. 50 d'acide dans 5 c. c. d'alcool, on verse cette solution sur un verre de montre et on laisse évaporer à l'air. Le résidu doit être d'une blancheur parfaite et non jaune ou brun.

2° On traite 0 gr. 50 d'acide par 5 c. c. d'acide sulfurique concentré ; la dissolution doit se faire sans coloration brune (*sucre* ou *impuretés*).

Pharmacologie. — L'acide salicylique est un antiseptique égal au phénol et moins toxique. Il arrête les fermentations, empêche l'action de l'émulsine sur l'amygdaline et celle de la myrosine sur le myronate de potasse. Il retarde l'altération de la bière et de l'urine, assure la conservation du lait à la dose de 0 gr. 40 pour 1000 et empêche la putréfaction de la viande.

Introduit dans l'organisme, il est absorbé et augmente l'élimination des matériaux azotés par les reins. Il s'élimine rapidement en nature et aussi en combinaison avec le glycocolle, c'est-à-dire à l'état d'acide salicylurique que l'on retrouve dans l'urine.

Doses et modes d'administration. — On l'emploie, à l'*intérieur*, comme antigoutteux, antirhumatismal, à la dose de 1 à 4 grammes par jour, en potion.

On le remplace presque toujours par le salicylate de

soude. Pour l'*usage externe*, on le donne en lotion, poudre ou pommade.

L'acide salicylique a une action trop énergique sur l'organisme, pour que son emploi pour la conservation des matières alimentaires soit autorisé. On facilite sa dissolution dans l'eau par l'addition de borax. On l'obtient en solution concentrée de la façon suivante : on fait une solution de 8 grammes d'acide salicylique, dans 24 grammes d'alcool à 90°, et on l'ajoute à une solution de 4 grammes de borax, dans 8 grammes de glycérine. On complète à 100 grammes avec de l'eau.

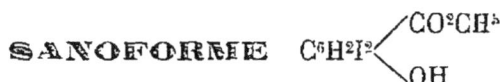

SANOFORME $C^6H^2I^2 \Big\langle \begin{matrix} CO^2CH^5 \\ OH \end{matrix}$

Syn. : *Éther méthyl-diiodo-salicylique.*

Obtenu par l'action de l'iode sur l'essence de Wintergreen. Il est cristallisé en fines aiguilles blanches, inodores, insipides, solubles dans l'alcool, l'éther et la vaseline. On l'a employé avec succès dans le pansement des ulcères, à la place de l'iodoforme, dont il n'a ni l'odeur ni la toxicité.

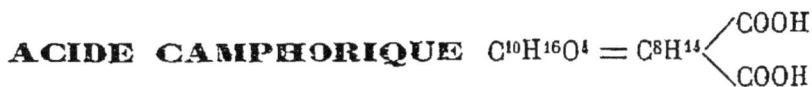

ACIDE CAMPHORIQUE $C^{10}H^{16}O^4 = C^8H^{14} \Big\langle \begin{matrix} COOH \\ COOH \end{matrix}$

Obtenu en oxydant le camphre par l'acide azotique.

Petits cristaux blancs, peu solubles dans l'eau, solubles dans l'alcool et l'éther. Ce serait un acide-alcool, d'après Friedel.

On le donne, à l'*intérieur*, contre les sueurs des phtisiques, à la dose de 2 à 4 grammes par jour, en cachets. Le produit médicinal est l'acide camphorique droit, c'est-à-dire dérivant du camphre droit.

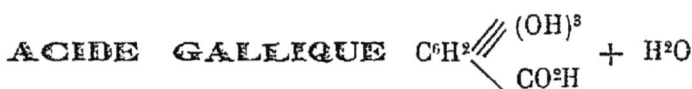

$$\text{ACIDE GALLIQUE} \quad C^6H^2 {\diagup (OH)^3 \atop \diagdown CO^2H} + H^2O$$

Préparation. — On le retire de la noix de galle par une fermentation prolongée; le tannin de la noix de galle s'hydrate et se transforme en 2 molécules d'acide gallique.

On humecte d'eau de la noix de galle concassée, que l'on expose à l'air pendant un mois, en agitant souvent : une fermentation s'établit. On exprime la masse, on fait bouillir le résidu avec de l'eau et on filtre ; l'acide gallique cristallise. On le reprend par de l'eau, on ajoute du charbon pour décolorer et, après filtration et concentration, on laisse cristalliser.

On peut encore l'obtenir, en faisant bouillir du tannin avec de l'acide sulfurique étendu.

Propriétés. — Longues aiguilles soyeuses, inodores, de saveur astringente, solubles dans 100 parties d'eau froide, 3 parties d'eau bouillante, solubles dans l'alcool, peu solubles dans l'éther. Chauffé à 200°, il perd de l'acide carbonique et se transforme en pyrogallol.

La solution d'acide gallique rougit le tournesol, donne un précipité bleu avec les sels ferriques, précipite l'émétique, mais ne précipite pas les alcaloïdes et la gélatine, comme le fait le tannin ; avec le cyanure de potassium, on obtient par agitation une belle coloration rouge (différence avec le tannin).

L'acide gallique possède les propriétés astringentes du tannin, mais très affaiblies. Il est peu usité.

$$\text{AIROL} \quad C^6H^2 {/\!/\!/}^{(OH)^3}_{\diagdown\, COOBi} {\diagup^{OH}_{\diagdown}}_{I}$$

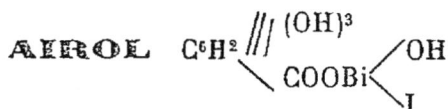

Syn. : *Iodogallate basique de bismuth.*

Propriétés. — Poudre jaune verdâtre, inodore, insoluble dans les dissolvants ordinaires, se décomposant au contact de l'eau en donnant un produit rouge. Dissous dans l'acide chlorhydrique dilué, puis agité avec de l'eau de chlore et du chloroforme, l'airol donne une coloration violette, par suite de la mise en liberté de l'iode. Une autre portion de la dissolution chlorhydrique donne, avec le perchlorure de fer, une coloration brun verdâtre (réaction de l'acide gallique).

On a préconisé l'airol comme antiseptique et siccatif des plaies ; il n'est ni irritant, ni toxique et s'emploie comme l'iodoforme

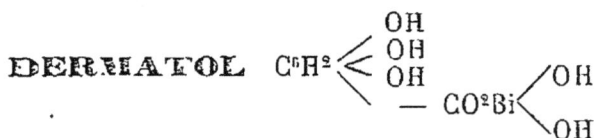

$$\text{DERMATOL} \quad C^6H^2 {\Big\langle}^{OH}_{\substack{OH\\OH\\- CO^2Bi}} {\diagup^{OH}_{\diagdown OH}}$$

Syn. : *Sous-gallate de bismuth.*

Préparation. — 1° PROCÉDÉ FISCHER. — On mélange les deux solutions suivantes :

a) Sous-nitrate de bismuth . .   . . . .   15 gr.
    Acide acétique cristallisable . . . . .   30 gr.
    Eau distillée. . . . .   200 gr.

b) Acide gallique . . . .   5 gr.
    Eau bouillante. . . . .   200 gr.

Il se forme un dépôt qu'on lave plusieurs fois et qu'on sèche à l'étuve.

2º PROCÉDÉ CAUSSE. — On fait dissoudre 200 grammes de sous-nitrate de bismuth dans l'acide nitrique ; on ajoute 500 centimètres cubes de solution saturée de nitrate de potasse et on neutralise l'acide libre avec du sous-nitrate de bismuth ; la solution neutre est additionnée de 100 centimètres cubes d'acide acétique. D'autre part on dissout à l'ebullition 125 grammes d'acide gallique dans la plus petite quantité d'eau possible pour que le mélange des solutions de bismuth et d'acide gallique ne donne lieu à aucun dépôt. On effectue ce mélange et on y ajoute rapidement 12 à 20 volumes d'eau. Tout d'abord aucun précipité ne se forme ; mais, après quelques minutes, un trouble apparaît, suivi bientôt d'une abondante cristallisation.

Le sel est lavé à l'eau froide, puis à l'eau bouillante, jusqu'à purification complète, et séché à l'air.

Propriétés. — C'est une poudre jaune, ordinairement amorphe, inodore, insoluble dans l'eau, l'alcool, l'éther et les acides dilués, soluble dans la lessive de soude. Préparé par le procédé de CAUSSE, le dermatol est en petits cristaux de couleur jaune citron.

Essai. — Traité par l'alcool ou l'éther, le dermatol n'abandonne pas d'acide gallique ; la solution de dermatol ne doit pas bleuir par le sulfate de diphénylamine (*sous-nitrate de bismuth*).

Pharmacologie. — C'est un excellent astringent antiseptique, employé, à l'*extérieur*, dans le traitement des maladies de la peau. On l'applique en poudre ou en

pommade, à la façon de l'iodoforme. On peut le prendre
à l'*intérieur*, à la dose de 2 grammes ; il agit alors comme
le sous-nitrate de bismuth.

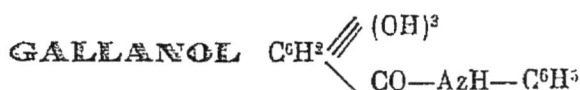

$$\text{GALLANOL} \quad C^6H^2 \diagup\begin{matrix}(OH)^3 \\ CO\text{—}AzH\text{—}C^6H^5\end{matrix}$$

Syn. : Gallanilide.

Combinaison de l'acide gallique et de l'aniline avec
élimination d'eau.

Propriétés. — Cristaux incolores, de saveur amère,
insolubles dans l'eau froide, peu solubles dans l'eau
chaude, solubles dans l'alcool, l'éther, le chloroforme. Il
a été préparé d'abord par Cazeneuve et préconisé par
Rollet, comme succédané du pyrogallol et de l'acide chrysophanique, dans le traitement de l'eczéma et du
psoriasis. On l'emploie, à l'*extérieur*, en poudre ou en
pommade à 10 %. Il n'est pas toxique.

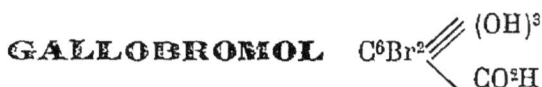

$$\text{GALLOBROMOL} \quad C^6Br^2 \diagup\begin{matrix}(OH)^3 \\ CO^2H\end{matrix}$$

Syn. : Acide dibromogallique.

Propriétés. — Préparé par Grimaux et étudié par
Cazeneuve et Lépine.

Corps cristallisé en aiguilles blanches, peu solubles
dans l'eau froide, solubles dans l'alcool et l'éther. Il est
en partie dédoublé dans l'économie avec formation de

bromure alcalin ; une autre partie passe inaltérée dans
les urines en les colorant en noir. D'après Lépine, on
peut le prendre à l'*intérieur* à la dose de 8 à 10 grammes,
en cachets ou potion. Il agit comme les bromures
alcalins.

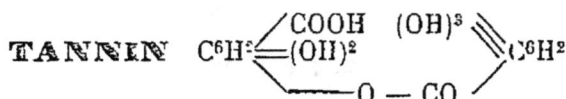

$$\text{TANNIN} \quad C^6H^2 \diagdown \begin{matrix} \text{COOH} \\ \text{(OH)}^2 \\ \text{O} - \text{CO} \end{matrix} \diagup \begin{matrix} \text{(OH)}^3 \\ \\ \end{matrix} \diagdown C^6H^2$$

*Syn. : Acide digallique. — Acide gallotannique. — Acide
tannique.*

Préparation. — On l'extrait de la noix de galle à
l'aide de l'éther aqueux.

1° On place dans une allonge disposée sur une carafe
100 grammes de noix de galle en poudre fine, que l'on
arrose avec le mélange suivant :

Éther rectifié . . . . 600 gr.
Alcool à 90° . . . . 30 gr.
Eau . . . . 10 gr.

Le liquide qui s'écoule est additionné d'un peu d'eau
et agité. Il se sépare en deux couches: une couche supérieure éthérée, renfermant la matière colorante et les
corps gras, une couche inférieure qui est une dissolution
aqueuse du tannin. On recueille la couche inférieure
dans une capsule que l'on porte ensuite à l'étuve. Après
évaporation du dissolvant, il reste du tannin. On peut
aussi étendre la solution sur des plaques de verre que
l'on place à l'étuve.

2° Pour obtenir un rendement supérieur, on peut
laisser fermenter pendant trois ou quatre jours la noix
de galle humide, puis, on l'épuise par l'éther aqueux.

Propriétés. — Le tannin dérive de la combinaison de deux molécules d'acide gallique avec perte d'une molécule d'eau. C'est une substance jaunâtre, amorphe, inodore, très astringente, très soluble dans l'eau, moins soluble dans l'alcool, insoluble dans l'éther. Il fond à 210°, puis se décompose. Exposé à l'air humide, il se transforme en 2 molécules d'acide gallique, par fermentation et hydratation. Les acides étendus agissent comme l'air humide. Le sel marin, l'acétate de potassium, les acides forts, le précipitent de ses dissolutions. Il précipite à son tour l'émétique, l'albumine, la gélatine, l'amidon, les alcaloïdes, l'eau de chaux et le chlorure de baryum. Il réduit les sels d'argent et précipite en noir les sels ferriques. L'ammoniaque et la soude le colorent en rouge. L'iode donne dans sa solution une coloration brune ; le bichromate de potasse un précipité brun.

Essai. — Le tannin doit être entièrement soluble dans l'eau et complètement volatil ; agité avec un mélange à parties égales d'éther et d'eau, il ne doit communiquer à l'éther qu'une coloration légèrement verte.

Pharmacologie. — Il existe un grand nombre de tannins variant avec la plante qui les a fournis. mais dont les propriétés médicales sont presque les mêmes. Wagner divise ces tannins en deux classes : les tannins pathologiques produits par la piqûre des insectes sur les rameaux de certains arbres (noix de galle), et les tannins physiologiques, c'est-à-dire ceux qui existent normalement dans les végétaux (écorce de chêne).

Une solution concentrée de tannin est un antiseptique médiocre. Le tannin est absorbé facilement par l'estomac et se transforme, en partie seulement, dans l'économie en acide gallique, que l'on retrouve dans les urines.

On l'emploie comme astringent, hémostatique interne
et externe, comme contre-poison des alcaloïdes et, dans
l'industrie, pour rendre les peaux imputrescibles.

Doses et modes d'administration. — On le
donne à la dose de 2 à 4 grammes, à l'*intérieur*, en pilules,
sirop, vin iodotannique ; à l'*extérieur*, en solution, poudre
et pommade.

Incompatibilités. — On ne doit pas l'associer
aux alcaloïdes, aux sels métalliques surtout aux sels
ferriques, à l'émétique, à l'albumine, à l'eau de
chaux, etc.

TANALBINE

Combinaison de tannin et d'albumine, soumise à une
température elevée et prolongée, pour la rendre peu
soluble. Préparée par KNOLL.

Propriétés. — C'est une poudre inodore, insipide,
insoluble.

De l'avis de son inventeur et des expérimentateurs
allemands, ce produit est un bon astringent, non attaqué
dans l'estomac, mais cédant peu à peu son tannin pendant le parcours intestinal.

On l'a donné, à l'*intérieur*, contre la diarrhée des
tuberculeux, le catarrhe chronique de l'intestin, etc., à
la dose de 3 grammes par jour pour un adulte et 1 gr. 50
pour un enfant, en plusieurs fois. C'est un médicament
sans danger.

TANIGÈNE

Syn. : *Éther triacétique du tannin.*

Préparé par MEYER.
C'est du tannin dans lequel trois oxydriles sont remplacés par trois radicaux acétyles.

Propriétés. — C'est une poudre jaunâtre, hygrométrique, facilement soluble dans les solutions alcalines, insoluble dans l'eau et les acides dilués. Grâce à cette propriété, le tanigène traverse l'estomac sans être attaqué et se dédouble, dans l'intestin seulement, en acétate de potasse et tannin, qui produit son action astringente.
On l'emploie, à l'*intérieur*, à la place du tannin, à la dose de plusieurs grammes, sans amener d'accidents secondaires fâcheux.

TANOFORME

Préparé par MERCK.
Produit résultant de la combinaison du tannin et du formol.

Propriétés. — C'est une poudre légère de couleur blanc rougeâtre, soluble dans l'alcool, insoluble dans l'eau. Pure ou mélangée d'amidon, on l'emploie, à l'*extérieur*, pour le pansement de certaines plaies.

AMINES

ACÉTANILIDE $CH^3 - CO - AzH - C^6H^5$

Syn. : *Antifébrine.*

Préparation. — On l'obtient par l'action du chlorure d'acétyle CH^3COCl ou de l'anhydride acétique sur l'aniline.

Propriétés. — C'est une poudre blanche, cristalline, fondant à 115°, inodore, soluble dans 200 parties d'eau froide, 50 parties d'eau bouillante, 3,5 parties d'alcool, 6 parties d'éther, 7 parties de chloroforme, insoluble dans la glycérine.

Réactions. — 0 gr. 10 de substance sont traités par 1 c. c. de lessive de potasse ; on laisse refroidir et on ajoute quelques gouttes de solution de permanganate de potasse : il se produit une coloration vert foncé, avec odeur de carbylamine.

On fait bouillir la solution avec de la potasse diluée, puis on ajoute à froid de l'eau de chlore : il se produit une coloration rouge pelure d'oignon.

Dans les solutions aqueuses, l'eau bromée donne un précipité cristallin abondant.

L'acide azotique la colore, à chaud, en jaune orangé.

Essai. — L'acétanilide ne doit laisser aucun résidu par calcination (*matières minérales*) ; elle doit se dissoudre sans coloration dans l'acide sulfurique concentré (*matières organiques*) ; sa solution aqueuse ne doit pas précipiter à froid par le perchlorure de fer (*aniline*).

Pharmacologie. — L'antifébrine est antithermique et analgésique ; elle est toxique et a l'inconvénient de produire rapidement de la cyanose.

On la donne, à l'*intérieur*, à la dose de 0 gr. 25 à 2 gr. par jour, en cachets ou élixir. Ne jamais dépasser 0 gr. 50 à la fois.

La salifébrine est une combinaison d'antifébrine et d'acide salicylique, possédant les propriétés de ses deux composants.

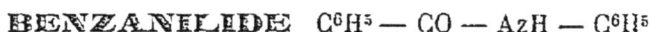

BENZANILIDE $C^6H^5 — CO — AzH — C^6H^5$

Préparation. — Obtenue par l'action de l'anhydride benzoïque ou du chlorure de benzoïle sur l'aniline.

Propriétés. — Poudre blanche cristalline, inodore, de saveur amère, insoluble dans l'eau, peu soluble dans l'alcool.

Antithermique employé à l'*intérieur ;* ne produit pas de cyanose, comme l'antifébrine ; il est recommandé, pour les enfants, à la dose de 0 gr. 10 à 0 gr. 50 par jour, et 3 grammes, pour les adultes.

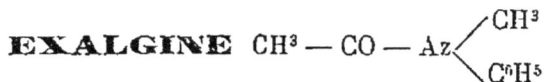

EXALGINE $CH^3 — CO — Az\begin{cases} CH^3 \\ C^6H^5 \end{cases}$

Syn. : Méthylacétanilide.

Préparation. — On l'obtient en traitant la monométhylaniline $C^6H^5 — AzH — CH^3$ par le chlorure d'acétyle, et en recueillant le produit qui passe à la distillation à 101°. On le dissout ensuite dans l'eau chaude et on laisse cristalliser.

Propriétés.— L'exalgine est en petits cristaux aiguillés, blancs, de saveur un peu amère, peu solubles dans l'eau froide, plus solubles à chaud, solubles dans l'alcool et l'eau alcoolisée. L'acide azotique fumant colore l'exalgine en jaune intense qui vire au rose. Sa solution dans la potasse, portée à l'ébullition, étendue d'eau, puis additionnée d'eau de chlore, à froid, donne, après quelques minutes, une coloration bleu foncé.

Essai. — Traitée à l'ébullition par de l'acide chlorhydrique, l'exalgine donne une liqueur, qui, saturée par l'ammoniaque, ne doit pas se colorer par l'hypochlorite de chaux (ce qui indique l'absence d'aniline libre).

Pharmacologie. — L'exalgine est un analgésique puissant, supérieur même à l'antipyrine, puisqu'elle agit à doses moitié moindres. Elle ne produit de cyanose qu'avec des doses élevées et l'estomac la supporte bien. Elle réussit spécialement pour calmer la douleur dans les névralgies faciales, dentaires, dans les névralgies *à frigore*, dans le rhumatisme, la sciatique. On la donne, à l'*intérieur*, à la dose de 0 gr. 25 à 0 gr. 60 au plus, en une seule fois, ou 1 gramme par jour, en deux fois, en cachets ou en potion alcoolisée.

HOLOCAINE

Syn. : *Para-diéthoxyéthenyldiphénylamidine.*

L'holocaïne résulte de la combinaison d'une molécule de phénacétine et d'une molécule de paraphénétidine.

Propriétés. — C'est une base énergique, insoluble dans l'eau, soluble dans l'alcool et l'éther, se combinant aux acides pour donner des sels bien cristallisés, peu solubles dans l'eau froide, solubles dans l'eau bouillante.

Le *chlorhydrate d'holocaïne* est un corps cristallin dont trois gouttes de la solution à 1 %, suffisent, d'après les communications de DENEFFE à l'Académie de médecine de Belgique, pour produire l'anesthésie de l'œil. Il agit à la façon de la cocaïne, comme anesthésique oculaire, mais sans produire de troubles de l'accommodation.

HYDRACÉTINE $CH^3 - CO - AzH - Az.HC^6H^5$

Syn. : Pyrodine ou acétylphénylhydrazine.

Préparation. — Obtenue par l'action de l'anhydride acétique sur la phénylhydrazine.

Propriétés. — Poudre blanche, inodore, sans saveur, peu soluble dans l'eau et l'éther, soluble dans l'eau chaude, l'alcool et le chloroforme. Elle réduit la liqueur de Fehling et se colore en rouge vif par l'acide azotique, après dissolution dans l'acide sulfurique. On l'emploie comme antiseptique, antithermique, antirhumatismal. On la donne, à l'*intérieur*, à la dose de 0 gr. 05 à 0 gr. 20 par jour, en cachets; à l'*extérieur*, en pommade à 10 %.

LACTOPHÉNINE $C^6H^4 \begin{cases} OC^2H^5 \\ AzH - C^3H^5O^2 \end{cases}$

Syn. : Phénolactine. — Lactophénétidine.

Préparation. — Ce composé est produit par l'action de l'acide lactique sur la phénétidine ; c'est de la phénacétine dont l'acide acétique est remplacé par de l'acide lactique.

Propriétés. — Cristaux incolores, de saveur légèrement amère, presque insolubles dans l'eau (1/500) solubles dans 9 parties d'alcool. Employé à l'*intérieur*, en cachets, comme antipyrétique, à la dose de 0 gr. 60, et comme hypnotique, à la dose de 1 gramme. On peut donner de 1 à 5 grammes par jour.

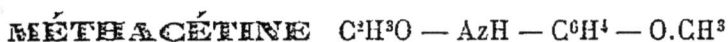

MÉTHACÉTINE $C^2H^3O - AzH - C^6H^4 - O.CH^3$

Syn. : *Paraoxyméthylacétanilide.*

Préparation. — Ce corps est obtenu en traitant par l'acide acétique la paraanisidine $C^6H^4\begin{cases}OCH^3\\AzH^2\end{cases}$, provenant de la réduction du nitroanisol, dérivé lui-même du para-nitrophénol $C^6H^4\begin{cases}OH\\AzO^2\end{cases}$

Propriétés. — Poudre cristalline rosée, inodore, de saveur amère et salée, soluble dans l'eau et dans l'alcool. Employé à l'*intérieur*, comme antithermique et analgésique, à la dose de 0 gr. 20 à 0 gr. 30 en une fois, ce médicament agit bien chez les enfants.

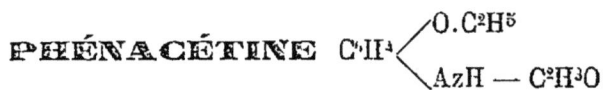

PHÉNACÉTINE $C^6H^4\begin{cases}O.C^2H^5\\AzH - C^2H^3O\end{cases}$

Syn. : *Phénédine. — Para-acétophénétidine.*

Préparation. — Obtenu par action du chlorure d'acétyle sur la phénétidine ou éther éthylique du para-amidophénol $C^6H^4\begin{cases}O.C^2H^5 (1)\\AzH^2 (4)\end{cases}$

Propriétés. — Poudre blanche ou rosée, inodore, insipide, fondant à 134°, insoluble dans l'eau, soluble dans l'alcool, l'éther, le chloroforme et dans les acides acétique et lactique. Dissoute dans l'acide sulfurique concentré, elle donne une belle coloration jaune citron, en présence de quelques gouttes d'acide azotique dilué. Sa solution alcoolique faite à froid ne se trouble pas par l'eau de brome et ne se colore pas par le perchlorure de fer.

Pharmacologie. — Son action thérapeutique a été étudiée en France par DUJARDIN-BEAUMETZ et LÉPINE. C'est un antithermique, mais surtout un analgésique et un antinévralgique qui serait supérieur à l'antipyrine. La phénacétine a sur cette dernière l'avantage de ne pas être toxique et de ne provoquer qu'exceptionnellement des éruptions cutanées. Elle produit rarement de la cyanose et réussit bien contre la migraine, les névralgies, l'insomnie par excès de travail ou excitabilité nerveuse. La dose est de 0 gr. 50 à 1 gramme, pris à *l'intérieur*, en cachets.

SACCHARINE

$$C^6H^4\!\!\begin{array}{c} \diagup CO \diagdown \\ \diagdown SO^2 \diagup \end{array}\!\!AzH$$

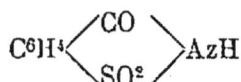

Syn. : Benzoyl-sulfonimide.

Préparée par FAHLBERG.

Préparation. — La préparation, assez complexe, part du toluène et comprend quatre phases :

1° Préparation de l'orthosulfotoluène $C^6H^4\!\!\begin{array}{c} \diagup CH \\ \diagdown SO^4H \end{array}$

2° Préparation du chlorure de l'orthosulfotoluène.

3° Transformation du corps précédent en amidosulfotoluène $C^6H^4 \diagdown \diagup \begin{smallmatrix} CH^3 \\ SO^2 - AzH^2 \end{smallmatrix}$

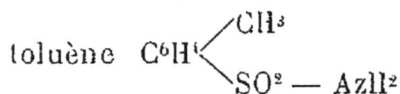

4° Oxydation de l'amidosulfotoluène.

Propriétés. — C'est une poudre blanche, très peu soluble dans l'eau, soluble dans la glycerine et l'alcool, de réaction acide. Elle peut donner des sels alcalins solubles dans l'eau. Le bicarbonate de soude facilite sa dissolution dans l'eau. Son pouvoir sucrant est égal à environ 300 fois celui du sucre de canne. Elle n'est pas colorée par le perchlorure de fer. Avec le carbonate de potasse elle dégage, à chaud, l'odeur d'amandes amères. Avec la chaux, dégagement d'ammoniaque ; avec l'acétate de sodium sec et à chaud, dégagement d'hydrogène sulfuré.

Essai. — La saccharine fond à 224° ; elle est combustible sans résidu. Elle ne doit pas noircir au contact de l'acide sulfurique concentré ; sa solution dans un alcali ne doit pas réduire la liqueur de Fehling (*sucre*).

Pharmacologie. — La saccharine jouit de propriétés antiseptiques et antiputrides ; elle traverse l'organisme sans se décomposer et se retrouve dans les urines. Son usage prolongé, à la dose de 0 gr. 10, produit des troubles dyspeptiques à cause de l'action fâcheuse qu'elle exerce sur les ferments digestifs; aussi doit-on la proscrire des aliments, liqueurs, etc. On la donne, à la place du sucre, aux diabétiques ; elle peut encore entrer dans la préparation d'un élixir dentifrice antiseptique.

SUCROL

Syn. : Dulcine ou paraphénetol-carbamide.

Propriétés. — Lamelles brillantes, blanc jaunâtre, ou poudre d'un blanc neigeux, fondant à 160°, de saveur sucrée, soluble dans l'eau, l'alcool et l'éther. Le sucrol possède un pouvoir sucrant 200 fois supérieur à celui du sucre de canne, mais un peu plus faible que celui de la saccharine. On ne doit pas l'employer pour l'usage alimentaire, jusqu'à ce que de nouveaux essais aient établi son innocuité.

2° CORPS AROMATIQUES APPARTENANT A D'AUTRES SÉRIES QUE LA SÉRIE BENZÉNIQUE

ANALGÈNE

Syn. : Ortho-éthoxy-paramonobenzoyl-aminoquinoleine.

Propriétés. — C'est une poudre cristalline, incolore, insipide, fondant à 208°, insoluble dans l'eau, soluble à chaud dans l'alcool fort. L'acide sulfurique la colore en vert, coloration qui disparaît par addition d'ammoniaque, pour donner un précipité soluble dans le chloroforme.

On donne l'analgène en cachets, à l'*intérieur*, comme antithermique et analgésique, à la dose de 1 à 2 grammes par jour. Il se décompose dans l'estomac en acide benzoïque et en une base aromatique active. L'urine des malades qui absorbent ce médicament se colore en rouge.

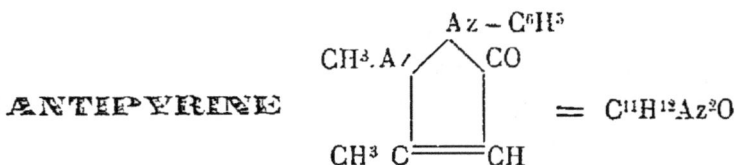

$$\text{ANTIPYRINE} \quad \underset{\substack{\text{CH}^3 \text{ C} =\!=\!= \text{CH}}}{\overset{\substack{\text{Az} - \text{C}^6\text{H}^5 \\ \text{CH}^3.\text{A}\diagup \diagdown \text{CO}}}{\bigcirc}} = \text{C}^{11}\text{H}^{12}\text{Az}^2\text{O}$$

Syn. : *Analgésine.* — *Diméthylphénylpyrazolone.*
Diméthyloxyquinizine.

Préparation. — On l'obtient en faisant agir, dans un autoclave, l'iodure, le bromure ou le chlorure de méthyle sur le produit de la réaction de la phénylhydrazine $C^6H^5 - AzH - AzH^2$ sur l'éther acétylacétique $C^2H^3O - CH^2 - CO^2.C^2H^5$. La préparation de l'antipyrine se fait en deux phases :

1° Préparation du méthylphénylpyrazolone par l'action de l'éther acétylacétique sur la phénylhydrazine.

2° Méthylation du produit précédent en chauffant avec de l'iodure de méthyle.

Dans la pratique, on opère comme suit : on mélange à froid l'éther acétylacétique et la phénylhydrazine, on chauffe ensuite jusqu'à commencement de solidification et on ajoute de l'éther ; il se fait des cristaux de méthylphénylpyrazolone qu'on lave à l'éther froid et qu'on sèche à 100°. On les introduit ensuite dans un autoclave avec de l'alcool méthylique et de l'iodure de méthyle ; on chauffe à 120° pendant quatre heures, puis on mélange de noir animal ou d'acide sulfureux liquide pour déco-

lorer et on distille pour chasser l'alcool. Le résidu,
additionné de soude, laisse déposer l'antipyrine en un
liquide huileux qui cristallise bientôt. On fait recristalliser dans le toluène, puis dans l'eau.

Propriétés. — C'est un corps cristallin blanc, inodore, de saveur amère, soluble dans son poids d'eau
froide, dans 1 partie d'alcool, 1 partie de chloroforme,
1 partie de benzine et 50 parties d'éther. Son point de
fusion est compris entre 111° et 113°. Il s'unit aux
acides pour donner des sels et facilite la dissolution de
la quinine et de la caféine dans l'eau. L'antipyrine se
combine avec les phénols, avec le chloral pour donner
l'hypnal, avec certains acides organiques, tels que
l'acide salicylique. Elle appartient au groupe du pyrazol
et sa formule s'établit sur un noyau formé par la soudure du pyrazol et du benzène.

Réactions. — Le *perchlorure de fer* produit, dans la
solution aqueuse d'antipyrine, un précipité rouge brun.

L'*acide acétique* et le *nitrite de sodium*, une coloration
bleu-verdâtre.

L'*acide chlorhydrique fumant*, une coloration verte.

L'*acide chlorhydrique* et le *ferricyanure de potassium*
donnent, à l'ébullition, une coloration vert foncé et un
précipité vert bleuâtre (GAY et FORTUNÉ).

L'*acide chlorhydrique* et le *chlorate de potasse*, à l'ebullition, donnent une liqueur jaune rougeâtre qui, par refroidissement, laisse déposer des gouttelettes huileuses
rouge vif, solubles dans le chloroforme qui se colore en
jaune orange.

L'*acide azotique nitreux* (une goutte) colore en vert,
à froid, et en rouge pourpre, à chaud, une solution au
1/100 d'antipyrine.

L'*eau iodée* (2 c. c.) donne un précipité rouge brique avec 1 c.c. de solution d'antipyrine à 1/100.

Le *tannin* et l'*acide picrique* donnent des précipités.

L'antipyrine chauffée à sec avec du *chlorure de zinc* dégage une odeur de créoline ou de thymol.

Essai. — L'antipyrine doit donner, avec 2 parties d'eau, une solution incolore, dépourvue d'odeur d'hydrocarbures, ne précipitant pas par l'hydrogène sulfuré. Elle doit être volatile sans résidu.

Dosage. — Procédé H. Causse. — Ce procédé repose sur la propriété que possède l'acide arsénique d'oxyder l'antipyrine selon l'équation :

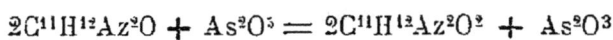

$$2C^{11}H^{12}Az^2O + As^2O^5 = 2C^{11}H^{12}Az^2O^2 + As^2O^3$$

Le poids moléculaire de l'antipyrine étant 188, on voit qu'une molécule d'antipyrine correspond à 99 d'acide arsénieux et une partie d'antipyrine à 0,526 de cet acide.

Les solutions nécessaires pour ce dosage sont :

1° Une solution d'acide arsénique. On dissout 125 grammes d'acide arsénique dans environ 400 c. c. d'eau distillée, on ajoute 50 c. c. d'acide chlorhydrique concentré, on complète le volume à 1 litre avec de l'acide acétique cristallisable ; cette solution n'a pas besoin d'être titrée.

2° Une solution décinormale d'iode dont 1 c. c. représente 0,0127 d'iode.

3° Une solution de soude caustique à 200 grammes par litre.

On pèse 0 gr. 20 d'antipyrine, on les introduit dans un ballon, on ajoute 60 c. c. de réactif, et on porte lentement à l'ébullition. On maintient celle-ci durant une demi-heure, puis on laisse refroidir ; on neutralise avec

la soude jusqu'à réaction alcaline franche, on rétablit
·l'acidité, puis on introduit 50 c. c. d'une solution saturée à froid de bicarbonate sodique et 2 à 3 c. c. d'eau
amidonnée récente ; enfin, on titre à l'iode. Soit V
le volume de liqueur d'iode trouvé ; en le multipliant
par le facteur 0,00495, on aura immédiatement le poids
d'acide arsénieux correspondant.

Lorsque l'antipyrine est pure, on obtient régulièrement 21 c. c. de liqueur d'iode, pour 0 gr. 20 de cette
substance, soit 0,103 d'acide arsénieux. La théorie
indique 0,105 de cet acide.

Pharmacologie. — L'antipyrine abaisse la température des fébricitants. D'après ROBIN, elle agit en
diminuant la désintégration organique et abaissant les
oxydations internes. CROLAS et HUGOUNENQ ont montré
qu'elle était sans action sur les phénomènes nutritifs.
Pour CAZENEUVE, elle augmente l'urée. LÉPINE admet qu'à
dose modérée, l'antipyrine diminue dans l'urine l'azote
total et surtout l'urée ; à forte dose, elle augmente l'azote
total. Elle provoque souvent de l'intolérance gastrique
et des éruptions cutanées ou des sueurs fréquentes. Son
élimination se fait en nature, surtout par les urines,
dont la couleur devient alors orangé foncé.

On administre l'antipyrine comme antithermique et
aussi pour combattre l'élément douleur. Son action est
rapide, mais d'une faible durée ; aussi doit-on prendre
des doses fractionnées et souvent répétées. On l'a conseillée encore comme antispasmodique, antidiabétique et
hémostatique. A la dose de 2 grammes par jour, elle tarit
en cinq ou six jours la sécrétion lactée.

.Doses et modes d'administration. — Les
doses à prescrire, à l'*intérieur*, sont de 0 gr. 50 à 1 gramme

à la fois. On a pu en faire absorber sans inconvénients jusqu'à 20 grammes par vingt-quatre heures. On la prend en cachets, potion, solution, lavement, injections sous-cutanées. Le sirop d'écorce d'orange amère masque bien sa saveur.

Incompatibilité. — L'antipyrine est incompatible avec le phénol, le naphtol, le chloral, le salicylate de soude; son mélange à ces différentes substances produit des corps liquides peu connus. Mélangée au bicarbonate de soude, elle donne naissance à de l'éther acétique; avec le tannin, il se forme un précipité.

L'association de l'antipyrine et de la quinine ne peut qu'être heureuse, car elle augmente la solubilité de l'alcaloïde du quinquina. On peut signaler, comme dérivés de l'antipyrine employés en thérapeutique, la *ferropyrine*, l'*iodopyrine*, la *salipyrine* et le *tussol*.

FERROPYRINE

Propriétés. — C'est un composé de perchlorure de fer et d'antipyrine qui se présente sous forme d'une poudre orangée, soluble dans 5 parties d'eau froide, en donnant une solution rouge sombre et dans 9 parties d'eau bouillante. Il contient 64 % d'antipyrine, 12 % de fer et 24 % de chlore.

Pharmacologie. — On l'emploie, à l'*intérieur*, et à l'*extérieur*, comme hémostatique; elle est supérieure au perchlorure de fer, comme n'étant pas caustique et ne produisant pas d'escarre. La solution à 20 % peut servir au tamponnement des plaies saignantes et pour arrêter les épistaxis et les hémorragies stomacales. A *l'intérieur*, la ferropyrine est indiquée dans les états chlorotiques accompagnés de névralgies ou de migraines, à la dose de 0 gr. 05 à 0 gr. 15, en cachets, pilules ou potion. Il est probable que ferropyrine et ferripyrine sont deux corps identiques.

IODOPYRINE $C^{11}H^{11}IAz^2O$

Syn. : *Iodantipyrine.*

Propriétés. — Matière cristalline, insipide, inodore, peu soluble daus l'eau froide et l'alcool, plus soluble à chaud. Le perchlorure de fer ne colore pas sa solution en rouge, ce qui a lieu pour l'antipyrine.

On l'emploie, à *l'intérieur*, comme antithermique et antirhumatismal, à la dose de 0 gr. 50 à 1 gr. 50 par jour.

SALIPYRINE $C^{11}H^{12}Az^2O.C^7H^6O^3$

Syn.: *Salicylate d'antipyrine.*

Propriétés. — On l'obtient en ajoutant peu à peu à une solution aqueuse bouillante de 100 parties d'antipyrine, 73,4 parties d'acide salicylique. Par refroidissement, il se dépose des cristaux incolores.

Propriétés. — La salipyrine a une saveur âcre ; elle est soluble dans 250 parties d'eau froide, dans 25 parties d'eau bouillante, dans l'alcool, l'éther et le chloroforme. Elle fond à 90° et se colore en violet par le perchlorure de fer et en vert par l'acide azotique.

Pharmacologie. — La salipyrine est un antithermique et un analgésique, agissant bien dans le rhumatisme articulaire ; elle fait disparaître la douleur et le gonflement, dans les névralgies et le rhumatisme chronique. On la donne, à l'*intérieur*, en cachets, à la dose de 2 à 6 grammes par jour.

Le **tussol**, ou phénylglycolate d'antipyrine, se donne à la dose de 0 gr. 10 à 1 gramme par jour, contre la coqueluche.

EUCAINE

C'est l'éther méthylique de l'acide benzoyl-tétraméthyl-γ-oxypipéridine-carbonique. On représente sa formule par le schéma suivant :

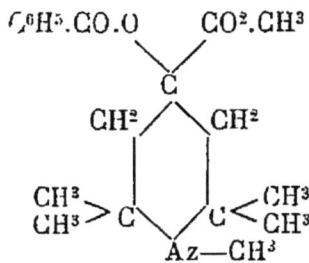

$C^6H^5.CO.O \qquad CO^2.CH^3$

$$\diagdown \diagup$$
$$C$$
$CH^2 \diagup \diagdown CH^2$

$\begin{matrix} CH^3 \\ CH^3 \end{matrix} > C \diagdown \qquad \diagup C < \begin{matrix} CH^3 \\ CH^3 \end{matrix}$

$Az—CH^3$

Propriétés. — Ce corps est insoluble dans l'eau et possède les propriétés anesthésiques de la cocaïne qu'il peut remplacer. Il a sur celle-ci l'avantage de donner un chlorhydrate soluble, dont les solutions ne s'altèrent pas à l'ébullition, ce qui permet de les stériliser, tandis que le chlorhydrate de cocaïne se dédouble dans ces conditions en benzoyl-ecgonine et alcool méthylique.

Le chlorhydrate d'eucaïne s'emploie en solution à 1 pour 6 1/2 d'eau, comme anesthésique de l'œil ou de la gorge.

EUCAÏNE β

Cette nouvelle substance est du chlorhydrate de benzoyl-vinyl-acétone-alkamine; elle répond à la formule :

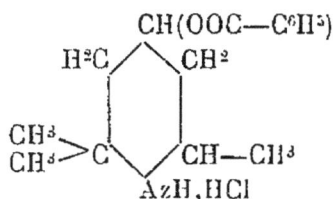

$$CH(OOC-C^6H^5)$$
$$H^2C \diagup \diagdown CH^2$$
$$\begin{matrix} CH^3 \\ CH^3 \end{matrix} \!\! > C \diagdown \diagup CH-CH^3$$
$$AzH,HCl$$

Propriétés. — Elle se rapproche à la fois de la cocaïne et de l'eucaïne; elle est soluble dans l'eau et cette solution ne subit aucune décomposition par la chaleur.

On l'a employée en solution à 2 % , comme anesthésique, dans différentes opérations sur les yeux.

IODOL C^4I^4AzH

Syn. : Tétra-iodopyrrol.

Appartient à la série du pyrrol C^4H^4AzH.

Propriétés. — Poudre amorphe, brun clair, se colorant à l'air, d'une odeur rappelant le thymol, insoluble dans l'eau, soluble dans l'alcool, l'éther et le chloroforme.

Employé comme antiseptique non toxique, à la dose de 0 gr. 15 par jour, à l'*intérieur*, et comme succédané de l'iodoforme, à l'*extérieur*.

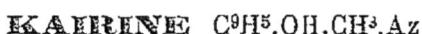

KAIRINE $C^9H^5.OH.CH^3.Az$

Syn. : *Oxyhydrométhylquinoléine.*

Propriétés. — Cristaux blanc jaunâtre, à odeur musquée, de saveur amère, se colorant en jaune foncé par l'acide azotique, solubles dans l'eau et l'alcool, insolubles dans l'éther et la glycérine.

La kaïrine est employée, à l'*intérieur*, comme antithermique, à la dose de 0 gr. 50 à 1 gr. 50 par jour. C'est un médicament dangereux et presque abandonné, produisant facilement de la cyanose, au-dessus de 1 gramme pris en une fois.

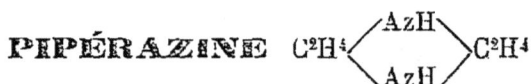

PIPÉRAZINE $C^2H^4 \diagup \begin{matrix} AzH \\ AzH \end{matrix} \diagdown C^2H^4$

Syn. : *Di-éthylène-imide.*

Propriétés. – Cristaux incolores, sans odeur, de saveur fraîche et piquante, solubles dans l'eau, l'alcool et l'éther. La pipérazine se combine avec douze fois son poids d'acide urique, en donnant un urate relativement soluble dans l'eau. Elle forme avec l'acide chlorhydrique un sel bien cristallisé.

Pharmacologie. — On l'administre avec avantage chez les goutteux, graveleux, rhumatisants, dans la sciatique; elle agirait mieux que les sels de lithine. On la donne, à l'*intérieur*, à la dose de 0 gr. 30 à 0 gr. 50 par jour, en potion, solution ou injection hypodermique.

Le **lycétol** ou tartrate de diméthylpipérazine possède les mêmes propriétés.

PYRIDINE C^5H^5Az

Préparation. — Alcaloïde artificiel retiré de l'huile animale provenant de la distillation sèche des os en vases clos. Cette huile est traitée par de l'acide sulfurique étendu, puis portée à l'ébullition. Après refroidissement, il se fait deux couches : l'une, solide, noire, qui est le goudron, l'autre liquide, qui contient les bases pyridiques en combinaison avec l'acide sulfurique. On sature par de la soude et on soumet à la distillation fractionnée : la pyridine passe vers 116°.

Propriétés. — C'est un liquide incolore, très mobile, d'odeur ammoniacale, de réaction fortement alcaline, bouillant à 116°. Il est soluble dans l'eau, l'alcool, l'éther et les huiles.

Pharmacologie. — On a conseillé la pyridine en inhalations, comme antiasthmatique : c'est le remède par excellence de l'accès. On l'administre en inhalations qui durent 20 à 25 minutes, trois fois par jour. Pour cela, on verse 4 à 5 grammes de pyridine sur une assiette placée dans la chambre du malade.

QUINOLÉINE C^9H^7Az

Syn. : *Quinoline.*

Base retirée du goudron de houille ou obtenue par réaction de la potasse sur la quinine ou la cinchonine.

Propriétés. — C'est un liquide incolore, d'odeur d'amandes amères, de saveur âcre, se colorant à la lumière, peu soluble dans l'eau, soluble dans l'alcool et l'éther. Employé comme antiseptique, pour l'*usage externe*, en solution à 5 %.

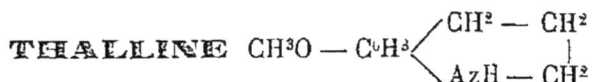

THALLINE $CH^3O - C^9H^3 \begin{cases} CH^2 - CH^2 \\ | \\ AzH - CH^2 \end{cases}$

Syn. : *Tétrahydroparaméthyloxyquinoléine.*

Propriétés. — Appartient à la série quinoléique.

C'est un liquide huileux, à odeur de coumarine. Il se combine avec l'acide sulfurique pour donner le sulfate de thalline employé en thérapeutique.

Celui-ci est cristallin, blanc, à odeur d'anis, soluble dans 5 parties d'eau, dans 100 parties d'alcool, peu soluble dans l'éther. Ses solutions brunissent à l'air ; le perchlorure de fer les colore en vert.

C'est un antithermique peu efficace que l'on peut donner, à l'*intérieur*, à la dose de 0 gr. 25 à 0 gr. 50 par jour, en cachets ou en potion.

3° ALCALOIDES VÉGÉTAUX ET LEURS SELS

GÉNÉRALITÉS

Définition. — Les alcaloïdes végétaux sont des composés organiques, azotés, analogues aux bases minérales et pouvant se combiner aux acides, pour donner des sels, le plus souvent cristallisés, et présentant beaucoup d'analogie avec les sels ammoniacaux. Bien que dérivant de corps très différents, ils présentent un ensemble de propriétés et de réactions qui leur sont communes et qui les rapprochent de l'ammoniaque et des alcaloïdes artificiels (amines et amides).

Leur formule de constitution n'est encore connue que pour quelques termes ; mais ils se rattachent tous à la série aromatique et en particulier aux séries pyridique et quinoléique. Ce sont, pour la plupart, des amines secondaires ou tertiaires. Les uns, et c'est le plus grand nombre, sont solides et fixes ; d'autres sont liquides et volatils (cicutine, nicotine). Les alcaloïdes fixes sont presque tous oxygénés ; les alcaloïdes volatils au contraire ne contiennent pas d'oxygène.

Les alcaloïdes bleuissent le tournesol rouge, sont peu solubles dans l'eau, solubles dans l'alcool et souvent dans l'éther, le chloroforme, les huiles et les hydrocarbures. Ils sont lévogyres à l'exception de la cicutine, de la cinchonine et de la quinidine qui sont dextrogyres. Ils sont décomposables par la chaleur, attaquables par le chlore, le brome, l'iode, en donnant des produits de substitution (ex : chlorocodéine). La plupart sont monoacides, d'autres, tels que la quinine, sont biacides. Le charbon végétal ou animal peut les absorber en quantité considérable.

Les réactifs qui permettent de les reconnaître peuvent se diviser en deux catégories : les réactifs précipitants et les réactifs colorants.

Réactifs précipitants. — 1° SOLUTION D'IODURE DE POTASSIUM IODÉ. — On l'obtient en dissolvant dans 1,000 c. c. d'eau distillée 26 grammes d'iodure de potassium et 12 gr. 7 d'iode. Ce réactif donne avec les alcaloïdes des précipités foncés, généralement brun marron.

2° IODURE DOUBLE DE POTASSIUM ET DE MERCURE (*Réactif de Mayer*). — Obtenu avec : sublimé 13 gr. 546 ; iodure de potassium 49 gr. 80 ; eau distillée, quantité suffisante pour un litre. Donne des précipités blancs ou jaunâtres, amorphes ou cristallins.

3° IODURE DE POTASSIUM ET DE BISMUTH (*Réactif de Dragendorff*). — On sature à chaud une solution concentrée d'iodure de potassium par de l'iodure de bismuth et on ajoute une dose d'iodure de potassium égale à celle déjà employée. Ce réactif doit être utilisé en liqueur légèrement acide ; il donne des précipités rouges ou orangés.

4° CYANURE DE POTASSIUM ET D'ARGENT (*Réactif de Dragendorff*). — On prépare ce réactif au moment de s'en servir, en ajoutant à une solution d'azotate d'argent, une solution de cyanure de potassium, jusqu'à redissolution du précipité. On obtient avec ce réactif des précipités blancs, dans les liqueurs aussi neutres que possible. Un certain nombre d'alcaloïdes ne sont pas précipités.

5° Phosphomolybdate de sodium (*Réactif de Sonnen-schein*). — On le prépare en mélangeant une solution azotique de phosphate de sodium à une solution azotique de molybdate d'ammoniaque. On laisse vingt-quatre heures; il se forme un précipité qu'on lave et qu'on dissout dans de la soude. On évapore à siccité, on calcine jusqu'à cessation de vapeurs ammoniacales. Le précipité est dissous dans l'eau additionnée d'un peu d'acide azotique.

Ce réactif donne des précipités amorphes, blancs ou jaunâtres, se colorant quelquefois en bleu ou vert.

6° Phospho-antimoniate de sodium (*Réactif de Schulze*). — Obtenu en mélangeant goutte à goutte une solution de 1 partie de trichlorure d'antimoine à une solution de 3 parties de phosphate de sodium. Donne des précipités blancs amorphes.

7° Chlorure d'or ou chlorure de platine. — Donnent des précipités jaunes pouvant servir au dosage de l'alcaloïde.

8° Bichromate de potassium (sol. 10 %). — Précipités jaunes.

9° Acide picrique (sol. saturée). — Précipités jaunes.

10° Tannin (sol. 10 %). —Précipités blancs ou jaunâtres.

Réactifs colorants. — 1° Acide sulfurique. — Donne une coloration tantôt jaune (vératrine), tantôt rouge (morphine).

2° Acide sulfurique et acide azotique (*Réactif d'Erdmann*). — Obtenu en ajoutant quelques gouttes d'acide azotique à 100 grammes d'acide sulfurique. Donne des colorations diverses, souvent rouges.

3° SULFOMOLYBDATE DE SODIUM (*Réactif de Fræhde*). — Obtenu en dissolvant dans 10 c. c. d'acide sulfurique, 0 gr. 01 de molybdate de sodium. Ce réactif donne des colorations variables, souvent bleues ou violettes (morphine).

4° SULFOMOLYBDATE D'AMMONIUM. — Obtenu en dissolvant 6 gr. 80 de molybdate d'ammonium dans 100 grammes d'acide sulfurique. Ce réactif produit les mêmes colorations que le précédent et peut le remplacer ; mais la première teinte obtenue est seule caractéristique, la nuance finale étant toujours bleue, par réduction du réactif.

ALCALOIDES DE L'OPIUM

MORPHINE $C^{17}H^{19}AzO^3,H^2O$

Découverte, en 1805, par SERTUERNER.

Préparation. — 1° PROCÉDÉ GRÉGORY ET ROBERTSON. — On retire la morphine de l'opium en le combinant à l'acide chlorhydrique et décomposant le chlorhydrate par l'ammoniaque.

Le Codex indique :

Opium . . . . 100 gr.
Chlorure de calcium fondu. . . . . . . 12 gr.

On prépare une solution concentrée d'extrait d'opium, à laquelle on ajoute, à chaud, le chlorure de calcium dissous dans deux parties d'eau, puis de l'eau froide ; on laisse déposer. La morphine, qui se trouve dans l'opium à l'état de méconate et de sulfate, est décomposée par le chlorure de calcium ; il se forme du chlorhydrate de morphine et un mélange de méconate et de sulfate de calcium peu solubles. On enlève par filtration les sels de calcium, qui ont entraîné une partie des matières résineuses, et la liqueur concentrée est mise à cristalliser. Il se dépose, après quelques jours, des cristaux de chlorhydrate double de morphine et de codéine que l'on décolore au noir animal et que l'on fait recristalliser dans l'eau bouillante. Ces cristaux, que l'on désigne souvent sous le nom de *Sel de Grégory*, sont ensuite dissous dans l'eau chaude et traités par l'ammoniaque, à chaud, qui précipite la morphine et laisse la codéine en solution. Le précipité est lavé à l'eau froide, séché et recristallisé dans l'alcool bouillant.

2° Procédé de Merck. — On prépare de l'extrait sirupeux d'opium auquel on ajoute du carbonate de soude ; on laisse vingt-quatre heures. Le précipité obtenu est lavé à l'eau froide, à l'alcool froid, puis dissous dans l'acide acétique étendu ; on décolore au noir animal et on reprécipite la morphine par l'ammoniaque. On la fait cristalliser dans l'alcool bouillant.

Propriétés. — La morphine cristallise en prismes incolores, de saveur amère. Elle est soluble dans 1,000 parties d'eau froide, 500 parties d'eau bouillante, 40 parties d'alcool froid, 25 parties d'alcool bouillant, dans l'alcool amylique. Récemment précipitée, elle est soluble dans l'éther et le chloroforme, qui ne la dissolvent plus cristallisée. L'anisol la dissout bien à chaud (L Hugounenq). Les alcalis et les acides la dissolvent également. Chauffée à 120°, elle perd sa molécule d'eau de cristallisation et fond ; à plus haute température, elle se décompose. Chauffée en tubes scellés avec de l'acide chlorhydrique, elle perd H^2O et se transforme en apomorphine.

Elle possède 2 OH alcooliques et un OH phénolique qui se manifeste dans les réactions avec le perchlorure de fer et jouit de propriétés réductrices énergiques. Elle réduit l'acide iodique, le chlorure d'or, le permanganate et le ferricyanure de potassium, etc. Elle s'unit aux bases pour donner des morphinates et aux acides pour former des sels bien cristallisés.

Impuretés. — La morphine contient souvent de la narcotine, par défaut de purification.

Essai. — On traite la morphine par le chloroforme qui ne dissout que la narcotine et la laisse par évaporation. On peut, sur ce résidu, faire les réactions caractéristiques de la narcotine.

Réactions. — Les réactions de la morphine doivent être faites de préférence dans de petites capsules en porcelaine et sur le sel à l'état solide ; les réactifs ne doivent être ajoutés que par quelques gouttes à la fois.

Acide azotique.— Une goutte ou deux donnent, à froid, une coloration rouge orangé, ne passant pas au violet, quand on chauffe avec du chlorure stanneux (différence avec la brucine).

Perchlorure de fer. — En solution étendue et neutre, donne une coloration bleue qui devient verte, en présence d'un excès de réactif.

Perchlorure de fer et ferricyanure de potassium. — Le mélange de ces deux solutions donne un liquide vert, que la morphine ramène au bleu par réduction du sel ferrique en sel ferreux, avec formation de bleu de Prusse.

Azotate d'argent ammoniacal. — Est réduit même à froid et surtout à chaud ; la liqueur noircit par précipitation d'argent.

Permanganate de potasse. — Est également réduit, en solution très étendue ; il y a décoloration et précipité marron.

'Acide iodique. — Une solution au 1/10 d'acide iodique additionnée de morphine ou de ses sels, est réduite avec mise en liberté d'iode que l'on peut déceler par addition d'empois d'amidon : il se produit une coloration bleue. En agitant avec du sulfure de carbone, celui-ci se colore en violet.

Réactif de Frœhde. — Versé sur la substance solide, donne une coloration violette qui devient verte à chaud. L'addition d'un grain de nitrate de potassium, à chaud, produit une coloration rouge qui pâlit et disparait. A défaut de réactif de Frœhde, on peut mélanger la morphine avec du molybdate d'ammoniaque pulvérisé et ajouter un excès d'acide sulfurique. On obtient les mêmes colorations.

Acide sulfurique et sucre. — En ajoutant une goutte d'acide sulfurique à un mélange intime de morphine et de sucre pulvérisé, il se produit, surtout à chaud, une coloration pourpre intense. La codéine et l'aconitine donnent cette réaction.

Acide sulfurique et acide azotique. — En dissolvant la morphine dans l'acide sulfurique et versant au-dessus, et sans mélanger, l'acide azotique, il y a coloration d'abord rougeâtre, puis bleue et orangée. On peut encore employer de l'acide sulfurique contenant 0 gr. 20 % d'acide azotique.

Eau chlorée et cyanure de potassium. — On dissout la morphine dans l'eau chlorée et on ajoute le cyanure de potassium, on obtient une belle coloration rouge cramoisi, se produisant plus rapidement à chaud.

Parmi les réactifs généraux, les iodures doubles donnent des précipités, l'acide phosphomolybdique, le chlorure d'or également. Le chlorure de platine et l'acide picrique sont moins sensibles.

Les réactions les plus sensibles sont celles du perchlorure de fer et du ferricyanure de potassium, de l'acide iodique et de l'empois d'amidon, enfin l'action du réactif de Frœhde.

Pharmacologie. — La morphine est l'alcaloïde de l'opium le plus important et le plus employé. C'est un hypnagogue et un analgésique. Chez les animaux, elle est peu toxique et peu soporifique ; chez l'homme, au contraire, c'est le plus toxique et le plus soporifique des principes de l'opium. Il y a cependant une question d'accoutumance qui fait que, chez les morphinomanes, sa toxicité est diminuée. Pour LANDSBERG, cette accoutumance serait due à une décomposition rapide de la morphine dans l'organisme.

La morphine agit contre l'insomnie ; mais, dans ce cas, on lui préfère le bromure de potassium, le chloral ou le sulfonal ; par contre, elle est le remède par excellence de la douleur.

Doses et modes d'administration. — On l'administre, à l'*intérieur*, à la dose de 0 gr. 01 à 0 gr. 05, en sirop, pilules, injections hypodermiques, surtout à l'état de sel (chlorhydrate ou sulfate), toutes les fois qu'on veut combattre l'élement douleur. Des doses élevées produisent des phénomènes toxiques, souvent suivis de mort 'ou constituent, par l'habitude, le morphinisme chronique. Les préparations opiacées agissent de la même façon et doivent d'ailleurs leurs propriétés en grande partie à la morphine.

ACÉTATE DE MORPHINE

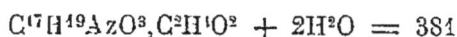

$$C^{17}H^{19}AzO^3, C^2H^4O^2 + 2H^2O = 381$$

Préparation. — On l'obtient en dissolvant 2 parties de morphine dans 1 partie d'acide acétique étendu et marquant 8° Bé. On laisse cristalliser, puis on sèche à l'air.

Propriétés. — Ce sel cristallise en fines aiguilles, solubles dans l'alcool, dans 17 parties d'eau froide, 1 partie d'eau bouillante. Il est peu employé.

CHLORHYDRATE DE MORPHINE

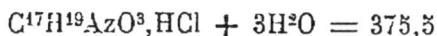

$$C^{17}H^{19}AzO^3, HCl + 3H^2O = 375,5$$

Préparation. — On délaye de la morphine pulvérisée dans de l'eau chaude et on ajoute peu à peu de l'acide chlorhydrique jusqu'à dissolution, tout en maintenant la liqueur alcaline. On concentre au bain-marie et on laisse cristalliser.

Propriétés. — Le chlorhydrate de morphine est en aiguilles soyeuses, solubles dans 20 parties d'eau froide, 1 partie d'eau bouillante, solubles dans l'alcool et la glycérine. A 100°, il perd ses 3 molécules d'eau de cristallisation.

Le commerce le livre en pains cubiques, obtenus en évaporant la solution dans des moules. Le chlorhydrate contient 75 °/₀ de morphine.

Falsifications. — On fraude les sels de morphine par addition de sucre ou de substances minérales.

Essai. — Le chlorhydrate de morphine ne doit pas noircir au contact de l'acide sulfurique (*sucre*), ni laisser de résidu après calcination (*substances minérales*).

Pharmacologie. — Le chlorhydrate de morphine jouit de toutes les propriétés de la morphine. C'est le sel le plus employé ; on en fait des solutions, sirop (0,05/100), injections hypodermiques (1/50). On le donne, à l'*intérieur*, à la dose de 0 gr. 01 à 0 gr. 05 par jour. Son action se manifeste au bout de cinq à dix minutes, lorsqu'on le prend en injections sous-cutanées et après quinze à trente minutes, quand on l'absorbe par la bouche.

SULFATE DE MORPHINE

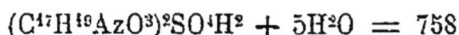

$$(C^{17}H^{19}AzO^3)^2SO^4H^2 + 5H^2O = 758$$

Préparation. — On l'obtient en dissolvant à chaud la morphine pulvérisée, dans une petite quantité d'acide sulfurique dilué ; on laisse cristalliser.

Propriétés.— Ce sel est formé d'aiguilles incolores, solubles dans 32 parties d'eau froide, peu solubles dans l'alcool. Il contient 75 % de morphine. On l'emploie aux mêmes doses que le chlorhydrate.

APOMORPHINE $C^{17}H^{17}AzO^2 = 267$

Préparation. — On chauffe vers 150°, en tube scellé, pendant trois heures, un mélange de 1 partie de morphine et 20 parties d'acide chlorhydrique pur. Après refroidissement, on recueille le liquide, on l'étend d'eau et on sature par un excès de bicarbonate de soude. L'apomorphine se précipite en même temps que la morphine non transformée. On épuise le mélange par l'éther qui ne dissout pas la morphine. La solution éthérée, additionnnée de quelques gouttes d'acide chlorhydrique, laisse cristalliser le chlorhydrate d'apomorphine. On le dissout dans l'eau bouillante et on ajoute du bicarbonate de soude qui précipite l'apomorphine; on sèche rapidement.

Propriétés. — L'apomorphine est une base cristallisable blanche, soluble dans l'eau bouillante, l'alcool, l'éther et le chloroforme. Exposée à l'air humide, elle verdit rapidement. Elle se distingue de la morphine par sa solubilité dans l'éther et le chloroforme. Les acides la saturent en donnant des sels cristallisés et solubles.

On l'emploie en injections hypodermiques, comme émétique, à la dose de 1 centigramme. C'est un médicament dangereux et presque inusité.

CODÉINE $C^{18}H^{24}AzO^3 + H^2O = 317$

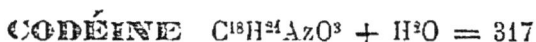

Préparation. — La codéine est un produit secondaire de la préparation de la morphine et se retrouve, à l'état de chlorhydrate, dans les eaux-mères, après traitement du chlorhydrate double de morphine et de codéine par l'ammoniaque. On concentre ces eaux-mères; il cristallise du chlorhydrate d'ammoniaque et du chlorhydrate de codéine, souillé d'un peu de morphine. Par une deuxième cristallisation dans l'eau, le sel ammoniacal reste en dissolution. Les cristaux de sel de codéine sont triturés avec une solution de potasse en excès, qui précipite la codéine et dissout la morphine qui peut s'y trouver. Le précipité, d'abord visqueux, devient pulvérulent; on le lave à l'eau froide, on le sèche et on le dissout dans l'éther bouillant. Cette solution laisse, par évaporation, de la codéine cristallisée.

Propriétés. — Cristaux incolores, volumineux, solubles dans 60 parties d'eau froide, 17 parties d'eau bouillante, solubles dans l'alcool, le chloroforme, la benzine, l'ammoniaque, insolubles dans la potasse ou la soude.

La codéine se déshydrate à 150°; elle est lévogyre : $\alpha = -138°,8$. L'acide azotique concentré la détruit; étendu, il donne de la nitrocodéine. L'acide sulfurique la dissout. Le chlore, le brome, l'iode, fournissent des produits de substitution (chlorocodéine, iodocodéine, etc.). L'acide chlorhydrique la décompose en apomorphine et chlorure de méthyle.

Les différents produits de dédoublement que l'on retire de la codéine montrent qu'elle peut être envisagée comme un éther méthylique de la morphine, un morphinate de méthyle $C^{17}H^{18}AzO^3.CH^3$.

Falsifications. — On fraude la codéine par addition de chlorhydrate de morphine, de sucre candi, de substances minérales.

Essai. — 'Le *chlorhydrate de morphine* se reconnaît en ce qu'il réduit l'acide iodique, bleuit le perchlorure de fer à froid et rougit par l'acide azotique.

Le *sucre* noircira par addition d'acide sulfurique et donnera par calcination un résidu noir en dégageant l'odeur de caramel.

Les *substances minérales* resteront comme résidu après calcination, la codéine pure étant complètement volatile.

Réactions. — La codéine se distingue de la morphine par sa solubilité dans l'éther et son insolubilité dans la potasse. Elle ne réduit pas l'acide iodique, ni le perchlorure de fer, ni le permanganate de potasse.

Acide sulfurique pur. — Dissout à froid la codéine sans la colorer; mais, si l'acide est ferrugineux, il se produit une coloration bleue ou rosée.

Acide sulfurique et perchlorure de fer. — Le mélange d'acide sulfurique et d'une goutte de perchlorure de fer donne, avec la codéine, une coloration verte à froid et bleue quand on chauffe avec précaution.

Acide sulfurique et sucre. — La codéine triturée avec du sucre et additionnée de quelques gouttes d'acide sulfurique, prend, surtout à chaud, une coloration pourpre devenant violette.

Acide sulfurique et acide azotique. — La solution sulfurique de codéine, additionnée de quelques gouttes d'acide azotique, prend une coloration brune.

Réactif de Frœhde. — Donne une couleur vert sale, passant au bleu foncé après quelques minutes.

Sulfomolybdate d'ammoniaque — Il produit les mêmes colorations que le réactif de Frœhde.

Eau chlorée. — Dissout sans colorer; par addition d'ammoniaque, on obtient une coloration rouge brun.

Hypochlorite de sodium. — En délayant la codéine avec 2 à 3 gouttes d'hypochlorite de sodium, puis 2 à 3 gouttes d'acide sulfurique, on obtient une coloration bleu céleste.

Infusion de mauve. — Passe du bleu au vert par addition d'une solution de codéine. Avec une solution de morphine, on n'obtient rien.

Pharmacologie. — La codéine est l'alcaloïde de l'opium le plus toxique après la morphine; son action soporifique est faible et bien inférieure à celle de la morphine; ses propriétés analgésiques sont également peu accusées. Elle semble mieux agir que celle-ci pour la toux et arrêter faciliter l'expectoration. En somme, la codéine, que l'on réserve d'ailleurs à tort pour la médecine infantile, n'offre pas de grands avantages; car, à doses faibles, elle n'agit pas et à fortes doses elle devient toxique. Elle calme peu la douleur et fait à peine dormir; aussi vaudrait-il mieux lui substituer la narcéine, alcaloïde très actif et peu toxique.

Doses et modes d'administration. — On la donne, à l'*intérieur*, à la dose de 0 gr. 05 à 0 gr. 10 et même jusqu'à 0 gr. 40 progressivement, en pilules, potion, sirop (0 gr. 20 °/₀).

On a préparé des sels (chlorhydrate, phosphate, sulfate de codéine), tous plus solubles dans l'eau que l'alcaloïde, mais qui jusqu'à présent sont restés sans emploi.

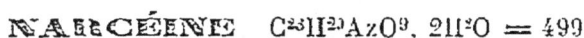

NARCÉINE $C^{23}H^{29}AzO^9$, $2H^2O = 499$

Préparation. — On extrait la narcéine des eaux-mères d'où on a retiré la morphine et la codéine. Ces eaux-mères sont concentrées et additionnées d'ammoniaque ; la narcotine, la thébaïne et les résines se précipitent On filtre et on ajoute de l'acétate de plomb ; on filtre encore, on enlève l'excès de plomb par addition d'acide sulfurique, on filtre, on neutralise par l'ammoniaque et on concentre à pellicule. Par refroidissement, il se dépose de la narcéine impure. On la dissout à chaud dans de l'eau alcoolisée, on agite avec du noir animal pour décolorer et, après filtration, on laisse cristalliser.

Propriétés. — La narcéine cristallise en aiguilles soyeuses, incolores, inodores, de saveur amère. Elle est peu soluble dans l'eau et dans l'alcool froid, plus soluble à chaud, soluble dans le chloroforme, insoluble dans l'éther, soluble dans les alcalis. Le benzoate et le salicylate de soude facilitent sa dissolution dans l'eau. Elle est lévogyre et se décompose à 110°.

Réactions. — La narcéine ne réduit pas l'acide iodique et n'est pas colorée en bleu par le perchlorure de fer, ce qui la distingue de la morphine

L'*acide sulfurique concentré* la dissout en se colorant en vert à froid et rouge à chaud. Mélangée à du sucre, puis traitée par l'acide sulfurique, elle prend une teinte brunâtre.

L'*eau chlorée* la dissout en prenant une teinte verte qui, après addition d'ammoniaque, passe au jaune et au rouge.

L'*eau iodée* lui communique une couleur bleue.

Le *réactif de Frœhde* donne une coloration verte à froid, puis rouge à chaud.

L'*acide phosphomolybdique* et l'*iodure double de bismuth et de potassium* sont des réactifs très sensibles de la narcéine.

Pharmacologie. — Chez l'homme, la narcéine est l'alcaloïde de l'opium le plus soporifique, après la morphine; c'est l'un des moins dangereux. Elle procure un sommeil léger, suivi d'un réveil facile, exempt de malaises; aussi devrait-on l'employer plus fréquemment et, en particulier, dans la médecine infantile, à la place de la codéine, puisqu'elle agit mieux que celle-ci et qu'elle est beaucoup moins toxique.

On la donne, à l'*intérieur*, en pilules et surtout en sirop à la dose de 0 gr. 01 à 0 gr. 05.

On emploie quelquefois, à la place de la narcéine, son chlorhydrate $C^{23}H^{29}AzO^{9}$, HCl, qui est un sel cristallisé, soluble dans l'eau et l'alcool.

NARCOTINE $C^{22}H^{23}AzO^7 = 413$

Préparation. — 1° On traite par de l'acide chlorhydrique étendu de l'opium préalablement épuisé par l'eau et cette solution acide est additionnée de carbonate de soude. Le précipité formé est redissous dans l'alcool bouillant, en présence de noir animal pour décolorer ; on filtre et on fait cristalliser.

2° En épuisant directement l'opium pulvérisé par de l'éther, on obtient, après évaporation, de la narcotine.

Propriétés. — Aiguilles cristallines, incolores, insolubles dans l'eau froide et dans la potasse, très peu solubles dans l'eau bouillante et l'alcool froid, plus solubles dans l'alcool bouillant, dans l'éther et le chloroforme. Elle est lévogyre, tandis que ses sels sont dextrogyres. Elle agit comme une base très faible, ne bleuissant pas le tournesol, donnant des sels peu stables et difficilement cristallisables. Par oxydation, on la transforme en deux autres alcaloïdes : la méconine et la cotarnine.

Réactions. — *L'acide sulfurique* donne une coloration jaune à froid, rouge à chaud. Si on ajoute à la liqueur froide de l'hypochlorite de sodium, il se produit une coloration cramoisie.

L'acide azotique donne une coloration rouge sang, à chaud.

L'eau chlorée donne, surtout à chaud, une teinte verte passant au jaune rougeâtre par l'ammoniaque.

Le sulfocyanure de potassium produit un précipité rose dans la solution des sels de narcotine.

Le réactif de Fræhde la colore en vert, puis en rouge cerise, en présence d'un excès de réactif.

L'iodure de potassium ioduré, *l'iodure double de mercure et de potassium* et *l'acide phosphomolybdique* la précipitent.

Pharmacologie. — La narcotine est le moins toxique des alcaloïdes de l'opium ; mais elle ne possède ni propriétés hypnotiques, ni propriétés analgésiques. On la donne quelquefois, à *l'intérieur*, comme antipériodique, surtout aux Indes et en Angleterre. En France, elle est peu ou pas usitée.

ALCALOIDES DES QUINQUINAS

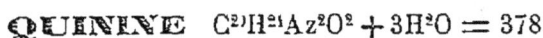

QUININE $C^{20}H^{24}Az^2O^2 + 3H^2O = 378$

La quinine existe dans le quinquina où elle se trouve combinée aux acides quinique et quinotannique ; on la prépare en partant du sulfate de quinine.

Préparation. — On précipite une solution de sulfate de quinine par l'ammoniaque, on obtient de la quinine et du sulfate d'ammonium.

On délaye du sulfate de quinine dans un peu d'eau et on ajoute goutte à goutte, en agitant, de l'acide sulfurique jusqu'à dissolution, puis on additionne d'un excès d'ammoniaque. On laisse vingt-quatre heures ; la quinine se dépose. On la lave à l'eau distillée jusqu'à ce que l'eau de lavage ne contienne plus de sulfate d'ammonium (c'est-à-dire ne précipite plus par le chlorure de baryum), et on sèche à l'air libre.

Propriétés. — Poudre blanche, amorphe, pouvant cristalliser, inodore, de saveur très amère, insoluble dans l'eau, soluble dans l'alcool, l'éther et la benzine. Exposée sous une cloche, au-dessus de l'acide sulfurique elle perd son eau et devient anhydre. Elle est lévogyre.

La quinine est bi-acide, c'est-à-dire qu'elle exige pour être saturée deux molécules d'acide monobasique ou une molécule d'acide bibasique ; elle peut donc former des sels basiques et des sels neutres. Plusieurs de ses sels donnent des solutions fluorescentes. Distillée avec de la potasse, elle produit de la quinoléine. Chauffée avec un excès d'acide sulfurique, elle se transforme en un isomère, la quinicine. Les réducteurs la changent en hydroquinone. La quinine appartient à la série quinoléique ; mais sa formule de constitution est encore mal connue.

Réactions. — *Sucre et acide sulfurique*. — La quinine en poudre, mélangée avec du sucre et traitée par l'acide sulfurique, donne une coloration brune, surtout à chaud.

Eau chlorée et ammoniaque. — L'addition d'eau chlorée saturée et fraîchement preparée, puis d'ammoniaque, donne, à froid, dans les solutions des sels de quinine, une liqueur verte et un précipité blanc.

Eau chlorée et ferrocyanure de potassium. — En ajoutant à une solution d'un sel de quinine un peu d'eau chlorée saturée, puis un excès de solution de ferrocyanure de potassium, enfin quelques gouttes d'ammoniaque, on observe une coloration ou un précipité rouge groseille.

On peut, dans ces deux réactions, remplacer l'eau

chlorée par une dissolution d'hypochlorite de chaux additionnée de quelques gouttes d'acide chlorhydrique.

L'*acide iodique* est réduit par la quinine comme par la morphine.

La *teinture d'iode* ajoutée en excès à une solution alcoolique de sulfate-quinine, donne un précipité brun violacé de sulfate d'iodo-quinine ou des cristaux appelés d'*hérapathite*.

Antipyrine, eau bromée et ammoniaque. — Si on ajoute à la quinine partie égale d'antipyrine, puis quelques gouttes d'eau bromée et ensuite de l'ammoniaque, il se produit une coloration rose violacé.

Hyposulfite de soude et sulfate de cuivre. — Une solution d'hyposulfite de sodium à 10 % mélangée à volume égal d'une solution de sulfate de cuivre à 5 %, le tout versé goutte à goutte dans une solution alcoolique de quinine, donne un précipité jaune amorphe. Cette réaction est commune à tous les alcaloïdes du quinquina.

Les solutions de quinine sont fluorescentes. L'addition d'acide sulfurique augmente cette propriété ; l'acide chlorhydrique la fait disparaître.

Pharmacologie. — La quinine se place parmi les meilleurs fébrifuges et amers. Elle est aussi antiseptique et empêche les fermentations putrides. Appliquée sur la peau intacte, elle ne semble pas être absorbée. Introduite dans l'estomac, elle excite l'appétit et favorise les fonctions digestives, en même temps qu'elle agit comme antithermique. Elle s'élimine par l'urine, la sueur, le lait, la salive. Les doses un peu élevées produisent des troubles congestifs de l'encéphale se traduisant par des étourdissements, par des bruissements d'oreilles ; à hautes doses, elle est toxique et peut déterminer des accidents mortels.

On administre la quinine avec succès toutes les fois qu'il s'agit d'abaisser la température et de combattre la fièvre. C'est le remède par excellence des fièvres intermittentes d'origine palustre. On ne l'emploie qu'à l'état de sels.

Acétate de quinine. — Cristaux en aiguilles allongées, très solubles dans l'eau, contenant 85 °/₀ de quinine. On l'emploie aux mêmes usages et aux mêmes doses que le sulfate de quinine.

Arséniate de quinine. — Cristaux solubles dans l'eau chaude. Fébrifuge excellent, à la dose de 1 à 6 milligrammes.

BROMHYDRATE BASIQUE DE QUININE

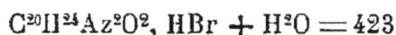

$$C^{20}H^{24}Az^2O^2, HBr + H^2O = 423$$

Syn. : *Bromhydrate de quinine officinal.*

Préparation. — On traite une solution de sulfate basique de quinine par une solution de bromure de baryum ; il se précipite du sulfate de baryte et le bromhydrate de quinine reste en solution.

Le Codex fait prendre :

Sulfate de quinine officinal	100 grammes.
Bromure de baryum cristallisé. . .	38 —
Eau distillée	1000 —

On délaye le sulfate de quinine dans 800 grammes d'eau environ, on porte ce liquide à l'ébullition et on y verse peu à peu la solution de bromure de baryum. On filtre pour enlever le sulfate de baryum ; on concentre et on laisse cristalliser. Les cristaux sont ensuite séchés à l'air libre.

Propriétés. — Aiguilles soyeuses, incolores, de saveur très amère, solubles dans 16 parties d'eau froide, 1 partie d'eau bouillante, 3 parties d'alcool, 6 parties d'éther, 12 parties de chloroforme. Le bromhydrate basique de quinine contient 76,5 % de quinine.

C'est un succédané du sulfate de quinine, comme fébrifuge et antipériodique. On le prescrit aux mêmes doses.

BROMHYDRATE NEUTRE DE QUININE

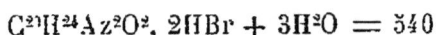

$$C^{21}H^{24}Az^2O^2, 2HBr + 3H^2O = 540$$

Préparation. — On décompose le sulfate neutre de quinine par le bromure de baryum ; il se produit du sulfate de baryte insoluble et du bromhydrate neutre de quinine qui reste en solution.

Le Codex indique :

Sulfate de quinine officinal	100 grammes.
Acide sulfurique dilué (solut. au 1/10)	112 gr. 50
Bromure de baryum cristallisé . . .	76 —
Eau distillée	1000 —

On dissout le sel de quinine dans l'acide sulfurique dilué, on étend à 800 c. c. environ et on porte à l'ebullition. Le sulfate basique se transforme en sulfate neutre. On y verse peu à peu la solution de bromure de baryum, en agitant. On filtre pour enlever le sulfate de baryte, on concentre à 350 grammes et on fait cristalliser.

Propriétés. — Prismes transparents, solubles dans 7 parties d'eau froide, plus solubles dans l'alcool et dans l'eau bouillante. Ils contiennent 60 % de quinine.

Pharmacologie. — Le bromhydrate neutre de quinine est un antipyrétique et un fébrifuge. On l'emploie toutes les fois que l'on veut associer l'action du brome à celle de la quinine. Sa solubilité dans l'eau froide le rend très commode pour les injections hypodermiques. On le donne à la dose de 0 gr. 10 à 2 gr. et plus.

CHLORHYDRATE BASIQUE DE QUININE

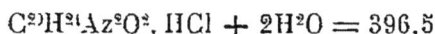

$$C^{20}H^{24}Az^2O^2, HCl + 2H^2O = 396,5$$

Préparation. — On le prépare par double décomposition entre le sulfate basique de quinine et le chlorure de baryum.

On pèse :

Sulfate de quinine officinal.	100	grammes
Chlorure de baryum cristallisé. . . .	28	—
Eau	1.000	—

On opère comme pour le bromhydrate basique.

Propriétés. — C'est un sel blanc, en longs prismes brillants, solubles dans 25 parties d'eau froide, dans 5 parties d'eau bouillante et dans 3 parties d'alcool à 90°. Il contient 81 % de quinine. L'antipyrine en augmente la solubilité à tel point que le mélange de 1 gramme de chlorhydrate de quinine et de 0 gr. 50 d'antipyrine est soluble dans 2 parties d'eau.

Le chlorhydrate basique de quinine devrait s'employer de préférence au sulfate beaucoup moins soluble; il sert surtout en injections hypodermiques.

Chlorhydrate neutre de quinine $C^{20}H^{24}Az^2O^2$, $2HCl = 397$. — On l'obtient en dissolvant la quinine pure dans un excès d'acide chlorhydrique concentré. C'est un sel en aiguilles blanches soyeuses, solubles dans 6 parties d'eau. Employé en injections hypodermiques.

Lactate basique de quinine $C^{20}H^{24}Az^2O^2$, $C^3H^6O^3$ $= 414$. — On le prépare en saturant l'acide lactique par de la quinine pure. Ce sont des aiguilles minces, flexibles, solubles dans 11 parties d'eau froide et dans l'alcool, insolubles dans l'éther. Il contient 78,26 $^0/_0$ de quinine.

Salicylate basique de quinine $2\,(C^{20}H^{24}Az^2O^2$, $C^7H^6O^3) + H^2O = 942$ — Obtenu par double décomposition entre le salicylate de soude et le sulfate de quinine officinal. Cristaux soyeux, flexibles, de saveur amère, très peu solubles dans l'eau froide (1/900) et dans 20 parties d'alcool fort. Il contient 68,80 % de quinine.

SULFATE BASIQUE DE QUININE

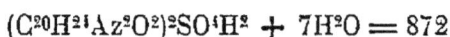

$$(C^{20}H^{24}Az^2O^2)^2SO^4H^2 + 7H^2O = 872$$

Syn. : Sulfate de quinine officinal.

Préparation. — PROCÉDÉ DE LABORATOIRE. — On prépare le sulfate de quinine en épuisant du quinquina jaune par l'acide chlorhydrique étendu ; on en précipite la quinine par la chaux, et on la redissout dans l'acide sulfurique.

Le Codex indique :

Quinquina calisaya concassé	1.000 grammes.
Acide chlorhydrique officinal.	60 —
Eau.	12.000 —
Chaux vive	100 —

On fait bouillir pendant une demi-heure le quinquina avec l'acide chlorhydrique étendu ; le quinate de quinine qui se trouve dans le quinquina est décomposé et transformé en chlorhydrate de quinine soluble. La décoction obtenue est additionnée de chaux vive ; la quinine se précipite avec l'excès de chaux. On filtre ; le résidu est lavé à l'eau froide et épuisé par des huiles lourdes de pétrole qui enlèvent la quinine. On agite alors ces huiles avec de l'acide sulfurique étendu qui s'empare de la quinine. Par le repos il se forme deux couches ; on enlève la couche supérieure, on l'additionne de noir animal, on concentre et on filtre. La liqueur, exactement neutralisée par l'ammoniaque, laisse cristalliser le sulfate de quinine par refroidissement.

2º PROCÉDÉ INDUSTRIEL. — On peut encore faire avec du quinquina jaune pulvérisé et de la chaux éteinte, une pâte qu'on sèche à l'étuve, qu'on pulvérise et qu'on épuise par l'huile lourde de pétrole. On extrait la quinine de cette huile à l'aide de l'acide sulfurique, comme il est indiqué précédemment.

Propriétés. — Le sulfate de quinine cristallise en aiguilles prismatiques, brillantes, du système clinorhombique. Les cristaux sont lévogyres, de réaction légèrement alcaline, de saveur très amère. Ils sont solubles dans 590 parties d'eau froide, 30 parties d'eau bouillante, 80 parties d'alcool absolu, 36 parties de glycérine, insolubles dans l'éther et le chloroforme. L'antipyrine facilite leur dissolution dans l'eau, ainsi que les acides tartrique, citrique, chlorhydrique et sulfurique. La dissolution dans les acides étendus est fluorescente à reflet bleuâtre, fluorescence qui disparaît après addition d'acide chlorhydrique ou d'un chlorure soluble.

Une solution alcoolique d'iode, versée dans une solution chaude de sulfate de quinine, produit, après refroidissement, des cristaux incolores, par transparence et verts par réflexion, constitués par du sulfate d'iodoquinine et désignés le plus souvent sous le nom de cristaux d'hérapatite. Le sulfate de quinine contient 74,3 % de quinine.

Impuretés et falsifications. — Le sulfate de quinine mal préparé contient du sulfate de cinchonine ou de quinidine qu'on lui ajoute d'ailleurs souvent par fraude et en quantité considérable. On a aussi falsifié le sulfate de quinine avec de l'acide borique, du sulfate de chaux, du sucre, de la salicine, de l'amidon, de la farine, etc.

Essai. — Le sulfate de quinine doit satisfaire aux essais suivants :

1° Il doit être entièrement soluble dans l'alcool absolu et dans l'acide sulfurique, tandis que la plupart des *substances minérales* restent insolubles, ainsi que l'*amidon* et la *farine*.

2° Ne pas laisser de cendres par calcination (*matières minérales* fixes).

3° Ne pas noircir par l'addition d'acide sulfurique concentré (*sucre*), ni réduire la liqueur de Fehling.

4° La recherche de la *cinchonine* se fait en dissolvant le sel dans l'eau additionnée d'acide tartrique ; on ajoute une solution claire de bicarbonate de soude, qui donne un précipité en présence d'un sel de cinchonine.

5° La *quinidine* se trouve en dissolvant le sel de quinine dans l'eau et ajoutant un léger excès d'oxalate d'ammoniaque, qui précipite la quinine. On filtre : la liqueur claire donnera par addition d'ammoniaque un précipité, s'il y a un sel de quinidine.

6° La *salicine* se reconnaît en ajoutant quelques gouttes d'acide sulfurique à la solution; il se développe une coloration rouge intense. On peut aussi chauffer avec du bichromate de potassium et de l'acide sulfurique; il se dégage de l'hydrure de salicyle, à odeur de reine des prés.

Essai du Codex. — Le Codex recommande l'essai suivant pour reconnaître l'absence des autres alcaloïdes du quinquina.

On met 2 grammes de sulfate de quinine dans un tube à essais avec 20 c.c. d'eau distillée; on agite pour mettre le sel en suspension et on maintient le tube pendant une demi-heure dans de l'eau chauffée vers 60°, en agitant de temps en temps. On laisse refroidir à l'air, puis on abandonne le tube une demi-heure dans l'eau à 15°; ensuite, on filtre et on fait avec le liquide filtré les deux essais suivants :

1° 5 c.c. de cette liqueur sont introduits dans un tube à essais ; on verse à la surface et sans mélanger 7 c. c. d'ammoniaque pure, à 0,96. On bouche le tube et on le renverse doucement. On doit obtenir une liqueur restant limpide pendant vingt-quatre heures. Un trouble persistant ou des cristaux indiquent la présence en quantité inacceptable d'autres alcaloïdes que la quinine.

2° 5 c. c. de la solution faite à 15°, évaporés à l'étuve à 100° ne doivent pas laisser plus de 15 milligrammes de résidu.

Pharmacologie. — Le sulfate basique de quinine est le sel de quinine le plus couramment employé. Il possède toutes les propriétés de la quinine comme antipériodique et fébrifuge et, de plus, il est antiseptique et arrête la végétation des moisissures.

Modes d'administration et doses. — On le donne, à l'*intérieur*, en cachets, poudre, potion, lavement, pommade, suppositoires, à la dose de 0 gr. 10 à 2 grammes par jour. On facilite sa dissolution dans l'eau, par addition d'acide sulfurique ou d'eau de Rabel, d'acide tartrique ou d'acide citrique. 50 centigrammes de sulfate de quinine sont solubles dans 60 parties d'eau froide, après addition de 0 gr. 10 d'acide tartrique ou de 0 gr. 30 d'acide citrique. On associe souvent le sulfate de quinine à l'antipyrine, association heureuse, car le sel de quinine est ainsi rendu plus soluble.

On tend de plus en plus à substituer au sulfate le chlorhydrate, beaucoup plus soluble et plus riche en quinine. On masque assez facilement la saveur amère des potions aux sels de quinine par addition de glycyrrhizate d'ammoniaque ou glyzine.

SULFATE NEUTRE DE QUININE

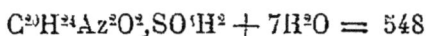

$$C^{20}H^{24}Az^2O^2,SO^4H^2 + 7H^2O = 548$$

Préparation. — On l'obtient en dissolvant du sulfate basique de quinine dans de l'eau additionnée d'acide sulfurique.

On prend :

Sulfate de quinine officinal . . . . . . 100 grammes
Acide sulfurique dilué (solut. au 1/10). 120 —

On dissout le sel de quinine dans la solution sulfurique étendue d'un peu d'eau, on concentre et on fait cristalliser.

Propriétés. — Il cristallise en prismes, solubles dans 11 parties d'eau froide, 32 parties d'alcool. Il renferme 59,12 % de quinine.

Pharmacologie. — Le sulfate neutre de quinine étant plus soluble que le sulfate basique, mériterait d'être plus fréquemment utilisé ; il convient mieux que ce dernier pour la préparation des injections hypodermiques. C'est d'ailleurs en sulfate neutre que se transforme le sulfate basique de quinine toutes les fois qu'on le dissout dans l'eau, à la faveur de l'acide sulfurique ou de l'eau de Rabel. On l'administre aux mêmes doses que le sulfate basique.

SULFOVINATE BASIQUE DE QUININE

$$C^{20}H^{24}Az^2O^2, SO^4C^2H^5$$

Préparation. — S'obtient par le procédé de LIMOUSIN, en mélangeant une solution alcoolique de sulfate de quinine avec une solution alcoolique de sulfovinate de soude. On emploie de l'alcool concentré. Le sulfate de soude insoluble dans l'alcool se précipite. On filtre et on distille pour obtenir le sulfovinate de quinine.

Ce sel est très soluble dans l'eau ; il contient beaucoup de quinine (72 p. %) et s'élimine très rapidement. Aussi est-il très précieux pour la préparation des injections hypodermiques. D'après CONSTANTIN PAUL, il agit mieux que le sulfate de quinine. Son emploi s'est vulgarisé en Algérie, dans le traitement des fièvres paludéennes.

TANNATE DE QUININE

Propriétés. — Poudre jaune, obtenue par l'action d'une solution de tannin sur une solution de quinine dans l'acide acétique. Il est presque insoluble dans l'eau, soluble dans l'alcool et la glycérine. Il contient 20 % de quinine.

Son absorption dans l'estomac est très lente ; aussi convient-il aux enfants, chez lesquels il ne produit ni fatigue, ni bourdonnements d'oreilles, en même temps que sa saveur peu amère le fait accepter plus facilement. On le donne à l'*intérieur*, en poudre, pilules ou cachets, à la dose de 0 gr. 20 à 0 gr. 30.

VALÉRIANATE BASIQUE DE QUININE

$$C^{20}H^{24}Az^2O^2.C^5H^{10}O^2$$

Préparation. — Obtenu en dissolvant de l'hydrate de quinine dans de l'acide valérianique en léger excès. On ajoute un peu d'eau et on laisse évaporer dans une étuve, à 50°.

Propriétés. — C'est un sel en cristaux volumineux incolores, à odeur d'acide valérianique, de saveur très amère, soluble dans 100 parties d'eau froide, 40 parties d'eau bouillante, 6 parties d'alcool froid. Il contient 76 p. °/° de quinine.

On lui a attribué longtemps les propriétés antispasmodiques de la valériane, bien à tort, car la valériane n'agit que par son essence et non par l'acide valérianique qu'elle contient. Le valérianate est donc simplement fébrifuge et antipériodique, à la façon des autres sels de quinine. On le donne, à l'*intérieur*, en cachets ou pilules, à la dose de 0 gr. 30 à 1 gramme par jour.

CINCHONINE $C^{10}H^{22}Az^2O = 294$

Préparation. — On retire la cinchonine du quin-quina gris par un procédé analogue à celui qui fournit le sulfate de quinine.

On fait bouillir du quinquina huanuco concassé avec de l'acide chlorhydrique. La liqueur claire est addi-tionnée d'un lait de chaux et le précipité formé, isolé par filtration, est épuisé par de l'alcool à 90° bouil-lant. Par refroidissement, l'alcool dépose de la cincho-nine et un peu de quinine. Les eaux-mères évaporées donnent également un mélange de ces deux alcaloïdes. Pour les séparer, on les dissout dans l'acide sulfurique dilué et on fait cristalliser. Le sulfate de quinine cris-tallise, le sel de cinchonine reste en solution. On isole cette solution, on la traite par la chaux ; le précipité est épuisé par de l'alcool bouillant ; on décolore au noir animal et, après filtration, la solution alcoolique laisse cristalliser de la cinchonine pure.

Propriétés. — Cristaux blancs, un peu lustrés, inodores, de saveur amère, très peu solubles dans l'eau et l'éther, plus solubles dans l'alcool et le chloroforme. La cinchonine est bibasique et bleuit le tournesol ; son pouvoir rotatoire est dextrogyre. Le chlore, le brome et l'iode donnent des produits de substitution.

Réactions. — La cinchonine se différencie de la quinine en ce que les solutions de ses sels ne sont pas fluorescentes.

L'eau chlorée et l'ammoniaque la précipitent en blanc, sans coloration verte.

Le *bicarbonate de soude* précipite sa solution dans l'acide tartrique.

Le *bichlorure de mercure* donne à chaud une coloration rouge violacé.

Pharmacologie. — La cinchonine est le moins fébrifuge et le plus toxique des alcaloïdes du quinquina. Elle produit ses effets physiologiques très rapidement et s'élimine très vite. On l'a conseillée dans les fièvres pernicieuses et les fièvres paludéennes ; mais elle ne fait qu'améliorer l'état général et, pour couper la fièvre, il faut recourir au sulfate de quinine. On emploie de préférence le chlorhydrate ou le sulfate de cinchonine. On s'en sert d'ailleurs très rarement.

IODOSULFATE DE CINCHONINE
ou ANTISEPTOL $C^{10}H^{22}Az^2O,I^2,SO^4H^2 + 5H^2O$

Obtenu en mélangeant une solution d'iode dans l'iodure de potassium avec une solution de sulfate de cinchonine. C'est une poudre brune, légère, inodore, insoluble dans l'eau, soluble dans l'alcool et le chloroforme. Elle contient 50 % d'iode. On l'emploie comme antiseptique et comme succédané de l'iodoforme.

CINCHONIDINE $C^{10}H^{22}Az^2O$

Propriétés. — C'est un isomère de la cinchonine. Cristaux blancs, de saveur amère, insolubles dans l'eau, solubles dans l'alcool et possédant toutes les propriétés de la quinine et la même activité.

On utilise depuis quelque temps un *iodure double de bismuth et de cinchonidine*. C'est une poudre rouge orangé, insoluble dans l'eau et possédant des propriétés antiseptiques.

Les autres alcaloïdes du quinquina, tels que la *cincho-namine*, la *cinchonicine*, l'*homoquinine*, la *quinidine*, n'ont pas encore reçu d'emploi bien déterminé en thérapeutique.

ALCALOIDES DES SOLANÉES

ATROPINE $C^{17}H^{23}AzO^3$

Préparation. — L'atropine s'extrait de la belladone, en traitant le suc de la plante fraîche par du carbonate de potasse et enlevant l'alcaloïde par le chloroforme.

On prépare du suc de racines fraîches de belladone et on l'additionne de carbonate de potasse jusqu'à réaction alcaline; l'atropine est mise en liberté. On agite le mélange à plusieurs reprises avec du chloroforme, qui dissout l'alcaloïde ; on laisse déposer et on décante, à l'aide d'un entonnoir à robinet, la liqueur chloroformique qui laisse l'alcaloïde après évaporation. Cet alcaloïde, dissous dans de l'alcool à 90°, est décoloré au noir animal et la solution alcoolique filtrée est versée dans 5 à 6 fois son poids d'eau : l'atropine cristallise rapidement.

2° On peut encore épuiser la racine sèche de belladone par de l'alcool fort ; on ajoute de la chaux au liquide, et le précipité formé, qui est un mélange d'atropine et

d'un excès de chaux, est traité par le chloroforme qui
enlève l'alcaloïde. On le purifie comme il est dit précédemment.

Propriétés. — L'atropine est en fines aiguilles,
incolores, lévogyres, fusibles à 114°, très peu solubles
dans l'eau, solubles dans l'alcool, le chloroforme et l'éther.
C'est une base puissante, monoacide, donnant des sels
bien cristallisés. L'acide chlorhydrique concentré l'hydrate à 100° et la dédouble en acide tropique et en une
base nouvelle, la tropine ($C^8H^{15}AzO$). LADENBURG a fait la
synthèse de l'atropine en combinant l'acide tropique et
la tropine et déshydratant le tropate de tropine formé.
L'alcaloïde synthétique, ainsi obtenu, est dépourvu
d'action sur la lumière polarisée, bien qu'il possède
toutes les propriétés physiologiques de l'atropine naturelle. On peut le rendre lévogyre en le transformant
en sulfate et précipitant l'alcaloïde par la potasse. La
formule de constitution de l'atropine paraît être :

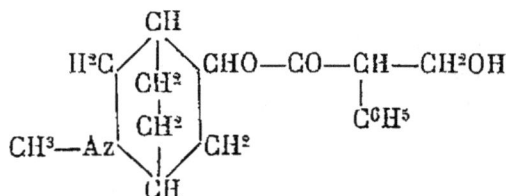

$$H^2C \overset{\displaystyle CH}{\underset{\displaystyle CH}{\Big\langle \overset{CH^2}{\underset{CH^2}{|}} \Big\rangle}} \overset{CHO-CO-CH-CH^2OH}{\underset{CH^2}{\underset{|}{}}}$$

CH³—Az ... C⁶H⁵

Réactions. — Un mélange de *bichromate de potassium* et d'*acide sulfurique* développe à chaud, avec l'atropine, une odeur de fleur d'oranger ou d'aubépine (réaction de GULIELMO).

Si on verse sur de l'atropine un peu d'*acide azotique*,
qu'on évapore à sec et qu'on ajoute quelques gouttes
d'une solution alcoolique de potasse, il se produit
une coloration violette, passant au rouge vineux (réaction
de VITALI).

CROLAS ET MOREAU. 37

Avec l'*iodure de potassium ioduré*, l'atropine donne un précipité brun kermès.

Le *bichlorure de mercure* en solution à 3 % dans l'alcool à 50°, donne à chaud un précipité rouge d'oxyde mercurique.

Une trace d'atropine, bouillie deux minutes dans un mélange à parties égales d'*acide acétique* et d'*acide sulfurique*, auquel on ajoute ensuite quelques gouttes d'acide acétique cristallisable, produit une liqueur douée d'une fluorescence verte.

Les oxydants transforment l'atropine en acide benzoïque et aldéhyde benzoïque à odeur d'amandes amères.

Pharmacologie. — L'atropine est un poison violent dont l'absorption est très rapide. Elle agit d'une façon spéciale sur l'œil, en produisant la dilatation de la pupille. Son action interne est antagoniste de l'action physiologique de la morphine : elle diminue toutes les sécrétions et s'élimine rapidement par les urines. On l'emploie surtout à l'*extérieur*, comme mydriatique, pour faciliter l'exploration de l'œil. A l'*intérieur*, elle agit comme narcotique et comme antisécréteur. On l'administre, à l'*intérieur*, en granules ou pilules, à la dose de 1/2 à 2 milligrammes par jour et, à l'*extérieur*, en collyre et pommade.

SULFATE NEUTRE D'ATROPINE

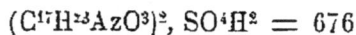

$$(C^{17}H^{23}AzO^3)^2, SO^4H^2 = 676$$

Préparation. — On le prépare en délayant l'atropine pulvérisée dans de l'eau distillée ; on y ajoute juste assez d'acide sulfurique pour obtenir la dissolution, puis on évapore à siccité vers 40°, dans une étuve.

Propriétés. — C'est un sel blanc, en petits cristaux, très solubles dans l'eau et l'alcool, insolubles dans l'éther. Il contient 85 °/₀ d'atropine.

Pharmacologie. — Le sulfate d'atropine se prescrit toujours pour l'usage externe, à la place de l'atropine, dont il possède toutes les propriétés mydriatiques. On le donne, à l'*intérieur*, en granules de 1 milligramme, en injections hypodermiques, à l'*extérieur*, en collyre. Sa solution aqueuse est rapidement envahie par une algue microscopique qui lui enlève graduellement son efficacité.

ALCALOIDES DIVERS

ACONITINE $C^{33}H^{43}AzO^{12} = 645$

On trouve dans le commerce un grand nombre d'aconitines : aconitine anglaise, aconitine allemande, aconitine française ou de Duquesnel, etc... Ces diverses aconitines, qui ont une activité très différente, se présentent sous deux formes : 1° amorphe, 2° cristallisée.

Pendant un certain temps l'aconitine n'a été connue qu'à l'état amorphe et impur ; aujourd'hui, le Codex n'enregistre, comme officinale, que l'aconitine cristallisée.

Préparation. — PROCÉDÉ DUQUESNEL. — L'aconitine est le principe actif de l'aconit napel (Renonculacées). Pour l'obtenir, on prend :

Racine sèche d'aconit napel.	1.000 gr.
Alcool à 90°.	3.000 gr.
Acide tartrique.	20 gr.

On dissout l'acide tartrique dans l'alcool et à l'aide de
cette solution on épuise la racine d'aconit pulvérisée. Il se
forme du tartrate d'aconitine. Le liquide est filtré, distillé,
pour enlever l'alcool et le résidu est dissous dans l'eau
froide, pour séparer les graisses et les résines. La solution filtrée est additionnée de bicarbonate de soude,
qui précipite l'alcaloïde et d'éther qui le dissout. La
solution éthérée, décantée, abandonne l'aconitine par
évaporation spontanée. Pour la purifier, on la dissout
dans de l'eau additionnée d'acide tartrique et on
précipite de nouveau l'alcaloïde par le bicarbonate de
soude, en présence d'éther La solution éthérée, mélangée d'éther de pétrole, laisse déposer l'aconitine cristallisée.

Propriétés. — L'aconitine pure est cristallisée,
incolore, peu soluble dans l'eau, la glycérine et l'éther de
pétrole, soluble dans l'alcool, l'éther, la benzine, le
chloroforme et dans l'eau chargée d'anhydride carbonique. Sa saveur est amère et produit un picotement
sur la langue. L'aconitine s'altère rapidement et perd son
efficacité. Les acides la dissolvent bien, en donnant des
sels cristallisés.

Les alcalis dédoublent à chaud l'aconitine en acide
benzoïque et en une nouvelle base, l'*aconine*, qui se
comporte comme un tétraphénol. D'après MANDELIN,
l'aconitine serait contenue dans la plante à l'état d'éther
benzoïque ou vératrique de l'aconine. L'aconitine de
provenance française ou allemande serait la benzoyla-
conine, tandis que l'aconitine anglaise ou pseudo-
aconitine serait la vératroylaconine. L'aconitine anglaise,
traitée par l'acide azotique fumant, donne un corps jaune
qui devient rouge pourpre par ébullition avec la potasse
alcoolique. La solution sulfurique de l'alcaloïde, traitée

à chaud par l'acide vanadique, prend une coloration rouge violacé. Ces deux réactions n'appartiennent pas à l'aconitine française pure.

Réactions. — L'aconitine est un des alcaloïdes les plus difficiles à caractériser par les procédés chimiques; l'épreuve physiologique est le meilleur moyen de vérifier sa pureté. On a cependant indiqué les réactions suivantes :

Le *permanganate de potassium* en solution, produit avec une solution d'aconitine à 0 gr. 05 %, un précipité violacé, cristallin, peu soluble.

Le *phosphomolybdate de sodium* donne un précipité blanc, soluble dans l'ammoniaque avec coloration bleue.

L'*acide sulfurique* dissout l'aconitine à froid, en la colorant en jaune, puis en brun et en rouge violacé. L'acide phosphorique agit de même, à chaud.

Ces réactions ne sont pas caractéristiques.

Une réaction plus probante est fournie par l'iodure de potassium en liqueur acétique : il se forme un iodhydrate cristallin, peu soluble et d'aspect assez caractéristique.

La teinture d'iode, le tannin, les iodures doubles précipitent l'aconitine.

Pharmacologie. — C'est un poison violent agissant surtout sur le système nerveux et qui ne semble pas s'altérer en traversant l'organisme. On l'emploie comme antinévralgique et antinerveux.

Doses et modes d'administration. — On prescrit l'aconitine à l'*intérieur*, à la dose de 1/10 à 1/4 de milligramme, en granules ; mais on utilise de préférence l'azotate d'aconitine. L'aconitine cristallisée étant beaucoup plus active que l'aconitine amorphe, doit être employée à doses moindres. Son action doit être exactement surveillée ; car certains sujets présentent une véritable intolérance pour cet alcaloïde et des doses de 1/2 milligramme ont provoqué des empoisonnements de la plus haute gravité. Aussi conseille-t-on d'espacer les doses et de ne donner à la fois que 1/10 de milligramme.

AZOTATE D'ACONITINE

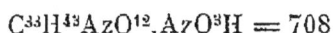

$$C^{33}H^{43}AzO^{12},AzO^{3}H = 708$$

Préparation. — On l'obtient en dissolvant l'alcaloïde dans de l'acide azotique dilué jusqu'à neutralisation exacte. On concentre et on laisse cristalliser.

Propriétés. — Il se présente en cristaux incolores, de saveur amère, solubles dans l'eau bouillante, moins solubles dans l'eau froide.

Pharmacologie. — On le donne, à l'*intérieur*, aux mêmes doses que l'aconitine cristallisée. Pour faciliter la manipulation de ce sel très dangereux, le Codex fait préparer une poudre au centième ainsi composée :

Nitrate d'aconitine.	1 gr.
Sucre de lait pulvérisé.	96 gr. 50
Carmin	2 gr. 50

On triture longtemps le sel d'aconitine avec une petite partie du sucre de lait et le carmin, puis on ajoute peu à peu le reste du sucre, en continuant la trituration jusqu'à obtention d'une poudre de couleur absolument uniforme. Un gramme de cette poudre contient 0 gr. 01 de sel d'aconitine. L'addition du carmin a pour but de faire reconnaître, par l'homogénéité de la teinte, si le mélange est parfait. Cette poudre sert à la préparation des cachets, granules, pilules et doit remplacer, en toutes circonstances, le nitrate d'aconitine.

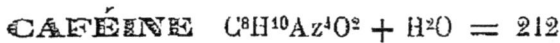

CAFÉINE $C^8H^{10}Az^4O^2 + H^2O = 212$

Syn. : *Théine.* — *Méthylthéobromine.*

Préparation. — La caféine existe dans le café (2,25 %), en combinaison avec les acides cafétannique et caféique, dans le thé (0,45 %), dans la noix de kola (2,34 %), dans le guarana (5 %).

1° On l'extrait en épuisant le café vert pulvérisé par de l'eau bouillante, qui dissout la caféine et un peu d'acide malique. On ajoute à cette infusion de l'acétate de plomb liquide pour précipiter l'acide malique ; on filtre. Dans la liqueur on fait passer un courant d'hydrogène sulfuré pour éliminer l'excès de plomb à l'état de sulfure ; on filtre et après concentration on laisse cristalliser.

2° On peut encore extraire la caféine en faisant avec de l'eau, du thé et de la chaux éteinte, une pâte qu'on épuise par le chloroforme, lequel enlève la caféine et la laisse après distillation. On reprend par de l'eau bouillante, on décolore au noir animal et on fait cristalliser.

Propriétés. — La caféine hydratée cristallise en aiguilles blanches, soyeuses, de saveur amère, solubles dans 100 parties d'eau froide, dans 10 parties d'eau bouillante, dans 40 parties d'alcool à 85°, dans 9 parties

de chloroforme, peu solubles dans l'éther. A 100°, elle
devient anhydre et fond à 234°. Le benzoate, le salicylate,
le cinnamate de soude et l'acide citrique facilitent
beaucoup sa dissolution dans l'eau. Elle offre une réaction faiblement alcaline et sature les acides en donnant
des sels instables. Ses produits de dédoublement la
montrent comme étant de la méthyl-théobromine ou
théobromine dont un H a été remplacé par le radical
méthyle CH^3. Elle représente encore de l'acide urique
$C^5H^4Az^4O^3$ ayant perdu un oxygène et dont 3 H ont été
remplacés par 3 radicaux méthyle [$C^5H (CH^3)^3Az^4O^2$], ou
encore de la xanthine triméthylée.

La synthèse de la caféine a été réalisée en partant de
l'acide cyanhydrique : GALTIER, en hydratant l'acide
cyanhydrique, a pu le transformer en xanthine, FISCHER
a transformé la xanthine en théobromine, en traitant à
100° le dérivé plombique de la xanthine par l'iodure de
méthyle :

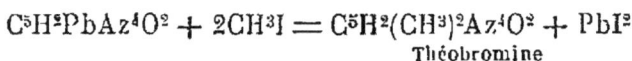

$$C^5H^2PbAz^4O^2 + 2CH^3I = C^5H^2(CH^3)^2Az^4O^2 + PbI^2$$
$$\text{Théobromine}$$

D'autre part, la théobromine argentique traitée par
l'iodure de méthyle, donne la caféine :

$$C^7H^7Ag\,Az^4O^2 + CH^3I = C^7H^7(CH^3)Az^4O^2 + AgI$$

FISCHER a indiqué un autre mode de synthèse en
partant de l'acide diméthylurique.

Réactions. — L'*acide azotique concentré* dissout
la caféine ; en évaporant à sec et ajoutant une goutte
d'ammoniaque, on obtient une coloration rouge pourpre.

L'*eau chlorée et l'ammoniaque* employées dans les
mêmes conditions, donnent la même réaction.

Le *sulfomolybdate d'ammoniaque* prend peu à peu une
teinte bleu clair.

Pharmacologie. — La caféine est un puissant stimulant du système circulatoire, favorable à l'exercice musculaire et au travail intellectuel; elle provoque de l'insomnie. Introduite dans l'estomac, elle se détruit dans l'organisme, modère la nutrition et diminue, d'après RABUTEAU, l'excrétion de l'urée. Aussi l'a-t-on regardée longtemps comme un antidéperditeur ou un *aliment d'epargne*. C'est un puissant diurétique, utilisé dans les affections du cœur, l'hydropisie, etc. On donne aussi la caféine comme tonique et antipériodique.

Doses et modes d'administration. — On l'administre, à l'*intérieur*, à la dose de 0 gr. 30 à 1 gramme, en potion, en pilules, mais surtout en injections hypodermiques. Ces injections se préparent à l'aide du benzoate ou du salicylate de soude. Un gramme de caféine se dissout dans 2 gr. 50 d'eau, grâce à l'addition de 0 gr. 775 de salicylate de soude ou de 1 gr. 18 de benzoate de soude.

A hautes doses, la caféine est toxique et produit une violente excitation du système nerveux.

BROMHYDRATE DE CAFÉINE

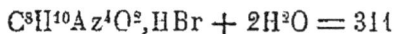

$$C^8H^{10}Az^4O^2,HBr + 2H^2O = 311$$

On l'obtient en dissolvant la caféine dans un excès d'acide bromhydrique concentré. Par refroidissement, il se dépose des cristaux se colorant à l'air, décomposables par l'eau, par l'alcool et par la chaleur.

Symphorols. — On désigne sous ce nom les sels provenant de la saturation de la caféine sulfo-conjuguée. On en connaît trois : à base de sodium, lithium et strontium. La caféine-sulfonate de sodium est un sel soluble, de saveur très amère, non toxique, s'employant à l'*intérieur*, à la dose de 0 gr. 50 à 1 gramme, en potion. Les sels de l'acide caféine-sulfonique ont été préconisés par HEINZ, comme d'excellents succédanés de la caféine, dont ils n'auraient pas l'action excitante, tout en conservant l'action diurétique et cardiaque.

Triiodure de caféine. — Obtenu par TILDEN. Se présente en cristaux verts, fluorescents, solubles dans l'alcool qu'ils colorent en brun en se décomposant C'est une excellente préparation iodée se décomposant facilement dans l'estomac.

Iodocaféine. — Mélange de caféine et d'iodure de sodium, qui se donne à la dose de 0 gr. 50 à 3 grammes par jour.

On a préconisé de nombreux sels de caféine tels qu'acétate, azotate, bromhydrate, chlorhydrate, citrate, valérianate. La plupart de ces corps sont décomposables au contact de l'eau et de l'alcool; quant aux deux derniers, leur existence est mise en doute et les produits commerciaux ne sont que des mélanges de caféine et d'acide citrique ou valérianique. Leurs propriétés thérapeutiques et leur posologie ne diffèrent pas d'ailleurs de celles de la caféine.

CICUTINE $C^8H^{17}Az = 127$

Syn. : Conicine.

Préparation. — On l'extrait des fruits de ciguë, en déplaçant l'alcaloïde par un alcali.

On mélange des fruits de ciguë contusés, de la chaux éteinte, de l'eau et on distille. La chaux met en liberté la cicutine, qui passe à la distillation. Pour la purifier, on neutralise le liquide distillé par l'acide sulfurique : il se produit du sulfate de cicutine ; on concentre, on ajoute de la potasse qui met l'alcaloïde en liberté et on distille de nouveau. La cicutine obtenue est déshydratée par une troisième distillation sur des fragments de potasse caustique et dans un courant d'hydrogène.

Propriétés. — Alcaloïde liquide, incolore ou jaunâtre, oléagineux, d'odeur forte, de réaction alcaline, bouillant à 170°, mais émettant déjà des vapeurs à la température ordinaire. La cicutine est volatile, dextrogyre et se dissout dans 90 parties d'eau, dans l'alcool, l'éther, la benzine, le chloroforme, les huiles.

Exposée à l'air, elle se décolore et se résinifie. Avec les acides, elle forme des sels difficilement cristallisables. Elle est de constitution suivante :

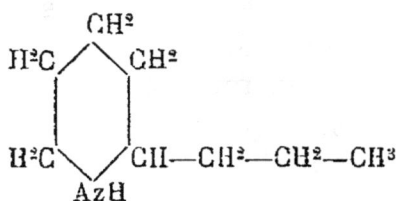

$$
\begin{array}{c}
CH^2 \\
H^2C \diagup \quad \diagdown CH^2 \\
| \qquad\qquad | \\
H^2C \diagdown \quad \diagup CH\!-\!CH^2\!-\!CH^2\!-\!CH^3 \\
AzH
\end{array}
$$

Réactions. — La cicutine coagule l'albumine et donne des fumées blanches au contact de l'acide chlorhydrique.

Avec le *sulfate de cuivre*, elle produit un précipité bleu, soluble dans l'alcool et l'éther.

L'*iodure de bismuth et de potassium* fournit un précipité rouge orangé.

L'*iodure de potassium iodé* et le *tannin* donnent des précipités.

Le *chlorure d'or* fournit un précipité blanc jaunâtre, insoluble dans l'acide chlorhydrique.

Le *bichlorure de mercure*, un précipité abondant, soluble dans l'acide chlorhydrique.

L'*acide azotique* la transforme en acide butyrique.

Pharmacologie. — La cicutine est un poison redoutable dont l'action rappelle celle de l'acide prussique. On l'emploie contre les névroses, les affections spasmodiques, le tétanos, etc.

On la donne, à l'*intérieur*, à la dose de 1 à 5 milligrammes, en pilules, granules. Son efficacité est douteuse.

BROMHYDRATE DE CICUTINE

$$C^8H^{17}Az,HBr = 208$$

Obtenu en dirigeant un courant d'acide bromhydrique sec dans une solution éthérée de cicutine.

Cristaux incolores, de saveur un peu amère, solubles dans l'eau et l'alcool, peu solubles dans l'éther et le chloroforme.

On l'administre surtout en injections hypodermiques et aussi en sirop, pour les mêmes usages que la cicutine.

COCAINE $C^{17}H^{21}AzO^4 = 303$

Préparation. — On extrait la cocaïne des feuilles de l'*Erythroxylum coca*, en traitant leur décoction par de l'acétate de plomb qui enlève le tannin, puis par de l'éther qui enlève la cocaïne.

Les feuilles de coca sont divisées et épuisées par de l'eau chaude, vers 80°. La solution obtenue est traitée par le sous-acétate de plomb liquide qui précipite le tannin. On enlève l'excès d'acétate de plomb par addition d'une solution de carbonate de soude, jusqu'à alcalinité. On filtre pour enlever le carbonate de plomb; dans la solution alcaline on ajoute de l'éther et on agite vivement. L'éther s'empare de la cocaïne; on l'isole par décantation; la cocaïne reste après évaporation du dissolvant. Pour la purifier, on la reprend par de l'eau additionnée d'acide chlorhydrique : on obtient du chlorhydrate de cocaïne. On soumet cette solution à la dialyse. Le chlorhydrate de cocaïne passe à travers le septum; on en précipite la cocaïne par le carbonate de soude et on la fait cristalliser dans l'alcool (LOSSEN).

Propriétés. — La cocaïne cristallise en prismes clinorhombiques incolores, inodores, de saveur amère, peu solubles dans l'eau, solubles dans l'alcool, l'éther, le chloroforme, l'huile de vaseline, les corps gras, l'essence de térébenthine. C'est une base de réaction alcaline, saturant facilement les acides. Chauffée à 100° avec de l'acide chlorhydrique concentré, elle se dédouble en acide benzoïque, alcool méthylique et une nouvelle base l'*ecgonine* $C^9H^{15}AzO^3$.

La synthèse de la cocaïne a été réalisée partiellement en partant de l'ecgonine, base qui se trouve en abondance dans la feuille de coca. Cette transformation s'opère par le procédé de LIEBERMANN et GIESEL, en traitant l'ecgonine par de l'anhydride benzoïque; il se produit de la benzoylecgonine, que l'on chauffe avec de l'iodure de méthyle et une solution de potasse dans l'alcool méthylique : de la cocaïne prend naissance.

La cocaïne paraît avoir la constitution représentée par le schéma :

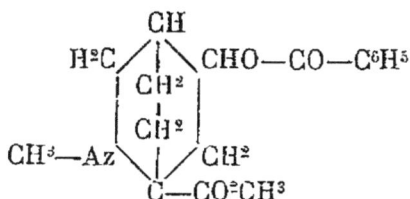

$$CH_3-Az \overset{\displaystyle CH}{\underset{\displaystyle C-CO_2CH_3}{\left|\begin{array}{c} H_2C \diagup \; \backslash CHO-CO-C^6H^5 \\ CH^2 \\ CH^2 \\ \diagdown \; \diagup CH^2 \end{array}\right|}}$$

Réactions. — *Acide azotique et potasse.* — La cocaïne est traitée dans une capsule par quelques gouttes d'acide nitrique et le mélange est évaporé à sec, au bain-marie. On ajoute à froid quelques gouttes de solution alcoolique de potasse ; il se produit, en chauffant, une coloration violette et il se dégage une odeur aromatique agréable de benzoate d'éthyle.

L'*acide picrique* donne un précipité jaune cristallisé.

Le *permanganate de potasse* en solution très étendue produit à froid un précipité violet.

Le *chlorure d'or*, précipité cristallin de forme spéciale reconnaissable au microscope.

L'*iodure de potassium iodé*, précipité rouge.

Le *chlorure de palladium* et *l'eau chlorée*, précipité rouge.

L'*iodure de mercure et de potassium*, précipité blanc à froid, jaune à chaud.

Essai. — La cocaïne mal purifiée peut renfermer de l'ecgonine ou être falsifiée avec du sucre ou des matières minérales. Elle ne doit pas se colorer par l'acide sulfurique concentré (*ecgonine*, *sucre*), ni laisser de résidu après calcination (*matières minérales*).

Pharmacologie. — La cocaïne est un médicament de grande valeur, comme anesthésique local. Elle agit d'une façon remarquable sur le globe oculaire en rendant la cornée complètement insensible en deux ou trois minutes. Elle s'emploie encore pour anesthésier le pharynx et les cordes vocales, pour diminuer la douleur dans les cas de brûlures, de gastralgie, etc. En odontologie, elle sert pour l'avulsion sans douleur des dents ; elle calme les douleurs dentaires. Elle permet encore de faire de l'anesthésie locale pour des opérations de courte durée, telles qu'ouverture d'un abcès, d'un anthrax, d'un panaris, etc.

Doses et modes d'administration. — On la donne, à l'*intérieur*, en solution ou injections hypodermiques, à la dose de 0 gr. 01 à 0 gr. 05 et à l'*extérieur*, en gargarisme, pommade, badigeonnages, etc. On ne doit pas oublier que la cocaïne est un poison assez violent, très absorbable et dont les doses doivent être surveillées. On l'emploie presque exclusivement sous forme de chlorhydrate de cocaïne.

En dehors de ce composé, on a préparé plusieurs autres sels de cocaïne tels que : citrate, oléate, phénate, saccharate, salicylate, qui n'ont rien de particulièrement avantageux. Le salicylate de cocaïne est cependant recommandé en oculistique, à cause de la conservation parfaite de ses solutions.

On donne encore, sous le nom de *cocapyrine*, un mélange de cocaïne et d'antipyrine.

CHLORHYDRATE DE COCAÏNE

$$C^{17}H^{24}AzO^4, HCl$$

Préparation. — On le prépare en dissolvant la cocaïne dans l'acide chlorhydrique, jusqu'à neutralisation ; on concentre et on fait cristalliser dans l'alcool ou dans l'eau. Par cristallisation dans l'eau, il conserve deux molécules d'eau qu'il perd à 100°.

On l'obtient d'ailleurs en premier lieu dans la préparation de la cocaïne.

Propriétés. — C'est un sel blanc, en petits cristaux, très soluble dans l'eau et l'alcool, de saveur légèrement amère, anesthésiant la langue et le palais. Il fond à 181°.

Essai. — 1° Chauffé sur une lame de platine, le chlorhydrate de cocaïne brûle avec une flamme fuligineuse, sans laisser de résidu.

2° Il doit se dissoudre dans l'acide sulfurique concentré sans le colorer; sinon, il renferme de l'ecgonine ou du sucre.

3° Une solution à 1 $^o/_{oo}$ ne doit pas précipiter par l'ammoniaque.

4° A 5 c.c. d'un soluté aqueux au $^1/_{30}$, si on ajoute trois gouttes d'acide sulfurique dilué (D =1,10) et une goutte de solution de permanganate de potasse à 1 $^o/_o$ le mélange doit rester rose au moins une demi-heure.

Pharmacologie. — On emploie le chlorhydrate de cocaïne comme anesthésique et analgésique, de la même façon et aux mêmes doses que la cocaïne, dont il possède toutes les propriétés et dont il est le sel le plus employé.

Quand on chauffe les solutions aqueuses de chlorhydrate de cocaïne pour les stériliser, il se dédouble partiellement en alcool méthylique et benzoylecgonine.

On l'associe fréquemment au borate de soude en collyre ou collutoire. Les deux sels donnent un précipité qu'on fait disparaître par l'addition d'un peu d'acide borique.

ERGOTININE $C^{35}H^{40}Az^4O^6$

Préparation. — On prépare cet alcaloïde, découvert par TANRET dans le seigle ergoté, en épuisant par de
l'alcool à 95° du seigle ergoté finement pulvérisé; la
liqueur acide est ensuite rendue alcaline par addition
de soude, puis on distille pour enlever l'alcool. Le résidu
de la distillation est agité avec de l'éther, qui dissout
l'alcaloïde. On agite cette solution éthérée avec une
solution d'acide citrique. On décante la solution aqueuse
qui contient du citrate d'ergotinine. On la lave plusieurs
fois avec de l'éther et on décompose le sel par du bicarbonate de soude, en présence d'éther qui dissout l'alcaloïde devenu libre. La solution éthérée est décolorée au
noir animal, distillée à siccité et le résidu additionné
d'alcool à 90°. Le tout se prend en masse. On essore à
la trompe et on fait cristalliser dans l'alcool bouillant.

Les eaux-mères, évaporées à sec, donnent encore de
l'alcaloïde, mais amorphe et coloré en jaune.

Propriétés. — L'ergotinine est une poudre cristalline ou amorphe, blanche, mais se colorant assez
promptement à l'air. Elle est insoluble dans l'eau, soluble dans l'alcool, l'éther et le chloroforme. Ses solutions ont une fluorescence violette et sont fortement
dextrogyres. Elle donne des sels difficilement cristallisables.

Réactions. — *L'acide sulfurique étendu*, ajouté à la
solution éthérée de l'alcaloïde, produit une coloration
rouge violet, passant au bleu.

L'alcaloïde mélangé de *sucre* donne par addition d'*acide sulfurique* une coloration rose, puis brune.

Pharmacologie. — L'ergotinine possède les propriétés de l'ergot de seigle ; c'est un hémostatique très efficace employé en gynécologie pour provoquer les contractions de l'utérus. On l'administre surtout en injections hypodermiques, à la dose de $1/4$ à 1 milligramme.

D'après Tanret, cet alcaloïde est le principe actif du seigle ergoté. D'après Kobert, ce serait la *Kornutine*, et l'ergotinine de Tanret ne serait pas une substance unique, mais un mélange de kornutine et d'autres impuretés.

On a préparé de l'acétate, du bromhydrate et du chlorhydrate d'ergotinine : ce sont des sels cristallisés, solubles dans l'eau et pouvant servir à la préparation des injections hypodermiques.

ÉSÉRINE

Syn. : *Calabarine*. — *Physostigmine*.

Préparation. — On l'extrait de la fève de Calabar (*Physostigma venenosum*), en transformant en tartrate d'ésérine que l'on décompose par un bicarbonate alcalin. On enlève l'alcaloïde avec de l'éther.

La fève de Calabar pulvérisée est épuisée par de l'alcool fort additionné d'acide tartrique. On distille pour enlever l'alcool. Le résidu formé de tartrate d'ésérine est dissous dans l'eau froide et traité par du bicarbonate de soude, qui met l'alcaloïde en liberté. On agite avec de l'éther, on décante la couche éthérée et, par évaporation, on obtient l'ésérine. On peut la purifier par cristallisation dans l'éther.

Propriétés. — Lamelles incolores, mais se colorant en rose au contact de l'air, peu solubles dans l'eau, solubles dans l'alcool, l'éther, le chloroforme et la benzine. Elle se combine aux acides pour donner des sels bien cristallisés.

Réactions. — *Alcalis.* — Au contact des alcalis, l'ésérine donne un précipité blanc qui se redissout et, par agitation à l'air, la liqueur se colore en rouge, puis en bleu. Cette solution agitée avec du chloroforme lui cède sa matière colorante, qui est de la *rubréserine.*

Ammoniaque. — Chauffée au bain-marie avec l'ammoniaque, l'ésérine prend, par évaporation de l'alcali à l'air libre, une belle coloration bleue.

Acide sulfurique concentré. — Cet acide la colore en jaune, puis vingt-quatre heures après le mélange, en rouge; l'eau de chlore ou l'eau bromée font virer immédiatement au rouge franc.

L'*eau bromée* donne un précipité jaune.

L'*hypochlorite de chaux*, une coloration rouge.

Pharmacologie. — L'ésérine est un alcaloïde toxique dont la principale propriété est de contracter la pupille. Elle produit sur l'œil l'effet contraire de l'atropine, dont elle peut neutraliser l'action mydriatique. On l'emploie en oculistique, surtout en collyre. On utilise de préférence ses sels : le bromhydrate, le salicylate, qui sont solubles dans l'eau.

D'après les recherches de Duquesnel, les solutions colorées d'ésérine ou de ses sels ont perdu une partie de leur activité ; aussi ne doit-on les préparer qu'au moment du besoin.

BROMHYDRATE D'ÉSÉRINE

Obtenu en saturant d'ésérine une solution d'acide bromhydrique ; on évapore jusqu'à consistance sirupeuse et on laisse cristalliser.

Cristaux en masses fibreuses, légèrement rougeâtres, non déliquescents, très solubles dans l'eau et l'alcool, peu solubles dans l'éther.

On l'emploie à l'*intérieur*, en granules à la dose de 2 à 6 milligrammes et surtout à l'*extérieur*, en collyre à 1 %.

SALICYLATE D'ÉSÉRINE

On l'obtient en saturant une solution alcoolique d'ésérine par une solution alcoolique d'acide salicylique ; on évapore l'alcool et on fait cristalliser.

Sel stable, bien défini, neutre, de bonne conservation et donnant des solutions qui ne s'altèrent pas.

SULFATE D'ÉSÉRINE

Préparation. — Obtenu par saturation exacte d'une solution éthérée d'ésérine avec de l'acide sulfurique au 1/10.

Propriétés. — Sel amorphe, jaunâtre, déliquescent, très soluble dans l'eau et l'alcool, insoluble dans l'éther. Ses solutions s'altèrent et rougissent rapidement à la lumière.

Employé à l'*intérieur*, en granules, à la dose de 1 à 4 milligrammes et à l'*extérieur*, en collyre à 0 gr. 05 pour 10 grammes d'eau.

HYDRASTINE $C^{21}H^{21}AzO^6$

Propriétés. — Alcaloïde extrait de l'*Hydrastis canadensis* (Renonculacées). L'hydrastine cristallise en prismes blancs, brillants, inodores, sans saveur, insolubles dans l'eau, solubles dans l'alcool, l'éther, le chloroforme et la benzine. Elle fond à 133° et émet après fusion des vapeurs jaunes. L'acide sulfurique la colore en jaune. Avec l'acide azotique, coloration jaune, passant au rouge. Traitée par le sulfomolybdate d'ammoniaque, elle prend une couleur vert olive.

Par oxydation, elle se transforme en un autre alcaloïde, l'*hydrastinine* ($C^{11}H^{11}AzO^2$) poudre blanche, insoluble dans l'eau, mais dont le chlorhydrate est soluble et qui possède des propriétés hémostatiques. D'après Schmidt, l'hydrastine ne serait que de la narcotine ayant perdu OCH^4.

Pharmacologie. — On emploie l'hydrastine comme tonique et fébrifuge, contre les fièvres intermittentes ; elle agit comme la quinine. Elle possède encore une action spéciale sur le cœur, dont elle ralentit les mouvements. A haute dose, elle est toxique. On la prescrit à l'*intérieur*, à la dose de 0 gr. 10 à 0 gr. 30 par jour, surtout à l'état de chlorhydrate.

Chlorhydrate d'hydrastine. — Poudre blanche, cristalline, inodore, de saveur amère, très soluble dans l'eau, peu soluble dans l'alcool.

PELLETIÉRINE $C^8H^{13}AzO$

La pelletiérine existe dans l'écorce de grenadier d'où
TANRET a extrait quatre alcaloïdes différents : la méthylpelletiérine, la pseudo-pelletiérine, l'isopelletiérine, la
pelletiérine. Les deux premiers alcaloïdes ne sont pas
tænifuges.

Préparation. — On pulvérise de l'écorce sèche de
racines de grenadier et on l'humecte avec un lait de
chaux pour former une pâte qu'on place dans une allonge.
On l'épuise à l'eau distillée, et ce liquide est ensuite
fortement agité avec du chloroforme, qui dissout les
alcaloïdes. A l'aide d'un entonnoir à robinet, on décante
le chloroforme et on l'agite avec de l'eau additionnée
d'acide sulfurique, qui transforme les quatre alcaloïdes
en sulfates. On ajoute du bicarbonate de soude en
poudre qui précipite la méthylpelletiérine et la pseudo-
pelletiérine et on agite avec du chloroforme qui enlève
ces deux alcaloïdes. On décante le chloroforme ; la
liqueur restante est additionnée de lessive de soude
et de chloroforme : l'isopelletiérine et la pelletiérine
sont mises en liberté et se dissolvent dans le chloroforme, que l'on décante et qui, par évaporation, laisse
les deux alcaloïdes mélangés. C'est ce mélange qui
constitue la pelletiérine commerciale.

Propriétés. — Liquide oléagineux, incolore ou jaunâtre, très alcalin, dextrogyre, d'odeur vireuse, soluble dans l'eau, l'alcool, l'éther et le chloroforme. Il
forme avec les acides des sels cristallisables.

Réactions. — La pelletiérine traitée par l'*acide sulfurique* concentré et un cristal de *bichromate de potasse*, donne une coloration verte.

Pharmacologie. — Tænifuge excellent, que l'on donne à l'*intérieur*, surtout à l'état de sel (sulfate ou tannate). On administre un purgatif une heure après.

SULFATE DE PELLETIÉRINE

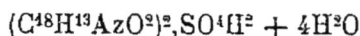

$$(C^{18}H^{13}AzO^2)^2,SO^4H^2 + 4H^2O$$

Cristaux incolores ou jaunâtres, de saveur un peu amère, solubles dans l'eau et l'alcool, insolubles dans l'éther. Ses solutions s'altèrent assez rapidement.

On le donne en cachets, à la dose de 0 gr. 30 à 0 gr. 50 souvent associé à du tannin.

TANNATE DE PELLETIÉRINE

Poudre grise, soluble dans l'eau, que l'on administre à l'*intérieur*, de préférence à tout autre sel de pelletiérine, à la dose de 1 gr. 50 à 2 grammes, après l'avoir dissous dans l'eau à l'aide d'un peu d'acide tartrique.

PILOCARPINE $C^{11}H^{16}Az^2O^2 = 208$

Préparation. — On l'extrait du Jaborandi (Rutacées), qui contient en outre de la *jaborine* isomère de la pilocarpine et de la *jaborandine*.

On épuise les feuilles ou l'écorce contusée du jaborandi par de l'alcool à 80° renfermant 8 grammes d'acide chlorhydrique par litre. La solution alcoolique obtenue est distillée pour recueillir l'alcool. Le résidu formé de chlorhydrate de pilocarpine est dissous dans de l'eau distillée; on ajoute un excès d'ammoniaque qui met l'alcaloïde en liberté, puis du chloroforme qui le dissout par agitation. On décante le chloroforme et, par évaporation, l'alcaloïde reste.

Propriétés. — Substance amorphe, visqueuse, de saveur légèrement amère, peu soluble dans l'eau, soluble dans l'alcool, l'éther, le chloroforme et la benzine, se combinant facilement aux acides. L'acide azotique la transforme en jaborandine $C^{10}H^{12}Az^2O^3$.

Réactions. — Avec l'*acide sulfurique*, la pilocarpine prend une coloration jaune qui passe au vert émeraude par addition d'un cristal de *bichromate de potasse*.

En traitant la solution aqueuse d'un sel de pilocarpine par l'*ammoniaque* et le *chloroforme*, agitant, décantant le chloroforme et le laissant évaporer, on obtient un résidu qui, mélangé de *calomel*, prend une coloration grise allant jusqu'au noir.

Pharmacologie. — La pilocarpine est un diurétique et un sudorifique puissant. Elle augmente la sécrétion de la salive, des larmes, de la sueur, en même temps qu'elle produit une contraction rapide de la pupille. Elle est très toxique, mais on peut neutraliser son action au moyen de l'atropine qui est son antagoniste par excellence. On ne l'emploie qu'à l'état de sels. Le chlorhydrate et le nitrate sont bien cristallisés; le sulfate reste visqueux. Ils sont l'un et l'autre solubles dans l'eau.

AZOTATE DE PILOCARPINE
$$C^{11}H^{16}Az^2O^2, AzO^3H = 271$$

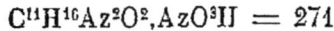

Préparation. — Obtenu en dissolvant la pilocarpine, jusqu'à faible acidité, dans de l'acide azotique etendu d'eau. On concentre au bain-marie et on laisse cristalliser. On purifie ce sel en le dissolvant dans de l'alcool à 90° bouillant et laissant cristalliser par refroidissement.

Propriétés. — Il se présente en cristaux incolores, inodores, de saveur amère, solubles dans 8 parties d'eau, peu solubles dans l'alcool et le chloroforme, insolubles dans l'éther. Il est dextrogyre. Ses usages sont ceux de la pilocarpine qu'il remplace presque toujours. On le donne à l'*intérieur*, à la dose de 1 à 2 centigrammes en granules, ou injections sous-cutanées ; à l'*extérieur*, en collyre et pommade.

SPARTÉINE $C^{15}H^{26}Az^2$

Propriétés. — Alcaloïde provenant du *Spartius scoparius* (Légumineuses). C'est un liquide incolore, brunissant à l'air, oléagineux, d'odeur pénétrante, de saveur amère, insoluble dans l'eau, soluble dans l'alcool, l'éther et le chloroforme. Sa réaction est fortement alcaline.

Réactions. — L'*acide chlorhydrique* l'altère à l'ébullition, en développant une odeur de souris.

Le *brome* dégage beaucoup de chaleur en présence de la spartéine et produit une résine brune.

L'*iodure de potassium iodé* donne un précipité rouge brique à froid.

L'*acide chromique* donne à chaud une coloration verte et une odeur de cicutine.

L'*acide picrique* produit à froid un précipité jaune.

Pharmacologie. — La spartéine agit sur les centres nerveux en leur enlevant leur excitabilité réflexe. Son action prédominante s'exerce sur le cœur dont elle relève et régularise les mouvements et, sous ce rapport, elle se rapproche de la digitaline. Elle est toxique. Appliquée en badigeonnages, elle agit comme anesthésique local à la manière de la cocaïne et comme régulateur de la température, l'élevant ou l'abaissant, suivant qu'elle est au-dessous ou au-dessus de la normale. On emploie exclusivement le sulfate de spartéine.

Sulfate de spartéine. — Cristaux blancs, inodores, de saveur amère, solubles dans l'eau et l'alcool, insolubles dans l'éther. On le donne, à l'*intérieur*, comme médicament cardiaque, à la dose de 5 à 10 centigrammes par jour, en solution, sirop, capsules, injections hypodermiques.

STRYCHNINE $C^{21}H^{22}Az^2O^2 = 334$

Préparation. — La strychnine existe dans la noix vomique et dans un certain nombre de plantes de la famille des Loganiacées, en même temps que la brucine, l'igasurine, etc.

1° Pour extraire la strychnine, on épuise par de l'alcool bouillant la noix vomique finement divisée. La solution alcoolique est distillée pour retirer l'alcool et le résidu, dissous dans l'eau, est mélangé de chaux éteinte pour mettre l'alcaloïde en liberté. Le mélange est séché à l'étuve et épuisé par de l'alcool bouillant qui enlève la strychnine. En distillant cet alcool, la strychnine reste comme résidu, mélangée d'un peu de brucine. Pour la purifier, on la dissout dans l'acide azotique et on fait cristalliser : l'azotate de brucine reste en dissolution. On dissout les cristaux dans l'eau, on décolore à chaud au noir animal et, après filtration, on ajoute de l'ammoniaque, qui précipite la strychnine. On reprend par l'alcool bouillant pour la faire cristalliser.

2° On peut encore·épuiser un mélange sec de noix vomique pulvérisée et de chaux éteinte par l'alcool amylique ou l'éther de pétrole, qui enlèvent la strychnine et la brucine. On agite cette solution avec de l'acide sulfurique étendu. On concentre et on laisse cristalliser : le sulfate de strychnine seul cristallise. On le redissout dans l'eau et on ajoute de l'ammoniaque qui précipite la strychnine; on la fait cristalliser dans l'alcool bouillant.

Propriétés. — Cristaux en octaèdres du système rectangulaire, incolores, de saveur très amère, très peu solubles dans l'eau, peu solubles dans l'alcool, l'éther, la benzine, très solubles dans le chloroforme. La strychnine se comporte comme une base énergique et sature bien les acides; elle est lévogyre. Traitée par la potasse, elle dégage à chaud de la quinoléine. L'acide azotique la transforme en nitrostrychnine.

Réactions. — L'*acide azotique* dissout la strychnine très pure sans la colorer ; mais il se produit habituellement une coloration jaunâtre due à la présence de la brucine ; l'addition d'un cristal de chlorate de potasse produit à chaud une teinte rouge écarlate (BLOXAM).

L'*acide sulfurique* concentré la dissout, et si on ajoute un cristal de *bichromate de potasse*, il se produit à froid une belle coloration bleue, qui devient violette, puis rouge, et à chaud une coloration rouge immédiate, passant au vert.

L'*eau chlorée* ou l'*eau bromée* produisent dans une solution de strychnine un précipité blanc, soluble dans l'ammoniaque.

Le *bichlorure de mercure*, en excès et à froid, donne un précipité blanc formé d'aiguilles groupées en étoiles.

Le tannin, l'acide picrique et les iodures doubles donnent des précipités.

Essai. — La strychnine ne doit pas se colorer en rouge par l'acide azotique (*brucine*), ni noircir par l'acide sulfurique (*sucre*), ni laisser de résidu par calcination (*substances minérales*).

Pharmacologie. — La strychnine prise en petite quantité est un amer des plus énergiques. A dose plus forte, elle est convulsivante et produit de la contracture des muscles. C'est un poison violent qui paralyse les nerfs sensitifs, en excitant les nerfs moteurs. On la donne comme tonique et stimulant de l'estomac et contre la paralysie, l'ataxie, l'alcoolisme aigu et chronique, etc.

Modes d'administration et doses. — Elle s'ordonne à l'*intérieur*, à la dose de 1 à 5 milligrammes par jour, sous forme de granules, pilules, gouttes amères de Baumé. On l'emploie surtout à l'état de sulfate. A l'*extérieur*, on la donne comme excitant, sous forme de liniment ou de pommade.

SULFATE NEUTRE DE STRYCHNINE
$$(C^{21}H^{22}Az^2O^2)^2,SO^4H^2 + 5H^2O$$

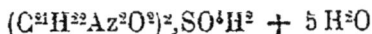

Préparation. — On l'obtient en dissolvant la strychnine dans de l'acide sulfurique dilué, jusqu'à neutralité au tournesol. On évapore à siccité et on fait cristalliser, en reprenant par de l'alcool bouillant.

Propriétés. — Ce sel cristallise en aiguilles incolores, très amères, solubles dans 10 parties d'eau, 75 parties d'alcool, insolubles dans l'éther. C'est le plus employé des sels de strychnine, dont il possède toutes les propriétés. On le donne, à l'*intérieur*, à la dose de 1 milligramme à 1 centigramme par jour et davantage progressivement, en granules, pilules, sirops, injections hypodermiques.

THÉOBROMINE $C^7H^8Az^4O^2$

Propriétés. — La théobromine s'extrait de la graine de cacao. Elle se présente en cristaux blancs, peu solubles dans l'eau, l'alcool, l'éther et le chloroforme.

La théobromine possède toutes les propriétés de la caféine et ne diffère de celle-ci que par la perte d'un groupe méthyle. C'est un excellent médicament cardiaque et un puissant diurétique, en même temps qu'elle est tonique et stimulante. On la donne à la dose de 10 à 60 centigrammes, en cachets. On la remplace souvent par la diurétine.

DIURÉTINE

Syn. : *Salicylate de soude et de théobromine.*

Propriétés. — C'est une poudre blanche, cristalline, inodore, de saveur d'abord sucrée puis amère, soluble dans l'eau, insoluble dans l'alcool et l'éther. Sa solution aqueuse se colore en violet, par le perchlorure de fer. Dissoute dans l'acide azotique, elle donne par évaporation un résidu soluble dans l'ammoniaque, en produisant une coloration rouge violacé.

Ce corps ne représente pas une combinaison définie, mais un simple mélange des deux composants : salicylate de soude et théobromine.

Pharmacologie. — On conseille la diurétine comme diurétique puissant, agissant directement sur le rein. Elle serait supérieure à la caféine, comme ne produisant pas d'insomnie, et à la théobromine, à cause de sa solubilité, qui facilite son absorption. On la donne à l'*intérieur*, en potion, cachets ou paquets de 1 gramme à la fois, à la dose de 3 à 5 grammes en vingt-quatre heures.

Elle est incompatible avec les acides faibles ou les sels acides, tels que bicarbonates, sirop de fruits, etc.

VÉRATRINE $C^{32}H^{50}AzO^9$

Préparation. — On l'extrait de la cévadille pulvérisée, en l'épuisant par de l'eau acidulée par l'acide chlorhydrique. La solution obtenue est précipitée par la potasse. On lave le précipité à l'eau, on le sèche, on le dissout dans l'éther chaud et on laisse cristalliser.

Propriétés. — Cet alcaloïde cristallise difficilement; le plus souvent il est en poudre blanche, efflorescente, de saveur âcre et brûlante, insoluble dans l'eau, soluble dans l'alcool, l'éther et le chloroforme.

Réactions. — L'*acide chlorhydrique* concentré et bouillant lui communique une teinte violette.

L'*acide sulfurique* ou l'*acide azotique* le colorent en rouge violacé.

Le *sulfomolybdate d'ammoniaque* lui donne une teinte jaune verdâtre, puis brune.

Pharmacologie. — La vératrine est un médicament dangereux, usité comme diurétique, antipyrétique et antinévralgique.On l'a conseillée dans certaines affections nerveuses.On l'administre en granules, à l'*intérieur*, à la dose de 1 à 20 milligrammes, par fraction; à l'*extérieur*,en pommade.Son absorption par les narines produit des éternuements violents et répétés; aussi, quand on la triture au mortier, il faut éviter de respirer les poussières ou l'arroser avec un peu d'alcool avant la pulvérisation.

4° GLUCOSIDES

On donne le nom de glucosides à des combinaisons qui ont la propriété de se dédoubler, par fixation d'eau, en divers produits parmi lesquels se retrouve toujours le glucose : ce sont des éthers du glucose. On peut les diviser en deux catégories : les glucosides artificiels et les glucosides naturels. Ces derniers seuls sont utilisés, jusqu'à présent, en thérapeutique.

La plupart des glucosides naturels ont une fonction chimique complexe. Les uns sont formés par l'union d'un alcool, d'une aldéhyde ou d'un acide au glucose, d'autres par la combinaison de plusieurs corps différents au glucose ; il en est qui contiennent du carbone, de l'oxygène et de l'hydrogène ; d'autres renferment en plus de l'azote (amygdaline) ou du soufre (myrosine). Ils sont généralement neutres au tournesol, rarement acides (caïncine) ou alcalins (vincétoxine), solubles dans l'eau et l'alcool. Les acides minéraux et les bases les dédoublent à l'ébullition en donnant toujours du glucose et d'autres corps de constitution simple ou compliquée ; certains ferments ou champignons agissent de même. Leur mode d'extraction et leurs réactions les rapprochent des alcaloïdes avec lesquels on les a confondus pendant longtemps.

Introduits dans l'économie ils se dédoublent sous l'influence des ferments et des diastases, en donnant du glucose et d'autres corps qui peuvent être toxiques. Ces produits de dédoublement se retrouvent en partie dans l'urine.

Les glucosides naturels sont très nombreux : chaque plante en fournit un ou même plusieurs, et leur emploi en médecine tend à se généraliser. Nous n'étudierons que ceux qui servent en thérapeutique.

CONVALLAMARINE $C^{23}H^{44}O^{12}$

Propriétés. — Retirée du muguet *Convallaria maialis* (Liliacées). C'est une substance blanche ou jaunâtre, amorphe, très amère, soluble dans l'eau et l'alcool, insoluble dans l'éther et le chloroforme ; elle est fortement lévogyre. Les acides la dédoublent en glucose et en une autre substance, la *convallamarétine*. L'acide sulfurique concentré la colore en jaune, puis en rouge brun.

Pharmacologie. — La convallamarine est un excellent tonique du cœur, à conseiller dans les palpitations et dans l'insuffisance mitrale. Sous son influence, le pouls devient plus régulier, la quantité d'urine augmente. A dose forte, elle est toxique.

On la donne à l'*intérieur*, chez l'adulte, à la dose de 1 à 10 centigrammes par jour, en pilules ou sirop.

DIGITALINE

La digitaline est un glucoside retiré de la digitale, *Digitalis purpurea* (Scrofulariacées).

De cette plante, on a extrait de nombreux produits, parmi lesquels il faut citer la *digitonine*, substance inactive, la *digitaléine*, la *digitoxine*, la *digitaline amorphe*, la *digitaline cristallisée*. Ces quatre dernières substances sont actives sur le cœur.

Il existe plusieurs produits commerciaux désignés sous le nom de digitaline :

1° La *digitaline allemande*, qui est soluble dans l'eau, insoluble dans le chloroforme; elle se compose de digitaléine avec un peu de digitonine.

2° La *digitaline française chloroformique, amorphe ou cristallisée*, qui est insoluble dans l'eau, soluble dans le chloroforme. C'est de la digitaline pure.

CROLAS ET MOREAU. 39

3º La *digitoxine* est un produit allemand, insoluble dans l'eau, incomplètement soluble dans le chloroforme et considéré en France comme de la digitaline impure, Pour les Allemands, la digitoxine est un produit pur, représentant le principe actif de la digitale.

En somme : La digitaline allemande serait de la digitaléine française; la digitoxine allemande serait de la digitaline chloroformique française; la digitaline allemande est soluble dans l'eau ; la digitaline française y est insoluble. Le Codex français ne signale que la digitaline amorphe ou d'HOMOLLE et QUEVENNE et la digitaline cristallisée ou de NATIVELLE.

Préparation. — 1º DIGITALINE AMORPHE. — *Procédé d'Homolle et Quevenne.* — On l'obtient en précipitant une infusion de digitale par le tannin, et isolant de cette combinaison le glucoside par la litharge et le chloroforme qui le dissout.

De la poudre de digitale est placée dans un appareil à déplacement et humectée d'eau distillée ; puis on verse peu à peu de l'eau pour obtenir, en liqueur, trois fois le poids de la plante. On ajoute du sous-acétate de plomb liquide pour précipiter les substances salines et gommeuses et on filtre. La liqueur filtrée est successivement traitée par une solution de carbonate de soude et une solution de phosphate de soude ammoniacal pour éliminer l'excès de plomb ; on filtre de nouveau et on ajoute une solution de tannin qui précipite le glucoside. On recueille ce précipité ; on le mélange de litharge qui isole la digitaline et de noir animal ; on fait sécher et on épuise par de l'alcool à 90º. On évapore la solution alcoolique à siccité, au bain-marie; on épuise le résidu par de l'eau distillée, puis on reprend par l'alcool à 90°. On chasse de nouveau l'alcool et on épuise le résidu par le chloroforme. La solution chloroformique abandonne la digitaline par évaporation.

2° Digitaline cristallisée. — *Procédé Nativelle.* — Cette préparation très longue et compliquée peut se résumer ainsi : La digitale pulvérisée est épuisée par de l'alcool à 50°. On distille la liqueur obtenue et on additionne le residu d'eau distillee. On obtient un précipité que l'on reçoit sur un filtre et que l'on sèche. On épuise ce précipité par l'alcool bouillant. On ajoute du charbon animal et on distille pour enlever l'alcool ; puis, on seche le charbon à l'étuve vers 100°. On l'épuise ensuite par du chloroforme qui, après évaporation, laisse de la digitaline impure. Pour la purifier, on la dissout dans l'alcool fort, on décolore au noir, puis on filtre. A la liqueur on ajoute 1/2 partie d'éther et 2 parties d'eau, on agite : la digitaline cristallise.

Propriétés. — La *digitaline amorphe* est une poudre blanche, légèrement jaunàtre, d'odeur aromatique, de saveur très amère, fondant à 100°. Elle est insoluble dans l'éther, peu soluble dans l'eau, soluble dans l'alcool, la glycérine et le chloroforme. Elle n'est pas précipitée par l'acétate de plomb et ne se combine qu'avec le tannin pour former un corps insoluble. La digitaline amorphe entièrement soluble dans le chloroforme contient environ 95 % de digitaline cristallisée.

La *digitaline cristallisée* est en aiguilles blanches, groupées autour d'un même axe, très amères, insolubles dans l'éther, peu solubles dans l'eau, solubles dans l'alcool et le chloroforme.

Réactions. — L'*acide chlorhydrique* et l'*acide phosphorique* colorent, à chaud, la digitaline en vert émeraude.

L'*acide sulfurique* donne une teinte verte que l'addition de brome fait passer au rouge groseille ; avec le *bichromate de potasse*, la teinte verte passe au bleu, puis au brun.

L'*acide azotique* la colore en jaune doré. Cette solution évaporée à sec laisse un résidu que l'ammoniaque colore en rouge.

L'*eau régale* produit une coloration jaune qui passe au vert.

Quand on chauffe légèrement la digitaline avec un mélange, à parties égales, d'alcool et d'acide sulfurique, puis qu'on ajoute une goutte de perchlorure de fer, il se développe une teinte bleu verdâtre qui s'accentue par le refroidissement et persiste plusieurs heures (LAFON).

L'addition de *bile desséchée* et d'*acide sulfurique* concentré à une solution aqueuse de digitaline produit une belle coloration rouge.

Le *chloral anhydre* dissout rapidement la digitaline, en prenant, à chaud, une teinte vert jaune qui devient violette, puis verte (BERTHELOT et JUNGFLEISCH).

Essai. — La digitaline doit être entièrement volatile, complètement soluble dans le chloroforme et ne rien céder à l'eau.

Pharmacologie. — La digitaline est le plus puissant des médicaments cardiaques. A faible dose, elle ralentit les mouvements du cœur, qui ne bat plus qu'à 60 et même 40 pulsations par minute ; mais, à mesure que la fréquence diminue, le pouls devient plus fort. La digitaline favorise la diurèse; cependant, son action diurétique a été contestée. En somme, elle agit comme régulateur et tonique du cœur et rend de grands services dans les affections cardiaques.

Les propriétés thérapeutiques de la digitaline ont été tout à tour affirmées et niées et des insuccès nombreux, comme des accidents tout aussi fréquents, ont été signalés. Ceci tient à plusieurs causes. L'avant-dernier Codex faisait préparer la digitaline amorphe sans employer le chloroforme, mais seulement de l'alcool. Le produit ainsi obtenu était peu actif : il contenait à peine 10 % de digitaline cristallisée et devait être prescrit à doses assez fortes. Le dernier Codex prépare avec raison la digitaline amorphe en reprenant par du chloroforme le résidu laissé par l'alcool. On obtient alors un produit contenant 95 % de digitaline cristallisée. Une autre cause d'erreur tient, suivant BARDET, à la différence de dénominations de ces composés en France et en Allemagne, différence que nous avons signalée précédemment, la digitaline française étant beaucoup plus active que la digitaline allemande. En résumé, le pharmacien ne doit employer que de la digitaline chloroformique amorphe ou cristallisée, c'est-à-dire entièrement soluble dans le chloroforme parce qu'elle est plus pure et ne se servir que du produit français, qui est beaucoup plus actif. La digitaline allemande se reconnaît à ce qu'elle est soluble dans l'eau; la digitaline française y est au contraire insoluble.

D'après MERCK, la digitoxine allemande serait beaucoup plus active que la digitaline cristallisée française; mais la plupart des cliniciens français ne sont pas du même avis.

Modes d'administration et doses. — On prescrit la digitaline cristallisée à l'*intérieur*, en pilules, granules, sirop, solutions titrées, à la dose de 1/10 de milligramme à 1 milligramme par jour. C'est un poison violent dont on doit surveiller les effets. La digitaline amorphe chloroformique, tout aussi active, se prescrit aux mêmes doses.

ESCULINE $C^{15}H^{16}O^9$

Propriétés. — Glucoside extrait de l'écorce de la tige de maronnier d'Inde.

Cristaux prismatiques blancs, de saveur amère, peu solubles dans l'eau et l'alcool froid, plus solubles à chaud, très solubles dans l'éther. Sa solution aqueuse est fluorescente; cette propriété s'exagère par addition d'un alcali et disparaît en présence d'un acide. A l'ébullition, les acides la dédoublent en glucose et esculétine.

On l'emploie comme fébrifuge, pour combattre les fièvres intermittentes quotidiennes et les névralgies périodiques. Elle est bien supportée et ne produit pas d'accidents nerveux.

Elle s'administre à l'*intérieur*, en cachets ou élixir, à la dose de 2 grammes par jour.

GLYCYRRHIZINE AMMONIACALE

Syn. : Glyzine.

Préparation. — On la retire du bois de réglisse; pour cela, on fait macérer dans l'eau froide la racine de réglisse contusée et on porte à l'ébullition pour coaguler l'albumine. On filtre, on ajoute à froid de l'acide sulfurique dilué; il se forme un précipité de glycyrrhizine qui est lavé et dissous dans de l'ammoniaque diluée. Cette solution est étendue au pinceau sur des plaques de verre, que l'on dessèche à l'étuve, vers 40°.

Propriétés. — La glyzine se présente en écailles brunes, translucides, solubles dans l'eau, surtout à chaud, en lui donnant une saveur sucrée, avec arrière-goût de réglisse ; cette solution est de couleur jaune. La glyzine est peu soluble dans l'alcool, insoluble dans l'éther. Sa solution, additionnée d'acide sulfurique, laisse déposer des flocons jaunâtres de glycyrrhizine.

Ce dernier corps est un acide se combinant bien avec les alcalis. On se sert de la glyzine en thérapeutique pour édulcorer les potions et pour masquer la saveur de certains médicaments, en particulier de la quinine.

STROPHANTINE $C^{31}H^{48}O^{12}$

Ce composé a été retiré des semences de *Strophantus hispidus* (Apocynées).

Préparation. — Pour le préparer, on traite les semences par de l'éther qui enlève les matières grasses, puis par de l'alcool à 70° chaud. On évapore la solution alcoolique en consistance d'extrait et on abandonne à la cristallisation, dans le vide.

Propriétés. — Poudre cristalline, de saveur amère, peu soluble dans l'eau et l'alcool, insoluble dans l'éther et le chloroforme; elle est dextrogyre.

L'*acide sulfurique* la colore en vert, puis en jaune ; en présence d'un cristal de bichromate, on obtient une coloration bleue.

L'*acide chlorhydrique*, à chaud, donne une coloration verte.

Les *acides dilués* transforment la strophantine en glucose et strophantidine.

Pharmacologie. — La strophantine est une substance très toxique et un poison du cœur, analogue à la digitaline. On l'emploie, à l'*intérieur*, comme médicament cardiaque, pour régulariser les mouvements du cœur et, comme diurétique, à la dose de 1/10 de milligramme en granules; 5 par jour au maximum.

5° CORPS NON SÉRIÉS

Nous étudierons sous ce titre quelques substances qu'il est difficile de classer ailleurs : ce sont : la cantharidine, la chrysarobine, l'acide chrysophanique, la quassine, la santonine et la thyroïodine.

CANTHARIDINE $C^{10}H^{12}O^4 = 196$

Préparation. — On place la poudre de cantharides dans un appareil à digestion continue, et on l'épuise par le chloroforme qui dissout la cantharidine et les matières grasses. On distille pour retirer la totalité du dissolvant et on délaye le résidu froid dans le sulfure de carbone qui s'empare des matières grasses. On filtre; la cantharidine reste sur le filtre; on la reprend par de l'alcool à 90° bouillant et on laisse cristalliser (MORTREUX).

Propriétés. — Cristaux incolores, inodores, neutres aux réactifs, à peine solubles dans l'eau et l'alcool, plus solubles dans l'éther, l'éther acétique, les huiles et le chloroforme, surtout à chaud. Les acides acétique et formique la dissolvent bien. Les acides minéraux la dissolvent également, mais l'addition d'eau la précipite.

La cantharidine est considérée comme un anhydride d'acide; en présence d'un alcali, elle s'empare de deux molécules d'eau et se transforme en un acide bibasique faible, formant des cantharidates décomposables par les acides ordinaires.

Réactions. — Dissoute dans une solution faible d'alcali, la cantharidine donne un sel qui cristallise. La solution de ce sel donne, avec le *chlorure de baryum*, un précipité blanc; avec l'*acétate de plomb*, un précipité blanc; avec le *sulfate de cuivre*, un précipité vert; avec les *sels de cobalt*, un précipité rouge.

La cantharidine, portée à l'ébullition avec l'*acide sulfurique*, puis additionnée d'un cristal de *bichromate* de *potasse*, donne une vive effervescence et produit une masse verte.

Pharmacologie. — La cantharidine appliquée localement est un vésicant très énergique et très douloureux. Son action se produit assez rapidement. La cantharidine est absorbée par la peau, pénètre dans le sang et atteint d'une manière spéciale le système rénal. C'est une substance très toxique, amenant la mort après de violentes douleurs. On l'a préconisée, à l'*intérieur*, contre la tuberculose : à l'*extérieur*, elle sert de base à des pommades, teintures, emplâtres employés contre les affections des voies respiratoires, la calvitie, la pelade, etc.

On prépare un collodion vésicant, en dissolvant 0 gr. 25 de cantharidine dans 20 grammes de collodion ; on l'emploie en badigeonnages. Dans ces diverses préparations, c'est la poudre de cantharides qui sert le plus souvent, et quelquefois le cantharidate de potasse.

CANTHARIDATE DE POTASSE

$$C^{10}H^{12}K^2O^5 + H^2O$$

Préparation. — On le prépare avec :

Cantharidine. . . . . 10 gr.
Potasse caustique. . . . . 5 gr. 75
Eau . . . . 200 gr.

On chauffe au bain-marie, dans un ballon, jusqu'à dissolution complète et on laisse cristalliser par refroidissement.

Propriétés. — Fines aiguilles, solubles dans 25 parties d'eau froide, 12 parties d'eau bouillante, peu solubles dans l'alcool, insolubles dans l'éther et le chloroforme.

Pharmacologie. — Cette substance, employée à l'*extérieur*, possède toutes les propriétés vésicantes de la cantharidine; mais son absorption par la peau serait, dit-on, très faible ; par suite, les emplâtres préparés avec ce produit n'auraient pas d'action sur les reins. Pris à l'*intérieur*, c'est un toxique énergique.

CHRYSAROBINE $C^{30}H^{26}O^7$

Préparation. — On la retire de la poudre de Goa, où elle existe en assez grande quantité. Pour cela, on épuise cette poudre par de la benzine bouillante. Après refroidissement, la benzine laisse déposer une poudre jaune, que l'on purifie par plusieurs cristallisations dans l'acide acétique, l'éther et le chloroforme.

Propriétés. — La chrysarobine est en lamelles jaunes, inodores, insolubles dans l'eau, très solubles dans les alcalis et le chloroforme, en donnant des solutions jaunes à fluorescence verte. Par oxydation, elle se transforme en acide chrysophanique. L'acide sulfurique la dissout en se colorant en jaune ; fondue avec la potasse, elle forme une masse brune. Elle appartient à la série de l'anthracène.

Pharmacologie. — On l'emploie à l'*extérieur*, comme antiherpétique, en pommade à 4 % ou en dissolution dans l'éther et le chloroforme.

ACIDE CHRYSOPHANIQUE $C^{15}H^{10}O^4$

Préparation. — Se trouve dans la poudre de Goa où il prend naissance par oxydation de la chrysarobine. On le retire principalement de la rhubarbe.

On fait macérer la racine de rhubarbe dans de l'eau, qui enlève environ 50 % de matières solubles. Le résidu est épuisé à chaud par la benzine, dans un appareil à déplacement. Cette benzine concentrée donne des cristaux jaunes.

On prepare aussi l'acide chrysophanique par oxydation de la chrysarobine.

Propriétés. — L'acide chrysophanique est une poudre cristalline, jaune orangé, inodore et sans saveur, peu soluble dans l'eau, soluble dans l'alcool, l'éther, le chloroforme, la benzine, les alcalis dilués. Sa solution dans la potasse est rouge pourpre ; dans l'acide sulfurique, elle est rouge. Fondu avec la potasse, il donne une masse bleue. Il appartient à la série de l'anthracène et peut être considéré comme une dioxyméthyl-anthraquinone.

Pharmacologie. — On l'emploie, à l'*extérieur*, en pommade au 1/30 ou en solution chloroformique, contre les dermatoses.

QUASSINE $C^{32}H^{42}O^{10} = 300$

Préparation. — Principe actif du *Quassia Amara* (Rutacées). On le trouve sous deux états : amorphe et cristallisé.

1º QUASSINE AMORPHE. — On fait une décoction de quassia que l'on évapore à consistance d'extrait mou. Cet extrait est épuisé par de l'alcool fort bouillant et la solution alcoolique est additionnée d'acide sulfurique dilué par de l'alcool. Il se produit un précipité, on filtre, et le liquide filtré est mélangé avec un lait de chaux. Le dépôt formé est épuisé par de l'alcool qu'on distille ensuite et le résidu séché fournit la quassine amorphe.

2° QUASSINE CRISTALLISÉE. — On opère comme précédemment; mais la dernière solution alcoolique, au lieu d'être distillée, est évaporée à 80°. Quand il n'y a plus d'alcool, on laisse refroidir, la quassine cristallise.

Propriétés. — La quassine amorphe est une poudre blanche, contenant environ 50 % d'impuretés. Cristallisée, elle est en lamelles rectangulaires, blanches, inodores, de saveur très amère, peu solubles dans l'eau et l'éther, solubles dans 30 parties d'alcool à 85° et 2 parties de chloroforme, solubles dans les acides et les alcalis caustiques. La quassine fond à 210° et dévie à droite la lumière polarisée. Le tannin précipite sa solution ; l'acide azotique la transforme en acide oxalique.

Pharmacologie. — La quassine agit comme amer et excite l'appétit ; elle augmente la sécrétion des glandes salivaires, du foie et des reins ; à hautes doses, elle est toxique. On la donne en granules ou pilules, pour activer les digestions, pour reconstituer les forces, dans les dyspepsies atoniques, dans la chloro-anémie, etc. La dose est de 2 à 20 centigrammes pour la quassine amorphe, et de 2 milligrammes à 2 centigrammes pour la quassine cristallisée. On doit en surveiller les effets.

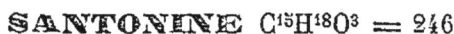

SANTONINE $C^{15}H^{18}O^3 = 246$

Préparation. — Principe actif de l'*Artemisia Contra* (Synanthérées). On l'extrait du *semen-contra*, à l'état de santoninate de chaux, que l'on décompose ensuite par l'acide acétique.

On épuise, par de l'alcool fort bouillant, un mélange

de semen-contra pulvérisé et de chaux éteinte. Ce liquide alcoolique est distillé pour enlever l'alcool; la partie aqueuse restante est évaporée au bain-marie. On ajoute de l'acide acétique jusqu'à acidité et on laisse au repos : la solution aqueuse laisse cristalliser la santonine. Pour la purifier, on la dissout dans l'alcool absolu, bouillant. On ajoute du noir animal et on filtre. Par refroidissement, on obtient des cristaux incolores de santonine.

Propriétés. — La santonine est en cristaux blancs, d'aspect nacré, jaunissant à l'air, sans odeur, de saveur amère, solubles dans 300 parties d'eau froide, 40 parties d'alcool fort, 3 parties d'alcool bouillant, 70 parties d'éther, 5 parties de chloroforme. On la considère comme un anhydride d'acide ; elle se combine aux alcalis en formant des santoninates.

Réactions. — La *potasse* en solution alcoolique la colore, à chaud, en rouge vif. La solution alcaline neutralisée précipite en jaune le perchlorure de fer et en vert le sulfate de cuivre.

L'*acide sulfurique* concentré la dissout et par addition de 1 goutte de *perchlorure de fer* étendu, il se produit une coloration rouge pourpre.

En chauffant à sec, dans une capsule, quelques paillettes de santonine et des traces de *cyanure de potassium* pulvérisé, on obtient une coloration rouge, passant au brun jaune. En reprenant par l'eau, on observe une fluorescence brune et verte.

Le mélange de santonine et d'une solution de *chlorure de zinc*, évaporé à sec, laisse un résidu bleu violet.

Essai. — La santonine ne doit pas laisser de résidu

par la calcination (*matières minérales, acide borique*), ne pas noircir par l'acide sulfurique (*sucre*) ; traitée par l'acide sulfurique et un cristal de bichromate de potasse, elle ne doit pas donner de coloration bleue passant au violet et au rouge (*strychnine*).

Pharmacologie. — La santonine est un excellent vermifuge, facile à prendre et très actif contre les ascarides, les oxyures vermiculaires et même les lombrics. A haute dose, elle est toxique et produit des troubles visuels intenses : sous son influence les objets prennent pour le malade des colorations bizarres (chromatopsie), le sang est coloré en jaune ; l'urine est safranée, si elle est acide et rouge pourpre, si elle est alcaline.

On reconnaîtra la présence de la santonine dans l'urine par addition de potasse caustique qui y produira une teinte rouge, persistant à l'ébullition.

Doses et modes d'administration. — On l'administre, à l'*intérieur*, en tablettes ou en poudre, dans un peu de lait, à la dose de 5 à 20 centigrammes pour un enfant et de 30 à 40 centigrammes pour un adulte, de préférence mélangée à du sucre ou en pastilles. Il est préférable de la faire prendre dans la journée ou le soir plutôt que le matin, à jeun. On ne doit jamais en donner aux enfants âgés de moins de trois ans.

Dosage. — Les pastilles de santonine commerciales sont fréquemment falsifiées. Pour rechercher et même doser la santonine qu'elles contiennent, on en pulvérise 5 grammes que l'on épuise par le chloroforme. Ce dernier, évaporé, laisse comme résidu la santonine que l'on pèse. Pour les pastilles au chocolat, il faut d'abord épuiser la poudre par l'éther de pétrole pour enlever le beurre de cacao, puis lixivier au chloroforme et finir comme précédemment.

CORPS THYROÏDE

C'est à la suite des travaux de REVERDIN, ROCHER, SCHIFF et de nombreuses applications cliniques faites en France, en Allemagne et en Italie, que le corps thyroïde a été utilisé comme agent thérapeutique.

Les glandes thyroïdes renferment, d'après OIDTMANN, 82,24 % d'eau, 17,66 de matières organiques et 0,09 de sels. On y a trouvé de la leucine, des acides succinique, formique, acétique, de la cholestérine, de la xanthine, etc. FRÆNCKEL en a retiré une substance azotée, la *thyro-antitoxine*, qu'il croyait être le principe actif, mais qui, en réalité, n'agit pas comme la glande. BAUMANN a découvert dans le corps thyroïde un composé organique iodé, auquel il a donné le nom de *thyroïodine*, composé qui possède, mais à un plus haut degré, toutes les propriétés physiologiques de la glande fraîche. Nous étudierons spécialement ce corps, après la pharmacologie des glandes thyroïdes.

Pharmacologie des glandes thyroïdes. — On utilise les glandes thyroïdes du mouton ou du veau sous différentes formes.

1º GLANDES FRAICHES. — C'est sous cette forme qu'elles ont été administrées au début. On les broyait et on les logeait dans des cachets médicamenteux, ou bien on les mélangeait avec du sucre. Ainsi préparées, elles sont très actives; mais elles ne peuvent se conserver que fort peu de temps. Aussi a-t-on cherché à les engager dans des formes pharmaceutiques capables d'en assurer la conservation. C'est ainsi que VIGIER a proposé de débarrasser mécaniquement les glandes des graisses, membranes, etc., de les pulper, de les mélanger à du biborate de soude et à du charbon et enfin de préparer des capsules de 10 centigrammes, qui se conservent un certain temps.

2° GLANDES DESSÉCHÉES. — MERCK prépare une poudre à laquelle il a donné le nom de *thyroïdine sèche*. Pour l'obtenir, il divise des glandes de mouton, les dessèche à 30° et les pulvérise. La poudre obtenue est d'un jaune grisâtre, d'une odeur particulière. 0 gr. 40 de cette poudre correspondent au principe actif d'une glande fraîche entière, de grosseur moyenne. MERCK prépare avec cette poudre des pilules, des pastilles et des tablettes, dont voici les formules :

Thyroïdine sèche. . . . . 2 gr,
Kaolin . . . . 2 gr.
Vanilline . . . . 1 cg.
Mucilage gomme adrag. . q. s.

Pour 30 pilules, que l'on recouvre de chocolat (1, 2, à 3 pilules par jour).

Thyroïdine sèche. . . . . 2 gr.
Chocolat vanillé . . . . . 18 gr.

Pour 20 pastilles (1 à 4 par jour).

3° SUC THYROIDIEN. — On extrait des glandes thyroïdes un suc que l'on administre soit par la voie stomacale, soit par la voie rectale, soit encore en injections hypodermiques. Un certain nombre de procédés ont été donnés pour la préparation de ce suc; nous indiquerons ici les formules de JACQUET, de Lyon.

A. — Suc concentré, titré. — Les glandes thyroïdes

du mouton, débarrassées des graisses, membranes, etc. et divisées, sont mises en macération pendant vingt-quatre heures avec parties égales de glycérine anhydre, puis aseptisées à l'autoclave, en présence de l'acide carbonique à 60 atmosphères, et pressées. On obtient un liquide ambré, de consistance sirupeuse, marquant 20°B', d'une saveur légèrement sucrée, d'odeur animale franche. Ce liquide sert à la préparation des sucs pour injections hypodermiques et lavements.

B. — *Suc pour injections hypodermiques.* — On dilue le suc concentré avec la quantité d'eau stérilisée nécessaire pour que 1 c. c. corresponde à 0 gr. 20 de glande thyroïde. On filtre à la bougie d'Arsonval. On obtient un liquide incolore, mobile, sucré dont on injecte 1 à 2 c.c. tous les deux jours.

C. — *Suc pour lavements.* — On mélange 3 c.c. de suc concentré avec 30 c.c. d'eau tiède, que l'on administre en une seule fois, après avoir donné au préalable un lavement d'eau tiède.

Le traitement thyroïdien sous ces différentes formes est, d'après LÉPINE, indiqué, dans le myxœdème opératoire et dans le myxœdème spontané, dans certains cas d'obésité, dans les goîtres non kystiques et dans quelques cas d'aliénation mentale. Exceptionnellement, il a donné de bons résultats dans quelques cas speciaux de goître exophtalmique. Mais, dans cette affection, il doit être administré avec la plus grande prudence. On l'a vu réussir dans quelques cas d'affections chronique de la peau, particulièrement dans le psoriasis.

Il est important de faire remarquer que la tolérance du malade pour ces préparations est très variable. Il faut donc toujours commencer le traitement par de

faibles doses, et le suspendre dès que l'on observe les
symptômes de thyroïdisme (palpitations, nausées,
diarrhée, syncope).

THYRO-IODINE DE BAUMANN

Syn. : Iodothyrine.

BAUMANN a découvert, dans les glandes thyroïdes, un
corps organique iodé, contenant 10 % d'iode et qui
paraît bien en être le principe actif.

Préparation. — Le dernier procédé d'extraction
indiqué par BAUMANN consiste à faire agir sur les glandes, pendant deux jours, à 40°, un suc gastrique artificiel
composé de pepsine et d'acide chlorhydrique dilué à
3 %. Les matières albuminoïdes sont digérées et solu-
bilisées, la thyroïodine n'est pas intéressée et reste en
suspension. On la sépare par filtration. Pour la purifier,
on la dissout à l'ébullition, dans de l'alcool à 90°; la
solution, évaporée au bain-marie, est épuisée par de
l'éther de pétrole qui enlève les matières grasses. Le
résidu est dissous dans de la soude diluée froide ;
on acidule et la thyroïodine se précipite en flocons. En
la redissolvant dans la soude et en la précipitant à
nouveau par un acide et répétant cette opération un
certain nombre de fois, on obtient un produit plus pur
et plus riche en iode (9 à 10 % environ). Finalement
on dessèche à l'étuve. Le rendement est très variable,
de 1 à 3 grammes pour 1,000 grammes de glandes.

Propriétés. — Poudre brunâtre, insoluble dans
l'eau, la benzine, le chloroforme, le sulfure de carbone,

difficilement soluble dans l'alcool, soluble dans les alcalis, d'où les acides la précipitent. Elle fond en s'altérant et n'entre pas en ébullition. L'iode qu'elle contient ne peut se déceler par les réactifs ordinaires. Pour reconnaître sa présence, il faut calciner au rouge la thyroïodine avec de la potasse et du nitrate de potasse, laisser refroidir, reprendre par un peu d'eau, ajouter de l'acide azotique nitreux, enfin agiter avec du chloroforme, qui se colore en violet.

Pharmacologie. — La thyroïodine ne devant être administrée qu'à la dose de quelques milligrammes, il était indispensable de la mélanger, après en avoir dose l'iode, à une poudre inerte, de façon que 1 gramme du mélange représente toujours la même quantité de principe actif. C'est dans ce but que BAUMANN fit melanger le produit pur au sucre de lait, en proportion telle qu'un gramme du mélange correspond exactement à un gramme de glande fraîche moyenne, soit 3 milligrammes d'iode. C'est à cette poudre que BAUMANN donna le nom de *iodothyrine* et c'est sous ce nom qu'elle est livrée par le commerce.

Les indications thérapeutiques de la thyroïodine sont les mêmes que celles des préparations à base de glandes thyroïdes dont nous avons parlé. Son administration doit être surveillée avec beaucoup de soin. Voici, d'après BAUMANN, les doses à employer dans les différentes affections justiciables du traitement thyroïdien.

Goitre parenchymateux . .	0,25 à 1 gr.50 par jour.
Myxœdème	0,25 à 2 et 3 gr.
Obèsité	0,25 à 4 et 5 gr.
Psoriasis.	0,25 à 5 et 6 gr.

La seule forme pharmaceutique à employer est le cachet médicamenteux.

6° FERMENTS SOLUBLES

DIASTASE

Syn. : Maltine.

Préparation. — La diastase employée en pharmacie se retire de l'orge ·germée ou *malt*. Le malt frais est mis à macérer dans l'eau ; on filtre le liquide et on ajoute de l'alcool pour precipiter la diastase. Pour la purifier, on la redissout dans l'eau et on précipite de nouveau par l'alcool à plusieurs reprises et à froid. On dessèche dans le vide sur l'acide sulfurique.

Propriétés. — La diastase est une poudre d'un blanc jaunâtre, amorphe, très soluble dans l'eau, un peu soluble dans l'alcool faible, insoluble dans l'alcool fort. Desséchée, elle se conserve bien ; humide, elle se putréfie rapidement.

Essai. — 10 centigrammes de diastase sont dissous dans 100 grammes d'empois contenant 6 gr. de fécule ou d'amidon. On chauffe pendant six heures à 50°, au bain-marie ; on doit obtenir un liquide fluide, filtrant facilement. 10 c.c. de ce liquide doivent contenir 25 centigrammes de sucre réducteur, c'est-à-dire doivent décolorer 50 c.c. de liqueur de Fehling.

Pharmacologie. — La diastase possédant la propriété de saccharifier l'amidon, a été proposée par COUTARET, de Roanne, comme aidant à la digestion des matières amylacees. Mais, comme la digestion de ces matières amylacées se fait surtout dans l'intestin, sous l'influence du suc pancréatique, l'action de la diastase n'est pas prouvée.

On administre la diastase, à *l'intérieur*, à la dose de 0 gr. 10 à 1 gr. par jour, en cachets. Il faut se rappeler qu'elle n'agit que dans un milieu ni trop acide, ni trop alcalin.

On la remplace le plus souvent par des préparations d'orge, d'avoine, de froment germés, auxquelles on donne le nom de bière de malt, d'extrait de malt, et que l'on associe au vin, au sirop, à l'huile de foie de morue, etc.

PANCRÉATINE

Préparation. — On l'extrait du pancréas de porc, et on la transforme en pancréatine extractive ou en pancréatine amylacée.

1° PANCRÉATINE EXTRACTIVE — On débarrasse les pancréas des parties étrangères qui les accompagnent; on les délaye dans de l'eau chloroformée pour empêcher leur altération et on laisse en contact plusieurs jours. Puis, on filtre, on exprime le résidu et on évapore les liqueurs en consistance d'extrait, vers 45°. On obtient ainsi la pancréatine extractive.

2° PANCRÉATINE AMYLACÉE. — On l'obtient en triturant au mortier 10 grammes de pancréatine extractive avec 15 grammes d'amidon pulvérisé. Elle se conserve mieux que la pancréatine extractive.

Propriétés. — La *pancréatine extractive* est en poudre amorphe, légèrement grisâtre, soluble dans l'eau et l'alcool faible, d'odeur non désagréable.

La *pancréatine amylacée* est une poudre blanche, légèrement grisâtre.

La pancréatine agit en milieu légèrement acide ou neutre, mais surtout en milieu alcalin. Elle semble constituée par un mélange de trois ferments solubles peut-être distincts : la *trypsine* ou *myopsine* qui jouit de la propriété de peptoniser les matières albuminoïdes ; l'*amylopsine* qui transforme en sucre les matières amylacées, et la *stéapsine*, qui saponifie les graisses et les rend émulsionnables.

Essai. — La pancréatine extractive doit dissoudre et changer en peptone 50 fois son poids de fibrine, et transformer en sucre réducteur 40 fois son poids de fécule ou d'amidon. La pancréatine amylacée doit changer en peptone 20 fois son poids de fibrine, et saccharifier 16 fois son poids d'amidon. D'où deux essais distincts.

1° ESSAI SUR LA FIBRINE. — On délaye à froid 0 gr. 20 de pancréatine extractive dans 50 grammes d'eau distillée et on ajoute 10 grammes de fibrine essorée (voir essai de la pepsine). On chauffe à 50° pendant six heures, sans addition d'acide. Le liquide filtré ne doit plus contenir de fibrine, mais seulement de la peptone ; par conséquent, il ne doit se troubler que très légèrement par l'acide azotique ou la chaleur et donner très nettement la réaction du biuret. On effectue cette réaction en ajoutant à 2 c.c. environ du liquide une vingtaine de gouttes de potasse au 1/10, puis, goutte à goutte, une solution à 1 % de sulfate de cuivre. La liqueur devient d'abord rose, puis violette, enfin bleue, mais en conservant une pointe de rose.

2° Essai sur l'amidon. — On prépare un empois avec 6 grammes d'amidon et 100 grammes d'eau ; on y ajoute 0 gr. 10 de pancréatine extractive et on chauffe à 50° pendant six heures. On doit obtenir un liquide filtrant facilement. 10 c.c. de ce liquide doivent contenir 0 gr. 20 de sucre réducteur, et par suite doivent décolorer 40 c.c. de liqueur de Fehling.

La pancréatine ne doit pas s'agglomérer en masses plus ou moins humides, ni dégager d'odeur putride.

Pharmacologie. — La pancréatine serait, d'après DEFRESNE, un ferment digestif complet pouvant dissoudre les albuminoïdes et les transformer en peptones, saccharifier l'amidon et émulsionner les corps gras. Mais d'après VULPIAN et VIGIER, la trypsine, qui ne peut agir qu'en milieu alcalin, est détruite par la pepsine, de telle sorte que l'utilité de la pancréatine en thérapeutique est très contestée.

On prescrit la pancréatine, à l'*intérieur*, dans les dyspepsies, en cachets ou sous forme d'élixir peu alcoolique, à la dose de 20 à 80 centigrammes par jour, pour la pancréatine extractive et 0 gr. 50 à 2 grammes, pour la pancréatine amylacée.

PAPAÏNE

La papaïne est un ferment soluble retiré du suc laiteux du papayer (*Carica papaya*). Elle a été découverte par WÜRTZ.

Préparation. — On évapore dans le vide le suc du papayer jusqu'à réduction à un petit volume et on l'additionne de 10 volumes d'alcool absolu. Le coagulum formé est dissous dans l'eau et précipité à plusieurs reprises par de l'alcool. Finalement, on le sèche dans le vide.

Propriétés. — C'est une poudre blanche, amorphe, pulvérulente, soluble dans l'eau, insoluble dans l'alcool, l'éther, le chloroforme et les huiles. Sa solution aqueuse présente toutes les réactions des matières albuminoïdes.

Pharmacologie. — La papaïne possède, comme la pepsine, la propriété de transformer en peptones les albuminoïdes ; mais, elle agit en milieu acide, neutre ou alcalin, tandis que la pepsine n'agit qu'en milieu acide. On l'a conseillée pour favoriser la digestion, au même titre que la pepsine et dans les mêmes cas.

On la donne, à l'*intérieur*, en cachets, élixir, sirop, vin, à la dose de 5 à 20 centigrammes par jour.

PEPSINE

Préparation. — La pepsine existe dans le suc gastrique des animaux supérieurs. On l'extrait de l'estomac de porc, de veau ou de mouton.

Elle existe sous trois états : la pepsine extractive, la pepsine en paillettes et la pepsine amylacée.

1° PEPSINE EXTRACTIVE. — *Procédé de Petit.* — On fait macérer, à basse température, pendant vingt-quatre heures, des raclures de muqueuses stomacales avec de l'alcool à 6 ou 7° alcooliques. On filtre ; on évapore à basse température. La pepsine reste comme résidu. Le produit obtenu est impur, mais cependant très actif.

Procédé de Kuhne. — On fait digérer à 40° des raclures de muqueuses gastriques de porc avec de l'acide chlorhydrique à 0,30 °/₀ ; au bout de quelque temps les matières albuminoïdes sont dissoutes et transformées en peptones. On sature alors le liquide de sulfate d'ammonium qui précipite la pepsine seule. On recueille le précipité, on le dissout dans l'eau, on soumet la solution à la dialyse pour séparer le sulfate d'ammonium, et on précipite la pepsine par l'alcool. Ce procédé donne aussi un produit très actif.

Procédé de Gauthier. — On fait digérer des raclures de muqueuse stomacale avec cinq fois leur volume d'acide acétique à 0,50 °/₀. Après vingt-quatre heures, on exprime, on neutralise, on filtre, on concentre au 1/5, dans le vide, à 40°, et on précipite la pepsine par l'alcool. Cette pepsine impure est dissoute dans l'eau, puis successivement traitée par un léger excès de carbonate de calcium, et par du bichlorure de mercure ; on filtre, et on fait passer un courant d'hydrogène sulfuré. Le liquide filtré est évaporé à 40° et le résidu, dissous dans l'eau, est soumis à la dialyse pendant deux jours. On concentre dans le vide et on précipite la pepsine par de l'alcool absolu. On obtient ainsi, d'après l'auteur, de la pepsine pure.

2° PEPSINE EN PAILLETTES. — On prépare la pepsine en paillettes en étendant au pinceau une solution aqueuse de pepsine sur des plaques de verre. On laisse sécher à l'étuve, à basse température.

3° Pepsine amylacée. — On l'obtient en triturant au mortier 10 grammes de pepsine extractive ou en paillettes, avec 15 grammes d'amidon pulvérisé. 0 gr. 50 de pepsine amylacée correspondent à 0 gr. 20 de pepsine extractive.

Propriétés. — La *pepsine extractive* est en pâte, de consistance d'extrait, de couleur ambrée, d'odeur spéciale, non putride. Elle absorbe facilement l'humidité et peut alors se putréfier. C'est pour cette raison qu'on l'additionne d'amidon, pour la transformer en pepsine amylacée qui se conserve mieux.

La *pepsine en paillettes* est en écailles jaunes, demi-transparentes, d'odeur faible, non désagréable.

La *pepsine amylacée* est en poudre blanche, légèrement grisâtre.

La pepsine se forme aux dépens d'une substance zymogène, la *pepsinogène* ou *propepsine*, qui s'accumule sous forme de granulations dans les cellules des glandes gastriques, pendant le repos de ces glandes, et disparaît pendant la sécrétion.

La pepsine a une saveur *sui generis;* elle est soluble dans l'eau, en donnant une liqueur trouble. Bien séchée, elle peut supporter une température de 100° sans s'altérer ; humide, elle perd ses propriétés digestives au-dessus de 60°.

La pepsine jouit de la propriété de solubiliser les matières albuminoïdes en les transformant en peptones ; mais elle n'agit qu'en milieu acide. En solution neutre, elle est inactive. Dans une solution alcalinisée par 5 % de soude, la pepsine perd définitivement et presque instantanément toute son activité; le contact prolongé de l'alcool fait disparaître aussi ses propriétés digestives. Certaines substances, telles que le calomel, l'antipyrine, le chloral, les iodures, chlorurés et bromures entravent son action. Les sels à acides organiques, comme le citrate, le tartrate et le salicylate de sodium gênent la digestion chlorhydro-pepsique, en réagissant sur l'acide chlorhydrique du suc gastrique, pour mettre en liberté des acides organiques qui n'ont pas la même activité digestive. Parmi les antiseptiques, il en est qui arrêtent la digestion ; d'autres, comme le naphtol et l'acide borique, n'agissent pas à dose moyenne. Le vin retarde la digestion, non seulement par l'alcool qu'il contient, mais aussi, d'après HUGOUNENQ, par la matière colorante et la crème du tartre.

Essai. — L'essai des pepsines consiste à déterminer leur titre. On appelle titre d'une pepsine la quantité, en grammes, de fibrine qui peut être peptonisée par 1 gramme de cette pepsine. Exemple : une pepsine dont 1 gramme digère 25 grammes de fibrine est au titre 25.

Pour titrer une pepsine, il faut de la fibrine fraîchement préparée. On l'obtient de la façon suivante : On bat vivement du sang frais de mouton, de veau ou de porc avec un balai d'osier ; la fibrine s'attache au balai. On la lave à grande eau, en exprimant jusqu'à ce qu'elle soit décolorée, puis on l'essore entre deux linges, au moment de l'employer. Si on doit la conserver, on la maintient dans la glycérine.

Le Codex exige que la pepsine amylacée soit au titre 20 et que la pepsine extractive soit au titre 50 ; par conséquent pour digérer 10 grammes de fibrine il faudra 0 gr. 50 de pepsine amylacée et 0 gr. 20 de pepsine extractive. La pepsine en paillettes peut atteindre le titre de 60 à 75 et même au-dessus.

MODE OPÉRATOIRE. — 1° PROCÉDÉ DU CODEX. — On prend

un flacon à large ouverture de 125 gr. environ, et on y
introduit :

Pepsine amylacée.	0 gr. 50
ou Pepsine extractive	0 gr. 20
Eau distillée.	60 gr.
Acide chlorhydrique officinal.	0 gr. 60
Fibrine fraîchement essorée.	10 gr.

On laisse ce flacon pendant six heures à 50°, dans une
étuve ou au bain-marie, en agitant de temps en temps.
La fibrine se gonfle, puis se dissout. Après quoi, on prélève 10 c. c. du liquide qu'on laisse refroidir et qu'on
filtre ; on les additionne de 20 à 30 gouttes d'acide azotique. Si l'acide azotique ne donne ni trouble, ni précipité, c'est que la peptonisation est complète et que la pepsine a le titre voulu ; si, au contraire, l'acide azotique
produit un précipité ou un louche, la peptonisation est
incomplète : la pepsine examinee n'a pas le titre exigé
par le Codex.

2° MÉTHODE RAPIDE. — On peut opérer plus rapidement
en remplaçant la fibrine par du blanc d'œuf cuit. On
met dans un ballon de 250 c. c.

Blanc d'œuf cuit	10 gr.
Acide chlorhydrique	10 gouttes
Eau distillée	100 gr.
Pepsine amylacée.	0 gr. 50
ou Pepsine extractive	0 gr. 20

On laisse à 50°, pendant une heure. On prélève 10 c.c.
de liquide qui ne doivent pas se troubler par addition
d'acide azotique, si la pepsine a le titre voulu.

Ces deux méthodes n'indiquent pas le titre exact des
pepsines, mais simplement si elles ont le titre minimum
exigé par le Codex.

Pour obtenir le titre exact, on emploie le procédé du
Codex ainsi modifié. On prépare une dizaine de flacons
dans chacun desquels on met 60 grammes d'eau, 60 centigrammes d'acide chlorhydrique et 50 centigrammes de
pepsine amylacée ou 20 centigrammes de pepsine extractive, puis on ajoute des quantités variables, mais con-
nues, de fibrine : 10 grammes, 10 gr. 50, 11 grammes,
11 gr. 50, etc. On laisse à l'étuve six heures et on cherche
quel est le flacon dont le contenu ne se trouble plus par
l'acide azotique. Connaissant la quantité de fibrine qu'il
contient, on calcule facilement le titre de la pepsine.
Exemple : on a expérimenté sur 50 centigrammes de
pepsine amylacée et le flacon contenant 13 grammes
de fibrine précipite par l'acide azotique, après six heures
d'étuve, tandis que le flacon à 13 gr. 50 ne précipite plus.
Ceci veut dire que 0 gr. 50 de pepsine examinée peplo-
nisent 13 gr. 50 de fibrine, autrement dit, que 1 gramme
de pepsine digère 27 grammes de fibrine : donc le titre
exact est 27.

Pharmacologie. — On administre la pepsine pour
favoriser la digestion dans certaines formes de la dys-
pepsie. On la donne à l'*intérieur*, en cachets, élixir, vin,
à la dose de 0 gr. 50, avant le repas, comme excitant de la
sécrétion gastrique, et à la dose de 1 gramme, à la fin du
repas, pour aider la digestion. On ne doit pas oublier
que les alcalins détruisent son action, ainsi que les
liqueurs alcooliques fortes. Les vins ou élixirs de pepsine ne doivent pas titrer plus de 10 % d'alcool; au-
dessous de cette proportion, on admet, sans aucune
preuve, qu'ils agissent bien. L'action thérapeutique de
la pepsine, comme celle des autres eupeptiques, a du
reste été mise en doute.

PEPTONES

Les peptones sont des produits qui résultent de la transformation des matières albuminoïdes, soit par le suc gastrique ou le suc pancréatique, ce sont les peptones naturelles; soit par l'action des ferments solubles ou de la chaleur, dans les digestions artificielles, ce sont les peptones artificielles. Ces dernières seules sont utilisées en pharmacie.

Toutes les matières albuminoïdes peuvent servir à la préparation des peptones (albumine de l'œuf, viande, lait). Il en est de même des divers ferments qui viennent d'être étudiés : d'où la division des peptones artificielles en *peptones pepsiques*, *peptones pancréatiques*, *peptones papaïques* et *peptones industrielles*, ces dernières obtenues par l'action prolongée de la chaleur et des acides. Les peptones pepsiques à base de viande sont les plus employées : on les prépare soit à l'aide de l'acide chlorhydrique (peptones chlorhydro-pepsiques), soit avec l'acide tartrique (peptones pepsino-tartriques).

Préparation. — 1° PEPTONES CHLORHYDRO-PEPSIQUES. — On prend un kilo de viande de bœuf dégraissée et finement hachée; on délaye dans 5 litres d'eau additionnée d'environ 50 grammes d'acide chlorhydrique, on ajoute 35 grammes de pepsine amylacée et on laisse digérer 12 heures, à 50°, en agitant de temps en temps. Le mélange se fluidifie et devient transparent. On laisse ensuite refroidir et on filtre sur un papier mouillé, pour séparer les matières grasses. On prélève un échantillon du liquide, qui ne doit se troubler ni par l'ébullition,

ni par l'acide azotique froid, ce qui indique une peptonisation complète (sans quoi il faudrait ajouter de la
pepsine et faire digérer de nouveau). On sature exactement le tout par du bicarbonate de soude et on évapore
au bain-marie, au-dessous de 75°, jusqu'à ce que le
liquide ait une densité de 1,150 (*peptone liquide*), ou à
siccité (*peptone sèche*).

2° PEPTONES PEPSINO-TARTRIQUES. — L'emploi de l'acide
tartrique a pour but d'éviter la formation de chlorure
de sodium qui, restant dans la peptone, donne aux vins
et élixirs un goût désagréable.

On prépare ces peptones de la même façon que les
peptones chlorhydriques, mais en employant, pour les
mêmes doses, 10 litres d'eau additionnés de 15 grammes
d'acide tartrique. A la fin de l'opération, on sature seulement la moitié du liquide par du bicarbonate de soude
et on ajoute l'autre moitié : il se forme du bitartrate
qui se dépose. On décante et on évapore au degré voulu.

Propriétés. — La *peptone sèche* est blanche, un peu
jaunâtre, amorphe, à peine odorante, de saveur faible,
très soluble dans l'eau. Ces solutions moussent et
filtrent facilement à chaud. Cette peptone correspond à
six fois son poids de viande environ ; elle est hygrométrique.

La *peptone liquide* est sirupeuse, de couleur jaune
ambrée, d'odeur non désagréable; sa densité est 1,150.
Elle s'altère rapidement; aussi l'additionne-t-on de
50 grammes de glycérine et 50 grammes d'alcool par
kilo, pour la conserver. Cette peptone correspond à trois
fois son poids de viande environ.

Les peptones ont des caractères communs avec les
matières albuminoïdes; mais elles s'en distinguent en ce
qu'elles ne se coagulent pas par la chaleur et ne précipitent pas par les acides.

Falsifications. — On fraude les peptones par addition de glucose, de gélatine, de lactose, ainsi que l'a montré HUGOUNENQ. De toutes ces falsifications, cette dernière est de beaucoup la plus fréquente.

Essai. — La *glucose* se reconnaît par la liqueur de Fehling qui donnera un précipité ocreux, tandis qu'elle prendra simplement une teinte rose violacée, si la peptone est pure.

La *lactose*, en saturant à chaud la solution diluée de peptone d'acétate neutre de plomb et ajoutant goutte à goutte de l'ammoniaque au liquide bouillant ; on obtient une coloration jaune, puis orange, puis rouge.

La *gélatine*, eu faisant une solution concentrée à chaud de peptone qui se prendra en gelée par refroidissement.

Titrage. — MÉTHODE DE DEVALYER. — Elle repose sur cette réaction qu'une solution de peptone, traitée par l'alcool à 95°, donne un précipité d'autant plus abondant que la peptone est plus nutritive et cet alcool dissout d'autant plus de substances (créatine, créatinine, leucine) que la peptone est de moins bonne qualité.

On prend 2 grammes de peptone et on les dissout dans 10 c. c. d'eau distillée. On additionne cette solution de 100 grammes d'alcool à 95° et on laisse vingt-quatre heures. On décante le liquide ; le précipité est lavé à l'alcool, séché à l'étuve et pesé. Les liqueurs alcooliques réunies sont distillées et le résidu, séché à l'étuve, est pesé. Une bonne peptone donne, dans ces conditions, 1 gr. 40 environ de précipité, soit 70 %, et un résidu ne dépassant pas 0 gr. 60, soit 30 %.

Pharmacologie. — Les peptones sont absorbées

CROLAS ET MOREAU. 41

directement par le tube digestif et peuvent servir d'aliment chez les malades débilités. La vogue de ces médicaments semble d'ailleurs diminuer : ils n'ont pas donné les résultats qu'on en attendait.

Modes d'administration et doses. — On administre la peptone, à l'*intérieur*, en cachets, sirop, vin, élixir, lavements, à la dose de 0 gr. 50 à 1 gramme par jour pour la peptone sèche ; 4 cuillerées à bouche pour la peptone liquide.

FIN

TABLE ALPHABÉTIQUE

A

B

C

D

E

F

G

H

I

K

L

M

N

O

P

Q

R

S

T

U

V

Z

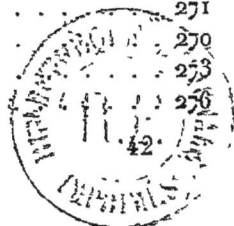

TABLE DES MATIERES

CHAPITRE VIII

CHAPITRE IX

CHAPITRE X

DEUXIÈME PARTIE

MÉDICAMENTS ORGANIQUES

CHAPITRE PREMIER

CHAPITRE II ·

CHAPITRE III

CHAPITRE IV

CHAPITRE V

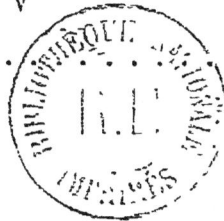

www.ingramcontent.com/pod-product-compliance
Lightning Source LLC
Chambersburg PA
CBHW031446210326
41599CB00016B/2130